实用循证护理学

主　编　王新田

编　委　（按姓氏汉语拼音排序）

陈旺盛　　慈彩虹　　葛秀洁　　李丹琳

李德霞　　马玉霞　　裴淑艳　　邱玉梅

王新田　　王志凡　　杨秀琳　　张延霞

赵　晋

U0200482

科学出版社

北　京

内 容 简 介

　　本书结合循证护理理论与实践,注重循证护理的基础与方法,全面讲述循证护理在临床实践的应用与实用价值。

　　本书分为上中下3篇,共15章。上篇5章讲述循证护理的基础理论,中篇5章讲述循证护理的基本技能,下篇5章讲述循证护理的临床应用。着重于对循证护理的基本理念、概念和循证护理基本技能和能力的培养,针对授课对象的学习和接受能力,注重循证护理基本理论与基本方法的结合,注重临床护理人员对循证护理理论与实践方法的学习,突出临床护理工作的实用性,具有内容全面,方法具体,可操作性、易于掌握和学习等特点,可用于医学院、护理学院护理专业学生的教学和临床护理人员继续教育及培训教材,亦可供循证护理学习者的学习和指导以及护理教师的参考用书。

图书在版编目(CIP)数据

实用循证护理学 / 王新田主编 . —北京:科学出版社,2014. 3
ISBN 978-7-03-039755-3

Ⅰ.①实…　Ⅱ.①王…　Ⅲ.①护理学　Ⅳ.①R47

中国版本图书馆 CIP 数据核字(2014)第 025905 号

责任编辑:朱　华 / 责任校对:钟　洋
责任印制:徐晓晨 / 封面设计:范璧合

科 学 出 版 社 出版
北京东黄城根北街 16 号
邮政编码:100717
http://www.sciencep.com

北京建宏印刷有限公司 印刷
科学出版社发行　各地新华书店经销

*

2014 年 3 月第 一 版　开本:787×1092　1/16
2020 年 8 月第六次印刷　印张:19 1/2
字数:472 000

定价:79.80 元
(如有印装质量问题,我社负责调换)

前　言

随着循证思想在临床实践的不断深入和扩展,循证护理的理念与方法已经渗透到临床护理实践的各个领域,并得到广大护理人员的接受和认可,已成为21世纪护理实践的标准。循证护理是遵循和应用现有最新科学依据的最佳和最有效的护理,循证护理对于指导护理实践,提高护理质量,充实学科内涵,提升研究水平,推动学科发展有着极其重要的意义和价值。

有关研究资料显示:我国目前只有极少数(7.7%)临床护理人员应用循证护理为病人提供护理方案,大部分(84.3%)临床护理人员对循证护理了解不深,并缺乏开展循证护理所必需的专业能力,循证护理无疑是对传统护理的挑战,也是对高等护理教育的挑战。我国第一家 Joanna Briggs 循证护理合作中心自2004年在复旦大学护理学院成立以来,循证护理的研究与实践已见成效,在研究生教育中开设了循证护理课程并编写了教材,但就国内护理研究生现状并未形成一定规模,地域间存在不均衡性,如西北地区设有护理硕士学位点的高等院校屈指可数,开设循证护理课程的更为少见,使循证护理实践能力的培养和落实成为障碍,对护理本科生开展循证护理知识、实践能力的普及和培养显得尤其重要。但目前国内大部分护理本科教育并未开设循证护理课程,亦无全国统编的循证护理教材和教学大纲,在教学内容、课时和课程目标等方面的制定上缺乏统一的标准,亟待编写适合本科生使用的循证护理教材。我校自2008年对护理本科生开设循证护理课程,经过多年的教学实践与研究,从护理学科的角度编写了《实用循证护理学》,其编写的基本思路:一是以循证护理观为指导思想,反映传统护理模式向循证护理模式的转变。二是明确学科、层次定位,在综合应用循证基本知识和基本技能的基础上,突出护理专业特色,在内容取舍上,力求符合护理本科生培养目标,突出实用要求。三是汲取国际循证护理的发展趋势,立足于国情,使其更适合于我国护理本科专业课程教材特色。四是遵循教材编写的"三基"原则,阐述和分析了循证护理的基本概念、基本知识和基本技能及循证方法在护理领域的基本应用,努力体现教材的思想性、科学性、先进性、启发性,应用性,突出实用性和可操作性。在编写过程中,注重理论与实践相结合,原理与方法相结合,并用案例形式加强对护理研究证据的阐述和解释,以帮助学习者理解和掌握,努力培养学生用循证护理的思维和方法及时发现和解决临床护理问题的能力。相信和期待它的出版必将进一步系统传播循证护理的知识和技能,为加强和加快本科生循证护理培养力度和规范统编教材建设以及进一步完善循证护理课程的开展和循证护理的传播与发展奠定良好的基础。

循证护理是受循证医学影响而产生的新的护理理念和工作方法,我国尚处于发展的初级阶段,循证护理实践的基础支持领域如护理教育、护理研究、护理管理需要大力发展,在护理教育阶段开展循证护理教学是促进学科发展和培养高素质护理人才的趋势。

本书在编写过程中得到了西北民族大学校领导、教务处、学科办及医学院领导的大力支持和帮助,得到四川大学华西医院中国循证医学中心李幼平教授和李静教授的大力支持和精心指导,对提高本书的质量起到重要作用。在此,表示最衷心的感谢。

限于水平和经验,我们真诚地希望同仁对本书存在的问题进行批评、指教。

王新田

2014 年 2 月

目　　录

上篇 循证护理的基础理论

第一章 循证护理学绪论

学习目标

掌握 循证护理的基本概念。

熟悉 循证护理与循证医学、循证护理与传统护理、循证护理与疾病护理的关系。

了解 循证护理的产生背景、研究现状、发展过程及循证护理对护理学发展的影响与挑战。

随着现代护理科学研究的不断深入,一种以真实可靠的科学证据为基础的护理实践——循证护理(evidence-based nursing,EBN)正在开展,它使传统的经验主义护理理念、模式向依据科学研究成果为基础的新型护理理念、模式转变,是目前护理学科发展过程中备受关注的热点领域,是近年来护理领域发展的新趋势,循证护理实践对提高护理科学性和有效性有着深远而积极的意义。

第一节 循证护理的产生背景

一、"循证"及"循证医学"的产生

(一)循证概念的产生

循证(evidence-based)思想最早可追溯到中国清朝的考证学[1]。"循证"亦称为"实证",即就某一专题对各国家所有相关文献进行检索、评价、筛选、汇总,形成系统评价报告,并将系统评价的结论提炼为可读性强、简洁易于传播的专业信息,将这一专业信息提供给实践中的卫生保健人员。在《辞海》中,"实证"一词被定义为可以证明或推翻某一结论的证据、事实或信念。"循证"一词最早见于1990年初Cochrane和Sackett提出的"循证医学"(evidence-based medicine,EBM)。时至今日,"循证"已逐渐在医学领域成为跨专业的工作模式。"循证"一词首次出现在1992年《美国医学协会杂志》(*Journal of the American Medical Association*)刊登的一篇有关基于证据的医学论文中。这篇很有影响力论文的作者认为基于证据的医学实践是强调运用临床研究的结果,而非直觉的、无系统的临床经验以及病理生理学进行决策的医学的一个新方法。

(二)"循证医学"的产生

循证医学是20世纪90年代初发展起来的一门新兴交叉临床医学基础学科。其学术思想、研究方法和研究成果对于指导政府的卫生决策和医学教育、指导医师的临床实践和临

床科研都有十分重要的意义,被誉为 21 世纪的临床医学。循证医学是当今世界医学领域最重要、最活跃、最前沿的新兴学科。《柳叶刀》把循证医学比作医学实践中的人类基因计划。美国《纽约时报》将它称为 80 个震荡世界的伟大思想之一。《华盛顿邮报》称之为医学史上又一最杰出成就,将会彻底改变 21 世纪医学模式。它的形成和发展对医学研究,尤其是临床医学研究,以及医学教育、医学科研、卫生事业管理和医学信息研究产生了巨大的影响。20 世纪 80 年代,加拿大 McMaster 大学的教育学家们将建立于"证据规律"基础上的临床工作模式命名为循证医学。

20 世纪 70 年代,Cochrane 认为应将医护工作建立在合理的证据之上,而非主观经验之上。20 世纪 80 年代,加拿大 McMaster 大学的教育学家们将建立于"证据规律"基础上的临床工作模式命名为循证医学(evidence-based medicine,EBM)。1991 年加拿大学者 Guyatt 最先使用循证医学(evidence-based medicine,EBM)这一术语。由加拿大 McMaster 大学 Guyatt 所领导的循证医学工作组在 JAMA 发表 *Evidence-based medicine:a new approach to teaching the practice of medicine* 一文,首次提出了 evidence-based medicine 的概念,并就如何将其引入临床教学,如何在证据基础上实践循证医学进行了探讨。1992 年加拿大 Sackett 等对循证医学的概念进行了整理和完善,其核心思想是审慎地、明确地、明智地应用当代最佳证据,对个体患者医疗做出决策。在英国流行病学家 Cochrane 的努力下,1993 年英国成立了 Cochrane 协作网,对医学文献进行系统评价,目前已发展了包括中国在内的 13 个国家。1996 年,Sackett 首次定义循证医学:认真、清楚、明智地运用当前最佳证据对患者做出医疗决策[2]。1996 年上海医科大学王吉耀将 evidence-based medicine 翻译为"循证医学"[3]。1997 年,美国 MEDLINE 数据库将 evidence-based medicine 正式作为主题词。

2000 年 Sackett 教授在新版 *Evidence-based Medicine:How to Practice and Teach EBM* 中将循证医学定义为"慎重、准确和明智地应用当前所能获得的最佳的临床研究证据,结合临床医生的个人专业技能和多年临床经验,考虑患者的价值和愿望,将三者完美地结合,制定出患者的治疗措施"。最佳研究证据是指临床相关的研究;临床技能是指运用临床技巧和既往经验迅速判别每个患者独特的健康状况和诊断、相应干预措施对具体患者的利弊及个人价值观与期望的能力;患者价值观是指每个患者独特的偏好、关切和期望。

二、循证护理的产生

循证护理起源于"以实证为基础的医疗"(evidence-based medicine,EBM)实践,是结合护理实践而产生的一种护理理论与方法[4]。目前,循证医学已发展为循证卫生保健(evidence-based healthcare),不仅在医疗领域,而且在护理、公共卫生领域也发展了依据实证来决策的新理念。虽然护理与医疗相比有其独立的专业特征,但从方法学的角度,循证护理正是借助于循证医学的一般理论与方法建立与发展起来的。根据问题的种类和领域,确定检索的关键词,查找有关最新的、可信赖的文献资料,以获得证据。对收集到的证据进行真实性、临床实用性和临床意义的评价,必要时进行定量合成的统计学处理,最终获得可信赖的证据。可信赖的科研结论必须是正确的,其理论依据是被同行所认可的,容易获得、能很好地被理解、评价和利用[5]。20 世纪 70 年代,英国临床流行病学家 Cochrane 认为医护工作应基于合理的证据,而非主观经验。80 年代,加拿大 McMaster 大学的教育学家们将基于"证据规律"基础上的临床工作模式命名为循证医学。循证护理起源于 20 世纪 90 年代"以证据为基础的医疗"实践,结合护理实践而产生的一种护理理论与方法,是伴随循证医学发展而出现的一种新的护理理念。

1991 年加拿大 McMaster 大学的教授 Dicenso 首次提出"循证护理"这一护理理念,其观点迅速得到普遍关注与研究。1992 年英国成立 Cochrane 中心,1993 年又正式成立了 Cochrane 协作网,是一个非营利性质的民间学术团体。1996 年英国 York 大学成立了全球第一个循证护理中心,随后澳大利亚 Joanna Briggs 循证护理中心的成立,是继英国约克大学设立的全球第一家"NHSCRD"循证护理中心后的第二家循证护理中心,也是目前全球最大的推广"循证护理"的机构,下设美国地区、加拿大地区、英国地区、南非地区、泰国地区、香港地区、新西兰地区等 20 个海外分中心。循证护理目前已成为循证医学的一个重要分支,在医学界以"evidence-based"冠名的期刊中护理学科期刊数量排名第三。而"evidence-based nursing"也在 2009 年被 MED-LINE 定为主题词,可在 MeSH 词表中检索。

第二节　循证护理的基本概念

循证护理(evidence-based nursing,EBN)是 20 世纪 90 年代伴随循证医学发展而出现的一种新的护理概念,是护理人员在计划其护理活动过程中,将科学的证据和临床经验、患者需求相结合,获取实证,指导临床护理决策的过程,是提高护理质量,为患者提供科学、经济、有效的护理服务的临床途径。循证护理已经成为护理专业发展的必要成分,卫生保健系统和 21 世纪护理实践的新标准。

一、循证护理的基本概念

"循证护理学"是循证医学的分支,其核心是以经验为基础的传统护理向以科学为依据,即有据可循的现代护理发展。循证护理也称实证护理,求证护理,可简单理解为"遵循证据的护理",即护理人员在护理实践中运用最新、最好的医学科学证据,对患者实施护理。是指将来自临床专家的研究、患者的愿望和现存的研究资源整合成为最好的证据,来制定患者的卫生保健计划。

1991 年,加拿大 Dicenso 教授提出,意为"遵循证据的护理学",可定义为慎重、准确和明智地应用当前所能获得的最好的研究证据,同时结合护理专业技能和多年临床经验,考虑患者的价值和愿望,将三者完美地结合,制定护理措施其核心是以最佳证据为基础开展护理工作。

1996 年,循证护理在 MEDLINE 中最早出现,其含义为借鉴循证医学的原理和方法,利用当前最好的证据为患者提供护理保健[6]。

MeSH[7]中对循证护理别名为:求证护理、实证护理。

中文定义:循证护理是整合最佳可得的科学知识与护理经验,提供护理保健的一种方法,要求护士严格评价相关科学数据或研究证据,并将高质量干预措施用于护理实践。

英文定义:A way of providing nursing care that is guided by the integration of the best available scientific knowledge with nursing expertise. This approach requires nurses to critically assess relevant scientific data or research evidence, and to implement high-quality interventions for their nursing practice.

Mulhall[8]将循证护理定义为:循证护理是护理人员在计划其护理活动过程中将科研与临床经验、患者需求相结合获取实证,作为临床护理依据的过程。包括了 3 个要素:①可利用的最适宜的护理研究依据;②护理人员个人的技能和临床经验;③患者的实际情况、价值观和愿望,在这三个要素中,以"证据"为核心,以"技能"为基础,以"患者"为中心,分别体现了循证护理的科学性、实践性及人文性,这也正是现代护理发展的目标。

2000 年,根据循证医学创始人之一 Sackett 教授在新版《怎样实践和讲授循证医学》(*Evidence-based Medicine:How to Practice and Teach EBM*)中对循证医学的定义,循证护理涵义可理解为:慎重、准确、明智地应用当前所能获得的最好研究依据,并根据护理人员的个人技能和临床经验,考虑患者的价值、愿望和实际情况,三者结合制定出完整的护理方案。其核心思想是强调运用证据,更好地为患者服务。同年,Ingersoll 对循证护理所下的定义为:可简单理解为遵循证据的护理,即护理人员在护理实践中运用现有最新最好的科学证据对患者实施的护理,即慎重、准确、明智地应用当前所获得的最好的研究依据,并根据护理人员的个人技能和临床经验,考虑患者的价值愿望和实际情况,将三者有机地结合起来,树立以研究指导实践,以研究带动实践的观念,制定出完整的护理方案。循证护理以有价值的、可信的科学研究结果为证据,提出问题,寻找实证,运用实证,对患者实施最佳的护理干预。

二、循证护理与循证医学、传统护理和疾病护理的关系

(一)循证护理与循证医学的区别

循证护理和循证医学之间的区别[9]见表 1-1。

表 1-1　循证护理与循证医学的区别

	循证护理	循证医学
研究焦点	护士更关注减少患者因患病而面临的风险、预知患者需求、提高患者健康状况、维持患者生命,提高生命质量等	更关注疾病治疗,医生更关注防治疾病的专业能力,更关注于患者基于病例的选择和分组,如随机对照双盲试验、队列研究、病例对照研究等除以上定量研究外还包括质性研究,如一些定性资料的收集和分析
研究主题	着眼于人们对健康和疾病的反应	着眼于疾病
研究方法	其诊断针对人们对健康和疾病的反应	其诊断是针对疾病
	干预是护理干预措施	干预大多数为药物干预
	病因学是能影响人们对健康和疾病反应的相关因素	病因学是疾病的病因学

(二)循证护理与传统护理的区别

循证护理和传统护理之间的区别见表 1-2。

表 1-2　循证护理与传统护理的区别

	传统护理	循证护理
实践模式	基于经验	基于证据
证据来源	护理人员的经验和直觉	当前最佳的研究证据
	既往的护理规范	
生产证据	缺乏开展研究、主动"生产证据"的意识、方法和条件	倡导护理人员开展研究、解决目前证据资源不能解决和条件的问题,提供方法和条件
评价证据	不重视	重视证据的质量评价,并提供方法和控制
结局指标	当前护理问题的解决	更关注服务对象的最终结局(终点指标)

（三）循证护理与疾病护理的区别

循证护理与疾病护理的区别见表1-3。

表1-3 循证护理与疾病护理的区别

	疾病护理	循证护理
护理模式	个人经验	经验+研究证据
关注点	疾病	患者(人是中心)
判效指标	中间指标	终点指标
时间人力需求	个人操作	广泛协作,足够的时间和精力

三、对循证护理的认识和理解[10]

1. 循证护理不等同于"护理研究" 循证护理的外延广于护理研究,前者所提供的证据是科研结果、专家经验,以及患者愿望的综合体,而科研为基础的护理强调对科研结果的应用;循证护理更系统,"循证护理"建立在对某一专题相关文献的系统综述基础上,由专题小组协作完成,该文献综述系统、全面的对相关科研进行客观评鉴;循证护理针对护理实践的整个过程,具有连续性和动态性,并注重终末质量评审;循证护理能相对节约卫生资源和经费,具有较强的实用性,对某项具有Ⅰ级、Ⅱ级证据的专题,则可不重复进行科研,直接整理和评价其结果,推广至实践中。

2. 循证护理不是一种护理方法 循证护理是指导临床护理思维方式和决策方法的一种程序,并不涉及演绎概念之间的关系和结构,因此不是一种护理方法。循证护理并不涉及工作结构,因此也不是一种组织护理工作的形式。从概念上,循证护理是一种观念,一种指导临床护理人员通过循证作出科学的临床判断的工作模式。

3. 循证护理证据只有RCT 尽管随机对照试验(randomized controlled test,RCT)被认为是最佳证据,但循证护理不仅仅局限于随机对照试验。评价一种护理方法是否有效时,重视与患者密切相关的临床指标,如病死率、致残率、生活自理能力及心理需求等,而不只是依靠实验室或影像学等中间指标,护理学科的人文性特点决定了在护理领域的很多情形下,采用随机对照试验既不可能,也不合伦理道德,质性研究在护理领域有着独特的应用价值,护理专家的意见也具有较高的借鉴意义,因此在循证护理中,证据不仅仅局限于RCT,护理领域的证据具有多元性和等级性。

4. 循证护理就是开展原始研究吗 循证护理与开展原始研究是两回事,循证护理强调利用来自研究的外部证据(external evidence)是对他人研究的评鉴和运用;而原始研究强调创新性,两者具有各自不同的优势,两者对促进临床护理有效性和科学性的意义都是显著的,不过适用条件不同。

5. 循证护理就是进行系统评价和Meta分析吗 循证护理所开展的综述在文献的检索方法、对文献的分析方法、所形成的综述的倾向性等方面均显著不同于一般的文献综述,所以开展循证护理不是进行文献综述。系统综述只是循证护理的环节之一,并不是完整意义上的循证护理;Meta分析是系统综述的一个环节。

第三节 循证护理的研究现状与发展

随着循证护理在护理领域的兴起,护理人员对循证护理观念的认识与接受,循证护理理念与思想在护理学中的影响日渐显著,有关临床实践和健康服务的护理研究论文显著增多,护理决策的研究证据基础(research evidence base)也在不断成长和成熟。

一、循证护理在国外的研究与发展

循证护理研究近来取得了突出可喜的成绩。如在加拿大渥太华的一项研究应用模式(OMRU),旨在针对褥疮问题为临床护理决策提供实证;英国的 McInnes 等,系统地提出了治疗腿部褥疮的 RCN 循证护理指南;美国的 Rasmussen 应用循证护理实践模式成功地探索了胸痛的最佳管理方法。1995 年 York 大学评价与传播中心(CRD)进行了一项关于防治压迫性溃疡的系统评价,总共回顾了世界范围内所有文献中评价不同减压支持表面敷料的 28 个随机对照试验。综述的结论是"……大部分可获取的防治褥疮的方法和装置没有得到可靠的评价,没有最佳选择(best buy)可以推荐"。新近完成的支持英国国家临床实践指南的系统评价显示有关上述课题的试验的数量增多了,目前已经有 44 个防治压迫性溃疡支持表面的随机对照试验。重要的是,由于证据不足,英国国家卫生局决定开展预防压迫性溃疡的研究。

1996 年英国 York 大学于成立了全球第一个循证护理中心,随后澳大利亚 Joanna Briggs 循证护理中心的成立,是继英国 York 大学设立的全球第一家"NHSCRD"循证护理中心后的第二家循证护理中心,也是目前全球最大的推广循证护理的机构,下设美国、加拿大、英国、南非、泰国、中国香港、新西兰等 20 个海外分中心。澳大利亚的 Joanna Briggs"实证为基础的护理"中心是目前全球最大的推广"实证为基础护理"的机构,主要进行循证护理相关证据的合成、传播和利用。该中心开展了系列专题活动,包括组织进行专题的文献系统回顾、举行短期讲座、培训和研讨会、开展根据文献系统回顾引出的相关研究、资助培训"实证为基础的护理"实践活动、编辑发行 *Best Practice*:*Evidence Based Practice Information Sheets*(最佳护理实践)刊物,为临床护理实践提供实证等,以倡导实证在护理实践中的作用。其中"褥疮的危险因素评估和预防"、"褥疮所致组织损伤处理"、"外周血管插管装置的管理和感染控制"、"医院跌倒和坠床的预防和处理"、"癌症化疗患者口腔溃疡的预防和处理"、"冠心病患者的心理、社会干预"、"手术患者的术前教育"、"急性疼痛的非药物干预法"等专题,通过组织世界各地的专题小组进行为期至少半年的文献系统回顾,按 Cochrance Collaboration 的模式总结归纳实证依据,并开展相应研究,发布专题刊物,具有相当的临床指导意义。1998 年由英国医学杂志与加拿大 McMaster 大学主办了循证护理的专业杂志《循证护理杂志》(*Journal of Evidence-based Nursing EBN*)(http://ebn.bmjjournals.com/),用来传播循证护理的新理念和最新的研究成果,介绍循证护理实践经验,探讨循证护理实践方法等。2004 年国际上出版了循证护理的专著,其中有影响的如《构建事实:循证护理与医疗保健》(*Shaping the Facts*:*Evidence-Based Nursing and Health Care*),该书不仅强调了循证医学对护理的影响,还论述了哲学、社会学和心理领域对自然科学研究的影响,介绍了随机对照试验以及质性研究的方法和应用。2005 年出版的《循证护理:临床实践指南》(*Evidence-based Nursing*:*a Guide to Clinical Practice*),该书介绍了使用护理研究文献的基本技能,包括循证护理的概念、查找证据、医疗保健干预、护理诊断与预后、质性研究、系统评价、通过临床实践指南将证据转化为行动,循证护理原理的教学。2006 年出版的《护理与医疗保健领域循证实践概论》(*Introduction to Evidence-Based Practice in Nursing and Health Care*),该书介绍了 21 世纪新的护理实践模式、循证护理实践的临床路径、从实践到综合的临床护理教育、构建循证实践的基础设施、将研究应用于实践、信息管理的基础设施、管理和决策等。Internet 出现介绍循证护理的网站和 Online 杂志(如:www.china cochrane.org)提供循证护理研究新进展,并共同讨论,各种循证实践、循证研究、循证指导已在各大学、护理中心、大医院开展,大多数护士长、研究者、教育者和质控部门都已信奉循证护理。2009 年,MEDLINE 将循证护理定为主题词[8]将其纳入循证医学术语之一。随着循证护理著作如最有影响的《构建事实:循证护理与医疗保健》(*Shaping the Facts:Evidence-based Nursing and Health Care*)等有关循证护理论著和专著的出版,Internet 出现介绍循证护理的网站和 Online 杂志(如 www. china cochrane. org)提供循证护理研究新进展,循证指导已在各大学、护理中心、大医院开展,加之护士掌握了计算机文献检索方法,这些变化极大地促进了循证护理的发展与传播。随着有关循证护理论著和专著的出版及网站提供循证护理研究新进展,这将极大地促进了循证护理的发展与传播,循证护理研究成果与应用对临床实践的指导具有重要的现实意义。

二、循证护理在国内的研究与发展现状

　　循证护理于 20 世纪 90 年代末被引入我国。1996 年,JBI 循证护理国际合作中心在香港中文大学护理学院成立了香港分中心。1997 年 3 月,原华西医科大学附属第一医院(现在为四川大学华西医院)负责筹建成立了中国循证医学中心。该中心对全院护士进行了循证护理思想的普及培训,并将循证护理的方法应用于临床实践,使全院护士对循证医学和护理思想有了初步的认识,并邀请国外循证护理专家到医院讲学,为护理人员提供了掌握循证护理有关理论与实践知识的机会。同年,由英国的专家来华介绍循证护理的概念。在此基础上,医院护理人员还完成了国内中文护理期刊所有随机和半随机对照试验的手检工作,并完成了国内中所有随机对照试验(RCT)和半随机对照试验(CCT)研究的手检工作,汇总了大量的研究证据,以帮助建立中文资料库,为我国的循证护理学发展迈出了可喜的一步。1999 年,香港中文大学护理学院开始出版一些有关循证护理的资料,并成立了香港循证护理中心,成为澳大利亚循证护理中心的 20 个合作研究中心之一。2004 年 11 月 26 日复旦大学 Joanna Briggs 循证护理合作中心在护理学院成立,该中心是 Joanna Briggs 合作组织在全球的第 20 个合作中心,也是在中国内地成立的第一个中心。该中心将参与澳大利亚 Joanna Briggs 循证护理中心总部活动;参与循证护理研究,并支持总部活动;参与总部的研究或独立开展研究,应用实证改进护理实践;每年进行 1～2 项系统综述项目,目前该中心已公开发表的循证护理专题成果有 36 项,如褥疮的危险因素就评估和预防,褥疮所致组织损伤的处理,外周血管插管的管理和感染控制等。为中国护理人员提供循证护理相关培训等,致力于在中国大陆地区推广循证护理实践,促进证据的生成、传播和利用,翻译并传播国外的循证护理系统评价及最佳研究报道,推动我国护理实践的发展。2005 年,"台湾国立阳明大学护理学院"设立了"台湾阳明大学循证护理分中心"。循证护理思想在我国的护理领域得到广泛应用,促进了护理学科的发展。2012 年 4 月 5 日,北京大学医学部循证护理研究中心挂牌成立,成为澳大利亚 JBI 循证实践中心在中国内地第二家合作中心、全球第 72 家合作中心。中心的主要目的是通过系统评价整合国内外护理领域的科学证据,为临床护理实践指南的制定提供依据,进而转化研究成果,验证指南在临床应用的可行性和实效性,从而为临床护理决策提供科学、有效的最佳证据,以提高护理实践的安全性、科学性和有效性。我国循证护理研究中心的建立,对传播循证护理理念和方法、制定科学有效的临床实践指南、促进我国护理发展科学化进程具有重要现实积极意义。2012 年,复旦大学附属中山医院经过澳大利亚循证护理中心评审,成为"澳大利亚循证护理中心循证卫生保健中心

的证据应用基地"，也是我国第一个循证护理实践证据应用基地，特别是循证护理相关的研究论文和论著的出版，如 2004 年胡雁、李小玲的《循证护理理论与实践》，2007 年 6 月，刘建平主编的《循证护理学方法与实践》，2009 年 10 月，郭秀英的译著的《健康服务及护理循证实践导论》，2010 年 2 月，蔡文智主编的《循证护理学研究与实践》，对促进我国护理科学化进程具有重要的现实意义。用中文"循证护理"在百度网站（www. baidu. com）获得 863 条题录（至 2013、12、23），用英文"evidence-based nursing"检索引擎（www. google. com），仅用 0. 26 秒钟就获得 12 200 000 条有关循证护理的条目。用英文的"evidence-based nursing"限定于文章题目索美国国家图书馆资料库 Medline（www. pubmed. gov）2013、12、23 可获得 15 238 篇发表的涉及循证护理的文献。用"循证护理"为检索词，以题名为检索项，检索时间至 2013、12、23 检索中文科技期刊全文数据库（CNKI）获得 3602 篇循证护理的文章。

综观循证护理对护理学发展的影响到我国循证护理研究中心和循证护理实践证据应用基地的建立，循证护理对促进我国护理科学化进程具有重要现实积极意义。循证护理已经成为护理专业发展的必要成分，卫生保健系统和 21 世纪护理实践的新标准，是护理发展的必然均势。

经过几年的发展，循证护理的基本框架已经形成，循证护理观念正渗透于临床护理管理、教学和实践中，并取得了一定的效果。但循证护理实践还面临一些困难，主要是临床护理专家和循证实践骨干短缺，不能有效阅读他国语言是护士开展 EBN 最大的障碍；护理人员缺乏从事护理科研或循证的时间以及在护理科研或循证过程中难以寻求医疗人员的协作；护理人员缺乏相关的知识，如统计学分析、文献检索、计算机、外语等知识；护理实践的变异性大，在临床决定时缺乏可靠的实证依据；许多临床护理行为依然是凭经验、直觉、惯例及未经验证的理论。如标本的收集在什么时间最合适、如何增加患者的依从性，如何获取患者家属最大的支持等；我国护士随机对照试验论文总数比例较低，科研设计方面仍有不足，造成偏倚难以避免，使研究结果的真实性、代表性与推广性受到一定的影响；对 EBN 认识不足也是影响 EBN 开展的重要因素。嵇艳，崔焱[11]2009 年调查发现，仅有 10% 的护士能正确写出循证护理概念中影响护理决策的 3 个要素。循证技能调查显示，96. 6% 的护士在平时工作中能够发现问题，有质疑的特点，但发现问题后，仍然习惯于向权威或经验妥协，不能独立的思考以及科学的求证，缺乏评判性思维。临床护士文献检索和评价能力普遍不高，只有 5. 8% 的护士对自己查找信息的能力很有信心，3. 4% 的护士认为自己阅读专业英文文献的能力较强。曾国艳，杨青等[12]2009 年对临床护理人员循证认知和实践状况的调查研究发现对循证护理大概了解和熟悉的人仅有 25. 8%，临床护理人员循证护理应用技能偏低。调查发现，从未在工作中应用过循证的占到了调查对象的 61. 9%。矫海莲等[13]2009 年对上海地区本科及以上临床护理人员循证护理认知现状及相关因素的调查，93. 2% 本科及以上学历临床护理人员听说过循证护理，68. 1% 护理人员了解循证护理。

第四节　新护士在循证护理实践中面临的挑战

随着护理人员科研水平的不断提高和信息产业的发展，预计在未来十年循证护理将成为护理研究的一个热点，这对护理人员提出了更高的要求和标准。

（一）获取科学的研究证据是发展循证护理的基础和关键

循证护理研究的依据主要是指临床研究、基础理论和动物实验等依据。大样本随机对照试验(randomized controlled trial,RCT)被国际公认为防治性研究中最为可靠的依据,在没有 RCT 时,其他研究结果如非随机但设计严谨的试验或多中心设计的非实验性研究结果以及专家的意见也可作为依据。但这些证据的可靠性及科学性逐级降低,临床工作者的经验价值被认为是最小的。国内护理杂志发表的文章也以经验总结居多,科研论文中严格随机对照研究的文章少见,这就为循证护理的发展形成了极大的障碍,因此加强护理科研是发展循证护理的基础和关键。

(二) 培养和提高护理人员的整体素质是实践循证护理的前提和保障

1. 加强护理科研中 RCT 的研究能力　RCT 是一种特殊类型的前瞻性研究,通过比较干预组与对照组的结果来确定某项干预措施的效果和价值。RCT 的三个基本原则是对照、随机、盲法,即设立对照,随机分组,盲法实验。在拟定 RCT 研究方案时,要注意明确研究对象、纳入标准、观察例数、随机分组、干预方法以及评定指标的标准化,设计严谨的护理科研可以保证循证护理信息源的参考价值,增加循证护理资源的数量与价值。

2. 加强护理人员获取信息的能力　从事循证护理研究和实践所需的信息来源主要是文献,包括各种专著、期刊、会议论文、科技报告、学位论文以及其他内部刊物等。了解信息源的类型与分布可以迅速、全面地收集到所需信息。

3. 增强护理人员对各种证据的评判能力　在所获得的文献中极有可能出现对同一问题各不相同的解决方法,有的可能相互冲突,有的研究结论可能相互矛盾,要解决这些问题,就需要合理地收集资料并进行科学的评价。循证医学把各种临床研究划分为不同的推荐等级,根据这些等级可以明确哪些文献资料可以作为证据及其可信度如何,同时护理人员应掌握基本的流行病学与统计学知识以及熟悉掌握临床业务技能,才能评判文献所采用的研究方法是否科学、结论是否精确、是否适用于本地患者的护理。

4. 加强护理研究人员与临床护理人员的合作能力　临床第一线的护理人员最了解哪些问题亟待解决,但忙于临床工作没有时间阅读大量文献及进行科研工作。护理研究人员在获取信息、掌握信息方面占有一定优势,但临床护理经验与体会有所欠缺。二者通力合作,可发挥优势互补的作用,既可使临床问题得以解决,又可使研究成果应用于临床,使研究证据的正确性得以验证,进一步充实循证护理的信息源,为循证护理研究的发展奠定基础。

综上所述,要加快我国循证护理学科的发展,光靠临床护士的自主学习是不行的,对本科及以上学历临床护理人员开展循证护理教育培训以及适合的培训计划的设计具有迫切性;对本科及以上学历临床护理人员开展循证护理教育培训对循证护理发展具有重要意义。加快循证护理学知识的普及,让更多的护士了解循证护理;迅速培养一批受过专门循证护理训练的护士,以带动循证护理临床实践的发展;提高护士进行科学研究的能力和论文写作能力;在我国高等护理本科及研究生教育中,增加方法学课程如医学统计学和临床流行病学,引入循证护理学的基本理论和方法,培养学生循证思维的能力和相关的循证技能,包括计算机及网络的使用、外语、医学文献检索与阅读、临床案例及文献评价。只有这样才能发展我国护理教育,使循证护理实践的整体水平和临床护理质量得以提高,使 21 世纪的中国护理与国际护理接轨。

复习参考题

1. 阐述循证护理的概念。

2. 循证护理与循证医学和传统护理、疾病护理的关系如何?

3. 循证护理的核心是什么? 你是如何理解循证护理内涵的?

4. 新护士在循证护理实践中面临哪些挑战?

(王新田)

主要参考文献

[1] Sackett DL, Straus SE, Richardson WS, et al. Evidence based medicine：how to practice and teach EBM. New York：Churchill Livingstone, 2000. 2

[2] Sackett DL, Rosenberg WM, Gray JA, et al. Evidence based medicine：what it is and what it isn't. BMJ, 1996, 312 (7023)：71~72

[3] 王吉耀. 循证医学的临床实践. 北京：科学出版社, 1996. 63~65

[4] Pearyon A, Borbasi S, Fitzgerald M, et al. Evidence-based nursing：an examination of nursing within the international evidence-based health care practice movement. Nurs Rev, 1997, 2：1

[5] French P. The development of evidence-based nursing. Journal of Advanced Nursing, 1999, 29 (1)：72~78

[6] Simpson B. Evidence-based nursing practice：the state of the art. Can Nurse, 1996, 92(10)：22~25

[7] 陈耀龙, 沈建通, 李琳, 等. 循证医学术语介绍 IV. 中国循证医学杂志, 2009, 9(4)：376~383

[8] Mulhall A. Nursing research and the evidence. Evidence-based Nursing, 1998, 1：4

[9] Lavin MA, Meyer G, Krieger M, et al. Essential differences between evidence-based nursing and evidence-based medicine. Int J Nurs Terminol Classif, 2002, 13(3)：101~106

[10] 胡雁. 正确认识循证护理推动护理实践发展. 中华护理杂志, 2005, 40(9)：714~717

[11] 嵇艳, 崔焱. 护理人员循证实践基本素质的现状调查. 实用临床医药杂志(护理版), 2009, 5(7)：100~103

[12] 曾国艳, 杨青, 梁金清, 等. 临床护理人员循证认知和实践状况的调查研究. 护士进修杂志, 2009, 24(20)：1885~1888

[13] 矫海莲, 胡雁, 曹育玲, 等. 上海地区本科及以上临床护理人员循证护理认知现状及相关因素的调查. 护理研究, 2009, 23(7)：1693~1697

第二章 循证护理证据

学习目标

掌握 循证护理证据的概念、分级方法和 JBI 证据的强度及其推荐级别。

熟悉 循证护理证据的特征性;循证护理证据的种类;一级研究证据和二级研究证据的概念和来源。

了解 与"证据"相关的概念。

循证护理是遵循证据的护理,高质量的研究证据是循证护理的核心。正确认识循证护理各种证据,是正确收集证据、评价证据和使用证据的前提和条件,是循证护理的基础。循证护理只有正确认识和评价证据,才能提高在循证护理实践中使用证据的准确性。

第一节 循证护理证据概述

一、与"证据"相关的概念

证据是指从临床经验、观察性研究或临床试验得来的任何资料或信息,这些资料或信息在某种程度上与理解某一病症与某一疾病的诊断、治疗或预防的临床决策有关。然而未经处理和评价的证据不会自然地成为正确、完善、令人满意或是有用的证据,人们必须首先对证据进行评估、分级,然后根据其优缺点进行合理地使用[1]。在循证实践中,与证据相关的概念主要有以下几种。

1. 实证 在《辞海》中,"实证"一词被定义为可以证明或推翻某一结论的证据、事实或信念。因此实证必须是可探知的和可认同的。实证必须首先是可以被公众了解的现象,同时它还必须是获得公众的认同和接受的事实或原则。在"实证为基础的实践"中,实证指科研结果、临床经验以及患者需求三者的有机结合。

2. 证据体系 证据体系(evidence body)是由多种研究方法、多种来源的证据构成体系,它是随着时间推移,由各国临床人员总结自己的工作实际而形成的。

3. 证据等级 证据等级(hierarchy of evidence)为什么要划分证据等级?这是因为不同的证据从科研意义上看其证据强度(strength of evidence)不同。对海量文献进行分级,就可以帮助我们找到最好的证据。

4. 证据强度 证据强度也就是论证强度,是指研究结果的真实性和可推广应用性。就干预性试验来说,研究设计、方法、对象、干预、结局不同,研究的真实性就不一样。

5. 推荐强度 通过对证据的分级和评价,研究者对应用其结果的可行性提出的推荐性意见。

二、循证护理证据的概述

1. 循证护理证据的概念 EBN 是指能为护理行为与决策提供证明的事实依据,具有内在真实性和外在真实性[2]。它建立于严格科研设计基础上,经过科学评价与相关系统回顾,具有普遍代表性[3]。是通过数据库可以检索到的护理文献,包括随机对照试验、队列研究、病例对照研究、系列病例研究、病例报告、传统综述、专家观点或经验等。循证护理是"遵循证据"的护理,即"依据最好的证据为患者实施最好的护理",遵循的证据是护理科研结果、临床经验及患者需求三者的有机结合体。循证护理强调使用"最佳现有证据"指导临床护理决策,护理工作的效果、效益和效率是护理质量的重要体现。通过护理措施中最佳证据选择,达到最好的护理要求,从而增强护理的科学性和有效性。因此正确认识循证护理各种证据是正确收集证据、评价证据和使用证据的前提条件,是循证护理的基础,护理研究证据及其质量是循证护理与循证护理实践的核心。

2. EBN 证据内涵 EBN 证据强调可靠性、可重复性。护理涉及知识广泛,EBN 证据包括疾病病因、诊断、治疗、预后及护理措施等各方面研究。随机对照实验(randomized controlled test,RCT)提供的证据被认为真实性和可靠性最强。然而,护理领域很大,一部分研究是从患者主观角度出发的调查性研究,RCT 并不适用于主观问题研究,因此,EBN 证据并不局限于 RCT 试验,质性研究在发展护理专业理论基础和学术内涵方面起着不可估量的作用,也为 EBN 提供另一种形式的证据。

三、循证护理证据的特征性

(一) 随机对照试验在护理证据中的价值

定量研究中随机控制的实验性研究结果能提供最有力的实证,是卫生保健系统实践活动中设计最精密的、最能科学地反映干预效果的实证,被称为"最佳实证"。随机对照试验是评价干预措施最好的科学方法,但由于医学研究对象的特殊性及伦理要求,许多问题不可能用随机对照试验来完成,比如吸烟对健康的危害,职业有害物质的阈值研究等,所以不同问题应区别对待。与循证实践其他领域一样,RCT 研究结果在循证护理中也被称为"最佳证据"。然而根据英国循证医学专家、牛津大学循证医学中心创建人 Muir Gray 在《循证医学-循证医疗卫生决策》著作中阐述的观点、由于研究问题性质的不同和伦理因素的限制,RCT 并不是提供所有证据的最好方法[4]。在护理领域干预性的研究过分强调用 RCT 来证明干预措施的有效性也是片面的。因为高质量的 RCT 主要集中在药物实验,而对于干预性的措施如外科手术干预、心理干预、健康教育干预等因素重视不够,因此在这些领域最好的证据可能是观察性研究或专家的临床经验。

(二) 护理领域证据的多元性特征

Joanna Briggs 循证护理中心主任 Pearson 教授认为循证实践者应成为"多元主义者(pluralism)",建立这种多元化的观念对护理学科的发展尤为重要。其他的研究设计,如类实验性研究、对列研究、病例对照研究、质性研究、个案分析等设计的研究也提供证据,只是应对证据的等级和推荐性进行审慎评审,才能在适合的范围内加以应用[5]。从护理学科的角度而言,选择文献纳入系统评价时,除了考虑传统文献设计科研论文如随机对照试验、队列研究、病例对照研究、横断面研究、前-后对照研究等定量研究论文外,人文社会科学和行为科学领域的质性研究和行动研究的设计也应作为进行系统评价时可能性纳入分析的文献。护理学科的特点决定了证据来源的多元性,护理领域的证据具有其独特性和多元性。

在非药物治疗和干预领域,包括外科学、护理学、心理学等领域因缺乏高质量的 RCT 研究,而使开展和应用循证实践受到一定的挑战。在护理学科,由于护理的重点是患者的主观症状及健康问题,并常用一些心理行为或健康教育等干预性措施,所以在护理领域的很多情形下,用 RCT 极不现实也不符合伦理道德。

(三) 护理质性研究为循证护理提供另一种形式的证据[6]

在循证实践中,随机对照试验能提供最有力的证据,是卫生保健系统实践活动中设计最严密的、最能科学地反映干预效果的证据,被称为"最佳证据"。但是苏格兰波茨莫斯大学 Rolfe 和英国里滋大学的 Closs 和 Cheater 持有不同观点,认为要对随机对照试验作为金标准和证据的基础理念、循证护理概念有必要进行反思和澄清。质性研究在国外护理研究领域占有较大的比重,Cullum 曾检索目前世界上最大的护理文献数据库 CINAHL,结果发现,在 1908 篇研究文章中采用质性研究方法,只有 195 篇研究采用随机控制的量性设计方法。质性研究在发展护理专业的理论基础和学术内涵方面有着不可估量的作用。护理研究对象和研究内容的复杂性,决定了护理研究有许多因素很难用量性的手段客观评价某项干预措施,如调查护理领域中服务对象对护理的需求、认识、意见和看法,新的护理项目的可行性和服务对象的接受程度;探讨人生体验、态度以及心理历程;解释研究对象的行为和表现等体现在护理过程中各环节、各阶段;护理效果是由护理过程中许多不同干预措施要素综合作用的结果,不仅仅是某一种护理干预的作用,许多要素隐含在护理干预的全过程,包括护理干预过程和健康教育与指导等,这些要素间并不是彼此相互独立,还有复杂的交互作用,这正是量性研究不能回答的问题。护理专业独特的人文性决定了护理既是一门科学又是一门艺术,护理专业的实质决定了过分强调量性研究而轻视质性研究的价值将忽视护理学科的人文性、艺术性、伦理性。证据不等于随机对照实验,提醒护理人员应注意证据的本质,其他的研究设计,如类实验性研究、队列研究、病例对照研究、个案分析等设计的研究也提供证据。质性研究发现研究的证据很难改变临床实践者的实践行为,反而经验性的知识更容易被临床实践者所接受,使质性研究成为循证护理领域获取证据更有效的方法和来源。

循证实践倡导证据多元化和等级化,无论是随机对照实验研究还是质性研究,只要对证据的等级和推荐性进行规范的评审,对临床实践都具有重要指导意义。

四、循证护理证据分级

(一) 证据分级

目前被广泛接受和使用的证据等级划分标准主要是牛津大学循证医学中心(Oxford Centre for Evidence Based Medicine)的证据等级标准,以及将各个分级标准综合而形成的 GRADE 标准。

1. 国际统一的证据质量分级和推荐强度标准(GRADE 标准) GRADE 是一个由指南制定者、系统评价作者和临床流行病学家共同参与成立的推荐、评估、发展和评价分级工作组(the grading of recommendations assessment、development and evaluation working group,GRADE)。GRADE 工作组于 2004 年推出的评级系统突破了单从研究设计角度考虑证据质量的局限性,将证据质量分为高、中、低、极低 4 个等级,见表 2-1;推荐强度等级分为强和弱,见表 2-2。

表 2-1 2004 年 GRADE 证据等级

推荐强度	具体描述
高	未来研究几乎不可能改变现有疗效评价结果的可信度
中	未来研究可能对现有疗效评估的重要影响,可能改变评价结果的可信度
低	未来研究有可能对现有疗效评估的重要影响,改变评价结果可信度的可能性大
极低	任何疗效的评估都很不确定

表 2-2 2004 年 GRADE 推荐强度等级

推荐强度	具体描述
强	明确显示干预措施利大于弊或弊大于利
弱	利弊不确定或无论质量高低的证据均显示利弊

高质量的证据指来自设计严密、采取了防止偏倚的措施,确保研究的真实性和科学性的研究结果。国际上多个证据质量评价标准,包括国际统一的证据质量分级和推荐强度标准(GRADE 标准)均将系统评价(Meta-analysis)列为级别最高的证据,见图 2-1。

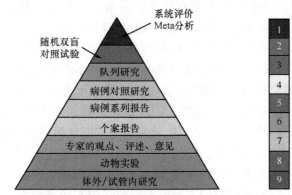

图 2-1 国际统一的证据质量分级和推荐强度标准 GRADE 标准

2. 牛津循证医学中心临床证据水平分级和推荐级别 目前在国际循证实践领域普遍接受并应用的是 2001 年英国牛津循证医学中心证据分级系统,该分级系统根据证据的来源和研究设计的严谨程度将证据分为五级(老五级),见表 2-3。

2001 年 5 月牛津循证医学中心制定的证据水平评价标准,它是基于研究设计论证因果关系的力度不同将证据水平分为 5 级。推荐建议则根据证据质量、一致性、临床意义、普遍性、适用性等将推荐意见分为 A(优秀)、B(良好)、C(满意)、D(差)4 级。

表 2-3 牛津循证医学中心的证据分级(老五级)

证据分级	研究类型
I 级	收集所有质量可靠的多个随机对照实验(RCT)的系统评价和 Meta 分析
II 级	样本含量足够大的设计合理的单个随机对照实验结果
III 级	前瞻性队列研究或病例回顾或观察
IV 级	无对照的系列回顾或观察
V 级	专家意见的观察

其中 A 级推荐意见应来自于 I 级水平的证据,所有研究结论一致,临床意义大,证据研究的样本人群与目标人群吻合,因此该推荐意见可直接应用于各医疗行为中;而 B、C 级推荐意见则在上述各方面存在一定问题,其适用性受到不同限制;D 级推荐意见无法应用于医疗行为。推荐级别(grade of recommendation)分为四级,见表 2-4。

表 2-4 牛津循证医学中心的证据（推荐级别）

推荐级别	证据水平	证据推荐有效性
A 级	Ⅰ类证据：Ⅰa 对多项同质的 RCT 的系统评价 Ⅰb 单项 RCT(95% CI 较窄)	来源于Ⅰ类证据，证据极有效，可强烈推荐给所有临床人员
B 级	Ⅱ类证据：Ⅱa 多项同质的队列研究的系统评价，或设计良好的非随机对照试验；Ⅱb 单项队列研究、质量欠佳 RCT（如随访率小于 80%）；Ⅱc 结局研究 Ⅲ类证据：Ⅲa 多项病例对照研究的系统评价；Ⅲb 单项病例对照研究	来源于Ⅱ、Ⅲ类证据，证据有效，可建议推荐给符合应用条件的临床人员
C 级	Ⅳ类证据：病例系列研究、描述性研究、及低质量的队列研究和病例对照研究	证据在一定条件下有效，研究结果在应用时应谨慎
D 级	Ⅴ类证据：基于经验的、未经严格论证的专家意见	证据的有效性受到较多限制，只在较窄的范围内有效

3. 牛津标准和 GRADE 标准的区别（GRADE 的优越性） GRADE 是一个由指南制定者、系统评价者和临床流行病学家共同参与成立的推荐、评估、发展和评价分级工作组（the grading of recommendations assessment development and evaluation working group，GRADE）。GRADE 工作组于 2004 年推出的评级系统突破了单从研究设计角度考虑证据质量的局限性，将证据质量分为高、中、低、极低 4 个等级。牛津标准是基于科研设计的角度来评价证据级别的，从此可知 GRADE 标准的优越性，因此，在选择标准方面 GRADE 标准>牛津标准>老五级=其他标准。

4. 使用标准时，需注意证据水平与推荐级别之间的关系

（1）证据水平不同于推荐级别：尽管某种干预效果已经得到了随机临床试验验证，但它仍可能存在争议。反之，一项推荐级别较高的建议也可能仅来自于多年临床经验总结，或仅得到了历史资料的支持，但是临床依然适用。

（2）证据水平和推荐级别仅说明了证据的准确度：在评价证据水平和推荐级别后，仍必须根据自己的专业知识、统计学知识和流行病学知识等对文献的实用性、科学性、可靠性和有效性进行评价，临床应用时，必须结合病人的病情特点和病人的意愿。

（二）指南证据分级与推荐意见

1. 证据分级 由于目前临床研究的种类很多，提供研究证据的可靠性也不尽相同，全球指南制定者一直对证据质量和推荐强度如何分级各持己见，使指南使用者难以理解各种分级系统所要提供的信息。目前被广泛接受和使用的证据等级划分标准主要是牛津大学循证医学中心（Oxford Centre for Evidence Based Medicine）的证据等级标准以及将各个分级标准综合而形成的 GRADE 标准。很多指南制定者根据这些标准将证据进行分级。对明显符合上述标准的证据，可直接判定级别。由于研究类型与质量不同等原因，仍有一些证据难以判定或难以达成统一的意见，对于这些证据要进行多次讨论以达成共识。证据级别判定的方式有很多种，常用的是投票、正式的共识会议（如 Delphi，Glaser 方法）等。

2. 推荐意见的形成 证据全面检索与严格评价的目的就是要形成针对临床问题可靠而有意义的推荐意见。因此，一旦指南开发小组对证据进行检验并讨论其与临床问题的符合程度后，就需要将证据转化成推荐意见。NICE 指出如果是强有力的证据（一级证据），则这一转化过程就很简单，即证据可以直接转化为推荐意见。然而，与证据级别判定的过程一样,推荐意见的形成也并不简单,对于许多证据能否转化为推荐意见要经过反复的讨论。同时,推荐意见还需考虑到证据情况,说明研究的类型与质量,以及干预措施的利弊、局限性、适宜人群、成本和卫生保健有关的其他因素。

3. 推荐强度的确定　在形成推荐意见后,要根据推荐意见所支持证据的质量对不同推荐意见给出相应的推荐强度,推荐强度的级别根据证据的级别进行确定(参考 Oxford 的推荐标准)。因此,指南和推荐意见中必须明确指出:证据是否为高质量,干预措施是利大于弊或利弊相当还是利弊关系不确定。虽然在将某些推荐意见进行"强"或"弱"分级,难免带有一些主观性,但大多数指南制定组织认为,制定出明确的推荐意见的价值远大于它的不足。同样,指南也应对证据级别判定与形成推荐意见及强度的方法进行清楚的描述,并指出意见不一致的地方和解决的方法。此外,AGREE 指出推荐意见要与支持证据直接关联(链接)。也就是明确推荐建议和支持证据之间的关系,每条推荐建议都应当附 1 份证据来源的主要参考文献清单,以显示陈述的推荐意见有无证据的支持。同时,这种链接对于使用者自身判断推荐意见的强度也大有好处。

(三) 循证护理证据分级

1. 根据美国卫生保健政策研究所(Agency for Health Care Policy and Research,AHCPR) 1992 年对护理实证分为以下四类。

一类实证:通过系统文献回顾(systematic literature review)或研究趋势分析(meta analysis)获得的多项随机控制实验性科研结果,科研设计严密,并有流行病学资料,可推荐给所有医院。

二类实证:通过至少一项随机控制的实验性科研获得的实证。

三类实证:通过类实验性科研获得的实证,科研设计比较严密,科研在不同场合得以重复,可推荐给符合条件的医院。

四类实证:通过质性研究或描述性研究获得的实证,或来源于护理专家的临床经验,或专家组的报告,可供医院参考。

2. 根据 2001 年英国牛津循证医学中心证据分级系统,循证护理证据按其科学性和可靠性分级,见表 2-5。

表 2-5 　循证护理证据分级

证据的分级	研究类型
I 级	强有力的证据来自于严谨的随机对照实验(RCT)的系统评价
II 级	强有力的证据来自于适当样本量的合理设计的 RCT
III 级	证据来自于非随机但设计严谨的试验
IV 级	证据来自于多中心或研究小组设计的非实验性研究
V 级	专家意见(传统经验式护理)

3. 澳大利亚循证护理中心(Joanna Briggs Institute,JBI)**证据分级**[8]　该中心根据 Cochrane 的证据分级标准以及 JBI 循证实践模式探索护理领域证据的分类方法,该分类系统从证据的可行性、适宜性、意义、有效性、经济性 5 个方面对证据分为四个水平,见表 2-6。

表 2-6 **JBI 证据的分级方法**(2006 年版)

证据水平	可行性、适宜性、意义	有效性	经济性
Ⅰ级证据	对研究的系统评价,结果清晰明确可信	同质性实验性研究的系统评价(例如盲法进行样本分配的 RCT),或具有较窄可信区间的一个或以上大样本的实验性研究	同质性评价性的系统评价,评价重要的干预方案,比较所有临床结局及成本测量,对临床敏感指标进行敏感性分析
Ⅱ级证据	对研究的系统评价结果可信	实验性研究(非随机对照实验)	评价重要的干预方案,比较所有临床结局及成本测量,包括对临床敏感指标进行敏感性分析
Ⅲ级证据	对研究的系统评价结果尚可信	Ⅲa:队列研究(有对照组) Ⅲb:病例对照研究 Ⅲc:没有对照组的观察性研究	比较干预临床结局及成本测量,包括对临床敏感性指标进行敏感性分析
Ⅳ级证据	专家意见、经验	专家意见(缺乏严格评鉴或仅依据生理学/基线研究/公认原则)	专家意见(缺乏严格评鉴或仅依据经济学理论)

根据上述证据水平,JBI 对证据的推荐级别分为 5 级,见表 2-7。

表 2-7 **JBI 证据的推荐级别**(2006 年版)

推荐级别	可行性	适宜性	意义	有效性
A 级推荐	即刻可用,可行性强	伦理上可接受、正当的	对改变实践提供强有力的合理解释	应用后即可见效,故推荐应用
B 级推荐	适当培训或额外资助支持后具有可行性	伦理上可接受	对改变实践提供一定的合理解释	应用后在一定程度上有效,故建议应用
C 级推荐	重点培训或额外资助后具有可行性	伦理上可接受性,尚不明确	对改变实践提供有限的合理解释	在一定程度上有效,但在应用时需要特别慎重
D 级推荐	深入培训或投入较多额外资助后具有可行性	伦理上可接受性,尚不明确	对改变实践提供较少合理解释	在有限程度上有效
E 级推荐	不具有可行性	伦理上不可接受	对改变实践不能提供合理解释	未建立有效性

澳大利亚 JBI 循证卫生保健中心证据分级系统 2010 年版对证据推意见进行了更新,分为 3 个级别。见表 2-8、表 2-9。

表 2-8 **JBI 证据分级方法**(2010 年版)

证据等级	合理性、适宜性、临床意义	有效性	经济性学证据
Ⅰ级证据	对研究的系统整合,结果明确	高质量的 RCT 的 meta 分析,或高质量的大样本实验性设计研究(可信区间窄)	对多项重要干预所有相关指标进行成本测量和系统整合,有临床敏感性分析
Ⅱ级证据	对研究的系统整合有可信的结果	一项以上的 RCT,样本量小,可信区宽或类实验性研究	对多项重要干预所有相关指标进行整合测量,有临床敏感性分析
Ⅲ级证据	对研究的系统评价结果尚可信	a:对描述性文本、观点性系统整合有可信的结果 b:一项或多项高质量研究结果,未整合	对多项重要干预所有相关指标进行成本测量,无临床敏感性分析
Ⅳ级证据	专家意见	专家意见或基于经济学理论	

表 2-9 **JBI 证据推荐级别**(2010 年版)

证据的推荐级别	合理性、适宜性、临床意义、有效性
A 级推荐	证据有力支持、可以应用
B 级推荐	证据中度支持、考虑应用
C 级推荐	证据不支持

第二节 循证护理证据的种类和来源

一、循证护理证据的种类

循证护理证据按研究方法分为两类。

1. 原始研究证据 原始研究(primary research)证据是指研究者直接对研究对象获得的第一手数据进行统计学处理、分析、总结所实施的研究过程所得的证据。通常研究者所发表的论文等都属于这一类研究证据。主要包括随机对照试验、队列研究、病例对照研究、横断面研究、前-后对照研究、叙述性研究等研究方法。

2. 二次研究证据 二次研究(secondary research)证据也称次级研究证据。二次研究是尽可能全面收集某一问题的全部原始研究,进行严格评价、整合处理、分析总结后所得出的综合结论,是对多个原始研究再加工后得到的更高层次的研究结果。主要有系统评价、临床实践指南、临床决策分析、临床证据手册、临床技术评估、卫生经济学研究等。专门提供护理二次证据有澳大利亚 Joanna Briggs 循证护理中心,英国 York 大学的循证护理中心等。循证护理仍处于起步阶段,所提供的二次证据比较有限[9]。

(1)系统评价(systematic review,SR):系统评价是一种全新的文献综合评价方法,是循证医学的金标准,是循证医学中最常见的一种研究方法,是对特定题目的 2 篇以上已发表文章的结果和结论所进行的综合概述。它是按照特定临床问题和干预方法,其基本过程是以某一具体临床问题为基础,系统全面地收集全世界所有已发表或未发表的临床研究结果,采用临床流行病学严格评价文献的原则和方法,筛选出符合质量标准的文献,进行定性或定量合成(Meta 分析),去粗取精,去伪存真,得出综合可靠的结论。包括提出问题、收集随机对照试验、确定纳入标准和排除标准、资料提取、各种试验的质量评估、进行统计学处理、进行敏感性分析和得出结论的过程。系统评价是循证实践证据获得的有效方法,是开展循证实践的重要工具和核心。

(2)临床实践指南(clinical practice guidelines,CPG):临床实践指南是针对特定的临床情况,收集、综合和概括各级临床研究证据,系统制定出帮助医生做出恰当处理的指导意见。一般由卫生行政主管部门组织制定和监督执行。

(3)临床决策分析(clinical decision analysis):临床决策分析是临床工作者针对具体患者,遵循国内外最先进的证据,结合卫生经济学观点,和患者的护理和处理的过程。这是一种定量权衡利弊,选择最佳方案和措施的分析方法,研究临床决策过程各环节的一般规律,分析影响决策的各个因素,探讨做出正确决策的方法,和按照正确决策的一般规律对已有的临床决策进行分析评估。

(4)临床证据手册(handbook of clinical evidence):临床证据手册是由专家对各种原始

研究和二次研究证据进行严格评价汇总撰写,对临床工作人员应用证据具有指导意义。如《临床证据》(clinical evidence)就是由英国医学杂志出版集团美国内科医师协会联合开发出版。主要针对临床常见病、多发病有无证据及证据的强度评价的一部临床证据手册。是目前全球最权威的循证医学临床证据。

(5)卫生技术评估(health technology assessment,HTA):卫生技术评估是指用于疾病预防、干预、康复、促进健康、提高生存质量和生存期的技术手段。卫生技术评估是对卫生技术的技术特性、安全性、有效性(效能、效果和生存质量)、经济学特性(成本-效果、成本-效益、成本-效用)和社会适应性(社会、法律、伦理等)进行系统、全面地评价,这各层决策者提供合理选择卫生技术评估的证据。

(6)卫生经济学(health economics)研究:卫生经济学是应用经济学的原理和分析方法来解决卫生事业中的问题,希望用最小投入得到最大产出的一门学科,是经济学中比较新的分支学科,卫生经济学研究既解决常态下的医疗资源合理配置又增强突发事件的应变能力。

二、循证护理证据的来源

(一)循证护理证据常用数据库

临床证据的来源范围很广,从个别病例报道到大规模多中心的临床随机对照试验,尤其是多个随机对照试验的系统评价已成为判断一个临床方法的最佳标准。但循证护理的证据不仅仅限于随机对照试验和 Meta 分析,而是包括了所有能够解答临床护理问题的外部证据。考虑到护理学科的特征性,循证护理证据除了循证实践常用的数据库来源之外,更加强调以下数据库对循证护理证据具有重要而实用的价值。

(1)PubMed /Medline 数据库

1)Medline 是美国国立医学图书馆(National Library of Medicine,NLM)建立的 MEDLARS(Medical Literature Analysis and Retrieval Systems)系统的生物医学数据库(MEDLARS 的全称 MEDLARS on LINE)。美国国立医学图书馆(NLM)附属的国立生物技术信息中心(NCBI)研制的基于 Web 的文献数据库。是 NCBI 检索系统数据库之一。检索服务具有收录范围广、内容全、检索途径多、访问速度快等优点。该数据库包括 3 种重要索引的内容:美国《医学索引》(Index Medicus)、《牙科文献索引》(Index to Dental Literature)和《国际护理索引》(International Nursing Index)全部数据。该 Medline 是 NLM 首要的文献目录数据库。收录 1950 年以来 4600 余种生物医学期刊的内容,这些期刊来自美国和世界上 70 多个国家和地区。文献量达 1500 余万条,记录英文资料占 90% ,3/4 有摘要,每周更新。内容涉及基础医学、临床医学、护理学、口腔科学、卫生保健、食品营养、药物学、兽医学、环境卫生、卫生管理、人文科学以及信息科学等。

2)PubMed 数据库是美国国立医学图书馆(National Library of Medicinel,NLM)的国家生物科技信息中心开发的生物医学文献索引数据库,在互联网上免费向公众开放,PubMed 有(http://www.ncbi.nlm.nih.gov/PubMed/)和 Internet Greatful Med(IGM)http://igm.nlm.gov/两条通路,各具特色,可检索部分当月的期刊文献、并提供超链接追踪参考文献,护理人员可从中获得最新、最有价值的文献,为护理人员查找护理信息提供了极大的方便。

PubMed 与 Medline 相比具有以下特点:① PubMed 收录范围广,收录 Medline 未收录的部分生命科学相关的非医学专业期刊(物理、天文、化学等);② PubMed 收录记录新,收录在

Medline 数据标引前的最新题录;③ PubMed 文献类型全,提供电子原文链接(部分免费)。

(2) Cochrane 图书馆:Cochrane 图书馆是由英国 Wiley Inter Science 公司出版发行,由英国牛津 Update Software 公司出版,是临床研究证据的主要来源。Cochrane 图书馆提供了健康研究的系统回顾,其摘要可通过 CINAHL 与 MEDLINE 获取。Cochrane 图书馆以光盘形式向全国发行,是循证医学重要的资料库,该库收集了对各种健康干预措施的系统评价(包括全文评价和研究方法),还收集了系统评价质量评估摘要、临床对照试验资料、系统评价方法等,护理人员可以从中获取最新、最有价值的系统评价资料,对护理科研与临床工作都起到指导作用。其网址是 http://www. The Cochrane library. com/Cochrane Library。

(3) CINAHL 数据库:CINAHL(Cumulative Index to Nursing and Allied Health Literature)数据库,即护理和联合保健文库,是与护理研究密切相关的数据库,包含大量与护理相关的书籍,是查找护理文献最综合和有效的数据库。主要收录护理及医学辅助学科的文献,包括运动训练、听力学、心肺技术、口腔卫生、急救、健康信息、医疗辅助、医学、实验室技术、职业疗法、物理治疗和康复、放射技术、呼吸疗法、社会健康服务和外科技术;此外,还包括部分的有关生物医学、替代疗法、消费者健康、妇女健康、男性健康等内容,收录自 1982 年以来的有关期刊、书籍、论文以及报告等文献[10]。

Medline 数据库也包括护理文献,但是 Medline 没有像 CINAHL 包括那么多的护理资源。CINAHL 和 Medline 两者都是从大量卫生保健学科中索引文章,像物理治疗、职业治疗、呼吸疗法、饮食疗法以及营养学,重要的是在攻克护理问题上 CINAHL 用的索引词汇比 Medline 的更加精确[11]。Medline 和 PubMed 都是可以免费使用的网络资源,而 CINAHL 则需要订阅。其网址:http://www. cinahl. com/。

(4) 护理人员专用数据库:由 Elsevier 公司和护理专家委员会合作开发的数据库。其网址:http://www. nursingconsult. com。

(5) EMBASE 数据库(Excerpta Medica):即荷兰医学文摘,是 Elsevier Science 出版公司提供的生物医学和药学数据库,其重点内容是药学和药物,与药物有关的内容超过 40%,此外,还包括医疗卫生决策和管理、公共、职业与环境卫生、毒品依赖和滥用、精神科学、法医学及生物医学工程与仪器等方面的内容。EMBASE 和 Medline 收录期刊的重叠估计大约在 34%,实际文献的重叠情况根据不同的专题会有差异,据报道在一些特殊领域的重叠情况为 10%~75%。有关研究结论认为一个全面的检索最低需要检索这两个数据库[12]。EM-BASE 网址:http://www. embase. com/。

(6) 临床证据(Clinical Evidence)数据库:由英国医学杂志出版集团与美国内科医师协会联合开发出版。(http://www. ovid. com/products/clinical/clinical evidence. cfm)每 6 个月更新一次,网络版可免费查询。主要针对临床具体问题提供实用的证据或有无证据及证据强度评价的临床证据精粹。是目前全球最权威的循证临床证据数据库。

(7) JBI 循证实践中心数据库(http://www. joannabriggs. edu. au)。

(8) CNKI 数据库:中国期刊全文数据库(China Journal Full-text Database),曾用名《中国学术期刊全文数据库》,简称 CJFD,是目前世界上最大的连续动态更新的中国期刊全文数据库,目前收录 7600 多种重要期刊,内容覆盖了现有的所有学科,包括自然科学、工程技术、信息科学、农业、医学、社会科学等。

(9) CBM 数据库:中国生物医学文献数据库(Chinese Biomedical Literare Database,CB-Mdisc)是中国医学科学院信息研究所开发的综合性医学文献库,收录了自 1980 年以来的

1000 多种中国生物医学期刊的文献题录,几乎涉及医学的各个领域;是中国医学科学院医学信息研究所开发研制的综合性医学文献数据库。该数据库收录了 1978 年至今的近千种中国生物医学期刊,以及汇编、会议论文的文献题录,总计近 300 万条记录,其年增长量约20 万条。该库涵盖了《中文科技资料目录(医药卫生)》、中文生物医学期刊目次数据库(CMCC)中收录的所有文献题录。

(10) VIP 数据库:中文科技期刊数据库是在维普公司 1989 年创办的中文科技期刊篇名数据库的基础上建立的,其全文版与题录文摘版完全对应。该库收录 1989 年以来自然科学、工程技术、农业科学、医药卫生、经济管理、教育科学及图书情报等学科领域 一万余种科技期刊上的论文。

(11) CEBM/CCD 数据库:中国循证医学/Cochrane 中心数据库(Chinese Evidence based Medicine/Cochrane Center Database,CEBM/CCD)是由中国循证医学/Cochrane 中心组织建立和更新的以中文发表的临床干预性随机对照试验和诊断试验数据库。内容包括系统评价数据库、临床对照研究数据库、循证医学方法学数据库、卫生技术评估数据库、卫生经济学评价数据库、循证医学与临床实践数据库、循证医学各种相关知识与信息。

(二) 循证护理证据常用期刊

1. 常用的循证期刊

(1) 循证护理杂志(*Evidence-based Nursing*,EBN):1998 年加拿大与英国皇家护士学院和 BMJ 联合主办共同创刊了《循证护理杂志》季刊。是一个提供与护理相关的最好研究和最新证据的高质量国际性杂志。它通过国际范围内检索医学杂志,按严格标准评价,证据以简洁摘要形式出现,辅以专家在临床应用上的评论;旨在为临床护士在病因、诊断、治疗、预后相关方面提供证据。其网址:http://www.ebn.bmj.com/。

(2) 循证医学:循证医学由广东省循证医学科研中心、广东省人民医院、中山大学附属第三医院联合主办的医学学术期刊。该刊以广大医药卫生技术人员和医疗、教学、科研管理工作者为读者对象,立足临床医学,介绍循证医学的理念、方法及相关知识,探讨符合中国国情的循证医学实践,促进国内外医学学术交流和医学科学发展。该刊以临床实践指导性为特色,设置的主要栏目有:快讯、述评、循证评价、论著、证据的寻求与评价、循证医学中的医学统计学问题、循证医学理论方法研究、综述与讲座、临床指引与共识、转化性研究、循证病例讨论等。其网址:http://www.jebm.cn/。

(3) 中国循证医学杂志:中国循证医学杂志是中国循证医学中心的学术性刊物。以医院临床医生和科研工作者、医学院教师、卫生管理干部、相关专业工作人员和医学生及相关领域的研究生为读者对象。内容包括循证医学、临床流行病学、卫生技术评估的基础知识及相关组织机构的介绍、循证医学在医疗卫生实践和卫生决策中的应用,循证医学、临床流行病学和卫生技术评估的方法学研究,卫生技术评估和卫生改革,加强卫生研究能力、卫生经济研究、系统评价、系统评价摘要、瑞典卫生技术评估摘要、国内外循证医学动态、读者来信、循证医学术语集、循证医学会讯及消息等。其网址:http://www.ilib.cn/Periodical.Articles/R.R1.zgxzyx.Html/。

(4) 中国循证儿科杂志:中国循证儿科杂志以儿科医疗、科研和管理工作者为主要读者对象,以刊载体现循证医学理念和方法进行儿科学研究的成果为主的学术技术类期刊,同时也适当地介绍循证医学方法学。内容包括:新生儿专业、呼吸专业、急救专业、儿童保健专业、心血管专业、消化专业、肾脏专业、神经专业、感染专业、遗传代谢内分泌专业、血液专业、免疫专业、精神专业、护理专业,同时也包括儿科其他学科中的非手术方式的内容。其网址:http://baike. baidu. com/view/4484807. htm/。

(5) 中国循证心血管医学杂志:中国循证心血管医学杂志是经国家新闻出版总署批准,北京军区总医院主办的国内心血管循证医学领域的第一本国家级医学专业学术期刊。中国循证心血管医学杂志为中国科技论文统计源、中国科技核心期刊,2010 年影响因子0.595;已被中国科技论文引文数据库、中国学术期刊综合评价数据库、万方数据库、中国学术期刊网络出版总库、中文科技期刊数据库、中文生物医学文献数据库等全文收录。设有述评、专家论坛、循证评价、论著、病例报告、综述、继续教育园地、基层医生园地、指南解读、循证视窗等。其网址:http://baike. baidu. com/view/5600154. htm/。

2. 常用的护理期刊

(1) 英国护理文献索引(British Nursing Index,BNI):BNI 是收录护理和产科学文献的数据库,涵盖了二百多份英国期刊和其他英文文献。其网址:http://www. bniplus. com。

(2) 美国护理杂志:设有护理实践、护理研究、教育信息等栏目,可提供数十个著名护理学期刊链接,其网址 http://www. Nursingworld. org/ojin/index. htm。

(3) 整体护理实践(Holistic Nursing Practice,http//mypage. direct. ca/hutchings/chna. html),对患者提供的整体护理方法。

(4) 国际护理研究杂志(International journal of nursing studies,http://www. elsevier. nl/cas/estoc. contents/SAB/00207498/SZ954105. html)等。

(5) 其他:*ICUs and Nursing Web Journal*(http://www. nursing. gr/);*Internet Journal of Advanced Nursing Prac*(http://www. ispub. com/journals/ijanp. htm);*Journal of community Nursing*(http://www. jcn. co. uk/);*Nursing Spectrum*(http://community Nursing Spectrum. com);*Nursing Standard*(http://www. Nursing-Standard. co. uk/);*Online Journal of Issues in Nursing*(http://www. Nursing world. org/ojin/index. htm);*Online Journal of Rural Nursing and health Care*(http://www. ran. org/Journal/);*RevistaCubana de Enfermeria*(http://bvs. sld. cu/revistas/enf/indice. html)等。*Air Medical Journal. American Journal of Infection Control. AORN Journal. Applied Nursing Research. Archives of Psychiatric Nursing. The Case Manager. Critical Care Nursing Clinics of North America. Disaster Management & Response. Geriatric Nursing. Heart and Lung. Journal for Nurse Practitioners. Journal of Emergency Nursing. Journal of Midwifery and Women's Health. Journal of Pediatric Health Care. Journal of Pediatric Nursing. Journal of Perianesthesia Nursing. Journal of Professional Nursing. Journal of Radiology Nursing. Journal of the Association of Nurses in AIDS Care. Journal of Vascular Nursing. Newborn and Infant Nursing Reviews. Nurse Leader. Nursing Clinics of North America. Nursing Outlook. Pain Management Nursing. Seminars in Oncology Nursing. Teaching and Learning in Nursing* 中华护理杂志(http://www. tcmtoday. com/cna);中国实用护理杂志(http://www. yjzhe. net);护士进修杂志(http://FSJX. chinajournal. net. cn);护理学杂志(http://www. wanfangdata. com. cn)等;中国期刊网(http://192. 168. 169. 4/cjn3. O/mainframe. htm1)收录了从 1994 年至今的 5300 种学术期刊全文,累积全文 400 多万篇,为护理人员及时获取国内外最新信息提供了方便。

在以上数据库中,比较重要的护理学期刊有:*Nursing Research*、*Nursing Outlook*、中华护理学杂志、护士进修杂志、中国实用护理杂志和护理学报等。以上杂志收录的文献研究方法较为科学、结论可靠,所提供的证据性强。

(三) 重要网址

1. 全球循证护理中心重要网站[12]及网址

(1) 英国 York 大学循证护理中心 (The University of York Center for Evidence-Based Nursing) 其网址为 http://www. york. ac. uk. depts. Bstdcent erse videnceev intro. btm。该网站主要介绍教育、培训、健康调查和社区服务方面的信息,侧重于护理人员培训的 EBN 研究。

(2) 澳大利亚 (Joanna Briggs Institute for Evidence-Based Nursing and Midwifery) 循证护理中心,网址是 http:///www. joannabriggs. edu. au/about/home. php。该网站成立于 1996 年,是当今国际上公认的学术研究性网站,内容包括介绍该学院及其相关合作学院、EBP 信息、操作信息网页、操作规范及系统回顾。

(3) 其他循证护理中心及网站:详见表 2-10。

表 2-10 全球循证护理中心重要网站

中心	网址
英国 York 大学循证护理中心	centre for Evidence-based nursing:http:/. www. york. ac. uk/health sciences/centres/evidence/cebn. htm
美国加州大学循证护理中心	http://www. acestar. uthscsa. edu/
加拿大循证护理中心	http://www. cebm. utoronto. ca/syllabi/nur/
澳大利亚阿德莱大学乔安娜布里格斯研究所 (Joanna Briggs Institute) 的循证护理中心	http://www. Joannabriggs. edu. au/
美国德克萨斯圣东尼循证实践学术中心	Academic Center for Evidence based Practice:http://www. accster. uthscsa. edu/
循证最佳护理实践研究所	Sarah Colehirsh institute for Best nursing Practice based on Evidence:http://fph. case. edu. /Hirsh Institute/index. shtm.
德国循证护理中心	German Center for Evidence based nursing:http://www. ebn-zentrum. de/

2. 复旦大学 Joannal Briggs 循证护理合作中心 (http://nursing. fudan. edu. cn) 是由复旦大学护理学院与澳大利亚 Joannal Briggs 循证护理中心合作建设,依托复旦大学和 Joannal Briggs Institute 的资源优势,集教育、研究、实践、传播与文献检索服务于一体的研究中心。主页上提供了三个主要栏目:循证护理实践、循证教育和循证研究。循证护理实践栏目旨在通过循证护理专题讲座、循证护理培训以及优秀循证护理出版物的推荐,促进读者对循证护理概念、意义和实践方法的了解。循证教育栏目侧重介绍循证护理研究的方法,如获取信息资料的方法、开展系统综述以及 Meta 分析的方法等。另外,还介绍本中心以及 Joannal Briggs Institute 中心开展的研究项目,以供读者查阅。循证研究栏目通过收集、整理并刊载部分循证护理实践方面的文献,为读者提供一个了解循证护理实践开展现状的平台和一个相互交流、切磋的窗口。主页流动窗口的新闻快讯提供了国内外循证护理的最新研究进展,如"分级压力袜在预防术后静脉栓塞中的应用"、"关于身体约束的实践指南"、"术前剃毛对手术野感染的影响"。

3. 护理协会网站 美国护理学会 (American Nurses Association,http://www. nursingworld. org),可获取各种护理信息及其所链接的护理网站和电子期刊信息;美国护理信息学会 (American Nursing Informatics Association,http://www. aamcn. org),该学会主要致力于建立护理管理标准;美国整体护理学会 (American Holistic Nurses Association,http://ahna.

org),该组织为一世界性的组织,主要为从事整体护理的护士提供支持和教育;英国护理学会(British Nurses Association,http://www. dbfk. de),该组织重点关注与护理信息有关的内容,如会议信息、出版物信息等;德国护理学会(German Nursing Association,http://www. dbfk. de);加拿大护士学生学会(Canadadian Nursing Students Association,http://www. cnsa. ca);香港护理协会(http://www. nurse. org. tw/);中华护理学会(http://www. tcmtoday. com/cna);中国协和医科大学护理学院(http://www. imicams. ac. cn/chinese)等。

4. 远程教育 国外权威的远程教育有美国继续教育协会(http://www. npaca. com)提供各种护理学习课程和有关护理学的 Mailing list 的列表,其护理论坛也相当活跃;护理世界(http://www. nursing world. org),该站点的宗旨是帮助护理工作者学习交流传播护理知识,为护理科学研究者和护理学生提供相关的医学和护理信息;美国护理大学协会(http://www. aacn. org);家庭护理继续教育(http://www. nurse week. com);加拿大虚拟护理学院(http://www. langara. bc. ca/vnc/)等站点可提供远程护理教育。国内的远程教育有天津医科大学护理系与加拿大渥太华大学护理学院合作,率先建立了服务于护理教育的远程教育网络,为发展我国远程护理教育进行了有益的探索和创新。

5. 其他护理网站 目前国内可提供护理网站:护理园地(http://doctor. fh21. com. cn/huli/),提供护理论坛、护理教育、护理管理、护理诊断、护理导航等栏目;林琳护理网(http://www. huli. net)国内首家大型护理专业网站,设有护理科学研究、新技术交流、实用家庭护理、护理知识宣传、中国护理教育、护理图书与杂志等栏目;医学护理网(http://www. huliw. com),提供病历讨论、网上交流、新技术推广等栏目;国外网站有 Nursing 2000(http://www. Nursing 2000 inc. org)提供护理论坛、护理教育、职业交流、社区护理等栏目;护理之家(http://www. Nursinghomeinfo. com/)、护士之家(Allnurses. com,http://www. all-nurses. com),提供在线论坛、就业机会和电邮件等服务。护士交谈室(http://www. health metro. com/Nurses/chat. html)等。

(四) 临床实践指南数据库

临床实践指南(Guider lines)目前主要的资源有:

(1) 国立指南数据库(National Guideline Clearinghouse,NGC)为临床实践指南数据库,是由美国卫生健康研究与质量机构、美国医学会、美国卫生健康协会联合制作的,可在互联网上在线查询,网址为(http://www. guidelines. gov)美国卫生健康研究与质量机构(Agency for Health care Research and Quality,AHRQ)美国医学会(American Medical Association,AMA)和美国卫生健康计划协会(American Association of Health Plans,AAHP)联合制作和管理。NGC 每周更新,更新的内容为新的或已修改的指南。NGC 的检索分为基本检索和详细检索,此外,NGC 还提供对 2 个或者 2 个以上的指南进行比较的功能。NGC 数据库具有以下特点:提供结构式摘要、能进行指南间的信息论;对指南内容分类;可链接部分指南全文,可订购指南(复制或打印);提供电子论坛,交换临床实践指南方面的信息;对指南的参考文献、指南制作方法、评价和使用等提供链接、说明或注释等功能。

(2) NICE(http://www. nice. org. uk)英国国家临床示范研究所网站的一部分,提供研究临床指南、Technology Appraisals 和 Publications 等方面的内容。

(3) 国际指南协作网(Guidelines International Network,G-I-N)http://www. g-i-n. net /。

(4) 加拿大医学会临床实践指南文库(Canadian Medical Association;Clinical Practice

Guideline, CMA Infobase) http://www.cma.ca/clinical resources/practiceguidelines/。

（5）CMA INFOBASE（http://www.mdm.ca/cpgsnew/cpgs/index.asp）加拿大医学会临床实践指南网站,内容包括来自加拿大各地和各机构提供的指南。

（6）苏格兰学院间指南网络（Scottish Intercollegiate Guidelines Network, SIGN）http://www.Sign.ac.uk/。

（7）新西兰指南研究组（New Zealand Guidelines Group, NZGG）（http://www.nagg.org.uk.org.na）。新西兰临床实践指南网站,主要目的为了制定临床实践指南。该网站提供Guideline Library 等信息。

其中美国 NGC 提供的服务有许多优点, NGC 的网址为 http://www.guideline.gov,是一个提供临床实践指南和相关证据的功能完善的数据库,由美国的一个负责卫生保健研究质量的政府机构与美国医学会、美国医院规划协会合作建立的。

（五）其他

国外最实用的医学检索引擎有 Medical Matrix（医源,http://www.mdematric.org）,该引擎由美国医学信息学会主办,提供关键词人分类目录检索,内容全面更新快,且对每一内容有评论和分级,检索者可根据其分级决定是否进入下级网页进行阅读,节省时间。

Medscape（医学空间,http://www.medscape.com）, Medline 可检世界 3900 多种杂志发表的 9 500 000 多篇文章的摘要,有世界上唯一免费无限制的 Medline AIDSLINE 和 TOXLINE 数据库入口。

医学搜索引擎 Medical World Search（http.//www.mwsearch.corn）精选数千个医学网站,超过十万页面的全文检索（有偿服务）。主要包括:

（1）http://sumsearch.uthscsa.edu

（2）http://www.tripdatabase.com

（3）http://drsdesk.sghms.ac.uk

（4）http://www.york.ac.uk/inst/crd/crddatabases.htm

护理图书 31 本包括:

（1）ASPMN: Core Curriculum for Pain Management Nursing

（2）Betz: Mosby's Pediatric Nursing Reference, 6th ed

（3）Bryant: Acute and Chronic Wounds, 3rd ed

（4）Bulechek: Nursing Interventions Classification（NIC）, 5th ed

（5）Buttaro: Primary Care: A Collaborative Practice, 2nd ed

（6）Chernecky & Berger: Laboratory Tests and Diagnostic Procedures, 5th ed

（7）D'Avanzo: Pocket Guide to Cultural Health Assessment, 4th ed

（8）DiCenso: Evidence-Based Nursing: A Guide to Clinical Practice

（9）ENA & Newberry: Sheehy's Emergency Nursing: Principles and Practice, 5th ed

（10）Ferri: Ferri's Clinical Advisor 2008

（11）Gahart & Nazareno: 2008 Intravenous Medications: A Handbook for Nurses and Health Professionals, 24th ed

（12）George-Gay: Clinical Medical-Surgical Nursing: A Decision-Making Reference

（13）Gilbert: Manual of High Risk Pregnancy and Delivery, 4th ed

（14）Goldman：Cecil Medicine，23th ed

（15）Habif：Clinical Dermatology，4th ed

（16）Heitz & Horne：Pocket Guide to Fluid，Electrolyte，and Acid-Base Balance，5th ed

（17）Hodgson & Kizior：Saunders Nursing Drug Handbook 2008，15th ed

（18）Huszar：Basic Dysrhythmias：Interpretation & Management，3rd ed

（19）Kenner：Neonatal Nursing Handbook

（20）Meiner：Gerontologic Nursing，3rd ed

（21）Moorhead：Nursing Outcomes Classification（NOC）：Iowa Outcomes Project，3rd ed

（22）Otto：Oncology Nursing Clinical Reference

（23）Pizzorno：The Clinician's Handbook of Natural Medicine，2nd ed

（24）Seidel：Mosby's Guide to Physical Examination，6th ed

（25）Seidel：Mosby's Physical Examination Handbook，6th ed

（26）Swearingen：Manual of Medical-Surgical Nursing Care，6th ed

（27）Thompson：Mosby's Clinical Nursing，5th ed

（28）Tucker：Patient Care Standards：Collaborative Planning & Nursing Interventions，7th ed

（29）Ulrich & Canale：Nursing Care Planning Guides，6th ed

（30）Urden：Thelan's Critical Care Nursing：Diagnosis and Management，5th ed

（31）Wilson：Wong's Clinical Manual of Pediatric Nursing

复习参考题

1. 什么是证据？什么是循证护理证据？你是如何理解循证护理证据特征性的？

2. 证据的分级依据是什么？循证护理证据是如何分级的？

3. 你是如何理解 JBI 证据水平和推荐级别的？

4. 循证护理证据分类方法是什么？各包括什么？

5. 循证护理证据的主要来源有哪些？

（张延霞 编　王新田 审校）

主要参考文献

［1］Jenicek M. Foundations of evidence-based medicine. UK：The Parthenon Publishing Group. 2003

［2］王家良. 临床流行病学：临床科研设计、衡量与评价. 第2版. 上海：上海科学技术出版社，2001：339～343

［3］郝秀丽. 循证护理实证及其获取途径. 南方护理学报，2005，12（9）：29，30

［4］蔡文智. 循证护理研究与实践. 北京：人民军医出版社. 2010：19

［5］胡雁. 对"循证护理"认识上的误区分析. 继续医学教育，2006，（29）

［6］王新田，侯婕，杨克虎. 护理质性研究对循证护理的影响探讨. 护理学报，2011年3月，2011第18卷第3A期

［7］胡雁. 循证护理学. 北京：人民卫生出版社. 2012：103～104

［8］蔡文智. 循证护理研究与实践. 北京：人民军医出版社. 2010：21～22

［9］陈宏林，朱昌来，王晓莉，等. 循证护理证据的检索策略. 护士进修杂志，2007，22（7）

［10］刘建平. 循证护理学方法与实践. 北京：人民卫生出版社. 2007：81～82

［11］蔡文智. 循证护理研究与实践. 北京：人民军医出版社. 2010：179

［12］Cliska D D，Censo A，Cullum N. Centres of evidence based nursing：directions and challenges. Evideuce Based-Nursing，1999，2：102～104

第三章 循证护理原始证据的研究方法

学习目标

掌握 科研设计的基本原则;随机对照试验设计的基本原则;随机方法;随机对照试验;队列研究;病例对照研究;横断面研究;无对照的临床研究的概念、科研设计方法。

熟悉 盲法的种类;队列研究;病例对照研究;横断面研究;无对照的病例观察性研究适用范围。

了解 随机对照试验;队列研究;病例对照研究;横断面研究;无对照的临床研究的优劣点。

第一节 护理科研概述

一、临床研究的基本原则

1. 医德与伦理学原则 医学研究是以人为研究对象,涉及人道主义与伦理学要求。原则上讲是不允许用人类做试验研究,只能用观察或分析的设计方案进行研究。如吸烟与肺癌的因果关系,就不可能人为地规定一组人吸烟,一组人不吸烟,前瞻性研究若干年,比较两组肺癌的发病率以证实吸烟与肺癌的关系。而只能用病例对照或队列研究等论证强度较低的设计方案来进行。

2. 对比研究的原则

(1) 空白与安慰剂对照:空白是指对照组不施加任何处理。安慰剂是指用一种对自然病程不产生任何影响的制剂作为对照。二者均是保证对照组能够保持其固有的自然特征,可清楚地看出处理因素的作用。

(2) 标准对照:所谓标准是指肯定为有效的处理方法,如杀灭病原菌有特效的抗生素或其他抗菌药,退热、抗心衰、降血压、降血糖等有肯定效果的对症处理,是治疗研究中最常用的对照方法。

(3) 相互对照:两种处理或同一种处理两种不同剂量或不同给药途径之间的相互比较,比较该两种实验措施的差异。

3. 均衡原则 为了保证对比研究所得的结果准确、可靠,除要选择合适的论证强度较高的对照外,试验组与对照组之间比较的背景必须保持相同或近似的程度。即两种差异无显著性,均衡性良好。

(1) 配对(matching):以已知的对结果可能产生影响的非处理因素为配对条件,选择与试验背景条件相同者为对照同时进入研究,即称之为配对研究。本法适用于病例对照设计方案的研究。多以病例组为标准,再从对照组中找出合适的对象进行比较分析。配对背景条件常用者包括性别、年龄、职业、文化水平、经济收入、营养状况等一般情况及同种疾病、同种手术及病型、病情、病程等疾病情况均相似者。

(2) 分层(stratification):分层是先按对结果会有影响的因素进行分层,将一些条件近似的人群归入一层,再在此层中进行分组接受不同的处理,以求有良好的可比性。如按年龄分层,则老年人比;中青年比;儿童比;分别观察其结果,以防止年龄对结果的影响。再如按疾病的轻、中、重程度分层,其注意点与其配对相同,关键是找准分层条件。

(3)随机化(randomization):随机化是指抽样调查或分组时,样本来自同一总体,按机会均等的原则来抽样或分组的方法。随机化分组是保证组间均衡的比较简单的方法,可以避免选择性偏倚。

4. 重复性原则 任何研究必须是经过多次重复中得到相同或相似的,即可以重制的结果,才是准确可信的。重复的次数越多,样本数越大,越能反映机遇变异的客观真实情况。但这并不能说明样本越大越好。因为样本越大,人数越多,在操作观察、评价等方面难以完全一致,误差越多,经济费用也越大。因此盲目追求大样本是不值得提倡的。要多大样本才算合适?就需要事先做出估计,也就是样本大小的估计方法根据设计方案而定。

5. 盲法原则 为了避免临床研究中指标的测量误差,通常会取设盲的方法使受试对象处于盲的状态(单盲)、研究人员盲(与对象盲法一并称为双盲)或结局测量者盲(与前两者一并使用称为三盲)。

二、护理科研的基本原则

1. 实事求是的原则 在护理研究中,尊重客观事实,崇尚细致深入的调查研究排除一切主观因素。

2. 科学缜密原则 ①科学的理论。②科学的方法。③现代化的科技手段。

3. 伦理原则

(1)尊重人的尊严:①自主决定权(right to self-determination)。②隐私权(right to privacy)。③匿名保密权(right to anonymity and confidentiality)。

(2)有益权利:①评估利益:从个体、专业、社会和经济等方面利益评估。②评估风险:从包括生理、心理、社会和经济等方面利益评估。③衡量利益-风险比例:确定是否决定实施该项研究。

(3)公正权利。

(4)知情同意。

三、护理科研基本概念和特点

1. 护理科研基本概念 护理科研(nursing research)是用科学的方法反复探索和回答解决护理领域的问题,直接或间接指导护理实践。护理科研同其他研究一样,具有探索性和创新性。

2. 护理科研的特点

(1)研究对象复杂(complicated subjectes):人是生物性(生理+心理)+社会性。

(2)研究方法困难(difficult in methods):测量指标不稳定,不能任意施加处理因素。

(3)临床研究特殊(special contents):促进健康、减少痛苦、保护生命。

四、护理科研常见的设计类型

1. 实验性研究和非实验性研究 按设计内容不同可分为实验性研究、类实验性研究和非实验性研究。

（1）实验性研究（experiment study）必备的三项内容：干预（intervention）、设立对照（control）、随机取样、随机分组。

（2）类实验性研究（quasi-experimental study）：研究方法与实验性研究方法基本相似，不同之处在于设计内容缺少按随机原则分组或没有按随机原则取样，但设计中一定有对照研究对象的护理干预内容。

（3）非实验性研究（non-experimental study）：只研究设计内容对研究对象不施加任何护理干预和处理的研究方法。

2. 回顾性研究和前瞻性研究 按研究目的分为回顾性研究和前瞻性研究。

（1）回顾性研究：是运用临床现有的资料如病例进行分析和总结的一种研究方法。

（2）前瞻性研究：又称预期性研究，多采用随机对照的方法，结果可信，可作出科学的结论。

3. 流行病学研究方法 流行病学最基本的研究方法是观察性研究（observational study，现场观察）和实验性研究（experimental study，现场实验）。长期以来护理研究多选用流行病学常用的研究方法，如描述性研究、队列研究和病例对照研究等，推动护理科研事业的发展。

4. 量性研究和质性研究 按研究性质不同分为量性研究和质性研究。

（1）量性研究：我国护理研究长期以来是以量性研究为主。量性研究是一种计量研究方法，通过观察指标获得数据资料，用科学方法来验证模式和理论。量性研究常用的方法有实验法和观察法。

1）实验法：主要指干预性研究，如随机对照试验、临床对照试验等研究方法。

2）观察法（observational study）：又称非实验性研究或对比研究，即在自然状态下对研究对象的特征进行观察、记录，并对结果进行描述和对比分析。观察性研究是护理科研的基本方法，也是实验性研究的基础，观察性研究方法包括描述性研究（横断面调查、疾病监测、生态学研究、临床病例分析）和分析性研究（病例对照研究、队列研究）。

（2）质性研究：护理专业更加关注人的整体性，关注人的心理社会层面。单靠量性研究方法充分理解整体的人与他们的健康需求受到很大限制。质性研究是从实际观察资料的研究中发现共性问题，属探索性和叙述性研究，并从中建立新模式、发现新知识和新理论，在护理专业的重要性越来越突出。

第二节 护理干预性研究——随机对照试验

在一些情况下，"实验"和"试验"两个词容易被人们混淆。下面就二者简述其区别。

"实验"是前人已经试验过的，基本是成为真理的。我们再做的时候，是重复过程。从实验中更形象的学习到知识。试验是跟实验就不一样了，它是在以前没有得到结论的，或是结论没有得到大多数人认可的，我们在通过试验对某个结论进一步研究。

试验和实验在含义上有什么区别？"实验"、"试验"的相同语素是"验"，即"检验"，这是两者成为同义词的基础，不同语素是"实"、"试"，这是同中有异的原因所在《现代汉语词典》中这两个词的释义："实验"是为了检验某种科学理论或假设而进行某种操作或从事某种活动。"试验"为了察看某事的结果或某物的性能而从事某种活动。

随机对照试验（randomize controlled trials，RCT）是一种特殊类型的前瞻性研究，通过比较干预组与对照组的结果来确定某项干预措施的效果和价值。

一、随机对照试验基本原则

随机对照试验基本原则为随机、对照和盲法,即随机分组、设立对照、盲法实验。

(一) 随机

1. 概念 随机是指研究者根据机遇,选择具有一定特征的病例,应用随机化分组的方法,将每个个体随机分配至"试验组"(experimental group)和"对照组"(control group),接受相应的处理。这样就可使组间的若干已知的或未知的影响因素达到基本一致的水平,能被测量的和不能被测量的因素基本相等,减少偏倚因素的干扰,增强两组间的可比性。

2. 随机方法[1] 在科研设计中,随机的方法主要有两种,一是随机抽样,二是随机分组。

(1) 随机抽样的方法:随机抽样指的是被研究的对象从被研究的目标人群中被随机抽取出来的过程,是借助于随机抽样的方法,使目标人群中的每一个个体,都有同样的机会被选择作为对象。为了避免选择性偏倚,同时又要使抽样的样本反映出总体的代表性,减少误差,只有用随机化的抽样方法,才能达到预期的目的。随机抽样的方法常用的有两种:系统随机抽样和多级抽样法。现分述如下。

1) 系统随机抽样法:系统随机抽样是首先将总体各单位按一定顺序排列,根据样本容量要求确定抽选间隔,然后随机确定起点,每隔一定的间隔抽取一个单位的一种抽样方式。该方法也叫等距离抽样。其特点是简单易行,抽出的单位在总体是均匀分布的,且抽取的样本误差可少于简单随机抽样。系统随机抽样往往用于抽样调查中。系统随机抽样得到的样本几乎与简单随机抽样得到的样本是相同的。在定量抽样调查中,系统随机抽样常常代替简单随机抽样。方法简单实用,应用普遍。

2) 多级抽样法:多级抽样法(multi-stage sampling)首先将总体人群分成一定规模的抽样单位,抽出几个单位后再从中进行第二次抽样,称为两组抽样或从属抽样法。如果从第二次抽样的单位中再行抽样,即为多级抽样法。如此反复抽样的方法叫做多级抽样法。这种方法适用于较大规模的流行病学调查,有利于把力量集中在有限的几个地区,使用效率更高。在某些情况下,必须考虑抽取样本的特点,使之与调查的特性相适应。例如,在随机抽样的样本中要有与该地区人口构成比相似的男性和女性,按随机抽样的原则选出相应数量的研究对象。同时在抽样中也应考虑到年龄的构成比,使抽得的样本更符合实际,更具有代表性。

如某研究调查[2]上海市浦东新区潍坊社区高血压患者的生存质量,同时分析生存质量的影响因素。研究对象选自该社区已建立高血压健康档案的成年患者,采用方便抽样的方法,共调查 300 例研究对象。

分析:该研究未采用随机抽样,而是从方便的角度采用了方便抽样,且未介绍如何进行方便抽样。方便抽样通常是选择最容易找到的人作为调查对象,主要用于特殊群体的抽样调查,如暗娼人群、吸毒人群等。该调查方式确实方便省力,但由于它在选择样本时具有很大的偶然性,无法保证总体中所有研究对象都有相同机会被抽取到,因此一般不能根据样本推论总体。该研究调查对象并无特殊,完全可以采用随机抽样,具体操作方法:首先确定总体,该研究中为浦东新区潍坊社区已建立高血压档案的患者。将所有患者(假定 3000

例)按一定条件(如姓名拼音)顺序编号 1~3000,然后利用 Excel 的随机函数产生 3000 之内的 300 个随机数,这 300 个随机数对应的居民编号就是随机抽取的研究对象。

(2)随机分组方法:在临床研究中,将研究对象按随机的方法进行分组使其都有同等的机会进入"试验组"或"对照组",接受相应的干预措施,这样就能使组间的若干已知的或未知的若干影响因素达到基本一致的水平,以确定组间的均衡性,使能被测量的因素基本相等,减少偏倚因素的干扰,增强组间的可比性。保证试验对象分到每个组别的概率是相等的。方法有以下几种:

1)简单随机法:简单随机法有抛硬币法、抽签、掷骰子法、查随机数字表法、用电子计算机或计算器随机法、动态随机化等。具体方法可参见临床流行病学或统计学书籍。①抽签或掷硬币法:简单易行,适合小样本临床试验,不适用于受试对象数目较大的分组分配,而且其随机过程不能重现,这在临床试验中是不允许的,故限制了其应用;②随机数字法:随机的实现主要是靠随机数字。是通过随机数字表或通过计算机产生的伪随机数来实现随机的,可以做到完全随机和分层随机。在手工计算的时代,随机数字主要是通过随机数字表,显得比较繁琐,以致不少科研人员对其望而生畏。而现在我们完全可以利用 Excel 产生随机数字,产生随机数用于编制随机安排表变得可能,选择适当程序,就可以方便地完成随机工作,优点是方便、可再现、可以完成完全随机及分层随机,实现随机化。

2)分层随机法(stratified randomization):分层随机法是根据各处理组的基本特征,比如疾病的轻、中、重、男女性别,利用随机化前的分层防止在简单随机化分组时有可能产生组间不均衡,用先分层再在各层内用简单随机化或区组随机化的方法进行分配,可使分层因素在组间达到均衡,此即分层随机法。分层随机法通常在小样本临床试验中使用,以避免由于机遇作用而造成的组间均衡性破坏。但在在样本中临床研究中,分层随机化的必要性则变小。对分层因素的选择,主要是考虑所研究疾病对预后有明显影响的因素。方法在多中心临床研究中,如各中心规模和医疗水平相差较大时,中心应作为分层因素加以考虑。在样本含量较大(200 以上)时,简单随机化常可保证组间的平衡,一般不需要进行分层随机化;样本太小,分层过多,则难以实施。通常受试对象在 100~200 例之间,有 2~3 个分层因素,每个分层仅有 2 个水平时,应用分层随机化较恰当。当分层因素较多时,可用一个综合了多个分层因素的概括性的预后指标作为单个分层因素去实现各个因素间的平衡。纳入研究对象的重要临床特点或预后因素可以作为分层因素,例如年龄、病情、有无并发症或危险因素等,将它们进行分层后再作随机分组。这样就会增加临床研究的科学性,保证在随机对照中所获得的结果有较高的可比性。

如某病例研究[2]比较两种康复护理方式对脑卒中患者机体康复的影响,将 46 例研究对象随机分为两组。干预组 26 例,接受康复团队有针对性的康复指导和训练。对照组 20 例,接受常规护理。采用 STREAM 评分比较两组人群的康复效果。分析该研究采用随机分组(姑且认为是随机分组),但干预组和对照组的基线 STREAM 评分差别较大,分别为 22.80 和 27.55,提示随机效果不理想。本例中,各脑卒中患者的严重程度可能有所不同,如果直接随机分组,有时两组病例严重程度会不均衡。对于类似研究,可采用分层随机,即先按疾病严重程度分层,如将疾病分为轻、中、重,然后在每一层中随机分组,以保证每组的疾病程度一致。

3)区组随机法(block randomization):在随机化的方法中,如果用简单随机法往往要完成全部观察病例时两组受试者的人数才会均等,对于一些容易受季节影响的疾病,或者一些中途可能停止观察需要进行统计处理临床研究则不合适。因此使用区组随机法较为方便。具体方法是将课题组需要的研究对象总人数,分为一定人数的区组,临床研究时完成一个区组后才进入下一个区组,直到完成全部观察病例。具体每一区组设置多少人可视具体研究课题而定。具体方法可参见临床流行病学或统计学书籍。

4) 分层区组随机法:临床研究实际中有时为平衡在临床上重要的预后因素,可以同时用区组和分层随机法。根据影响疾病的预后的因素分成各个独立的层,然后在各中心内,进行区组随机法。即称为分层的区组随机法。分层区组随机法是将区组随机法和分层随机法相结合的一种随机化方法,相对来说,是一种比较理想的随机化方法。分层有助于层内的均衡性,同时还考虑区组,当受试者的入组随机时间有所变化时,按分区组的安排可使每个分区组内试验组与对照组的样本大小安排完全符合试验方案的要求。因此该法可保证试验结果结束时各中心例数接近便于管理。

(3) 随机分组注意事项

1) 应用随机化的方法应当注意随机分组隐藏:如果不能做到随机化分组隐藏,当研究人员知道下一个(随机数字所对应的)患者治疗方案时,研究者可能会根据下一个患者的特征和自己对不同治疗方案的好恶,人为地决定入选或排除该患者;患者也会因此人为地决定是否参与研究。这样的分组受疾病转归因素的直接影响,与非随机的分组方式无异,无法起到控制选择性偏倚的作用。因此为了防止招募患者的研究人员和患者在分组前知道随机分组的方案,可用随机分组时对具体分组别(试验或对照)的隐藏,使得研究执行者只知道患者或用药的序号,而不是患者的组别,这一措施叫随机分配治疗方案的隐藏,或简称分组隐藏(allocation concealment)。有研究表明,与采用隐藏分组的随机临床试验比较,没有采用隐藏分组的随机对照试验会高估疗效的 30% 以上。随机分组联合分组隐藏,才是真正意义上的随机分组,否则随机分组将和随意分组没有任何区别。

2) 随机分组注意小样本时可能出现的问题:随机对照试验中一个往往被忽略的重要特征样本量不但与研究的把握度有关,同时也是保证组间可比性的重要因素,只有样本量足够大的研究,随机分组才能真正有效地起到控制组间不可比所引起的混杂作用。

3) 客观评价非随机对照:随机对照临床试验是前瞻性研究,是检验某种假设最有力的方法。用随机化分组,两组均衡性好,可比性强,排除混杂偏倚;有严格的诊断、纳入、排除标准,入选对象均质性好,观察指标与判断统一,减少入选偏倚;如果配合使用双盲法可以减少测量偏倚,研究者按研究目的控制整个试验过程,保证了研究质量,增强结果真实性。但临床试验以人为研究对象,很多时候由于客观存在的问题及伦理道德问题因素,无法进行随机对照双盲的临床试验,非随机对照临床试验如果能执行相关的科研原则有时也同样具有一定价值。例如,病例报告是对罕见病进行临床研究的重要形式。如果病例分析,病例在数十个以上,其结论虽然也有局限性,但在临床研究初期或外科重大手术研究中仍然是重要的研究方法。

总而言之,在临床研究应用随机化时就明确:哪位受试者被抽中或分到哪一组完全由随机数字决定;每个人在被抽中或分组前有同等或特定的机会;随机分组方案必须隐匿;样本越大,组间可比性越好;条件允许时应该避免非随机分组方法。

3. 使用"随机"应注意的问题

(1) 自愿不等于随机:如某病例研究[2]比较食物交换法和基于血糖负荷概念的食物交换法对妊娠期糖尿病孕妇的治疗作用,将符合入选标准的 80 例研究对象按自愿原则分为试验组和对照组。分析自愿不等于随机,任何带有主观意愿的分组都不是随机分组。研究对象自愿选择组别时,必然考虑诸多因素,如经济条件、体质状况等,从而导致两组人群的基线资料不一致,而且容易造成两组人群的例数相差较大,从而影响结果的可靠性。该研究随机分组可采取如下措施:首先按一定条件(如入院时间)将所有患者编号,然后利用 Excel 的随机函数产生 80 个随机数字,与患者编号一一对应,即每人编号对应一个随机数字。将这 80 个随机数字由小到大排序,前 40 个随机数对应的患者分入试验组,后 40 个随机数对应的患者分入对照组。在实施前取得所有研究对象的知情同意,然后开始实施。

(2)"假随机"(pseudo-random)或"半随机"不等于真正意义上的完全随机:根据观察对象的生日或住院号,参加研究(就诊)的日期或单、双号决定其进入试验组或对照组的方法,不是完全随机,因为他们没有获得同等机会进入各组,这种方法常被称为假随机(pseudo-random)或半随机(quasi-random)。这类方法的主要问题是研究者或观察对象可以很容易地知道观察对象被分在哪个组,从而影响整个研究的结果。采用半随机方法者在随机质量分类上属"不恰当"或"不正确"(inade-quate)。

(3)随机盲法与分配隐藏:分配方案的保密被称为"随机盲法"。由于分配方案的保密是用于减少选择性偏倚,而盲法是用于减少实施偏倚和测量偏倚,为了准确地区别二者的不同阶段性,遂将分配方案的保密称为分配隐藏(allocation concealment)。常用的方法是确定样本含量,将各号码随机分配入组并记录,将写有经随机分配过的号码的字条放入不透光的信封中密封,信封上序列编号,观察对象的序列编号与信封序列编号相同。如果采用计算机随机分配,则对计算机要保密上锁。研究实施人员包括临床医师、护士只能根据信封和药袋的序列编号给受试者发放药品或实施干预。研究中心电话通知干预编号也是一种常用的分配隐藏方法。在实际研究工作中,对参与研究的人员及观察对象隐藏分配方案是可能做到的,但一旦这些人员知道了分配方案,再实施盲法就不可能了。研究发现,即使采用了随机分配,如果研究者或观察对象知道分组情况后,也往往自觉、不自觉地影响入组顺序,造成选择性偏倚,从而影响研究结果。因此,理想的方法是由不参加实施研究的人员如研究指挥中心或药物公司来实施随机分配方案,并对分配方案保密。一般而言,Cochrane系统评价只纳入随机对照试验,当缺乏随机对照试验时,也可以纳入前瞻性的对照试验如交叉试验和队列研究并说明原因。报道结果时,需要说明研究符合纳入标准,且不能据此做出有效或无效的结论。

(二)对照(control)

对照(control)是说某种护理方式是否有效的一种重要的方法。对照组是指处于与试验组同等条件下的一组受试者。对照组和试验组唯一的区别是试验组接受需要研究的护理方式、对照组接受对照的护理方式。对照组是判断受试者在接受护理前后症状、体征、生活质量等的变化,是由研究的护理方式引起的,而不是其他原因(如疾病的自然发展过程或心理因素)引起的。因此设立对照的目的,是为了抵消非试验因素的干扰和影响。比较两组或两组以上干预措施的价值,避免偏倚或系统误差,使结论具有可比性,更可靠和更具有说服力。

干预研究通常采用随机对照法,将选定的研究对象随机分为试验组和对照组,试验组给予欲评价的干预措施,对照组的措施则有多种选择,常用的有以下几种[3]。

(1)空白对照:即对照组不给予任何干预措施,采用该对照形式必须考虑到是否符合伦理;

（2）阳性对照：即对照组给予另外一种干预措施，比较两种干预措施的优劣；

（3）安慰剂对照：护理研究中的安慰剂对照并不是真的给予对照组安慰剂，而是要保证对照组与干预组除了干预措施不同之外，其余都一致。譬如观察某护理方式的干预效果，为了实施这种护理方式，研究人员可能与干预组人群有更多地接触，从而给干预组人群带来一种心理的安慰作用。此时可采用安慰剂对照，即对照组也给予相同频次的接触，只是不给予该护理方式，这样可以平衡两组的心理安慰作用，消除由于研究人员过多接触而给干预人群带来的心理效应。观察性研究（如病例对照研究和队列研究）中，对照主要是指对照人群。此类研究对观察对象不施加任何干预措施，因此关键在于选择合理的对照人群。此类研究无法采用随机对照，多通过配比法设置对照人群。只要对照人群选定的合理，可以说研究成功了一半。

下面通过几个研究实例说明如何设置合理的对照[3]。

案例 3-1 某研究观察护理干预对乳腺癌患者术后生活质量的影响，以 2009 年 1～12 月在该院进行乳腺癌根治术的患者作为干预组，以 2008 年 1～12 月在该院进行乳腺癌根治术的患者作为对照组。

分析：该研究属于对照设置不当。干预组和对照组选择了不同年份的人群，两组人群所面临的条件和环境已经发生变化，护理人员的水平也不同，这都可能会对结果造成影响。一般来讲，对照组与试验组应在同一时间、同一地点选择，试验条件和观察期限也应一致。

案例 3-2 某研究分析膳食干预对糖尿病患者血糖的影响，将糖尿病患者随机分为两组，干预组协助制订营养饮食计划，并定期进行膳食调查、生活质量调查等；对照组未给予饮食计划。随访一定时间后，比较两组的血糖等指标变化情况。

分析：该研究对干预组有过度关注的倾向，容易产生安慰剂效应。由于干预组人群经常接受研究人员的膳食指导及相关调查，他们会有一种被关注的心理，因而可能会主动采取积极措施降低血糖，由此对血糖降低产生正面效应，容易混淆膳食干预的效果。干预研究中，干预组和对照组一旦分配好，除干预措施不同之外，其他如随访时间、次数、调查人员等都应一致。该研究最好给予对照组相同的随访次数，否则对干预组过多地关注，容易夸大干预措施的作用。

案例 3-3 某研究采用病例对照研究，探索胆石症的危险因素，干预组选择外科住院接受手术治疗的胆石症患者，对照选择同期住院的非胆石症患者，并按性别、年龄、入院日期配比。

分析：该研究中对照匹配过度。病例对照研究中的对照组常按一定条件匹配，以增强研究效率，但匹配因素不应是与研究有关的因素。本例中，性别可能是胆石症的危险因素，将性别作为匹配因素，则无法估计性别在胆石症发生中的作用。

（三）盲法（blind）

在临床研究中，如果参加研究的研究者或受试者，都不知道试验对象分配的所在组别，接受的是研究措施还是对照措施，这种研究的方法称为盲法研究。

1. 盲法的定义 盲法是指在试验中受试者、研究者、参与疗效评价的医护人员、统计分析人员等都不知道护理组别的分配程序，即哪一个病例分入哪一个组别。盲法研究的目的是为了有效地避免研究者或受试者的测量性偏倚和主观偏见[4]。只有采用盲法试验时，才能克服临床研究中的这种潜在性、主观性、暗示性或讨好性的各种偏倚，做到实事求是的报告结果。

2. 盲法的分类[5]　盲法是一种隐藏干预分组的措施,就是在干预和追踪随访期间,保密每一个研究对象的干预分组,使参加研究的人员(包括研究者、受试者、资料收集人员和编计人员)不知道分组情况。在一定程度上帮助降低了上述事件有组间发生的不均衡性,从而维持组间的可比性。临床研究使用的盲法大致有单盲(受试者盲)、双盲(受试者与施护者盲)、三盲(受试者,施护者盲,测量者盲)、四盲(受试者,施护者,测量者,资料分析者盲)。见表3-1。

表 3-1　常见盲法的分类

盲法	设盲对象			
	受试者	研究者	干预评估/数据处理人员	资料分析者
单盲	√	×	×	×
双盲	√	√	×	×
三盲	√	√	√	×
四盲	√	√	√	√

注:√设盲;×不设盲

(1) 单盲法:单盲(single blind)是指受试者不知道自己试验组还是对照组,而是研究者则知道。单盲法优点是操作简单,容易进行。由于研究者知道受试者分组的情况,对受试者健康和安全有利。单盲法虽然可减少来自受试者的偏倚,但不能避免研究者主观意愿的干扰。研究者可能通过许多方法去影响患者的干预,如果研究者对试验干预方法不了解,可能接受干预的受试观察特别细致;如果研究者认为干预方法是有效的,对一些干预指标的判定就可能发生偏倚。尤其是较难客观、定量测量的指标,如心理干预的测量各种量表。

(2) 双盲法　双盲(double blind)指受试者和研究者双方都不知道分组情况,也不知受试者接受的哪一种干预措施。双盲的目的是为了确保研究者的主观评价不会因了解试验者接受的哪一种干预措施而偏倚。双盲法必须由研究的设计者、统计处理人员或管理者来执行。"双盲"法临床研究的优点是减少在收集资料和分析资料时偏倚的风险。通常用于评定干预的效果,尤其在用反映主观判断指标时,双盲法干预更为重要。

双盲应用注意事项:①应急信件:双盲法设计必须考虑受试者权益,在执行时要有严格的管理制度和方法。双盲法由于受试者和研究者都不知道试验措施的类别,受试者与研究者只知道每个受试对象的干预编号,如 A 和 B。待研究结果和资料分析后才公开 A 干预法和 B 干预法。何为干预措施,何为对照组。因此在双盲干预中每一份编号都应该是一个应急信件,信件内容包括实际使用的干预方法和出现不良反应时处理措施等,这是保护受试者权益的必要措施。②盲法技巧:双盲法试验设计时必须考虑其保密性,如果试验干预与对照组在剂型上不相同时,往往要用双盲双模拟法。③伦理原则。

(3) 三盲法:三盲法比双盲法在研究方法上更进一步,即受试者、观察者和资料分析者都不知道参与研究的受试者分配在哪个组和接受哪种干预措施,全部用编号密封,称为三盲法。最后干预效是由一位不参与研究的独立评估人员负责,它可避免双盲法在资料分析时的测量性偏倚。三盲法的优点是使偏倚减到最小的程度,使评价的结果更符合客观情况。但操作比较复杂,执行过程有一定困难。

(4) 非盲法:非盲法是指临床研究时不对研究者和受试者设盲,研究者和受试者都知道受试者是在干预组还是在对照组,以及所给予的干预措施。因为某些临床研究不可以用盲法,如临床学科的干预技术、行为疗法和功能训练等,只能使用非盲法观察。非盲法优点就是简单易行。最主要缺点是容易发生各种偏倚影响临床研究的真实性,例如研究者主观上希望得到阳性的结果,可能将轻者分配到了干预组,对受试者干预后陈述的症状、体征以及实验室检查结果都会有意或无意的忽略,从而减少了不良反应。受试者如果知道自己被分配到干预组应用的是新法时,有时为了取悦研究者,不免夸大干预效果或者得到研究者的某些暗示也使效果夸大。相反,某些患者知道自己被分配到对照组使用的旧法时,可能对效果没有信心或不满意,要求退出研究,最终导致不能客观评价临床研究的干预措施。

3. 盲法应用的注意事项 ①尽可能对所有参与研究的人员隐藏分组的编码;②与无干预比较时,最好使用安慰剂对照;③比较两种不同干预方法时,也应该使用盲法,如双盲双模拟法等;④如果盲法不可行时,用第三方评价。如比较急性单纯性阑尾炎手术和中药大黄牡丹汤的临床效果,这一类外科和药物干预的对照时,由不知道患者具体的干预方案的第三方来负责分析和评价,减少研究者带来的偏倚,得到的结果就比较可靠。

二、随机对照试验设计方法

随机对照试验是采用随机分配的方法,将符合要求的研究对象,分别分配到试验组和对照组,然后接受相应的试验措施,在一致的条件或环境下,进行研究和观察试验效应,并用客观的效应标准,对试验结果进行科学的衡量和评价的试验设计。

1. RCT 设计模式(图 3-1)

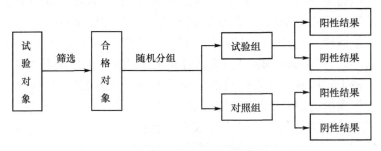

图 3-1 随机对照试验设计模型

2. RCT 设计步骤[6] 进行随机对照试验设计,通常有以下几个步骤:

(1)制定完善的研究方案、标准操作流程(standard operation procedure,SOP)及病例报告表(case report form,CRF):制定完善、严密的研究方案、SOP 是研究顺利进行的保障。CRF 为记录病例在试验过程中的数据和资料,包括有试验的流程图、纳入及排除标准、患者的一般人口学资料、基线资料、试验记录、不良反应、依从性等。

(2)确定研究对象:根据诊断标准确定研究的对象,可以来自患病群体(目标人群)的随机抽样,也可来自医院非随机抽样的样本。

(3)签署知情同意书。

(4)筛选合格的病例:对于一部分不愿参加研究的对象,则排除。

(5)随机分组:将愿意加入试验、合格的研究对象应用明确的随机化分配的方法,随机分配到试验组或对照组,接受相应的处理。

(6)测量:如实填写 CRF。

（7）分析：将试验的最终结果进行资料整理，并作统计学意义。

（8）评价：评价临床研究结果的临床价值和统计学意义。

3. 分类 根据试验的目的，随机对照试验可以分为探索性的随机对照试验和实用性随机对照试验。

（1）探索性的随机对照试验：往往有十分严格的纳入与排除标准，样本量通常不大，研究方法比较固定，疗效判断指标为主，观察指标较多，试验条件控制严格并较为理想，患者的同质性较好。因此，主要是探讨某护理措施的特异性，效果，即"效力"（efficacy）。这种设计方法可重复性高、内部真实性好，但是代表性有限，目标人群相对比较窄，结果的外推性较差。通常用于一项新的药物试验或护理措施的首次验证。

（2）实用性随机对照试验：往往在尽可能接近临床实际的情况下进行，对患者的的纳入标准较宽松，制定的排除标准没有那么严格，疗效判定指标以长期终点（end point）指标为主，观察指标较少，试验条件接近于真实临床环境，患者异质性较大。因此，主要是探讨某护理措施实际使用的效果（effectiveness）。由于研究对象的代表性较好，所能推广的目标人群相对比较广，因此，结果的外推性好，但是该法也有局限性，难以提供关于某种护理措施起作用的机制方面的资料。

4. 结果分析模式 根据以上设计模式，可列出四格表（表3-2）将试验组和对照组的结果分别填入相应的表格内，对两种干预措施的效果进行分析和比较评价。

表3-2 随机对照试验结果效果评价

	结局		合计
	有效	无效	
试验组（试验措施）	a	b	$a+b$
对照组（对照措施）	c	d	$c+d$
合计	$a+c$	$b+d$	$a+b+c+d$

三、评 价

随机对照试验是一种前瞻性的试验设计方法，被认为是评价医学干预措施有效性和安全性的最佳研究设计。随机对照试验有其优缺点，并非所有的试验设计都必须应用随机对照试验，需要视具体情况而定。

（1）特点：①研究者可主动控制试验，排除干扰，消除偏倚因素对结果的干扰，使研究结果更加具有真实性；②护理干预性随机对照试验的对象，一定是需要进行护理干预的对象，不需要护理干预就可产生预期效果的患者，不适于作为护理研究的试验对象，它可能导致假阳性反应；③在随机对照试验中，试验组与对照组必须同步地开展研究，不应有先后的区别，试验的条件和环境应保持一致；④随机对照试验是一种前瞻性研究，试验组的结果是经历一定的试验效应期后，才可得到阳性或阴性的结果。

（2）优点：可比性好；防止选择性偏倚好；可重复性好；内在真实性好；能够证明因果关系；高质量的单个随机对照试验。

（3）缺点：外在真实性差；伦理学问题；费用昂贵。

四、适 用 条 件

应用条件:①最主要是用于治疗性或预防性的研究,借以探讨某一新的护理方式与传统的护理方式或安慰的护理方式比较,是否可以提高对疾病治疗和预防的效果,为正确的治疗决策提供科学依据;②由于医德问题,一般不允许用人来做有关病因的试验研究,只能在特定的条件下,才用本设计。应用的前提是:拟研究的可能致病因素,为正确的治疗决策提供科学依据。

五、注 意 事 项

(1) 随机化不是"随意",更不是"随便"。

(2) 样本量必须合适。

(3) 必须选择合格的研究对象。

(4) 试验组和对照组必须保持均衡。如某研究[2]比较两种健康教育方式对心绞痛患者生活质量的影响,选择100例住院心绞痛患者作为研究对象,随机分为两组,试验组51例,对照组49例。分析:该研究号称采用随机分组,但两组例数却不同,基本可以认定并未采用随机方法,只是用了"随机"这一名词而已。如果采用随机分组,除非有特殊情况,两组例数应该是一致的,这种情况下统计分析效率最高。该研究中没有任何理由表明试验组例数要多于对照组,因此最大的可能是根本未采用随机分组。

(5) 必须选择合适的对照。

(6) 随机对照试验与临床对照试验。虽然假随机或半随机分配的方法不被称为随机对照试验,但与随机对照试验一样,都是临床对照试验(controled clinical trials)。所有的随机对照试验都是临床对照试验,但并非所有的临床对照试验都是随机对照试验。在英文中,只有随机、半随机对照试验被称为"trial",而非随机的病例对照的研究和队列研究不能被称为"trial",而"study"可以包括观察性研究和随机、半随机对照实验。

六、应用实例与分析

案例3-4 前瞻性随机对照试验

脑卒中护理改良方案的前瞻性随机对照试验。

目的:专业医务人员的护理可改善卒中患者的临床结局,但不同机构的护理方法的优势尚不清楚。本研究对卒中病房、普遍病房、家庭病房的卒中患者的护理效果进行比较。

方法:本研究为单盲、随机、对照试验,共纳入457例卒中发作72小时内的急性卒中患者(平均年龄76岁,48%为女性)。将这些病例随机分组到卒中病房、有卒专业组提供支持的普通病房和家庭病房,分别在3、6、12个月时,进行结局评估。主要结局测量指标为12个月内的死亡或者病残。统计分析用意向性治疗分析(intention to treat, ITT)。

结果:分到卒中病房、普遍病房、家庭病房的病例分别为152、152及153例。有51例(占34%)随机分配到家庭病房组的病例转入医院治疗。卒中病房组1年死亡和病残低于普通病房,[21/152(14%):45/149(30%),$P<0.001$]和家庭病房[21/152(14%):34/144(24%),$P=0.03$],主要是由于病死率减低所致。在比较患病一年后存活病例中无严重残疾的比例时,卒中病房组显著高于普通病房[129/152(85%):99/149(66%),$P<0.001$]和

家庭病房[129/152(85%):102/144(71%),P=0.002]。上述这些差异在卒中后3个月和6个月时已经就存在了。

结论:在降低卒中患者死亡率或病残率及活动依赖性方面,卒中病房比普遍病房或家庭病房更为有效。

评论:本研究为探索性的随机对照试验,有以下几点优点:①对各组的分类有明确的定义,能够清楚地区分所比较的三个组;②有严格的纳入标准;③对各组的基线资料做了均衡性检验,得出各组资料均衡可比;④结局指标明确;⑤交待了用意向性治疗分析的统计分析方法,尤其是针对数据有组间交换(52例随机分配到家庭病房组的病例转入医院治疗)时,这种交待是必要的,否则读者无法了解到结果的处理是如何进行的。但是本文也有不足之处,本研究提出为单盲、随机、对照试验,从原文中无法看出单盲的对象。

案例3-5　对2型糖尿病患者进行有计划个人护理的随机对照试验[7]

目的:评估全科医生对新确诊的2型糖尿病患者开展的多层次的干预措施,在6年后病死率、发病率及危险因素方面的研究。

设计:实用的开放的对照试验。将患者随机分配至全科门诊以实施有计划的个人化护理或常规护理。6年后分析研究结果。

地点:311所丹麦全科门诊的474位全科医师(干预组243位,对照组231位)。

对象:970例患者中的874例患者,年龄均40岁,于1989~1991年间确诊患2型糖尿病,随访6年并存活。

干预方法:定期随访、由全科医师协助患者制定个人目标、临床指南、患者反馈及继续医学再教育。主要测量指标:预先设定的非致命性临床结局、死亡率、危险因素和体重。

方法:用实用性随机对照试验。将患者随机分配到结构化的个体护理组或常规护理组。6年后分析研究结果。311所丹麦门诊的474全科医生(干预组243位,对照组231位)参与了本项研究。在1989~1991年间被诊断为糖尿病且年龄大于40岁的970例研究对象中,有874例(90.1%)在6年后还存活。本研究的干预方法是定期随访,以及由医生、临床指南、患者反馈及继续医学再教育等方式及时协助患者制定个体化的目标。主要的结局测量指标是事先定义的临床非致死性的结局、病死率、危险因素和体重。

结果:两组患者预先设定的非致命性临床结局和死亡率相同。干预组的患者下列危险;因素水平(中位数值)低于对照组,包括空腹血糖浓度(7.9:8.9mmol/L,P=0.0007)、糖化血红蛋白(8.5%:9.0%,P<0.0001);参考值范围:(5.4%~7.4%)、收缩压(145:150mmHg,P=0.0004)、胆固醇浓度(60:61 mmol/L,P=0.029,经基线浓度调整后)。自确诊后,两组患者体重均有减轻(26:20kg)。仅二甲双胍在干预组服用频率高于对照组[24%(110/459):15%(61/415)]。在干预组中,医师安排随访、会诊的频率高、且较少将患者转入糖尿病门诊进行治疗,并协助患者制定了更多乐观目标。

结论:在早期护理中,通过医学教育和医疗监测制定的2型糖尿病患者的目标,可能有助于在至少6年内糖尿病并发症发生的危险因素降低,但对增加患者体重无明显效果。

评论:本研究为实用性随机对照试验,有以下优点:①有明确的纳入和排除标准;②对研究对象、干预措施、统计方法、结局指标有明确的定义;③对每例失访的病例都作了交待;④随访的时间较长。

案例3-6　健康教育在老年心血管疾病患者临床护理中的作用[8]

目的:探讨健康教育在心血管病患者临床康复中的应用效果。

方法:按照随机数字表法将120例老年心血管疾病患者随机分为观察组和对照组,对照组给予常规护理。观察组则在常规护理的基础上,制订针对性的健康教育方案,采取集体授课为主、个别讲解为辅的方式,集体教育以录像、专家讲课、集体讨论、患者现身说法等方式进行。

结果:两组患者干预前服药、生活方式及门诊随访依从性均无明显差异;而在干预后观察组的依从性较干预前明显改善,且好于对照组,差异具有统计学意义($P<0.05$)。两组患者干预前生理因素、心理因素、社会关系及环境因素评分均无明显差异;干预后,观察组生理因素、心理因素、社会关系及环境因素这四个维度得分上均明显高于干预前,而在生理因素、心理因素及环境因素等三个维度上得分明显高于对照组,差异具有统计学意义($P<0.05$)。

结论:有针对性地实施健康教育明显提高了患者的服药依从性及门诊随访依从性,改善了患者生活质量,对促进身心健康起到积极作用。

评论:本研究为随机对照试验,有以下几点优点:①对各组的随机分配有明确的随机方法是按照随机数字表法随机分为观察组和对照组;②有严格的纳入标准;③对各组的基线资料做了均衡性检验各组资料均衡可比;④评价指标明确;⑤护理方法清楚,对照组给予常规护理,包括基础护理、病情监测和基本的健康教育等。观察组根据患者的文化程度、心理状态和生活习惯进行身心评估,并在常规护理的基础上,制订针对性的健康教育方案,采取集体授课为主、个别讲解为辅的方式;⑥交待了统计分析方法,应用SPSS16.0统计软件,计量资料以$x\pm s$表示,采用t检验;分类变量资料以百分比表示,采用χ^2检验。这种交待是必要的,否则读者无法了解结果的处理是如何进行的。但在此研究设计中存在的不足之处没有提到盲法。

七、其他形式的随机对照试验

(1)半随机对照试验(quasi-randomize controlled trials,QRCT):半随机对照试验与随机对照试验的区别是试验对象分配以半随机方式进行,即以患者入院顺序、住院号、出生年月及星期等分别分配到试验组或对照组中,接受各自的试验措施,进行观察研究。

(2)非等量随机对照试验(unequal randomization control trial):随机对照试验中试验组和对照组的样本量通常应相等。如果按照2:1或3:2的样本比例,随机将试验对象分配到试验组和对照组中,称为非等量随机对照试验。在患者来源少,经费缺乏的情况下可考虑使用。

(3)组群随机对照试验(cluster randomize controlled trials,CRCT):在现代临床研究中,研究使用的样本量越来越大,很难以单一个体作为研究对象。以一个集体作为单独的随机分配单位,进行随机对照试验就叫组群随机对照试验。如某病例研究[2]探讨护理干预对妊娠期糖尿病孕妇控制血糖的效果,将100例研究对象随机分为两组,对照组给予传统饮食指导,干预组给一份饮食教育软件,指导详细的饮食方案。分析该研究尽管将研究对象随机分为两组,但可能会产生这样的问题:如果同一病房内既有干预组患者,又有对照组患者,则很难保证对照组不受干预组的影响。干预组对象可能会在平时交谈中自觉或不自觉地将干预内容与对照组人群交流,使对照组也部分接受了干预,从而影响干预效果的评价。类似研究最好采用群随机方法,即以病房为单位进行随机,如病房1分入干预组,则病房1内所有患者均接受干预,病房2分入对照组,则病房2所有患者均为对照。

(4)单个患者的随机对照试验(number of one randomization control trial):对临床单个患者采用多种护理干预措施作随机对照试验,筛选出确定对该患者有效的药物,用于本身的治疗,这种试验就叫做单个患者的随机对照试验。

第三节 观察性研究

一、队 列 研 究

（一）队列研究的概述

1. 队列研究的概念 队列研究（cohort study）又称为前瞻性研究（prospective study）、发生率研究、随访研究及纵向研究等，是流行病学研究中重要的方法。它直接观察暴露因素对疾病的影响，探讨危险因素与所观察结局的关系。队列研究是观察性研究的一种，属非随机研究，其科研设计方法论证强度低于随机对照试验，属于二级设计方案，但是当缺乏随机对照临床试验的证据时，观察性数据分析可能给临床提供更相关和更可行的结果[9]，尤其是护理学方面的队列研究更容易进行。

2. 与队列研究相关的概念

（1）队列（cohort）：指具有共同经历、共同暴露某一因素或共同具有某一特征的一群人。

（2）暴露（exposure）：指研究对象接触或具有某些特征。

（3）暴露因素：又称为危险因素（risk factor）或致病因素。是指导致疾病或结果产生的因素，在队列研究中称为研究因素。

（4）队列研究（cohort study）：又称群组研究或定群研究，指将尚未发生所研究疾病的人群，按是否暴露于某可疑因素及其暴露因子与结局之间的亚组，追踪其各自的结局，比较不同亚组之间结局的差异，从而确定暴露因子与结局之间有无因果关联及关联大小的一种观察性研究方法。研究者对暴露因素不能控制，分组自然形成，并有同期对照，是群体研究中常用的方法。如研究体育锻炼对防治高脂血症的效果，坚持每天锻炼者和不锻炼者就自然形成，不受研究者控制的暴露组和不暴露组，经一段时间后，就可比较降压效果。常用于病因学研究、干预性研究、预防性研究和预后研究。

3. 特点[10]

（1）属于观察法：是基于观察人群自然暴露于可疑致病因素后疾病变化规律的研究，有时被称为自然试验，但其本质是观察性研究，而不是试验研究；

（2）设立对照组；

（3）由因到果：该研究是一种由因及果的研究方法，即先有原因（某种暴露）存在，再去追寻相应疾病结果是否发生的研究方法；

（4）能确证暴露与结局的因果关系：可直接用来计算疾病的发生率、累及发病率和归因危险度。

4. 适用的条件[11] 凡在群体中研究某种可能的致病因素或某项措施对固定人群的影响，均可使用队列研究。本研究常用于病因（包括护理诊断与护理事件的原因及相关因素等）研究、治疗性研究、预防性研究和预后研究。

5. 应用范围

（1）观察某种暴露因素对人群健康的影响。大多数情况下，队列研究的目的是验证某暴露因素对某疾病发病率或死亡率的影响，同时观察某种暴露因素对人群健康的影响。

（2）描述疾病的自然史。队列研究可用来研究人群疾病自然史。

（3）研究某种疾病长期发生发展变动趋势，为制定新的预防规划和措施提供依据。

（二）队列研究的设计

1. 队列研究设计模式（图3-2）

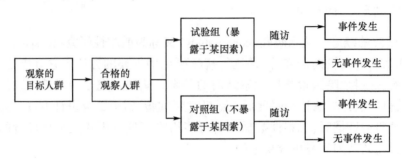

图 3-2　队列研究设计模式

2. 队列研究设计步骤与方法

（1）确定研究目的。

（2）拟定研究计划和设计。

1）队列研究的选择：即暴露组的选择。其来源可选自三类人群：①特别暴露人群：指对某一危险因素（risk factor）有高暴露水平的人群（如职业暴露、吸毒或居住在危险因素环境中的人群）。②社区人群：在社区人群中选择有暴露者作为研究对象，如吸烟、饮酒、超重等的人群。③医院人群：可选择医院患者或医护人员，如经常接受化疗或放疗的患者或经常接触血液的化验人员等。

2）对照队列的选择：即非暴露组的选择。设立对照组的方式有以下三类：①内对照：在同一研究人群中，将暴露于研究因素的对象分出来，作为暴露组，其余作为非暴露组。如在一群人中调查吸烟情况，吸烟者为暴露组，不吸烟者则为非暴露组。②外对照。③一般人群对照。④确定研究结局。

3）样本含量（sample size）的估计。

4）随访与测量：①确定随访日期；②统一测定方法。常用的测定方法有调查询问、定期医学检查和环境因素测量。

5）资料的整理与分析：①计算发病率和死亡率。②当观察对象不稳定时，若样本量大，观察的时间较长，观察人群不断增减，此时需要以人年可以是一个对象被观察5年或多或5个对象被观察一年。

6）写出研究报告。

3. 研究类型[12]　根据研究对象进入队列时间及终止观察的时间不同，可分为前瞻性队列研究、历史性队列研究和双向队列研究。

（1）前瞻性队列研究（prospective cohort study）：是前瞻性队列研究，研究对象的分组是根据研究开始时（现时）研究对象的暴露状况而定的，此时研究的结局还没有出现，需前瞻观察一段时间才能得到，这样的设计模式称为即时性或前瞻性队列研究。

（2）历史性队列研究（historical cohort study）：又称回顾性队列研究（retrospective cohort study），研究对象的分组是根据研究开始时研究者已掌握的有关研究对象在过去某个时点的暴露状况的历史资料作出的,研究开始时,结局已经出现,其资料从历史资料中获得,不需前瞻性观察,这样的设计模式称为非即时性或历史性队列研究。

（3）双向性队列研究:也称混合性队列研究,即在历史性队列研究的基础上,继续前瞻性观察一段时间,它是将前瞻性队列研究与历史性队列研究结合起来的一种模式,因此,兼有上述两类的优点,且相对地在一定程度上弥补了各自的不足。

4. 队列研究结果分析 队列研究结果分析见表3-3。

表 3-3 队列研究结果分析

	结局		合计
	有效	无效	
暴露或接受	a	b	$a+b$
不暴露或不接受	c	d	$c+d$
合计	$a+c$	$b+d$	$a+b+c+d$

（三）评价

优点与缺点

（1）优点:①较适用于常见病;②所得结果准确可靠;③检验病因假说的能力比病例对照研究强;④可同时观察一种暴露与所致多种疾病的关系。

（2）缺点:①研究周期长,需要投入的工作量大,人力、财力、耗费多,容易导致失访偏倚的产生;②难以收集大量样本;③不适用于发病率很低的人群;④因耗费的时间、人力和物力较多,其研究结果难以进行重复。

（四）注意事项

（1）本研究是在疾病发生前开始的,是一种先有原因（某种暴露）,再去追寻疾病结果是否发生的研究,因此,在研究的始点,无论暴露组还是非暴露组都不应该有所要观察的结果（目标疾病）存在。

（2）队列和选择很重要,无论何种选择都应选择暴露容易确定、随访较容易、相对稳定的人群。暴露人群必须暴露于研究因素,要有较高的暴露水平,暴露时间要足够长,所观察的疾病的发病率比较高,即容易观察到结果。

（3）能否正确选择对照人群直接影响队列研究的质量。

（4）随访与失访。

（5）常见的偏倚:队列研究存在选择偏倚、信息偏倚、失访性偏倚、混杂偏倚。可通过严格制定选择研究对象的标准,提高队列研究设计的水平等减少这些偏倚。

（五）应用实例

1. 前瞻性队列研究实例

案例3-7 出生体重对儿童期和成年期高血压影响的队列研究[13]

目的:研究出生体重对儿童期和成年期高血压的影响。

方法:基于北京地区儿童血压研究队列资源,1987年基线调查时采用听诊法测量儿童期血压水平,记录Korotkoff第1音为收缩压（SBP）、变弱音为舒张压（DBPK4）、消失音为舒张压（DBPK5）。并根据2010年中国儿童血压参照标准（P95）诊断儿童高血压。2010年3月至2011年3月随访时采用相同方法测量成年期血压，以SBP140mmHg（1mmHg = 0.133kPa）和（或）DBP90mmHg或正在服用降压药诊断为高血压。出生体重、是否早产及母乳喂养情况通过随访对象母亲的回忆进行问卷填写。采用多元线性回归分析出生体重与血压水平的关系，多因素Logistic回归模型分析出生体重与儿童期及成年期罹患高血压风险的关联。

结果：出生体重有效数据936名（男492名，女444名）进入分析，其中低出生体重儿30名（3.2%），巨大儿78名（8.3%）。出生体重与儿童期及成年期女性SBP呈负相关（P>0.05）。按低出生体重儿、巨大儿及出生体重正常进行分层分析，出生体重与儿童期血压水平的关联在不同出生体重间的规律不同，低出生体重组男性DBPK5与出生体重呈正相关（$b = 32.32$，$P = 0.030$），出生体重正常组女性SBP与出生体重呈负相关（$b = -2.50$，$P = 0.047$），巨大儿组控制性别后儿童期SBP与出生体重呈正相关（$b = 6.32$，$P = 0.039$）。多因素Logistic回归分析显示，低出生体重预测女性儿童期高血压（SBP与DBPK4联合诊断）和成年期高血压的RR（95% CI）分别为5.00（1.32 ~ 18.88）和5.84（1.05 ~ 32.65）；未见巨大儿对儿童期及成年期高血压的影响。

结论：不同出生体重与男女儿童血压水平的相关性不一致，低出生体重可增加儿童期及成年期女性罹患高血压的风险。

评论：本研究是探讨出生体重对儿童期和成年期高血压影响的前瞻性队列研究，其优点有以下几个方面：研究数据的可靠性分析，本研究是基于国家七五科技攻关项目BBS队列的随访调查。基线调查人群来源于学校整群抽样，代表性较好。基础的整群抽样的样本人群，共计3198名，有明确的样本量的计数，相对较大。对两组的基线资料做显著性检验确保其可比性；有严格的纳入和诊断标准，选用的研究对象都是北京地区的儿童，同地区，所处环境一样，年龄为6 ~ 18岁的儿童，通过查阅文献拟定调查表并征求专家意见进行了严格的质量控制。根据出生体重分组减少体重差异对结果的影响，翔实交待了统计学分析方法，这种交待是必要的。本文记录了随访与失访的情况，对随访人群与失访人群的基线特征进行了比较，按失访人群特点分析，避免了人群特征不同对血压的影响。本研究的不足之处和局限性在于本次随访是该队列时隔23年后的首次随访，队列成员随访年龄在29 ~ 41岁，正值青壮年期，多数人处于家庭负担沉重及工作任务繁忙的状态，给临床随访增加了难度；由于低出生体重的发生率相对较低，低出生体重儿组仅纳入30名，不能满足统计分层的需要，无法进一步分析低出生体重与血压的关系；本研究中出生体重采用母亲回忆结果，可能存在一定的回忆偏倚，且部分母亲习惯用斤两作为计量单位，部分数据可能无法获得非常精确的结果。本文虽未采用盲法，但对结果无影响；文中未提到是否隐蔽分组；文中未考虑混杂因素的影响。

2. 历史性队列研究

案例3-8　围产儿死亡危险因素的历史性队列研究[14]

目的：对可能影响围产儿死亡的10项常见暴露因素进行分析，找出其中的高危因素，以便采取有针对性的措施，有效降低围产儿死亡率。

方法：以1994 ~ 2002年在广州市荔湾区分娩的52 687例产妇和53 324例围产儿为研究对象，采用历史性队列研究的方法，分别计算10项暴露因素的相对危险度（relative risk，RR）和人群归因危险度百分比（population attributable risk，PAR）。

结果:影响围产儿死亡的危险因素有:出生缺陷($RR=155.48$, $PAR\%=46.50\%$)、低出生体重($RR=46.93$, $PAR\%=68.98\%$)、早产($RR=46.33$, $PAR\%=70.83\%$)、新生儿窒息($RR=35.14$, $PAR\%=59.40\%$)、多胎($RR=7.61$, $PAR\%=6.52\%$)、胎位异常($RR=5.60$, $PAR\%=16.64\%$)、产妇户籍在外地($RR=2.03$, $PAR\%=19.38\%$)和阴道难产($RR=1.79$, $PAR\%=7.84\%$),孕妇年龄和胎儿性别对围产儿死亡的影响不大。

结论:今后在提高围产保健水平,降低围产儿死亡率工作中要采取有效措施。

评论:本研究为暴露与死亡关系的回顾性队列研究,用10个暴露因素分组优点有:基线有可比性、有严格的设计、明确的入选标准,如按围生期I的定义选择了广州市荔湾区内4家产科医院1994年10月1日~2002年9月30日发生的所有死亡围产儿的评审资料,有明确的结局指标,计算了样本量。其不足之处:未对两组基线资料的可比性作显著性检验;本文盲法的采用与否不影响结果;文中没有隐蔽分组;文中未报告是否存在失访的情况。

二、病例对照研究

病例对照研究也是观察性研究的一种,属于三级设计方案,是一种回顾性对照的调查研究方法。该研究方法没有专科限制,无论是基础护理、专科护理或管理部门的护士,均可应用该方法从事研究,从而获得比较科学的结果。

(一)病例对照研究的概述

1. 概念　病例对照研究是以确诊的患有某特定疾病的一组患者作为病例组,以不患有该病但具有可比性的一组个体作为对照,调查他们对某因素的暴露情况,比较两组中暴露率或暴露水平的差异,以研究该疾病与某因素的关系。

2. 特点

(1)是一种回顾性调查研究,研究者不能主动控制病例组和对照组对危险因素的暴露,因为暴露与否已成为既往事实;

(2)是一种从果到因的调查方法,通过详尽的病历记录或对病例和对照及询问调查,通过他们的回忆或病史记录收集所需资料,了解两组对象中有无与该病有联系的可疑因素的暴露史;

(3)其设有对照组,以比较患病和不患该病者与可疑致病因素间的暴露情况。

3. 适用条件

(1)用于调查疾病可疑的危险因素。

(2)用于药物有害作用的研究。

(3)用于探讨影响疾病预后的因素。

4. 应用范围

(1)用于致病因素或危险因素的调查。临床流行病学对疾病或危险因素的研究,常从回顾性调查中获得线索,并据此形成病因假设。

(2)用于探讨影响疾病预后的因素。以同一疾病的不同结局,如死亡与痊愈,或并发症的有无,代替病例对照研究中的病例组及对照组,作回顾性分析,追踪产生该种结局的有关因素。

(3)用于药物不良反应的研究。

（二）病例对照研究的设计

1. 病例对照研究设计模式 病例对照研究设计模式见图3-3。

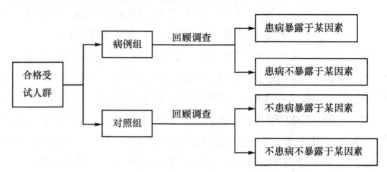

图3-3 病例对照研究设计模式

2. 病例对照研究设计步骤与方法

（1）提出课题假设：临床医生在一定科学根据基础上根据临床观察、病例总结及阅读文献，对某疾病的病因提出假设。

（2）拟定研究方案

1）确定研究人群：研究人群必须同时具有暴露于研究因素和发生所研究疾病的两种可能。病例和对照的选择都应在研究人群中进行。

2）病例的选择：①有明确的诊断标准；②有暴露于研究因素的可能性；③可以是就诊患者或社区某病患者。

3）对照的选择：①未患该研究疾病的人；②对照组与病例组要有可比性；③如果是用配比的设计，要考虑配比的条件。

4）样本量的估计。

5）设计调查表。

（3）实施研究计划。

（4）资料的整理与分析

1）基线资料的统计分析：①描述性分析：首先对两组的一般特征如年龄、性别、职业、居住地等进行描述。②均衡性检验：是检验两组除研究因素以外和一般特征是否具有可比性，必要时做显著性检验。

2）推断性分析：主要是分析暴露因素与疾病在统计上的关联强度，在统计学上有无显著性差异，确定关联强度的大小。

A. 成组资料的分析，见表3-4。病例组暴露率 $a/(a+c)$，对照组暴露率 $b/(b+d)$。如果病例组暴露率显著高于对照组，则提示疾病与暴露因素可能有关。

表3-4 成组资料分析的基本格式

暴露	病例组	对照组	合计
有	a	b	$a+b$
无	c	d	$c+d$
合计	$a+c$	$b+d$	$a+b+c+d$

显著性检验:检验病例组与对照组有暴露史的比例是否有显著性意义,χ^2 检验是最常用的一种检验方法。可按传统的四格表专用公式计算。

$$\chi^2 = (ad-bc)^2 n / (a+c)(b+d)(a+b)(c+d) \qquad \text{式}(3\text{-}1)$$

如果 χ^2 检验差异具有显著或非显著的统计学意义,表明研究的危险因素与"果"有联系。但联系强度的大小,则需要计算比值比(odds ratio,OR)。

可按计算 OR 的四格表专用公式计算。

$$OR = ad/bc \qquad \text{式}(3\text{-}2)$$

OR 数值范围是从 0 到无限大的正数。OR 不同数值范围表明不同程度的危险性。如果 OR=1,表示暴露与疾病危险无关联;OR>1,表示暴露使疾病的危险度增加,称正关联,是疾病的危险因素;OR<1,表示暴露使疾病的危险度减少,称负关联,即暴露对疾病有保护作用。一般 OR 值 1.5~2.9 为中等联系,3.0 以上为强联系。

如果 OR 的可信限包括 1,则表明暴露因素与疾病的联系不明显,或暴露因素致病的危险性并不明显高于对照。

B. 配比资料的分析,见表 3-5。表内 a、b、c、d 均为病例与对照配成的对子数。病例与对照都有暴露者为 a,都无暴露者为 d。按下列公式计算 χ^2 和 OR 值:$\chi^2 = (|b-c|-1)^2/(b+c)$,$OR=c/b$,OR 值的可信限计算与成组资料分析的计算方法相同,配对法计算的 χ^2 和 OR 值的结果解释与意义也与成组比较时相同。

表 3-5　配比资料整理表

对照	病例	
	有暴露	无暴露
有暴露	a	b
无暴露	c	d

(5)写出研究报告:结果分析完成后,尽快写出研究报告,进行学术交流或发表。

(三)评价

(1)优点:①适用于罕见病的研究;②有很长潜伏期疾病的研究;③研究时间短、节省人力、物力、财力,容易组织和实施,所需样本量小,容易得出结果;④医德问题少,对患者无损害;⑤用于同时调查分析许多因素,即在一次研究中可调查多个因素与疾病的联系,既可检验有明确危险因素的假设,又可广泛探索尚未清楚的众多因素。

(2)缺点:①不适用研究人群中暴露比例很低的因素;②难以避免回忆偏差;③病例不能代替全部病例,也常常不能代表所属人群,所以难以避免选择偏倚;④混杂的影响比较难控制;⑤一般不能计算发病率、死亡率、故不能直接分析相对危险度和估计某因素与疾病是否有因果关系。

(四)注意事项

主要包括:①病例的选择;②对照的选择;③配比是限制因素以外的因素对结果造成干扰的一种手段,其主要目的是控制混杂因素的影响;④样本量的估计;⑤调查表的制定。

(五)研究实例与分析

1. 成组病例对照

案例 3-9　老年患者院内获得性肺炎危险因素的病例对照研究[15]

目的:采用多因素分析方法确定老年患者院内获得性肺炎的危险因素,并根据危险度排序,为制定相应的预防措施提供参考。

方法:采用病例对照设计收集 1999 年 1 月 ~2002 年 6 月四川大学华西医院老年科发生 NP 的 100 例患者资料,并从病房中未发生 NP 的同期患者中任意选取 100 例作为对照。所收集的数据包括:性别、年龄、基础疾病及严重程度(入院时 APACHE 评分)、吸烟总量、日常活动能力(采用 Barthel ADL 指数评分)、意识状况(GCS 评分)、误吸、鼻胃管安置、抗生素使用的时间和种类、住院时间。用 SPSS10.0 统计软件进行 logistic 回归分析,计算各变量的 OR 和 95% CI,确定与老年患者 NP 相关的危险因素。

结果:以下 5 种因素与老年患者 NP 的发生密切相关:误吸[$OR = 28.452$, 95% CI(3.793,213.447)]、合并 3 种以上基础疾病[$OR = 17.1$, 57% CI(2.743,107.651)]、使用多种抗生素[$OR = 6.396$, 95% CI(1.861,21.980)]、吸烟[$OR = 1.744$, 95% CI(1.211,2.600)]、住院时间[$OR = 1.134$, 95% CI(1.081,1.189)]。

结论:误吸、多种基础疾病、多种抗生素的使用、吸烟以及住院时间与老年患者发生 NP 密切相关。严格控制医源性因素和缩短住院时间是预防老年患者院内感染发生的关键。

评论:本研究为探讨疾病危险因素的、病例数与对照数相等的成组病例对照研究,有以下一些优点:基线的可比性;有严格的纳入、排除标准;有明确的诊断及明确定义的指标;资料提取表全面详细;考虑到混杂因素的影响。文中未提是否采用盲法。文中没有提到隐蔽分组。

2. 配比病例对照研究实例

案例3-10　闽东地区畲族人群肺癌发病危险因素病例对照研究与护理干预[16]

目的:探讨闽东地区畲族人群发生肺癌的主要危险因素,提出科学的护理干预。

方法:选择闽东地区畲族人群中的原发性肺癌病例 50 例,按性别、年龄 1∶1 配对选取 50 例畲族健康者进行对照研究、问卷调查、单因素分析和多因素条件 Logistic 回归分析,分析各因素与肺癌的关系。

结果:发现肺癌有 8 个主要危险因素和 1 个保护因素,分别为:吸烟 OR 及 95% 可信区间为 2.988 和 1.636 ~4.340;被动吸烟为 2.421 和 1.220 ~3.622;常在通风系统差环境烹饪为 5.055 和 2.450 ~7.660;常食用煎炸、烟熏、烧烤食物为 3.257 和 2.026 ~4.488;经常用木炭煮火锅为 4.455 和 2.132 ~6.778;常食用腌制食品为 3.832 和 2.130 ~5.564;非肿瘤性的肺部疾病史为 2.363 和 1.255 ~3.471;经常使用畲药为 5.729 和 3.221 ~8.237;常食用新鲜蔬菜可能是一个保护因素,OR 为 0.569 和 0.384 ~0.790。

结论:畲族肺癌的发生与多种暴露因素有关,应该采取相应的护理干预进行预防。

评论:本病例是探讨肺癌的危险因素与闽东地区畲族人群中的发病相关性研究,按性别、年龄 1∶1 配对的病例对照研究。有以下一些优点:有严格的纳入和排除标准;有明确的诊断及明确定义的指标;对两组的基线资料的可比性作显著性检验,两组在年龄、职业等主要特征上差异均无统计学意义($P > 0.05$),具有基线可比性。交待了统计学分析方法 Logistic 回归分析,计算各因素与肺癌联系的比值比(OR)及其95% 可信区间;在单因素分析基础上进行多因素逐步回归分析,最终拟合多因素模型,确定肺癌的主要危险因素。单因素条件 Logistic 回归分析资料提取表全面详细;考虑到混杂因素的影响。其不足之处:本文未提是否采用盲法,也没有提到隐蔽分组。由于本研究受地域及样本数限制,需要进行更大范围、更大样本的随机双盲试验来证实本研究中的发现。

三、自身前后对照试验

（一）概述

1. 概念　自身前后对照试验（before-after study in the same individuals）是指同一组患者先后接受两种不同的干预，以其中一种干预作为对照，比较两种干预结果的差别，以确定干预效果的一种设计方案。

在研究过程中，干预和对照两种措施的先后安排可以是随机的，也可以是非随机的，但最佳决策是使用随机方法选择试验或对照措施作为第一阶段的试验。然后进入洗脱期，洗脱期结束后，更换为干预措施或对照措施开始第二阶段的试验研究。完成后分析和比较两个阶段的结果。

2. 应用范围　自身前后对照设计，每例受试者均要在前、后不同阶段接受干预和对照两种措施，因此适用于慢性病稳定期和复发性疾病，如高血压和高血脂等疾病的防治性研究。

（二）自身前后对照试验设计

1. 自身前后对照试验设计模式　自身前后对照试验属于前瞻性研究设计，它的设计模型[17]，见图3-4。符合研究的纳入对象随机或非随机的在第一阶段接受一种措施的试验。然后经过一定的洗脱后，受试者开始接受第二阶段的第二种措施。当完成试验后，将前、后的试验结果进行分析比较。

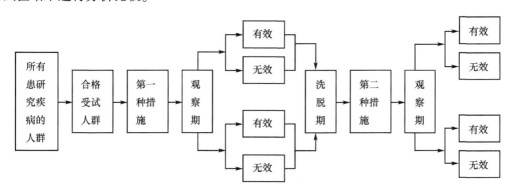

图3-4　自身前后对照试验设计模式

2. 自身前后对照试验设计的步骤与方法

（1）整个临床研究过程将观察期分为两个阶段，每一位受试者在各个阶段各接受一种处理。

（2）确定受试对象的诊断标准、纳入标准和排除标准，选择符合标准的受试对象。

（3）合格受试者随机或非随机的在第一阶段接受一种措施的研究。

（4）将前、后的研究结果进行分析。

3. 结果分析模式　根据以上设计模式，可列出四格表，见表3-6，将第一种干预措施和第二种干预措施的结果分别填入相应的表格内，对两种干预措施的效果进行分析和比较。参与自身前后对照研究的患者必须完成两个阶段的研究才能纳入结果分析，因此每例患者均有前后两种措施处理后获得的结果。受试对象可能有四种情况（表3-6），a 为两种干预均有效，b 为第一种干预有效而第二种干预无效，c 为第一种干预无效而第二种干预有效，d 为两种干预均无效。其研究结果属于配对资料，故定量资料采用配对 t 检验，定性资料采用配对 χ^2 检验。

表 3-6　自身前后对照试验结果分析

第一种干预措施	第二种干预措施		合计
	有效	无效	
有效	a	b	a+b
无效	c	d	c+d
合计	a+c	b+d	a+b+c+d

（三）注意事项

在自身前后对照研究的前一个阶段内,可以使用一般干预措施(备选方案)或安慰剂,但不能不作处理而只做临床观察;在后一阶段则应使用新的研究措施(主研方案),干预的时间应与前一阶段相同,等待前、后两个阶段的试验结束时,才算完成了干预性试验的全过程。如受试者仅接受前、后两个阶段的一种干预,则作出处理,不宜统计分析它的结果。如果研究中仅有一种干预措施,观察干预前后的效果,则不能称为自身前后对照研究。

（四）应用实例

案例 3-11　延续护理对慢性阻塞性肺疾病患者生存质量的影响[18]

目的:探讨延续护理对慢性阻塞性肺疾病(COPD)患者生存质量的影响。

方法:选择广州市某三级甲等综合性医院住院的 COPD 患者 56 例进行延续护理,患者出院前 1 周进行全面的护理评估并制订出院护理处方,出院后对患者进行随访 3 个月,同时采用圣乔治呼吸问卷(St. George's respiratory questionnaire,SGRQ)、12 项一般健康问卷(12-item general health questionnaire,GHQ-12)、体质指数(body mass index,BMI)进行评定,比较干预前后患者生存质量。

结果:实施延续护理后,SGRQ 中症状、活动受限、疾病影响各维度及总分、患者心理障碍发生率较干预前均有所下降,BMI 较干预前有所提高,差异有统计学意义($P<0.01$)。

结论:延续护理可提高 COPD 患者的生存质量。

评论:这是一个对出院前各指标与出院随访 3 个月后比较的自身前后对照研究,其优点是:有严格的入选和排除标准;有明确的诊断及明确定义的标准;有明确的结局指标,研究期间报告了病例数,介绍了统计学分析方法,计量资料以 $x±s$ 表示,采用配对 t 检验,计数资料采用 χ^2 检验。这种交待是必要的,否则读者无法了解到结果的处理是如何进行的。其不足之处:心理问卷调查指标缺乏客观性,某些指标受调查者主观因素的影响,未考虑到混杂因素的影响。

第四节　观　察　法

一、描述性研究——横断面研究

（一）概述

1. 概念　横断面研究属于观察性研究,主要用于描述现象的特点和规律,为进一步的研究提供线索。临床研究中的横断面研究主要用于描述疾病(或症状、体征等)的自然转归、诊断、治疗、预后等方面的人群特征,以便找出其中的规律,指导临床实践。横断面研究包括了现况调查、相关性研究、时点上两个或多个因素的比较等[19]。横断面研究(cross-sectional study)又称现况研究或患病率研究,是指在特定人群中应用普查(census)或抽样调查(sampling survey)等方法收集特定时间内的相关变量、疾病或健康资料,以描述目前疾病或健康状况的分布以及某因素与疾病的关联研究。

2. 分类　根据调查对象的范围,横断面调查可分为普查(census)和抽样调查(sampling survey)

(1)普查:普查就是在一定的时间范围内,对一定范围的人群中每一个体进行调查或者检查。

优点:①能发现普查人群全部病例,并给予及时治疗;②通过普查了解某地区某病全貌;③科普宣教。

缺点:①不适于患病率低和检查方法复杂的疾病调查;②普查对象多,调查时间短,难免漏诊、误诊;③参与调查人员多,调查技术与能力参差不齐,又涉及使用大量的仪器和设备,因此,较抽样调查而言,易产生系统误差;④工作量大,很难进行深入细致的研究。

适用条件:①了解疾病的现况和描述疾病的分布;②了解影响疾病的分布和健康状况的相关因素;③衡量人群患病程度和健康水平及早发现患者;④对疾病或人群健康水平变动趋势和致病因素对人群的危险做出评估;⑤评价疾病防治和有害健康行为的干预效果;⑥为卫生决策的制定和卫生资源的合理利用提供依据。

注意事项:①调查的时限:较短时间内,大规模也可2~3个月为限,否则失去横断面调查的原本涵义;②普查的研究对象,强调对限定人群中每一成员;③灵敏度高、特异性强,且易于在现场实施检验或检查的方法;④有足够的人力、物力和财力支持普查。

(2)抽样调查:目前常用的抽样调查方法有简单随机抽样、分层抽样、整群抽样、系统抽样和多阶段抽样。具体的抽样方法参阅医学统计学和流行病学教科书。

优点:①节约费用。②时效性强。③可承担普查无法胜任的项目。④有助于提高调查数据的质量。

缺点:①其设计、实施及资料分析较普查复杂;②由于是从总体中进行抽样,故存在抽样误差。

注意事项:①必须用随机抽样调查,使目标人群每一成员有同样机会和概率被选入作样本;②要有足够的样本含量,即按照计算样本大小所规定的条件确定能够保证调查研究精确度的最小样本含量。

(二)横断面研究设计模式[20](图3-5)

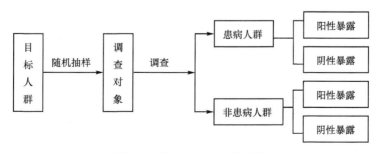

图3-5　横断面研究设计模式

（三）横断面研究步骤与方法

1. 研究步骤[21]　如图3-6所示。

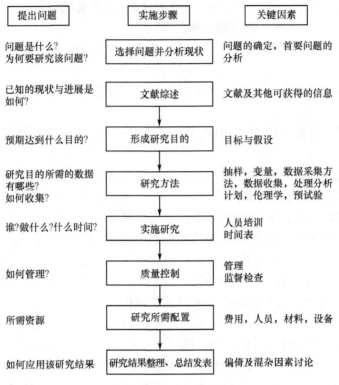

图 3-6　横断面研究的实施步骤及相关因素

2. 常见偏倚　在研究中容易出现的偏倚主要有：

（1）选择偏倚（selection bias）：分无应答偏倚和志愿者偏倚两种。由于各种原因对访问调查或通信调查未提供答案者称为无应答者。如果无应答者比例很高，达到30%，其调查结果就可能不同于真实情况而产生偏倚称为无应答偏倚。志愿者偏倚是指来自特殊群体的志愿者（如肥胖、高血压），其心理因素和躯体状况与非志愿者有差别（关注健康、多锻炼、饮食控制等），且对研究的依从性可能优于一般人群，以该类人群的样本作为研究对象所获得的资料会明显不同于非志愿者，由此影响了结果的真实性。

（2）信息偏倚（information bias）：在资料收集阶段，由于观察和测量方法上有缺陷，使各比较组所获得的信息产生系统误差，主要是由于诊断或判断结果的标准不明确、既往资料不准确或遗漏、对各比较组采用了不一致的观察或测量方法，以致获得错误信息影响了结果的真实性。

（3）观察者偏倚（observer bias）：在实际观察中由于不同观察者观察同1名调查对象的调查或检查结果（例如血压测量、细胞计数等）存在差异所造成的误差，或同1名观察者对不同调查对象前后2次检查或调查结果不同所造成的误差。

（4）测量偏倚（measurement bias）：由于检查器械或仪器本身不准确，试剂不符合规格，或试验条件不稳定等引起测量误差。

（5）预期偏倚（expecting bias）：希望研究获得预期的结果而在调查时无意的有选择性

地收集材料。

3. 质量控制

（1）确保抽样过程的随机化原则。

（2）提高研究对象的依从性和受检率。做好宣教和组织工作,广泛收集信息,消除被调查对象顾虑,做好补漏补查工作。

（3）选择正确的测量工具和检测方法,对调查内容认真考虑,对疾病诊断和阳性结果应有明确的标准,尽量询问近期情况,采用客观指标,仪器使用前应进行标定,试验、检验方法应有详细规定并要求严格遵循。

（4）进行调查员培训,统一标准和方法。

（5）进行预调查,通过预调查及时发现问题,及时调整和改进调查方法。

（6）作好资料的复查、复核等工作,一般应该复检 10% 的资料。

（7）选择正确的统计分析方法,注意混杂因素的影响,应结合临床流行病学的统计方法和原则,结果的分析解释和推理须慎重严密。

（四）横断面研究的评价

由于横断面研究属于描述性研究,是临床流行病学研究的基础步骤,所提供的证据强度有限,因此在此类研究的文献评阅中,应注意从以下几方面进行评阅:

（1）研究的目的或假设是什么？是否具有临床应用和推广意义？

（2）研究人群是什么？是否有明确的诊断标准？是否为随机抽样？样本量是否足够？

（3）研究测量的结果是什么(疾病/暴露因素)？用什么指标来测量(OR 值/患病率)？

（4）研究方法是否科学？检测手段是否准确？是否采用了客观的观察指标？

（5）研究结果是否真实可信？是否回答了最初的假设？统计方法是否恰当？是否考虑了所有的相关因素？无应答率是多少？

（6）是否对研究结果的局限性和不足进行讨论？

在横断面研究中,从方法学上讲,应该注意这样几点[19]:①研究目的明确,一项研究最好只有一个目的,说明一件事情;②要依据研究目的对研究对象给出清楚的定义;③要明确研究对象获得的方法、主要步骤,如果是抽样获得,要说明抽样的框架、抽样的方法,这主要是为了保证用这些样本所获得结果进行推论;④要有确定样本量大小的依据,以保证结果的可靠性;⑤临床研究中多涉及疾病(或症状),因此对研究的疾病(或症状)要给出标准,谁做出的诊断,诊断的依据等;⑥横断面研究都是在一定时间点上进行的,要把时间范围说清楚;⑦影响所研究疾病(或症状)的因素很多,在一个研究里要说明研究的因素是什么,控制的因素是什么;⑧如果采用已有资料进行分析,需要对资料的质量有所评估,以保证资料是可靠的。

（五）应用实例

案例3-12　不发达地区农村 6~8 月龄婴幼儿喂养指数的横断面调查与其生长发育的相关性研究[22]

目的:建立综合婴儿母乳喂养、辅助食品添加次数、辅助食品质地以及膳食多样化评分多个变量的婴幼儿喂养指数(ICFI),分析不发达地区农村 6~8 月龄婴儿 ICFI 与体格生长指标之间的相关性,以证实 ICFI 应用于定量评估和比较婴幼儿喂养习惯的有效性。

方法：调查云南省文山州西畴县于 2007 年 2~6 月出生的农村户籍足月单胎健康婴儿。以 WHO 儿童生长标准计算婴儿年龄别身长的 Z 评分（LAZ）、年龄别体重的 Z 评分（WAZ）和身长别体重的 Z 评分（WLZ）等体格生长指标。采用横断面问卷调查方法，获得婴儿母乳喂养和辅助食品添加等喂养资料。选择其中 6~8 月龄婴儿的数据，以婴儿母乳喂养、辅助食品添加次数、辅助食品质地和膳食多样化评分计算 6~8 月龄婴儿的 ICFI。分析组成 ICFI 各变量在 6~8 月龄婴儿间的变化及其与婴儿体格生长指标的相关性。

结果：共调查 6~8 月龄婴儿 462 名，其中女性 204 名（44.2%），男性 258 名（55.8%）；6 月龄 153 名，7 月龄 166 名，8 月龄 143 名。ICFI 与 LAZ 呈显著正相关（P=0.009），ICFI"8 分"婴儿的 LAZ 和 WAZ 均显著高于 ICFI"5 分"的婴儿（P 分别为 0.013 和 0.037）。辅助食品质地与 LAZ 和 WAZ 呈显著正相关（P 分别为 0.001 和 0.002）；膳食多样化评分与 LAZ、WAZ 和 WLZ 无显著相关性。

结论：ICFI 可用于定量评估和比较不发达地区农村婴儿的喂养习惯。

评论：本文的设计用横断面调查的方式，主要从以下几方面体现：①在方法学上详细交待调查对象的选择标准，如明确的纳入和排除标准，使病例组的确定可靠。②在本研究中突出了如何进行质量控制。如研究人员对云南省西畴县妇幼保健院工作人员进行培训，包括统一婴儿体格测量工具、方法、要求以及问卷填写说明，督导其对各个乡镇的乡村医生进行相关的培训。③交待了调查方式：问卷调查与体格测量相结合形式并在当日进行。有严格的评分标准：本研究以 ICFI 为定量指标参照国内外文献报道，ICFI 由母乳喂养、辅助食品添加次数、辅助食品质地和膳食多样化评分 4 个变量组成。④数据收集与整理收回的调查问卷均由本课题组研究人员全部审核通过后寄回上海。由专人录入数据库并进行数据分析，包括膳食多样化评分、ICFI 计算及统计学分析。⑤交待了统计学分析方法：计量数据以 $\bar{x}\pm s$ 表示，计数数据以百分比表示。均数比较采用 t 检验，率的显著性采用 χ^2 检验，ICFI 及其各变量与婴儿生长的相关性采用 Spearman 相关分析。

本研究的不足之处和局限性：研究对象的家庭经济状况、父母受教育程度和母亲的营养状况等未进行调查，这些因素同样对婴儿的营养和生长状况有一定的影响。如母亲的身高被认为与婴儿体格生长密切相关，本次调查婴儿的身长明显落后于 WHO 儿童生长标准可能也与当地母亲的身材矮小有关。本次调查采用横断面调查方法，ICFI 是否与儿童长期生长相关尚有争议。虽然有少数研究初步证实了 ICFI 的长期稳定性，但仍有待于继续研究证实。

案例 3-13　腹膜透析患者血压状态与心率变异性关系的横断面研究[23]

目的：探讨腹膜透析患者血压状态与心率变异性的关系。

方法：采取横断面研究，选取 2010 年 5~9 月就诊于北京大学第三医院腹膜透析门诊的患者，根据血压状态，把患者分为低血压组、正常血压组、高血压组 3 组，检测 5min 短时程频域分析的有关心率变异性，并收集患者的一般资料、容量指标、临床生化指标以及透析充分性指标。结果：各组心率变异性的时域及频域分析显示，高血压组心率变异性中时域指标正常 RR 间期的标准差（SDNN）、连续 RR 间期差值的均方根（rMSSD）、全程相邻 *RR* 间期长度之差的标准差（SDSD）、相邻正常 *RR* 间期差值>50ms 的心搏数占总 RR 间期数的百分比（PNN50）及频域指标[低频段（LF）、高频段（HF）]较正常血压组均降低，而 LF/HF 则升高。低血压组 SDNN、rMSSD、SDSD、PNN50 及频域指标 LF、HF 均升高，而 LF/HF 则降低，差异均具有统计学意义。单因素相关分析显示收缩压及舒张压均与 SDNN 呈负相关，与 LF/HF

呈正相关。多元回归分析显示,经过调节多种因素后,自主神经功能仍然是影响收缩压和舒张压的独立因素。

结论:腹膜透析患者中,低血压、正常血压、高血压患者之间心率变异性存在差异。低血压组主要表现为副交感兴奋,交感抑制;高血压组主要表现为交感过度兴奋,自主神经受损。自主神经功能是影响腹膜透析患者血压状态的独立因素。

评论:本文的设计也属于横断面调查的方式,主要优点从以下几方面体现:①在方法学上详细交待调查对象的选择标准,如明确的纳入标准,使研究对象的选择确定可靠。②有明确的诊断标准。③在本研究中突出了如何进行质量控制。如由指定的经过培训的护士,负责所有的血压测量,严格控制测量方法。根据美国高血压预防、检测、评估及治疗联合委员会第七次报告(JNC7),按照血压水平将患者分为:低血压组、正常血压组、高血压组3组。④评价指标相对客观,数据收集与整理:资料提取全面详细。⑤交待了统计学分析方法。

案例3-14　糖尿病患者心理健康状况调查与心理护理探讨[24]

目的:了解糖尿病患者心理状态,为制定相应的治疗和护理提供依据。

方法:用症状自评量表(SCL-90)进行问卷调查,评定一周以来258名糖尿病患者和258名非糖尿病患者的心理问题。

结果:观察组与对照组之间比较总症状因子分、躯体化因子分、忧郁因子分、恐惧因子分、人际关系因子分和焦虑因子分$P<0.05$;DM-1与DM-2之间,躯体化因子分、焦虑因子分和敌对性因子分$P<0.05$,恐惧因子分和恐惧因子分均较高,但没有统计学意义。

结论:糖尿病患者存在较严重的心理问题,加强针对性心理治疗和护理十分必要。

评论:本文的设计用横断面调查的方式,可以说这篇文章是一篇值得借鉴的文章,主要从以下几方面体现:①有明确的诊断标准:本研究用WHO推荐的诊断标准(1985)作为病例有确诊标准,使病例组的确定可靠。②两组的均衡性较好:病例组和非病例组用的是同社区、同性别、同年龄(±2岁)进行1:1配比。同时,还报告了研究的基线情况,包括病例组中男女性别比,年龄分布情况。③交待了调查方式:用调查问卷表面访形式。④进行了质量控制:将调查人员分三组,每2人一组,调查前统一进行培训,分躯体化、强迫、抑郁、焦虑、敌对、偏执及人际关系自评量表,使用统一指导语,评定近一周来两组人群的心理问题;在结果中还交待了应答率的大小。因此,这篇文章设计严谨、实施严格,得出的结论令人信服。

二、无对照的病例观察性研究

无对照的病例观察性研究是一种典型的非随机性的观察性研究。在某些情况下,设置对照组有困难时,进行无对照的病例观察是初步的研究,其价值在于为进一步的深入研究奠定基础。由于缺乏对照组,该研究提供的证据为经验证据,其级别相对比较低。但当预期研究结果与实际研究发现显著不同时,其提供的证据具有说服力。因此,通过病例观察性研究常能提供一个研究假说,从而可以为更高层次的研究设计进一步调查研究。

(一)概念

无对照的病例观察性研究是一个研究个体或者一组研究群体详细临床资料或病史记录进行的分析的观察性研究,其目的是探讨观察效应与特定的环境暴露因素之间的关联关系。无对照的临床研究可包括一组患者的治疗情况的报告,也可包括单个病例的报告。这种方法比较适用于罕见病和病因比较特殊的情况。这种方法在某些情况下可以为在某种暴露因素下发现某种疾病或者副反应提供第一手的线索。但无对照的临床研究由于没有对照组,无法比较临床结局指标,因此,其结果没有统计学真实性。

(二) 无对照的病例观察性研究分类与设计模式[25]

(1) 病例系列研究(case series):病例系列研究是观察性研究。其目的是通过探讨一组研究群体的详细临床资料或病史记录,进行观察、分析干预措施与结果之间的关联关系。其设计模式见图3-7。

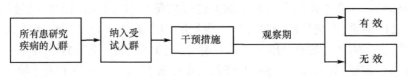

图3-7　病例系列研究设计模式

(2) 单个病例研究(case reports):单个病例研究也属于观察性研究,其目的是通过探讨一个研究个体的详细临床资料或病史记录,进行观察、分析干预措施与结果之间的关联关系。其设计模式见图3-8。

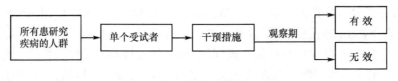

图3-8　单个病例研究设计模式

(三) 无对照的病例观察性研究的步骤与方法[26]

(1) 制定完善的研究方案、SOP及CRF表,研究的设计需要符合研究的目的,在研究方案中需详细描述以下内容:①合理的护理方案;②护理的对象;③长期的和短期的结局指标的测量(包括定性、定量);④详细的技术路线图,即操作方法和程序;⑤制定主要的护理疗效指标及次要指标;⑥确定随访的时间。

(2) 样本含量的估算。

(3) 制定严格的纳入和排除标准,确定合适的患者。

(4) 测量:制定病例报告表(case report form,CRF)。包括:①年龄;②疾病/症状持续时间;③诊断。

(5) 资料整理及结局评估。

(6) 评价。

(7) 随访。

(四) 评价

1. 优点与缺点

(1) 优点:①可用于在临床中无法实现对照的情况;②可用于观察临床对照试验排除的患病人群;③观察特殊疾病、罕见病、暴露与结局时间较长的研究,并发症和不良反应;④费用低廉,容易进行;⑤提出假说,为未来指明研究方向。

（2）缺点：①外在真实性不确定；②存在潜在的偏倚如回忆偏倚、选择偏倚、发表偏倚；③高估观察结果。

2. 适用条件

（1）适用于疾病预后清楚、患者有明显的选择倾向、无其他可用的或可接受的护理方案。

（2）适用于罕见病、特殊病或者研究周期较长的情况。

（3）适用于被其他研究设计排除在外的特殊人群。

3. 注意事项

（1）病例有效程度还取决于报告的病例数、疾病的严重程度以及报告病例的准确性和详细程度。

（2）设计方法不能证明因果关系，不能提供有用的证据。要认真考虑研究结果，不要由于因研究结果而轻易地改变临床行为。

（五）研究实例与分析

案例 3-15　肝移植术后早期肠内营养支持的循证护理实践[27]

目的：对 1 例背驮式肝移植术后患者实施早期肠内营养支持的可行性进行循证护理。

方法：

（1）循证问题

P（patient）：肝移植术后患者；

I（intervention）：早期肠内营养支持（EEN）；

C（comparison）：全胃肠外营养支持（TPN）；

O（outcome）：①营养状况的改善及肝功能恢复情况；②肠蠕动恢复时间和经口进食时间；③术后并发症发生率；④营养支持的费用；⑤术后平均住院日。该方式应用 PICO 界定的循证问题，有助于界定明确的检索式，准确定位文献。

（2）获取证据：检索策略与资源及其真实性评价。

根据患者情况，用主题词"livertransplantation"；"nutrition-support"；"nutr ition-therapy"；"early-enteral-nutr ition"；"total-parenteral-nutr ition and infection"、"cost"、"postoperative-complications-therapy"、"肝移植"、"ICU"、"营养支持"、"营养治疗"、"早期肠内营养"、"全胃肠外营养"为检索词，检索 Cochrane 图书馆（2006 年第 4 期）、Medline（1966～2006 年）、CBMdisc（1978～2006 年）、CNKI（1979～2006 年）、VIP（1989～2006 年）获得相关证据。检索结果检索到系统评价 1 篇，Meta 分析 3 篇，随机对照试验（RCT）31 篇。

（3）证据质量的评价：从随机分配、是否采用盲法、退出与失访、纳入和排除标准、基线可比性、可重复性、临床意义与统计学意义等方面进行了真实性评价。

（4）检索证据的提取：从营养状况的改善及肝功能恢复情况；肠蠕动恢复时间和经口进食时间；术后并发症发生率；营养支持的费用；术后平均住院日。

（5）应用证据：根据以上证据，认为该肝移植患者术后早期（24h）即可开始肠内营养支持，向患者及家属介绍目前研究进展及结果，提供建议，患者及家属表示理解并采纳建议。术后第 1 天用输液泵以 25mL/h 经鼻肠管滴入生理盐水 500mL，第 2 天输注富含 X-3 长链脂肪酸、精氨酸、谷氨酸、核苷酸和抗氧化剂的免疫增强型肠内营养制剂 500mL，缓慢滴入（100mL/h），第 3 天由 500mL/天增加到 1500mL/天，持续至第 7 天。输注液经输液加热器加温至 37°。能量、补液量不足时，参照 TPN 组营养标准辅以肠外营养。

结果:患者在治疗过程中未发生与营养支持有关的并发症,营养状况改善及肝脏功能恢复较快,术后第 3 周由 ICU 转入普通病房,1 个月后出院,并未增加经济负担,患者及家属表示满意。

结论:早期肠内营养支持对该肝移植术后患者是安全可行的,与全胃肠外营养相比,可有效改善患者的营养状况,促进移植肝功能的恢复,减少术后并发症的发生率,降低住院费用,缩短术后住院天数。

评论:本文是一个无对照单个病例的研究,在临床中多见。很多医生或者护士通常有很好的办法对某种个案进行诊断治疗或者护理,但总没有一个科学的设计方案,将研究结果报告给读者,所以得不到大家的认可。本文首先给出一份临床资料,"患者,男,52 岁,因终末期肝硬化、门静脉高压症、上消化道大出血、脾大,合并腹水、黄疸,在积极进行保守治疗无效后在静脉复合麻醉下行背驮式肝移植术,手术历时 9h,术中输血 8500mL,术后 6h 清醒,病情稳定"。该病病例研究完全按照循证护理的方法,首先提出问题,对背驮式肝移植术后患者实施早期肠内营养支持的可行性,接着对这个问题进行了 PICO 的分解;然后查找证据,并进行了真实性证据质量评价;最后将证据应用于临床,并对临床结果进行评估。因此,获得了预期的结果。

案例 3-16　循证护理在先天性心脏病小儿介入性心导管术前禁食禁饮时间的应用[28]

目的:探讨循证护理在先天性心脏病小儿行介入性心导管术前禁食禁饮的时间。

方法:针对先天性心脏病小儿行介入性心导管术前禁食禁饮时间的安全性和合理性提出临床问题,然后用主题词"candiac catheterization"、"absolute diet"和"time"检索 MEDLINE 数据库寻找相关的证据,进行分析评价,并对 161 例先天性心脏病小儿进行循证护理应用。

结果:循证护理为临床护理思维提供了批判性评估的方法,用科学的最佳证据纠正传统护理存在的误区,以此为先天性心脏病小儿行介入性心导管术前禁食禁饮时间提供了科学管理的依据。

评论:本研究较规范地报告:按照循证护理的方法,对 161 例先天性心脏病小儿行介入性心导管病例进行治疗,包括对基线资料进行了描述,对护理的措施做了循证。本研究设计规范,结果可信,得出的结论为进一步大样本 RCT 研究提供了依据。

（慈彩虹 编　王新田 审校）

复习参考题

1. 科研设计的基本原则有哪些?RCT 的基本原则是什么?

2. 什么是 RCT?你是如何理解"随机"内涵的?

3. 随机的方法有哪些?随机分组的方法有哪些?

4. 什么是盲法?盲法的种类有哪些?

5. 解释随机对照试验、队列研究、病例对照研究、横断面研究、无对照的病例观察性研究的概念。

6. 随机对照试验、队列研究、病例对照研究、横断面研究、无对照的病例观察性研究科研设计方案及其特征有哪些?

主要参考文献

[1] 刘建平. 循证中医药临床研究方法. 北京:人民卫生出版社. 2009;13~21

[2] 冯国双. 科研设计的基本原则之一:随机. 中华护理杂志,2011.46(5):

［3］冯国双. 科研设计的基本原则之二：对照. 中华护理杂志,2011,46(6)：

［4］王家良. 临床流行病学临床科研设计、衡量与评价. 第2版. 上海：上海科学技术出版社. 2001:57

［5］刘建平. 循证中医药临床研究方法. 北京：人民卫生出版社. 2009:25~27

［6］刘建平. 循证护理学方法与实践. 北京：科学出版社. 2007:37,38

［7］Beck-Nielsen H, Andreasen AH, Horder M, et al. Randomised controlled trial of structured personal care of type 2 diabetes mellitus. Primary care,2001,10

［8］田震静,吕烨辉,付爱丽,等. 健康教育在老年心血管疾病患者临床护理中的作用. 中国老年学杂志,2012,32：502~504

［9］刘建平. 循证中医药临床研究方法学. 北京：人民卫生出版社. 2006:21

［10］李立明. 流行病学. 北京：人民卫生出版社. 2008:56~59

［11］王家良. 临床流行病学临床科研设计衡量与评价. 第2版. 上海：上海科学技术出版社,2001:78,79

［12］刘建平. 循证中医药方法. 北京：人民卫生出版社,2009:43

［13］张晓铭,张美仙,侯冬青,等. 出生体重对儿童期和成年期高血压影响的队列研究. 中国循证儿科杂志,2011,6(3):199~204

［14］杨丽,叶博,梁苏友. 围产儿死亡危险因素的历史性队列研究. 中国儿童保健杂志,2005,13(4):298,299

［15］欧雪梅,董碧蓉,岳冀蓉. 老年患者院内获得性肺炎危险因素的病例对照研究. 中国循证医学,2004,4(5):310~313

［16］陈晓清,李惠长,詹陈菊,等. 闽东地区畲族人群肺癌发病危险因素病例对照研究与护理干预. 护理研究,2011,25(5):1331,1332

［17］刘建平. 循证中医药临床研究方法. 北京：人民卫生出版社. 2009:41

［18］李佳梅,成守珍,张朝晖,等. 延续护理对慢性阻塞性肺疾病患者生存质量的影响. 中华护理杂志,2012,47(7)：603~606

［19］曹卫华. 北京大学学报(医学版). 横断面研究在临床研究中的应用,2010,42(6):659,660

［20］刘建平. 循证护理学方法与实践. 北京：科学出版社. 2007:55

［21］王艺. 临床医学研究常用设计方案实施方法横断面研究. 中国实用儿科杂志,2008,3(7):558~560

［22］孙倩倩,王俊丽,薛敏波,等. 不发达地区农村6至8月龄婴幼儿喂养指数的横断面调查与其生长发育的相关性研究. 中国循证儿科杂志,2009,4(6):499~503

［23］黎丽娴,唐雯,陈伯钧,等. 腹膜透析患者血压状态与心率变异性关系的横断面研究. 北京大学学报(医学版),2011,43(6):849~854

［24］常恩荣. 糖尿病患者心理健康状况调查与心理护理探讨. 齐鲁护理杂志,2005,11(5):407,408

［25］刘建平. 循证中医药临床研究方法. 北京：人民卫生出版社. 2009:49,50

［26］刘建平. 循证护理方法与实践. 北京：科学出版社. 2007:61,62

［27］曹晓东,王世平,王佳. 肝移植术后早期肠内营养支持的循证护理实践. 护理研究,2007,21(10):2592~2594

［28］严秋萍,汪祎,刘利香. 循证护理在先天性心脏病小儿行介入性心导管术前禁食禁饮时间的应用. 循证医学,2005,5(5):286~291

第四章 循证护理与护理质性研究

> **学习目标**
>
> **掌握** 质性研究、护理质性研究的概念及质性研究常用的方法;护理领域中常用的质性研究方法。
>
> **熟悉** 护理质性研究与量性研究有何区别;护理质性研究对循证护理实践的指导价值和意义。
>
> **了解** 护理质性研究对循证护理实践的影响。

第一节 护理质性研究概述

一、护理领域开展质性研究的思考

1. 质性研究与护理专业相通性[1] 质性研究与护理专业相通性为护理专业进一步拓展研究领域奠定了基础。质性研究注重人的感受,注重个人感受的差异性,而护理服务强调个性照护、强调护理服务的整体性以及护理计划的个体针对性。因此,在护理实践领域开展护理质性研究具有广阔的发展空间。

2. 护理领域开展质性研究揭示了护理的本质和内涵 护理实践领域开展质性研究借鉴国外护理领域开展不同方法的质性研究已有一定历史,无论从临床护理、护理教育、还是护理管理方面均取得较大进展。临床护理质性研究主要以护理实践为基础,采取多学科融合,发挥质性研究的作用,揭示护理实践活动中现象后面的本质和内涵。

3. 质性研究是护理健康领域研究面临的挑战 护理专业与人打交道,是一门人文性很强的学科。而质性研究就是通过不同研究方法解释人群感受及体验,揭示简单现象背后的本质因素,启发护理人员对临床护理内涵的深刻反思,对护理学科的内涵建设具有实用意义。

4. 质性研究的方法学知识为护理研究提供了广阔的发展空间 质性和量性方法综合研究理论框架能够为护理人员开展护理研究提供广阔的发展空间,为护理专业人员更好地解释说明护理专业领域的现象和问题提供方法学理论框架,是护理专业开展综合研究解决实际问题的行动指南。质性研究结果可以为临床护理依据提供基础,培养护理人员的专业性思维,丰富护理研究者的实践知识和技能。通过与研究对象的互动,启发护理人员用专业思维解决临床护理问题,帮助护理人员通过多种途径和方法更加客观真实地反映护理现象,多层面、多角度地理解现象。

5. 质性研究在护理研究中的作用 质性研究具有独特的理论基础、过程和特点,通过对事物或现象整体、深入的研究,有助于指导护理实践,构建护理知识,发展护理理论,对于护理作为一门独立学科的作用不言而喻。

护理既是一门学科,也是一门艺术,由于质性研究在研究方法上具有对护理领域中研究问题的适合性,为满足服务对象对护理的需求、建立服务对象从社会文化和宗教信仰等各方面所接受的综合性的护理服务,质性研究方法的运用具有较大的意义。

二、质性研究在护理研究领域的价值趋向[2]

护理研究按性质可以分为量性研究和质性研究。量性研究在护理科研中占主导地位,但不是所有的现象都可以用量性研究的方法来解决,量性研究方法是将研究者与研究对象分离,忽视了人的主体性和整体性,使量性研究在以人为研究对象的护理学研究中存在一定的局限性。质性研究是获取护理知识的新方法,是一种艺术的、哲学的方法,用来理解人类独特的、变化的、整体的本质,用以描述和促进对某些人类经验或经历的理解,如疼痛、照顾、舒适、无能为力等,使质性研究成为更有效的方法来研究这些情感的反应。质性研究更强调主观性、个体性、相对性,注重对整体的理解,这与护理的整体观念是一致的。护理对象是人,人既有一般的生物活动又有复杂的精神活动,还要受到各种自然和社会环境因素的影响,不可能任意施加各种处理因素或将其简单地量化。护理研究内容的复杂性,决定了护理研究有许多因素难以量性分析,某项干预措施很难用量性的手段客观评价。Britten认为质性研究是量性研究的补充。如量性研究可知高血压患者接受某种干预措施后的病死率,质性研究可测量患者的健康信念,持续高血压意味着什么。量性研究侧重于比较率和终点结局,质性研究属探索性研究和叙述性研究,强调在特定环境下对研究对象的主观资料和研究者的处境分析,对个别少数对象不同层次的共同特性和内涵深入观察所得的数据,尤其怀疑目前的理论和知识有偏倚时,特别适用于护士对患者生活环境、价值观、文化观等方面的研究,这些问题都是当今护士关注的热点问题,广泛用于健康教育、心理护理、压力评估、社会工作、交流沟通、卫生项目评价等各个领域。如韩国梨花大学护理学院 Shin 教授所作的《妇女机体随着生活改变的变化过程》、美国、瑞典、我国台湾等国家和地区护士所作的《ICU中临床护理专家的特点》、《未婚母亲孕期生活经历的研究》等均是将质性研究应用在护理专业各个领域的成果。人类情感难以量化,质性研究比量性研究更能体现出人文关怀,使质性研究成为更有效的方法来研究这些情感反应,护理干预的复杂性仅用试验量性数据难以解释人类所面临的护理健康问题,因此护理整体观念的本质决定了可以运用质性研究的方法进一步明确护理现象,护理质性研究在护理研究中占有不可忽视的重要地位,也越来越引起护理研究者的重视。

三、质性研究在国内护理领域的研究现状和对策

与量性研究(quantitative research)相比,质性研究的最大特点是具有强烈的人文关怀和平民意识,在自然情境下对个人的生活世界以及社会组织的日常运作进行探究,提倡研究者对研究情景的参与,直面实事,与研究对象共情,对他们的生活故事和意义构建作出"解释性理解",对事物的复杂性和过程性进行长期、深入、细致的考察。近年来,国内护理专业人员开始认识到质性研究在护理专业领域研究中的地位和作用并开始尝试运用质性研究(qualitative research)的理论和方法指导临床实践。有关研究[3-5]显示我国护理质性研究数量增多,质性研究在国内护理科研中的应用呈逐年上升的趋势,最近两年增加尤为明显。护理质性研究的对象涉及内容广泛,质性研究开辟了护理科研新思路,质性研究被广泛用于包括健康教育、心理护理、压力评估、社会工作、交流沟通、临床个

案、卫生项目评价等各个领域。研究对象包括患者、护士、护理管理者,护生、患者家属以及社区工作者等。研究内容包括临床护理、护理管理、护理教育等各个方面。质性研究方法已经涵盖护理研究的各个人群,渗透护理研究的各个领域。尽管如此,我国护理专业领域的质性研究仍处于起步阶段,国内质性研究虽然开始受到重视,回顾分析质性研究在国内护理科研中的应用现状,可以看到无论是研究数量,还是质量,无论是研究课题的深度还是研究范围的广度均与国际上存在一定的差距,如质性研究应用较少、质性研究方法单一、质性与量性联合研究不足、质性研究的严谨性有待提高等问题,需进一步探索和实践。质性研究所独有的理论基础、过程和特点奠定了它在护理研究中不可忽视的重要地位。护理研究者在认识护理质性研究的重要性与必要性的同时,还要注意到目前我国护理领域开展质性研究存在的问题,如质性研究在研究科学范式、研究方法、研究严谨性、资料收集与分析和结果报告等方面都存在一些问题和误区[6],应该引起研究者的重视。应加强有关质性研究方面的理论与研究技巧的学习以提高质性研究的质量,科学真实地描述和诠释护理实践或现象。广大护理同仁开展质性研究时需要注意拓宽护理研究思路,加强质性研究方法的学习,掌握科学的质性研究方法,增进质性研究的严谨性,注重质性与量性研究的结合,进一步实践和探索,从而推动质性研究在我国护理科研中的广泛应用。

第二节　护理质性研究

　　20 世纪 80 年代,美国护理学家将质性研究方法引入护理专业,90 年代护理质性研究在美国、加拿大、韩国等国家得到很大发展,并被认为是 21 世纪很有发展的研究方法之一。但是在我国内地,护理质性研究几乎尚未开展。由于我国现有的护理教育课程设置中尚未涉及质性研究,护理人员对质性研究的概念、特点及实施步骤等都缺乏了解,因此了解质性研究有关知识与方法并将其应用到护理科学研究中势在必行。

一、质性研究的概述

(一) 质性研究的概念

　　质性研究(qualitative research)又称质的研究或定性研究,是对某种现象在特定情形下的特征、方式、涵义进行观察、记录、分析、解释的过程(leininger,1985)。质性研究以研究者本人作为研究工具,在自然情景下采用多种资料收集方法对社会现象进行整体性探究,使用归纳法分析资料,通过与研究对象互动,对其行为和意义建构获得解释性理解。质性研究对事物或现象进行整体的、深入的、层层相扣的研究,它通过揭示事物内涵认识事物,这一过程可帮助指导护理实践,并有助于构建护理知识、发展护理理论[7]。

(二) 质性研究与量性研究的区别

1. 在研究理论上的区别[8]　　质性研究与量性研究理论上的区别,见表 4-1。

表4-1　质性研究与量性研究理论上的区别

	质性研究	量性研究
对象	对象是人的意识、含义、价值	对象是自然的事物
样本含量	小规模,不随意,理论性样本	大规模,随意,代表性样本
研究变量	参与观察、面谈、回顾性叙述	客观而数量化的测定变量
研究过程	从研究参与者陈述中确认+合成共性要素	根据量的比较,统计推论
研究理论	通过逻辑性抽象化,生成理论	统计概率,验证理论
	研究参与者的语言,科学性语言	人的属性可用测量用语表示
背景关系	参与研究情景	研究者与研究现场分离
研究方法	现象学、扎根理论、人种学	描述/相关/(类)实验性研究

2. 在研究过程上的区别[9]　质性研究与量性研究在研究过程上的区别,见图4-1。

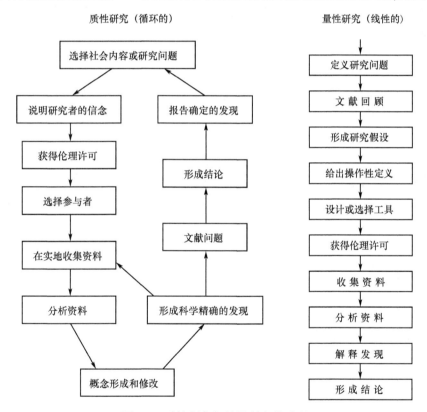

图4-1　质性研究与量性研究的过程

(三) 质性研究在护理研究中的应用

在护理领域,许多护理现象可以用质性研究方法探讨,例如:①人们对应激状态和适应过程的体验,如化疗的癌症患者在住院期间的情感体验;②护理决策过程,如患者出院过程中护士的行为;③护士与患者之间的互动关系,如护士与患者之间沟通方式的研究;④影响护理实践的环境因素,如某种文化形态与护理行为。

在护士与患者的相互作用过程中,许多行为可以同时用质的和量的研究方式得出结论,例如研究患者的焦虑和恐惧,质性研究通过交谈、观察、深入患者的生活情景等方式了解患者对焦虑和恐惧的体验;而定量方法则用评定量表测试患者是否存在焦虑和恐惧,以及焦虑和恐惧的程度。质性研究法具有主观性,而定量研究法资料更加客观化。然而这种"客观"要求护士从患者的立场中分离出来,科学地压抑主观的介入,有意与患者保持一段距离,这样可能使资料的真实性和深入性打折扣,且可能丢失护患关系中人性化的具有较强影响力的一面。因此质性研究与定量研究有各自的特点,不可片面的看待两者。

二、护理质性研究

(一)护理质性研究的概念

护理质性研究即在自然状态中,研究者以护理人员的角色进入研究情景中,与研究对象建立良好的信任关系,在研究对象知情同意的情况下,以会谈、观察等方法收集研究对象所表达的语言及非语言行为资料,会谈的内容全程录音,每次观察或访谈结束后,采用事后回忆的方式,经过归纳、演绎等逻辑推理的过程。

(二)护理质性研究常用方法

不同的研究范畴和研究内容决定了研究方法,护理领域中质性研究的常用方法包括现象学研究、人种学研究(民族志)、扎根理论(根基理论)、个案研究、历史研究、田野研究、行动研究等[10],见表4-2。

表4-2 质性研究方法的比较

研究的方法	研究的问题	基础	资料收集的方法	其他资料来源	实例
现象学	意义类问题:了解生活经历的本质	哲学	录音谈话;笔录个人经历中的有关轶事	现象学文献;反思诗歌;艺术	跳交谊舞对照顾老人院痴呆患者的本质是什么
扎根理论	过程类问题:了解时间维度上事情发生的变化,研究问题可以呈现阶段性和不同层面	社会学(象征互动主义)	录音访谈	参与性观察;写备忘录;记日记	家属对心脏移植的不可预测性处理的过程是什么
人种学	描述类问题:对文化群体的价值观念、信念和行为进行描述	文化人类学	无结构访谈;参与性观察;实地笔记	文件;记录;照片地图;谱系图;社会关系图	对于青少年亚文化群体健康的意思是什么

1. 现象学研究 质性研究也称田野研究法或现象研究法。

(1)研究的问题及目的:现象学适用于了解生活经验本质的问题研究,其目的是明确现象的本质和含义。护理领域中,人类对健康和疾病的经验提供了大量的现象学问题,例如国内期刊近年发表的几个质性研究报告都是用的现象学方法:白血病患儿母亲心理历程的研究,乳腺癌术后治疗期间妇女真实体验的研究,急性心肌梗死患者发病后真实体验及就医延误原因的探讨,护理 SARS 患者真实体验的研究,诠释植根中国文化的护理概念研究等。

现象学研究有两种基本方法:①Husserl 的方法是试图描述呈现的经历而不加解释,目的是描绘真实世界;②Heidegger 采用的是另外的方法,对理解、解释现象更感兴趣,是通过解释来理解现象的。

（2）收集资料的方法

1）深度访谈法；日记等对特殊经历的书面描述。

2）观察。样本的选择往往采取立意抽样（目的抽样），找出具有某一现象或经历并愿意参与研究的个体。样本量通常是 5～15 个，但也不尽然，样本量大小取决于资料饱和的程度。深度访谈往往是针对个体的个别访谈，采用非结构性（开放型）访谈，即访谈没有固定的访谈问题。研究者鼓励受访者用自己的语言表达自己的看法，目的是了解受访者自己认为重要的问题、他们看问题的角度、他们对意义的解释以及他们使用的概念及其表述方式。

3）集体访谈是指 1～2 个研究者同时对一群人访谈，通过群体成员相互之间的互动对研究的问题进行探讨。

4）焦点团体访谈是一种最常见的集体访谈的方式，在这种访谈中，访谈的问题常集中在一个焦点上，这个焦点是一个开放性的问题，研究者组织一群参与者就这个焦点进行讨论。焦点团体访谈中，鼓励参与者相互之间进行交谈，而不仅仅是向研究者谈话，因此研究者可以将访谈本身作为研究的对象，通过参与者之间的互动行为来了解他们在个别访谈中不会表现出来的行为。

焦点团体访谈较适用于了解看法或意见，而并非个性的故事，尤其一些敏感性高的问题还是个别访谈比较适用。

（3）分析资料的方法

1）原则。如李选提 3 种原则：①自省（reflection），即研究者能在自身及资料之间不断反省，以体悟出新的思考，呈现更合适而完整的主题；②比较（comparison），即将分析的结果与现存理论或他人经验进行比较；③创造（creativity），即秉持创造性想法，放弃原有桎梏，重新对个案的经验及自己的生命有更深一层的体会。

2）方法。以 Giorgi 的现象学分析方法进行资料处理与分析：①阅读资料：认真阅读整篇文字资料，得到一个整体概念；②将资料分为多个部分：关注被研究的现象，用专业敏感度寻找"意义单元"；③组织和描述原始资料：避免意义单元重复，澄清并详述意义单元之间及其与整体的关系，将意义单元综合为一个连贯的事实；④描述现象结构：整理所有意义单元，描述个案经验的本质；⑤形成整体性结构描述：综合所有个案的特定的结构描述，形成一个整体的结构概念。

Colaizzi 分析资料的方法是尝试融入被访者的感受，而不是跟随既定的研究规则。步骤如下：①研究者对感兴趣的现象进行描述；②收集整理被访者对现象的描述；③阅读被访者对现象的描述；④返回原始抄本，摘录重要的陈述；⑤试图清楚地说明每个重要陈述的意义；⑥整体组织，形成意义，建立主题群；⑦用文字详尽描述；⑧返还给被访者核实内容；⑨在核实过程中，如果有新资料出现，把它们结合到详尽的描述中。

（4）结果报告：分析资料后进行文献回顾，以达到纯现象描述的目的。文献回顾可帮助研究者将研究结果与这一领域已知的知识相结合进行解释。

（5）研究质量：对于量性研究的质量评价往往是通过效度、外推性、信度、客观性等指标，相对应的质性研究结果应具备以下特点：可信性（credibility）、可依赖性（dependability）、一致性（conformability）、可转移性（transferability）。因为人们常会问：这个研究的真实性如何等问题。研究的可信性即在研究中对现象描述的精确性。对现实的描述必须具有真实的表现并且让有真实体验的人赞同。可依赖性即稳定性和可跟踪性，可通过请其他研究者审核研究过程来保证。一致性指资料的客观性。可转移性是普遍性或研究发现在其他场景、人群、背景的适用性,要做到这一点研究者要提供丰富详细的研究报告以便读者判断。

(6) 研究实例[11]:现以"急性心肌梗死患者患病早期真实体验的质性研究"为例,介绍现象学研究法的基本研究过程。

研究目的:探索急性心肌梗死(acute myocardial infarction,AMI)患者患病早期的真实体验。

研究对象:采用目的抽样法,抽取 2010 年 1~6 月就诊于上海市某医院的 AMI 患者,最终访谈 15 例,其在年龄、文化程度及职业上呈现一定差异性。被访者的入选条件:①首次发病,符合国际心脏病学会和协会(ISFC)及 WHO 临床诊断标准;②善于用语言表达想法,且思路清晰;③愿意参加本研究。研究样本量按照资料饱和的原则确定。

收集资料的方法:本研究采用了质性研究中的现象学研究方法,采取深度访谈结合观察法收集资料。

访谈提纲内容包括:从最初发病到入院后的经历和感受是什么?你认为疾病带给你哪些影响?有什么事情是你比较担心的?你现在如何看待疾病的预后?您认为出院后生活会有哪些改变?提纲中各个问题的顺序不固定,根据具体情况调整。访谈地点为 CCU 病房和普通病房,待被访对象的病情稳定,知情同意后开始访谈。

资料整理和分析:采用 Nancy 现象学 7 步分析法分析资料:①仔细阅读所有访谈记录;②析取有重要意义的陈述;③对反复出现的、有意义的观点进行编码;④将编码后的观点汇集;⑤写出详细、无遗漏的描述;⑥辨别出相似的观点,升华出主题概念;⑦返回被访者处核实求证。并将结果进行比较,归纳主题。

研究结果:将 AMI 患者患病早期的真实体验归纳为 4 个主题:①感受身体的危险信号;②面对现实的打击;③适应角色改变;④准备回归与重建。

研究结论:AMI 患者患病早期会出现复杂、强烈的心理反应,护理人员应根据患者的情绪变化,采取有效措施促进其身心康复。

综上所述,本研究对 AMI 患者患病早期的心理体验进行深入探讨,揭示出 AMI 患者患病早期的心理变化。护理人员应当仔细评估不同阶段患者出现的心理压力和负性情绪,在护理过程中因人而异地给予心理疏导,避免其消极心理状况对疾病治疗与康复产生的负面影响。

2. 扎根理论(根基理论)**研究**[12]

(1) 研究的问题及目的:扎根理论是一种社会学的研究方法,用来探究人际相互作用中出现的社会过程,扎根的意思是这一理论是以研究为基础发展而来的,扎根理论的研究目的是发现对某一特殊现象的理论解释。其主要宗旨是在经验资料的基础上建立理论。扎根理论一定要有经验证据的支持,但是它的主要特点不在其经验性,而在于它从经验事实中抽象出了新的概念和思想。扎根理论是一个归纳的过程,自下而上将资料不断地进行浓缩,不是对研究者自己事先设定的假设进行演绎推理,而是强调对资料进行归纳分析。扎根理论的首要任务是建立实质理论。扎根理论的一个基本的理论前提是:知识是积累而成的,是一个不断从事实到实质理论,然后到形式理论演进的过程。护士曾应用扎根理论研究探讨心脏移植的家庭重新调试,精神分裂症恢复的过程,纤维肌痛症妇女的生活等。

(2) 收集资料的方法:扎根理论研究中采用理论抽样的方法,研究者在收集资料、编码和分析资料的过程中,决定哪些额外的资料需要收集以巩固理论。扎根理论最常用的收集资料方法是通过观察和访谈获得第一手资料。访谈在前面现象学研究中已经介绍,下面重点介绍观察法。如果将观察的类型分为参与性观察和非参与性观察,质性研究中所用的观察法一般都是参与性观察。参与观察中,观察者与被观察者一起生活、工作,在密切的相互接触和直接体验中倾听和观看被观察者的言行。这种观察的情境比较自然,观察者不仅能对当地的社会文化现象得到比较具体的认识,而且可以深入到被观察者文化内部,了解他们对自己行为意义的解释。观察计划应该包括:观察的内容、对象、范围;观察的地点;观察的时刻、时间长度、次数;观察的方式、手段;观察中的伦理道德问题。观察提纲针对每个观察内容至少应该涉及 6 个方面的问题:谁、什么、何时、何地、如何、为什么。

(3)分析资料的方法:扎根理论的研究方法是在收集资料的同时进行资料的分析,主要的分析思路是比较,在资料和资料之间、理论和理论之间不断进行对比,然后根据资料与理论之间的相关关系提炼出有关的类属及其属性。

这种不断比较的方法通常有如下 4 个步骤:①根据概念的类别对资料进行比较。首先对资料进行细致的编码(coding),将资料归到尽可能多的概念类属(category)下面,然后将编码过的资料在相同和不同的概念类属中进行比较,为每一个概念类属找到其属性(core variable);②将有关概念类属的属性进行整合,同时对这些概念类属进行比较,考虑它们之间存在什么关系,如何将这些关系联系起来;③勾勒出初步呈现的理论,确定该理论的内涵和外延;④对理论进行陈述。将资料、概念类属、类属的特性以及概念类属之间的关系一层层地描述出来,最后的理论构建可以作为对研究问题的回答。再对资料进行分析。

(4)结果报告:扎根理论研究的报告应该是详尽的,以供读者了解研究的过程和步骤,以及方法的逻辑性。研究报告多用描述性的语言和图表,以确保结果中报告的理论与资料保持着联系。

(5)研究实例[13]现以"关于疼痛管理的扎根理论研究"(Fagerhaugh & Strauss,1977)为例,介绍扎根理论研究法的基本过程。

研究目的:该研究有两个目的:①寻求疼痛管理的新方法;②形成理论:医院疼痛管理的理论模型。

研究问题:当住院患者主诉疼痛时,医院和医护人员应如何帮助患者?

研究对象:9 家医院的 20 个病房、2 个诊所的医护人员、患者,包括 ICU、CCU、产房、理疗中心、神经内外科、普内科、普外科、放疗科、肿瘤科、急诊室、肾移植室。采用理论取样(theory directed sampling)的方法选取研究对象(informant)。

研究方法:按理论取样的方法选取研究场所进行观察、选择研究对象进行访谈(例如分别选取高致痛治疗方案和低致痛治疗方案的患者、有缓解产痛措施和无缓解产痛措施的产妇、相关医护人员、医院的疼痛管理制度制定机构等)。研究者在 2 年的研究过程中深入研究现场(9 家医院的 20 个病房、2 个诊所),对研究对象进行了个人深入访谈、小组专题访谈,并通过现场观察,记录现场笔记,对资料的深入分析,相关文献、资料、政策的深入查寻和综合分析,寻找概念类属、提炼核心变量,形成关于医院疼痛管理的理论模型。

结果:研究的核心变量包括:疼痛管理工作、疼痛过程描述、疼痛管理规章制度、疼痛管理责任。其中疼痛管理工作又进一步分为:缓解疼痛、对疼痛的诊断、疼痛加重、预防疼痛、患者的疼痛体验、医护人员对患者疼痛的反应。疼痛又分为预期疼痛和非预期疼痛,它受患者的疾病类型、以往的疼痛经历、治疗方案、社会支持等因素影响。

医护人员除了解患者目前的疼痛外,很少去评估患者的疼痛过程;对疼痛的评估和疼痛管理规章制度的制定是该研究的重点;医护人员常认为患者过度抱怨自己疼痛程度,使得患者努力试图向医护人员证实他们的确经历了疼痛和疼痛的程度,从而限制了积极的疼痛管理;疼痛管理工作尚未成为医护人员工作的重点,在政策和规章制度的制定、医疗文件管理上应形成系统。

3. 人种学研究(民族志)研究

(1)研究的问题及目的:人种学研究发源于西方一些人种学研究即在自然情境下进行长期的体验性研究,使用无结构的方式收集资料,探究研究对象的意义构建等。研究者们首先通过田野调查,收集一系列经验素材,如访谈资料、观察日记、录音、录像、照片、实物等。此后,研究者们将收集到的原始素材进行加工整理,构建一个能够反映调查对象的民族志文本。田野调查和撰写民族志就成为人种学研究最主要的方法和基本的过程。

(2)收集资料的方法:研究者通过守门员(即那些在被研究者群体内对被抽样的人具有权威的人,他们可以决定这些人是否参加研究)找到主要研究对象(key informants),一般样本量包括 10 ~ 15 个主要研究对象和 30 ~ 60 个一般研究对象(general informants)。在自然场景下参与性观察和面对面访谈的田野工作是收集资料的主要方式,其他可以使用的收集资料的方法包括:收集反映文化的实物和生平、被研究对象的图像和电影。

(3)分析资料的方法:与扎根理论的研究方法类似,资料分析与资料收集同时进行。资料分析的步骤包括对资料进行编码,将编码分组形成类别,对类别进行比较对照,形成概念或主题。研究者用被研究者自己的语言寻找文化符号,资料分析可在几个层面上:领域分析(domain analysis)、分类分析(taxonomic analysis)、成分分析(componential analysis)、主题分析(theme analysis)。

(4)结果报告:民族志有不同的写作风格,包括:①现实主义的纪实风格。②自我反省的基调。③印象派风格。④批判的风格。⑤规范的风格。⑥文学写作风格。⑦联合讲述故事,由研究者和被研究者一起讲述故事,双方同时拥有作品的创作权。

(5)研究实例[14]:现以"关于内科患者出院计划工作的护理人种学研究"(摘自Wanpen Pichitpornchai 的博士论文)为例,介绍人种学研究的基本步骤。

研究目的:探索泰国注册护士对内科患者实施出院计划工作的现状;探索影响出院计划工作有效实施的因素。

研究问题:①泰国护士是如何为内科患者实施出院计划的?②文件书写和文化因素是如何影响泰国护士为患者实施出院计划工作过程的?③在医院功能方面患者的出院计划工作功能上受什么因素影响?

研究场所:泰国曼谷 3 家综合性医院内科病房,其中 2 家为公立医院,1 家为私立医院。该三家医院是代表了泰国不同体制和卫生政策的医院。同时由于内科疾病具有多变性、复杂性、长期性的特点,患者大多为老年人和慢性患者,故选择内科病房为研究场所。

研究对象:通过立意取样,选择 6 名护士作为研究对象。每家医院 2 人,其中一人为内科病房护士长,另一人为该病房护士。6 名研究对象均必须在该病房工作至少 1 年,并且直接参与该病房患者出院工作的计划和执行过程。

研究步骤:

1)获得医院管理委员会、内科科室负责人、护理部、病房护士长的书面允许,进入研究场所,开展资料收集;

2）招募研究对象：在病房护士例会中介绍研究目的和要求，散发有关该研究的宣传资料，招募志愿参与者，并签署参与研究的同意书；

3）融入病房的文化氛围中：通过熟悉3个病房的布局和物理环境、参加护士交接班、参与查房、护士会议、参与患者健康教育会、与护士一同就餐等方式熟悉并进入研究环境。

资料收集的方法：在为期9个月的现场调查中，采用以下方法收集资料，①参与性观察法：观察病房环境、护理交接班、查房、护理会议、护士之间就患者出院进行的有关活动，包括护理工作、记录、护士之间的交谈、护士和患者、家属、医生等进行的交谈；②会谈法：与研究对象约时间进行正式访谈，包括个人访谈和小组会谈。会谈的主题为："你如何理解患者的出院计划工作的？你们是如何做的？有什么因素影响制订和执行患者的出院计划？"通过录音的方式记录会谈内容，每次会谈40~60min，会谈过程中充分保证会谈内容的保密性；③记录现场日记：记录观察中的重要发现、个人体会、反思、个人困惑和问题、想法等；④查询与出院计划相关的文件、资料，包括医院政策、报告、出院小结、护理计划、会议记录等。

资料分析：资料分析和资料收集同时进行。资料分析包括两个层次：①第一层次的分析：首先对资料内容层次进行分析，包括仔细反复阅读现场资料，并对资料进行分类，例如根据护士的活动将患者的出院工作过程分为正式过程和非正式过程，并对两类别进行概念化定义，分析护士对实施患者出院工作的感受、护士在患者出院工作中的角色、影响出院工作有效实施的因素等；②第二层次的分析：是对资料进行意识形态层次的分析。首先分析什么因素影响了护士形成不同的出院计划观念？什么因素影响护士制订和执行出院计划的决策过程？其次从医院组织机构、国家卫生政策、医院管理政策、治疗和护理的计划、病房的规章制度方面入手，分析这些意识形态与目前的工作现状的关系，即它们是如何影响和控制患者出院计划的制订和执行的？再次，进行社会关系分析，即分析社会文化对患者出院计划工作实施的影响，包括文化传统、政治、经济的影响。在上述意识形态层次的分析中，采用马克思主义学说和女性主义学说探讨护士作为女性在医院的社会地位和权利关系结构、泰国女性的阶级结构、医护关系现状，以及这种关系和结构对出院计划的工作的影响。

增加该研究信度的方法包括：①延长现场工作时间：总时间为9个月；②深入全面的描述：对资料收集和分析过程及合理性的详细描述；③与研究对象建立密切的、相互信任的双方关系；④合众法的应用，包括资料来源的合众法（出院计划单、政策文本、护理文件、会议记录等）；资料收集方法的合众法（包括参与性观察、个人和小组会谈、现场日记等）；资料分析方法的合众法（包括运用马克思主义学说、女性主义学说、后现代主义学说作为理论依据阐述和分析资料，进行推理）。

研究结果：研究结果表明，所研究的3家医院内科患者的出院工作总体上是非正式的、非连续化的，影响患者出院工作有效实施的因素包括医院的阶层关系、组织结构、医疗人员主导现状、国家以及医院的财政和经济状况、护士的角色。这些因素使得护理人员无论从概念上、文件书写方面、还是实际操作方法都对出院计划工作没有整体认识，而且处于一种无能为力的状况。根据研究结果和相关分析，该论文提出了加强出院计划工作的建议。

4. 个案研究[14] 个案研究是对单一的研究对象进行深入而具体研究的方法。个案研究的对象可以是个人，也可以是个别团体或机构，如一个人、一个家庭、一个社区、一个机构，它是对真实情境中的真实个体或团体的研究。个案研究既可以研究个案的现在，也可以研究个案的过去,还可以追踪个案的未来发展。个案研究可以作静态的分析诊断也可以作动态的调查或跟踪。由于个案研究的对象不多,所以研究时就有较为充裕的时间,进行透彻深入、全面系统的分析与研究。

(1) 研究的问题及目的:个案研究适用于具有典型意义的人和事的研究,还适用于对那些不能预测、控制,或由于道德原因不能人为重复进行的事例的研究。个案研究一般都是在没有控制的自然状态中进行的,因此要在一段时间内突击完成,所以个案研究是特别适合护士的研究。如希望了解影响患者照顾因素的多样性、探讨影响某种疾病患者情绪状态的所有成分、分析患者教育中某种方法对学习的影响因素等。个案研究往往是探究。

(2) 收集资料的方法:资料收集常采用合众法,观察、访谈、田野日记、文本分析(文本包括用各种手段记录下来的所有资料或图片,如书报杂志、档案、备忘录、官方统计资料、广播电视资料、单位的各种记录、备课笔记以及私人保存的资料如书信、日记、家庭记录、照片等)、测量等。

(3) 分析资料的方法:质性资料按照质性资料的分析方法进行,量性资料部分往往进行模式匹配(pattern matching)、解释建立(explanation building)、时间序列分析(time-series analysis)等。

(4) 结果报告:个案研究报告一般包括:要研究的问题、有关研究方法的介绍、对研究情景的仔细描述、对这一研究情景中所观察到的现象或过程的详细描述、对研究中的关键元素的深入讨论、对研究结果的讨论。

(5) 研究实例 Atwal 应用个案研究的方法探讨了急症卫生服务机构的出院计划。研究者访谈了 19 位在急症卫生服务机构工作的护士,并直接观察了老年、整形外科和内科急症病房的治疗和护理状况,记录了多专业小组成员间的互动及其对出院决定的影响。

5. 历史研究[14] 历史研究法是研究过去以解释现在和未来。开展历史研究是要发现未知,回答问题;寻找与现实的关联和关系;交流个人或专业的以往成就;从而激发专业团体内部成员的自豪感和才智。

(1) 研究的问题及目的:历史研究的方法用在护理领域以再现事件,分析决策后面的原因,追寻导致目前事件的活动和影响,分析进程的科学背景和渊源,发现事件的起始动力和序列,分析一个人的想法,诠释一位领袖的影响,从而理解在特定时代的社会、经济、政治、文化背景下的护理。

(2) 收集资料的方法:历史研究中收集资料的主要方法是严格查阅资料。研究者也可以访谈相关的人物、回顾和分析录像带或电影资料、探访事件发生的地方、实物考察。

(3) 分析资料的方法:历史研究中资料分析是一个综合的过程。可以按照由研究问题形成的概念框架分析和解释资料,结果报告可以写成传记、年代表、纪事体等。历史研究的报告不像传统的研究报告,为了吸引读者的兴趣可能表面上看起来很简单。正因为如此很多读者不能意识到其研究工作的艰辛,诸如为了寻找线索苦苦追寻,因此很多护士不认同历史研究是正统的研究,因为它看起来是那么的简单。

(4) 研究实例:Mackintosh 作过有关男性在护理中的历史研究,研究通过收集档案资料、口述历史、二手资料追溯了英国男性护士存在的历史,历史显示男性在护理中占有一席之地,但是他们的贡献没有得到应有的重视,这主要是由于 19 世纪女性护理运动在职业历史意识形态上的影响。研究指出在护理史上男性有平等的历史角色,在考虑男性在护理专业位置的时候应该意识到。

6. 行动研究[14]　　行动研究是对社会情境的研究,是从改善社会情境中行动质量的角度进行的研究。用于社会科学的各个领域,特别是组织研究、社区研究、医疗护理和教育。

(1) 研究的问题及目的:行动研究的主要目的是针对实践中的问题进行改革。实践者用科学的方法结合自己实践中的问题进行研究,为解决实践中面临的问题,对自己的实践进行批判性反思。其特点是:①强调实际工作者的参与,注重研究的过程与实际工作者的行动过程相结合;②强调研究的动力必须来自实践者,实践者必须意识到研究的必要性;③行动研究的实质是解放传统意义上被研究的人,让他们接受训练,自己对自己进行研究;④通过对自己的社会和历史进行批判性反思,实践者能够了解那些深藏在自己文化中的价值观念,并且找到解决问题的答案。

(2) 研究的步骤:行动研究是一个螺旋式上升的发展过程,每一个螺旋发展包括4个相互联系、相互依赖的环节。①计划;②行动:按照目的实施计划,行动应该是灵活的、能动的,包含有行动者的认识和决策;③观察:对行动的过程、结果、背景和行动者的特点进行考察;④反思。

(3) 收集资料的方法:可以采用质性研究中常用的收集资料的方法(访谈、观察),同时也可以采用量性研究的资料收集法(问卷、实验等)。

(4) 研究实例:例如 Cooper 和 Hewison 应用行动研究的方法探讨影响姑息治疗场所护理监督和质量保证的因素。11 名护理管理者和临床护理专家参与协作小组,通过改革前焦点小组讨论、改革前问卷、召开 5 次研讨会、改革后焦点小组会谈收集资料,结果表明护理监督和临床实践的结合需要进行研究。于是研究者结合理论和文献制定了相应的解决问题的行动计划,并经过了参与者的意见和反馈,对实施的过程进行了观察和监测,最后对解决问题中的变革和修订进行了反思,认为这种合作式的行动对提高护理服务质量有很大的作用。

7. 叙事研究[15]

(1) 叙事研究对护理的意义

1) 叙事研究利于发展护理知识。Boykin 等认为护理知识的载体是护理情景,而叙事研究是收集护理情景中各种故事并重现与创造护理情景的方法,通过叙事研究能发展植根于护理情景的护理知识,情景性的护理知识又为发展具有本土文化特色的护理理论奠定了基础。护理叙事研究的资料提供者包括护理服务对象及其家属、护理照护者、其他健康专业人员;资料可从叙事内容、结构、风格等多个角度收集,能帮助叙事研究者全方位、多角度地审视护理现象、发展护理理论。另外叙事研究[9]不仅能揭示护理现象的显性意义,也能深入到事件与行为背后挖掘到潜藏的深意,它能提供一种认识护理现象的深刻洞察力。

2) 叙事研究可以促进护理实践。护理实践的环境具有很强的情景性,护理服务对象具有巨大的个体差异性,传统研究发展的统而化之的实践模式不能完全适应护理实践的发展要求。护理实践质量的提高需要能将理论与实践有机结合的研究方法。叙事研究关注护理情景,其研究结论通过自下而上的归纳法产生,能将实践与理论结合,使研究结果具有很强的实践指导性。如 Williams 等对化疗患者脱发体验的叙事研究,来自真实场景的患者资料以及站在患者立场审视问题的视角使研究人员深刻体会到仅提供化疗相关知识健康教育措施的潜在不足,结合他们在研究中利用叙事分析与归纳技术构建的化疗脱发过程模式,研究人员提出护理人员应根据化疗不同时期特点采用多样化护理策略的指导性建议,从而促进了化疗脱发患者护理实践质量的提高。另外,在一些学者看来,叙事研究的过程是护理人际关系互动意义的体现,叙事研究自身也是一种关系性的研究方法,能强调护理实践的心理层面,叙事研究利于促进整体护理实践发展。

3)叙事研究对护理服务对象具有特殊的治疗价值。叙事心理学家认为,叙事者将过去片段、零散的经验连接和组织成完整故事的过程是一个为生活中的变动主动赋予意义、为失序带来秩序的过程,对叙事者具有治疗价值。个人叙事在告诉他人自己生活的同时也确认自己,叙事是个人精神世界建构的工具。因此,叙事研究让患者叙说自己的疾病与痛苦经历也就具有了帮助患者重新认识疾病中的自己、促进患者康复的价值。

(2)叙事研究的定义:叙事是人类基本的生存方式和表达方式,叙事研究则是运用与分析叙事材料的研究方法,是探究人类经验世界的研究方式。叙事研究的出现和发展与社会科学研究由实证向解释主义范式转变,人们开始关注生活经验的有关意义,是近年社会科学"叙事革命"的重要组成部分。

(3)叙事研究的程序:叙事研究的流程包括:确定研究问题 ——→选择研究的参与对象 ——→进入研究现场 ——→叙事访谈或观察 ——→资料的整理分析 ——→撰写研究报告。

1)确定研究问题:叙事研究探究的是研究者和参与者共同关心的、生活中那些有意义、有情节的相对完整的故事,因此研究问题要适合用故事的方式表达并能通过经验故事反映意义。问题涉及的时间、地点、人物和事件在现实生活中应确实存在。

2)资料收集:资料的收集主要用访谈法。让叙事者呈现出与研究问题相关的最丰富的生活经验内容是叙事访谈应努力达到的目标。因此叙事研究的访谈往往是无结构式的,同时为避免访谈跑题太远研究者也要准备5~7个较宽泛的一般性问题。除叙事访谈外,还可采用文献法、观察法收集资料。访谈资料、田野日记、参与者的日记、照片、信件等记录个体生活体验的资料都属于资料收集的范畴。

3)资料分析:又称叙事分析(narrative analysis),其目的在于应用故事来检视研究参与者如何理解其生活中的事件和行动(Polkinghorne,1995)。目前叙事研究还没有统一的分析架构,总的讲包括3种类别,分别关注叙事的内容、结构和功能。Polkinghorne 则将叙事研究的分析划分为"叙事的分析"和"叙事分析"两种,前者是从叙事资料中找出共同主题或类别,并据此建构出一个概念框架来解释研究的发现;后者关注人们如何应用各种内外在资源构建故事,目的在于了解行为与经验的意义,聚焦于叙事的功能。而 Clandinin 和 Connelly 则从时间、互动、情景3个维度进行叙事分析,分别考察故事的过去、现在和未来,个人经验与社会经验的关系,以及故事发生的具体场景,然后在此基础上构建意义。

4)撰写研究报告:叙事研究报告由故事及故事意义共同构成。研究者需要反复阅读原始材料,不断反思与诠释,从各种叙事材料中找出那些对研究参与者的信念、态度和行为有巨大影响的事件、人物、场景等要素,联系各故事发生的社会文化背景,按一定的顺序重构故事,使故事显现出秩序和意义。报告的撰写往往采用"深描"的方式,详细介绍故事发生发展的过程,使读者身临其境、对研究者阐释的故事意义产生共鸣。需要说明的是,叙事研究强调从所有研究参与者中学习并获得知识。因此,研究者在研究过程中,应注意与参与者保持平等互助的地位,重视与参与者间的情感交流。只有这样研究者才能真正走入参与者的经验故事,做到与参与者一起重新经历故事,做出符合参与者个人经历、反映生活经历主题、并有个人和社会意义的解释。

总之,叙事研究重视叙事者的处境和地位,肯定个人生活经历或经验对叙事者个人理解和发展的影响,可作为一种深入探索护理服务对象健康与疾病经验的研究方法;同时,叙事研究也增强了护理叙事者在疾病和健康经验中的个人控制感,促进了护理叙事者自我意识的建构,具有一定的治疗意义。目前国外护理研究者已将叙事研究应用于探讨临床护理实践、护理人际关系、跨文化护理、护理理论构建以及护理教育发展等方面的问题。叙事研究在护理的应用正逐渐普遍,应受到我国护理人员的关注。

第三节 护理质性研究对循证护理的影响[6]

随着循证护理(evidence-based nursing,EBN)研究的日益深入,一种以真实、可靠的科学证据为基础的护理实践正在展开,它使狭义经验主义的传统护理模式转变为依据科学研究证据的新理念护理。循证护理实践(evidence-based practice,EBP)使护理活动更加科学化、专业化,提高护理学科权威性、独立性,促进了学科发展。质性研究是以研究者本人作为研究工具,在自然情境下采用多种收集资料的方法对社会现象进行整体性探究,使用归纳法分析资料并形成理论,通过与研究对象互动对其行为和意义构建获得解释性理解的一种活动。证据是循证实践的基础和依据,护理质性研究同样是一种科学研究方法,质性研究的结果也是真实、可靠的科学证据,同时有助于更好地在实践中应用循证结果,为开展循证护理实践提供了机遇。

1. 护理质性研究为循证护理提供另一种形式的证据 我国护理研究多以现况调查研究为主,实验性研究较少,缺乏前瞻性研究,而且学术期刊论文中还存在一大部分缺乏质性、量性的科学证据,以经验性文章居多。如对褥疮的预防和护理措施,不同的地区、不同的医院、甚至不同的病房就有不同的方法,大多以经验总结的形式报道,科研设计不够严密,研究比较零散,大多为量性研究,很少涉足质性研究领域,同时限制了临床护理证据的发展。在循证实践中,随机对照试验(RCT)能提供最有力的证据,是卫生保健系统实践活动中设计最严密的、最能科学地反映干预效果的证据,被称为"最佳证据"。但是苏格兰波茨莫斯大学 Rolfe 和英国里滋大学的 Closs 和 Cheater 持有不同观点,认为要对随机对照试验作为金标准和证据的基础理念、循证护理概念有必要进行反思和澄清。质性研究在国外护理研究领域占有较大的比重,Cullum 曾检索目前世界上最大的护理文献数据库 CINAHL,结果发现在 1908 篇研究文章中采用质性研究方法,只有 195 篇研究采用随机控制的量性设计方法[16]。检索 CINAHL 数据库,检索词如下:"phenomenology $","grounded theory","ethnograph $","randomised controlled trials","randomised controlled trials","systematic review","Meta-analysis"。检索限定于护理期刊类和研究论文(排除评论研究的论文)phenomenology $ +grounded theory+ethnograph $ =qualitative,检索结果显示质性研究在不同类型的护理研究的频次逐年增高,见图 4-2。

护理研究对象和研究内容的复杂性,决定了护理研究有许多因素很难用量性的手段客观评价某项干预措施,如调查护理领域中服务对象对护理的需求、认识、意见和看法,新的护理项目的可行性和服务对象的接受程度;探讨人生体验、态度以及心理历程;解释研究对象的行为和表现等体现在护理过程中多环节、分阶段、不同措施的干预,护理效果是由护理过程中许多不同干预措施要素综合作用的结果,不仅仅是某一种护理干预的作用,许多要素隐含在护理干预的全过程,包括护理干预过程和健康教育与指导等,这些要素间并不是彼此相互独立,而是有复杂的交互作用,这正是量性研究不能回答的问题。护理专业独特的人文性决定了护理既是一门科学又是一门艺术,护理专业的实质决定了过分强调量性研

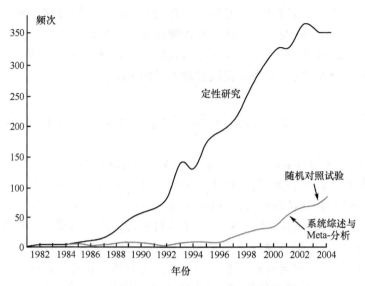

图 4-2　按年度发表的不同类型的护理研究频次

究而轻视质性研究的价值将忽视护理学科的人文性、艺术性、伦理性。证据不等于随机对照实验,提醒护理人员应注意证据的本质,其他的研究设计,如类实验性研究、队列研究、病例对照研究、个案分析等设计的研究也提供证据,描述性研究、质性研究、专家报告经验虽然在循证护理的证据分级中排为五级(最低级别的证据),但量性研究发现研究的证据很难改变临床实践者的实践行为,反而经验性的知识更容易被临床实践者所接受,使质性研究成为循证护理领域获取证据更有效的方法和来源。循证实践倡导证据多元化和等级化性,无论是随机对照实验研究还是质性研究,只要能对证据的等级和推荐性进行规范的评审,对临床实践都具有重要指导意义。

2. 质性研究有助于架起证据与循证护理实践之间的一座桥梁　循证护理实践(evidence-based practice,EBP)是依据科学证据为基础的临床实践,是指整合患者主观、客观资料与科学研究证据为最佳状态,是结合护理临床经验与最好的护理研究证据对患者进行护理的全过程。在循证实践过程中,高质量的临床研究证据是循证实践的核心,一方面由于证据性护理研究缺乏,护理科研证据尤其匮乏,另一方面护理工作和决策者未能及时查找、评价和使用证据,加之护理实践的变异性,临床干预行为仍然难以改变,护士在进行临床决策时往往缺乏可靠的证据依据。如选择何种消毒方法,标本的收集在什么时间最合适,怎样评价护理行为的效果等,有说服力的护理研究信息资源有限,研究结果的传播与推广不充分,这种情形也限制了循证护理实践的开展。量性研究结果是实施某种干预的效果,但人的经历和感受难以用(数据)量性形式表达。质性研究是获取护理知识的新方法,是一种艺术的,哲学的方法,用来理解人类的独特的、变化的、整体的本质,描述和促进对某些人类经验或经历的理解,如疼痛,照顾,舒适,无能为力等,更是有助于了解患者的体验、态度、信仰的最好方式,可深入剖析影响患者依从性的问题是什么,该疾病对患者影响是什么,患者如何调整以适应这种干预方案等,更好地促进临床护理证据在循证实践中的应用,这充分体现"以证据为基础"的循证护理理念。循证护理就是要将研究证据与临床实际和患者的价值观相结合,而不是简单地直接搬用研究证据。在这个结合的过程中,由于人类的情感难以量化,就需要运用到质性研究的结果(护士和患者的知识、态度、观点、动机、期望,观察护士行为、护患关系,了解干预措施实施过程中的障碍),促使研究证据得以更好、更有效地应用,保证取得最佳的循证护理效果。如肿瘤患者长期生存和提高生活质量可能要比缓解病理量化指标更有意义。要全面评价肿瘤患者干预效果,仅关注生存时间的长短,临床量化指标的改变是远远不够的。质性研究弥补量性研究方法评价肿瘤干预的局限性,可以解释复杂干预。通过质性研究能够深刻了解患者对干预的态度、经验、信念及可能存在的问题和障碍并直接获得非数字化的有关肿瘤干预效果的真实、直接、具体的原始资料,从而为一些行为和态度提供合理的解释,有助于临床研究者对证据的理解和评价,促进干预措施的正确执行,有助于了解循证实践中存在的问题以及决策中的局限性,帮助人们认识到不同的研究问题需要用不同类型的研究来回答,使质性研究成为循证护理领域获取证据更有效的途径和方法,有助于人们在科研证据与临床实践之间架起一座桥梁。

3. 护理质性研究为实施循证护理系统评价提供了良好的契机 系统评价为医护人员循证地进行临床实践提供了最简捷有效的途径,成为循证护理开展的主要工具和核心,是循证护理实践的一种临床研究方法和重要环节,包括中国在内的 13 个国家的 Cochrane 协作网,在通过循证护理研究中的系统评价,提高医疗保健干预措施的效率,帮助护理研究者制定遵循证据的决策。系统评价根据性质和方法分定量系统评价(quantitative systematic review)和定性系统评价(qualitative systematic review)两类,在资料分析时需要考虑定量和定性两个方面。国外文献常将系统评价与 Meta 分析交叉使用,定量系统评价采用量性分析,用量性合成的方法对资料进行统计学处理,叫做 Meta 分析,也译作荟萃分析。定性系统评价是对资料进行定性分析,即对单个研究的结果进行描述性综合,通常在各研究间,资料存在不同质性(即异质性)的情况下,不能进行资料的定量综合时,则需要进行定性资料的综合分析,可对资料类型、相对效应、研究特征、研究结果进行叙述性分析。尽管 Meta 分析结果常被用作开展循证实践的证据,但在我国护理研究领域高质量的随机对照试验论文数量较少,系统评价的护理文献数量不足,质量欠佳,系统评价在护理领域应用与开展令人堪忧[17~19]。针对护理学科的性质和特点,循证护理系统评价并非一定要做 Meta 分析,有学者提出有必要做一些定性研究的系统评价,定性的系统评价也是高质量的系统评价,在循证护理系统评价中显示出更广阔的发展空间。在 Cochrane 图书馆(Cochrane Library)中就有许多定性的系统评价,Cochrane 定性研究方法工作组(Cochrane qualitative research methods group,CQRMG)已经在 1998 年建立[20],该小组致力于推广质性研究方法并产生定性研究的系统评价,提高人们对于质性研究的重视,并把质性研究的结果作为临床证据指导,为质性资料的 Meta 综合提供指导。质性研究在国外护理领域中运用较广,在 1 份对 6 种 SCI 收录的国际护理期刊的调查结果显示,在 1 年内 6 种国际护理期刊所发表的文献 26 例中,有45.66% 的文献采用了质性研究方法,而质性研究在我国护理科研中的应用虽还处于起步阶段,而且质性研究在国内多数文献运用的是现象学研究,研究方法单一。护理科研是推动循证实践发展的根本措施,而质性研究作为护理科研的重要研究方法之一,在我国护理研究领域需要进一步实践和探索质性研究,以促进质性系统评价的产生和运用,为循证护理实践提供更可靠的证据和广阔的发展空间。

我国正处于循证护理实践的初级阶段,发展中尚存在一些难点,制约着循证护理系统评价的开展与实践。护理质性研究所独有的理论基础、过程和特点,奠定了它在护理研究中不可忽视的重要地位。护理研究者在意识到质性研究也提供循证护理证据的同时,还要注意到我国开展循证护理研究证据的不足,我国质性研究与国际上还有一定的差距,加快发展质性研究,使用最为可靠的证据并对证据重新加以思考,应用现有标准评价证据的科学性,才能推动循证护理在临床实践的应用与护理学科的深入发展。

(张延霞 编　王新田 审校)

复习参考题

1. 什么是质性研究? 质性研究与量性研究有何区别?
2. 什么是护理质性研究? 护理质性研究在循证护理证据研究中的价值如何?
3. 护理领域中质性研究常用的方法有哪些?

主要参考文献

[1] 李继平. 对护理领域开展质性研究的思考—参加第13届"质性健康研究"国际会议有感. 中国护理管理,2007,7(10):5~7

[2] 王新田,侯婕,杨克虎. 护理质性研究对循证护理的影响探讨. 护理学报,2011,18(3A):46~48

[3] 力丁. 从国内文献发表看质性研究在护理中的应用. 护理研究,2007,21(3):839,840

[4] 朱莲莲,高丽红. 国内质性研究的护理文献分析. 护理学杂志,2009,24(21):78~81

[5] 张淑萍. 我国护理学硕士研究生学位论文分析. 北京:中国协和医科大学出版社,2007:120

[6] 刘明,袁浩斌. 护理质性研究存在问题与误区. 中国护理管理,2009,9:42~44

[7] 胡雁. 质性研究. 护士进修杂志,2006,21(7):579~581

[8] 李峥. 护理研究中的质性研究(一). 中国护理管理,2007,7(4):78~80

[9] Gillis A,Winston J. Research for nurses:methods and interpretation. Philadelphia:F. A. DavisCompany,2002,183(347):215~218

[10] 陈向明. 质的研究方法与社会科学研究. 北京:教育科学出版社.2000,47

[11] 刘雯卢,惠娟,胡雁,等. 中华护理杂志,2011,46(4):343

[12] 李峥. 护理研究中的质性研究(二). 中国护理管理,2007,7(5):78~80

[13] 胡雁. 质性研究. 护士进修杂志,2006,21(11):964~966

[14] 李峥. 护理研究中的质性研究(三). 中国护理管理,2007,7(6):76~78

[15] 王磊,蒋晓莲. 叙事研究———护理质性研究的新方法. 中华护理杂志,2006,41(4):353

[16] 谢雁鸣,廖星. 定性研究现状分析. 北京中医药大学学报,2008,31(4):232~235

[17] Higgins J P,Thompson S G. Controlling the risk of spurious findingsfrom Meta-regression. Stal Med,2004,23(11):1663~1682

[18] 朱丹,黄文霞,刘莉,等. 随机对照研究临床护理试验性文献评价. 护理研究,2002,16(2):183~184

[19] 苏茜,王维利,李惠萍,等. 国内有关系统评价的护理文献分析. 护理学报,2008,15(6):14~17

[20] Ezeome RE,Anarado NA. Use of complementary and alternative medicine by cancer patients at the University of Nigeria Teaching Hospital,Enugu,Nigigeria. BMC Complement altern Med,2007,7:28

第五章 循证性临床护理实践指南

学习目标
　　掌握　临床护理实践指南的概念;循证性临床护理实践指南的概念;循证性临床实践指南制定与改编临床指南的 ADAPTE 内容和步骤。
　　熟悉　临床实践指南评价工具 AGREE 的结构与内容;临床实践指南 COGS 条目和报告标准;临床护理实践指南的循证评价;临床护理实践指南的应用原则和方法。
　　了解　临床护理实践指南与护理常规或护理标准的关系;循证性临床实践指南的筛选;我国临床护理实践指南内容。

第一节　循证性临床护理实践指南的概念

　　随着循证护理的开展,循证护理实践指南在国际护理领域受到临床护理人员的广泛欢迎,具有较高的应用价值。

　　1. 临床护理实践指南概念　临床实践指南(clinical practice guidelines,CPGs)指针对特定的临床问题,经过严格评价筛选,系统制定出的帮助临床人员做出适当处理的指导性意见。临床护理实践指南特指护理领域内的临床实践指南。目的是为了明确关于某一疾病的护理诊断、筛选和制定护理措施,以提高临床工作的质量并减少医疗护理费用。

　　2. 循证性临床护理实践指南概念　循证性临床护理实践指南是在循证实践观念下形成的一种直接指导临床护理实践的形式,它由就某一护理干预措施所作的系统综述进行提炼,形成对该干预措施有效性的明确、清晰、有依据的推荐性指导性意见[1]。

　　3. 临床护理实践指南与护理常规或护理标准的关系　临床护理实践指南与一般意义上的护理常规或护理标准(nursing standard)既有区别又有联系。护理标准或护理常规是指针对某一特定情景,所有专业人员都必须遵循的程序和原则,而临床实践指南也为临床护理人员的实践活动提供指导,但在形式上具有相当的灵活性,并允许专业上不同观点的存在,同时其形成过程更为严谨[2]。临床实践指南的形成过程始终以循证实践为基础,对全球范围内某种特定的护理干预措施进行系统综述,把其中最新、最真实可靠并有临床应用价值的研究结果筛选出来。因此,临床实践指南集中了最新最佳的临床科学研究和专家意见,并由此制定出具有针对性的护理指南。例如:澳大利亚 JBI 循证护理中心从 1997 年至今发行的近 40 余篇《最佳护理实践临床指南》,报道了经过系统综述后总结得出的特定领域的临床实践指南。

第二节　循证性临床护理实践指南的制定与报告

　　随着 EBM 的提出和发展,近 10 年来循证指南(evidence-based guidelines)的权威性日益彰显,采用循证的方法制定指南已经成为国际上临床指南开发的主流趋势。循证指南有严格的程序要求,主要包括提出相关临床问题、系统检索文献和使用正确的方法对证据的级别进行评分,再根据证据的级别和强度提出推荐意见。并非所有临床问题都有相应高质量临床研究证据,有的临床问题目前甚至尚无研究但又必须对患者做出决策,指南也必须对这种情况提出指导意见,供临床人员参考。循证护理临床实践指南的制定同样遵循着循证性临床实践指南的制定,下面就此做一简要介绍。

一、循证性临床护理实践指南的制定

(一) 循证性临床实践指南的制定

循证性指南强调良好的临床研究证据,并遵循一定的方法进行制定。许多国家专业机构及指南制定团体对循证性指南的开发进行了专门的方法学研究,如英国国家卫生与临床优化研究所(National Institute for Health and Clinical Excellence,NICE)、美国医疗保健研究与质量局(Agency for Healthcare Research and Quality,AHRQ)形成了系统的指南制定方法学支持,苏格兰院际间指南协作网(Scottish Intercollegiate Guidelines Network,SIGN)、新西兰指南制定组(New Zealand Guidelines Group,NZGG)制定了专门用于指南开发的手册,都对指南制定方法与程序进行了详细介绍。世界卫生组织(WHO)也在综合各个指南制定机构方法的基础上发布了循证性指南开发手册[3]。国际上还成立了专门的指南研究和评价的国际协作组织(Appraisal of Guideline Research and Evaluation,AGREE)对指南开发与质量进行系统评估。这些组织的成立对于规范指南制定方法,提高指南质量具有重要的推动作用。尽管不同指南制定机构所属的卫生保健体系不同,但经过十几年的发展与总结,指南制定的程序与方法越来越趋向一致[4]。循证性临床实践指南的制定主要有以下几个步骤,由SIGN 的流程图可以大致了解各程序之间的关系,见图 5-1[5]。

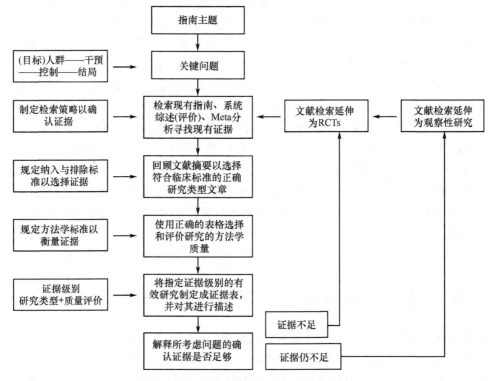

图 5-1 SIGN 指南证据检索与评价流程图

（二）循证性临床护理实践指南的制定

循证性临床护理实践指南的制定基本遵循循证性临床实践指南制定的基本步骤：

1. 确定指南的主题和目的　指南的主题和目的是指南制定早期的重要步骤，这可以帮助指南制定小组明确需要解决的临床问题并给出合理的制定策略。根据特定临床情景中的问题，明确指南的必要性、目的和适用范围。这一步骤至关重要，关系到指南的目的是否明确。如果提出的问题无针对性，就会影响指南的质量。如癌症患者放化疗后口腔黏膜炎的预防和护理指南，小儿发热护理指南等，均具有特定的临床情景和特定适用人群。AGREE 关于指南主题与目的的标准。

1）明确阐述指南的总目的。即一个指南要解决的总体目标，也就是指南制定的主题，是对所要解决临床问题的整体概括。如 AGREE 所举的关于糖尿病与心肌梗死指南的总体目的是"预防糖尿病患者（远期的）并发症"、"降低既往心肌梗死患者发生心血管事件的风险"。

2）明确阐述指南所涵盖的临床问题。临床问题是临床实践中亟待解决的关键问题，与指南的总体目的相比更加具体。针对上述糖尿病与心肌梗死的主题，其相关临床问题可以为"糖尿病患者一年应该测多少次糖化血红蛋白（HbAlc）"，"急性心肌梗死患者每日应服阿司匹林的剂量是多少"。这些临床问题通常由临床专家提出，然后通过不同背景的指南开发小组成员讨论后确定。

3）明确阐述指南所应用的患者与指南的使用者。为了确保指南的正确使用，需要规定其所应用的患者群，主要应规定患者的年龄范围、性别、临床类型及患病情况。如一个针对抑郁症的管理指南将目标人群定义为"按 DSM-Ⅳ标准分类的抑郁，不包含精神症状和儿童"。

2. 成立专门的指南制定小组，进行指南开发　在明确指南的主题与目的后，就要选择合适的人员组建专门的指南开发组开始指南的编写。为确保指南的质量，制定指南开发小组应包括四个核心技能：临床专业技能，提供卫生保健的实践经验，专业知识（如患者的意愿和卫生经济学）和严格的评估技能。个人并不可能兼具上述所有技能，但对指南小组来说具备上述相关技能的人不可缺少。理想的指南小组由 15 人左右组成。所有相关领域的人员，包括指南涉及主题的所有相关专业人员，如医生、护理人员、药剂师、康复医师等，相关领域专家，主要包括方法学专家、流行病学专家、文献学专家、统计学专家、卫生经济学专家、公关专家、临床或社会心理学家以及编辑人员等，以确保与指南制定相关方法与程序的正确选择与操作。

3. 严格制定指南　循证性指南的开发要严格按照一定程序制定，随着方法学的发展，循证指南的制定程序逐渐成熟并趋向一致[4]，主要包括：

1）文献的检索：文献检索要反复进行，首先检索已有的指南及系统评价，其次检索随机对照试验，但之前应仔细分析每次检索的结果，最后根据所提出的问题和证据获得的数量再检索其他类型的临床研究。例如 AHCPR 在制订"急性疼痛管理的临床实践指南"时，专家组曾查阅了 12 个大型数据库，收集 9000 多条引注。

2）证据的评价：指南制定小组需制定一套明确的文献纳入和排除标准，以决定可以纳入哪些文献。并采用一套标准清单严格评价相关文献。文献系统综述过程是相当深入系统的，例如 AHCPR 在制订"急性疼痛管理的临床实践指南"时，评价和综合了其中的 1100 篇文章。每份清单的结论就是一份质量量表或是证据的分级。这些评价不可避免地存在一定程度的主观性，所以每一篇文献至少应有两名指南制定小组成员进行评价，以求在其质量表上达成一致。如果他们对某个重要证据质量存在分歧,则由第三者仲裁解决。

3) 谨慎判断并提出建议:指南制定小组评价并总结证据后,则考虑从整体证据中得出什么结论,基于结论提出建议。

4) 指南起草:很多指南制定机构有固定的专职人员进行指南的编写工作。SIGN 指出,由于指南的特殊性,要求指南的语言要清楚、明确,对于涉及的术语要精确定义,从而确保指南的清晰、可读。最好的指南表达形式应根据患者、主题以及使用者的不同有所变化。虽然不同国家、不同组织在编写指南时所采用的结构不尽相同,但通常都包括以下几方面内容:①编写目的说明;②相关信息及其开发情况介绍:主要包括背景信息介绍、指南开发组织及其人员简介、适用范围(患者与使用者)介绍、相关说明与致谢;③指南正文:主要包括摘要、引言、流程图及其要点说明、详细的推荐意见与推荐强度、支持的证据链接,并提供证据摘要与证据表、附录与相关说明;④参考资料:需要提供参考文献以及进行文献检索与综述中使用的其他资料。需要指出的是,推荐意见的撰写既要注重科学性,也要注意语言表达的方式。因为这是导致推荐意见可接受和便于实施的一个重要影响因素。

4. 临床指南的修改、评审及定稿　为了确保指南的质量,指南在发表前必须经过修改与外部评审,周期性的回顾和更新,及时将新知识整合进去。比如 2005 年美国心脏病学会(AHA)制定的国际心肺复苏指南,是在 2000 年国际心肺复苏指南的基础上,应用循证医学证据,结合专家共识而形成的,更具有可操作性和现实性。

指南修改的方法很多,可以通过会议、邮件以及网络等多种方式进行。SIGN 的做法是将指南草案放到网站上,或者通过开放的会议听取意见。开放性会议邀请全国相关机构与组织的人员参加,在会上由指南小组展示指南初稿并解释指南的构思,与会者可以口头或书面的形式对指南的内容提出修改意见和建议,也可以在会后一定时间内进一步提供书面意见。

5. 咨询和同行评价　修订后的指南将被送至同行专家进行进一步评审。为了更多的人使用指南,尽可能地为读者提供对初稿进行评论和评价的机会。邀请所有对此感兴趣的专家和组织。指南小组展示指南初稿并解释指南产生的背景。听众可以以口头或书面形式向指南小组提出疑问及对指南初稿做出评价。会后两至三周内,听众可以向指南小组呈送进一步的书面评价。会后,指南小组要考虑会上所有的评价和建议。多数建议有助于进一步修订指南。修订版被送给众多的同行评论家。他们主要是指南小组推荐的相关领域或指南课题某一特定方面的专家。例如"身体约束在医院和长期护理机构中的应用指南"在经过同行专家评议后,又通过相关患者、家属、护士、医生甚至包括法律专家的评议,才形成终稿。

6. 周期性的回顾和更新　指南必须定期回顾并更新,及时将新知识整合进去。比如 2005 年美国心脏病学会(AHA)制定的国际心肺复苏指南,是在 2000 年国际心肺复苏指南的基础上,应用循证医学证据,结合专家共识而形成的,更具有可操作性和现实性。以上过程被称为"最佳证据综合法(best evidence synthesis)",可有效地保证指南的信度和效度。

综上所述,循证性指南的制定是一个复杂的过程,每一步骤的实施都应严格按照相应的方法来进行,这是确保临床实践指南质量的关键。制订临床实践指南的目的是指导临床护理实践,因此为保证临床实践活动的正确性和科学性,临床实践指南的科学性是极其重要的应用前提,所以临床实践指南的形成过程是一个极为严谨、系统的过程。护理人员参与临床实践指南制定,并积极应用临床指南指导临床实践。指南一旦形成,就应促进其临床运用与开发,而对指南开发程序与方法的了解,不仅对规范临床实践指南的制定,提高相关指南的质量具有积极的促进作用,对规范临床治疗,提高临床疗效更具有重要的现实意义。

二、循证性临床护理实践指南的改编

指南改编是指采用系统的方法使用和(或)修订在一定环境下制定出的指南,以使其应用于其他环境中。由于不同国家或地区间文化、组织的差异,即使是基于相同的证据也可能会导致推荐意见的差异,这意味着在一定环境下产生的指南,如果不加以修订,可能并不适合于其他环境。因此指南改编与指南制定一样也需要依据严格的方法学来进行,以确保改编指南的质量及适用性。

1. 循证性临床护理实践指南改编的主要步骤 循证性临床护理实践指南的改编依然依据循证性临床实践指南的改编之主要步骤。见图5-2。

2. 循证性临床护理实践指南改编的 ADAPTE 步骤[6] 目前关于指南改编的方法学中,ADAPTE 方法发展得比较成熟和完善。ADAPTE 方法的最初框架是 ADAPTE 工作组于2005 年在综合前期指南改编方法学的基础上形成[7]。2006 年该工作组成立了 ADAPTE 协作网,并组织了一系列工作会议来讨论和完善 ADAPTE 方法,于 2007 年正式推出该方法,在其网站上(http://www.adapte.org)可下载获得详细的 ADAPTE 手册。ADAPTE 方法包括 3 个阶段(准备、改编和完成阶段),9 个模块和 24 个步骤,详细步骤见图5-3。

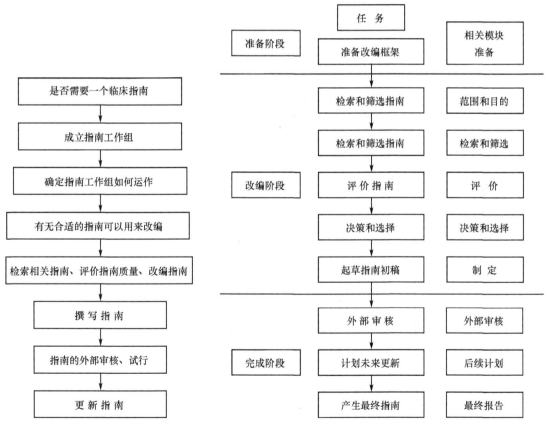

图 5-2 改编或制定临床
指南的主要步骤
译自"Handbook on Clinical Practice
Guidelines",Canadian Medical Association

图 5-3 ADAPTE 方法的流程图

3. 改编临床实践指南的 ADAPTE 内容 ADAPTE 方法内容包括 3 个阶段(准备、改编和完成阶段),9 个模块(见图 5-3)和 24 个步骤,现分别介绍见表 5-1。

表 5-1 改编临床指南的 ADAPTE 内容

3 个阶段	9 个模块	24 个步骤
准备阶段	(1) 准备改编框架	(1) 成立指南改编小组将决定指南改编的范围及工作计划
		(2) 明确改编指南的选题
		(3) 确定指南改编是否可行通过指南网站、数据库等初步检索是否已经存在相关的国际指南
		(4) 确保指南改编所需要的资源和相关技能必需的技能
		(5) 完成准备阶段的任务
		(6) 撰写指南改编计划书
改编阶段	(2) 检索和筛选指南	(7) 确定健康问题
	(3) 检索和筛选指南	(8) 检索指南和其他相关内容
	(4) 评价指南	(9) 筛选检索到的指南
	(5) 决策和选择	(10) 对检索到的大量指南进行删减
	(6) 起草指南初稿	(11) 评价指南质量:应用被 WHO、欧洲委员会和国际指南协作网等采用的 AGREE 指南评价工具
		(12) 评价指南更新情况
		(13) 评价指南内容
		(14) 评价指南一致性
		(15) 评价推荐意见的可接受性或可行性
		(16) 汇总评价结果
		(17) 在指南和推荐意见中进行选择
		(18) 起草改编指南的草稿
完成阶段	(7) 外部审核	(19) 将草稿发送给指南的潜在用户进行外部审核
	(8) 计划未来更新	(20) 咨询相关的认证机构
	(9) 产生最终指南	(21) 咨询原指南的制定者
		(22) 对原指南进行致谢
		(23) 计划改编指南未来的更新
		(24) 产生最终高质量的改编指南

三、临床护理实践指南的报告

为了规范和提高临床实践指南报告的质量,2002 年"临床实践指南标准大会"制定了临床实践指南报告标准(COGS 标准)[8],包括 18 条目。可供临床实践指南的使用者对一本临床实践指南进行核对,督促指南制定者按照该规范的要求撰写临床实践指南报告。同时,指南制订者也可根据此规范的各项条目严格设计临床实践指南。此 COGS 标准适用于临床实践的各领域,同样也适用于护理领域临床实践指南的报告,见表 5-2。下面就此作简要介绍,供大家在撰写时参考。

表 5-2 临床实践指南报告标准 COGS 条目

编号	主题(topic)	描述(description)
1	概要	结构化摘要,包括指南发布日期、版本(初稿、修订版或更新版)以及发行的印刷和电子版情况
2	中心	描述指南针对性的主要疾病/状况和干预措施,以及指南制定过程中考虑到的任何替代的预防和诊疗措施
3	目标	说明依据临床实践指南实施所能达到的预期临床效果,包括开发本指南的原因和依据
4	使用者/场所(users/setting)	描述指南的使用者(比如医疗服务人员、患者)以及预期使用的场所
5	目标人群	描述符合指南推荐使用范围的患者以及排除标准
6	指南开发者	写明负责指南开发的机构以及开发过程中参与者的名字、资质,是否有潜在的利益冲突
7	资金来源/资助者	写明资金来源/资助者及其在指南开发中的角色以及是否有潜在的利益冲突
8	证据收集	描述检索文献的方法,包括时间、范围、数据库以及筛选证据的标准
9	推荐等级的划分	描述评估证据质量和划分推荐强度的标准
10	整合证据的方法	描述如何应用证据来产生推荐意见,比如证据表、Meta 分析和决策分析
11	预评估	描述指南开发者在未正式发布前对指南的评估和试用情况
12	更新计划	声明是否有更新指南的计划,如果有,说明本版指南的有效日期
13	专业术语	对陌生的术语或有可以引起误解的专有词汇进行定义
14	建议和原理	明确描述推荐意见以及可实施的特定临床环境。对每条建议都给出推荐强度和证据等级
15	潜在益处和风险	描述实施指南可能来预期的益处和风险
16	患者意愿	在指南中有一定内容与患者的个人意愿和价值有关时,描述患者意愿所起的作用
17	流程图	绘制指南中所描述的临床处理阶段和决策的流程图
18	实施方面的考虑	描述指南实施中预期的障碍。为了有助于指南的实施,给指南使用者或是患者提供一些辅助文件的参考目录。建议在指南实施后对效果进行评估时可以采用的标准

第三节 临床护理实践指南的循证评价

临床实践指南不同于原始研究证据、系统评价或 Meta 分析。临床实践指南则是针对具体临床问题,分析评价最新研究证据后提出的具体推荐意见,以指导临床人员的医疗护理行为。临床实践指南是弥合最新研究证据和临床实践之间差距的桥梁。在临床实践中借助指南做出诊疗护理决策,有助于提高医疗护理服务质量,规范临床人员的工作行为,降低不必要的医疗护理费用,减少无益甚至有害的医疗护理行为。

一、临床实践指南评价工具

指南研究与评价工具(appraisal of guidelines research and evaluation,AGREE)是由13 个国家的研究者制定的一种指南研究和评价的评估工具[9]。AGREE 评估工具可以用来评价地方、国家、国际组织或联合政府组织发行的指南。包括新指南、现有指南和更新的现有指南,并适用于任何疾病领域的指南,包括诊断、健康促进、治疗或干预。该审核工具在国际上具有较高的权威性,为目前国际指南质量评价的主要工具。AGREE 的结构与内容包括 6 个领域和 23 个条目。每个领域针对指南质量评价的一个特定问题。见表 5-3。

表 5-3　AGREE 的结构与内容(包括 6 个模块和 23 个条目)

模块	条目
1. 范围和目的(条目 1~3)	(1) 描述指南总目标:指南中的预期健康利益应该具体到临床中的问题。如:预防糖尿病患者(远期的)的并发症;降低既往患心肌梗死的患者发生心血管事件的风险
	(2) 阐述指南所涵盖的临床问题如:糖尿病患者 1 年应该测多少次糖化血红蛋白;急性心肌梗死患者每日服多大剂量的阿司匹林
	(3) 明确阐述了指南所要应用的患者如:糖尿病管理指南限定为非胰岛素依赖型糖尿病,且没有心血管疾病并发症的患者
2. 参与人员(条目 4~7)	(4) 指南制定组包括所有相关专业人员
	(5) 考虑到患者的观点和选择
	(6) 指南的适用者已经明确规定
	(7) 指南在适用者中已被试行
	(8) 用系统的方法检索
	(9) 清楚地描述选择证据的标准
	(10) 详细描述了形成推荐建议的方法
3. 制定的严谨性(条目 8~14)	(11) 在形成推荐建议时考虑了对健康的益处、不良反应以及危险
	(12) 推荐建议和支持证据之间有明确的联系
	(13) 指南在发表前经过专家的外部评审
	(14) 提供指南更新的步骤
4. 清晰性与可读性(条目 15~18)	(15) 推荐建议明确,且不含糊
	(16) 明确列出不同的选择
	(17) 很容易识别主要的推荐建议
	(18) 有支持指南应用的工具
5. 应用性(条目 19~21)	(19) 指南中已经讨论了应用推荐建议时可能会遇到的来自一些组织的障碍
	(20) 指南考虑了应用推荐建议时潜在的费用问题
	(21) 指南提供了今后便于监控和(或)审计的标准衡量一个指南的依从性能够促进指南的应用
6. 编撰的独立性(条目 22~23)	(22) 指南的编写独立于赞助单位
	(23) 记载了指南制定小组成员的利益冲突

二、临床护理实践指南的循证评价

1. 评价证据的内涵和质量

(1) 证据的内涵:首先是内在真实性,即方法学评价。循证指南的制定[2,3]应由多学科人员(如临床专家、相关临床人员、方法学家等)共同参与,系统全面收集文献,并严格评价文献质量,根据质量评价结果并结合指南应用背景等因素谨慎提出推荐建议,证据级别和推荐强度间有明确联系,并且循证指南在发布前须广泛征询各方意见,发布后须不断更新。循证指南应以最新最佳证据为基础,所以指南应收集所有最新的有关证据(过去 12 个月内),确保推荐意见为当前最佳。其中,确定推荐建议是临床实践指南的核心和难点。在循证指南中的推荐建议应该是来源于研究的证据,对证据进行质量评价后根据证据级别,并结合目标人群文化背景、风俗、法律等因素综合推荐与否及其推荐强度。证据充分时,根据证据提出推荐意见;没有证据或证据很弱时,根据讨论达成的共识意见提出推荐意见。形成推荐意见时应注意推荐意见不是证据等级的直接演绎,即高级别的证据不一定都推荐或强推荐。临床实践指南的核心指导临床实践决策,而临床面临的很多问题目前仍缺相应的高质量临床研究证据;有些临床问题因各种原因缺乏高论证强度设计的临床研究;因此确定推荐建议时,一方面应重视研究证据的级别,另一方面应权衡利弊,在综合其他因素的基础上,最后确定推荐建议。当证据明确显示干预措施利大于弊时为强烈推荐,当弊大于利时,为强烈不推荐或反对应用。当证据显示利弊不确定或无论质量高低的研究证据均显示利弊相当时则可为弱推荐。

(2)证据一致性:包括总体一致性是指特定小组的一致性(年龄、宗教、性别),特定研究内容的一致性;外在真实性是指研究的结果是否与实际运用时的结果一致或者相反;针对性是指证据是否直接针对指南的目标人群或者人群特征的不同将会影响最终结果(研究人群的性别,饮食习惯,卫生保健或者社会地位);证据的容量是指不仅是指患者的数量而且包括研究的数量。

2. 解释证据　主要涉及基于推荐的证据可能产生的影响。包括患者愿望:什么是患者结局指标的最大改善;权衡利弊;临床实践是否与现有的医疗实践有较大的差距;资源分配是否会导致大规模的资源重新分配,卫生系统是否支持改进的措施;如不能,另一建议的证据选择是什么? 指南小组应从以上方面再次总结观点。并就评价的证据基础达成一致,提出该建议的等级。

当指南显示真实性和可靠性良好后,其适用性评价也十分重要。适用性指患者临床情况是否与指南目标人群相似。所以指南应详细描述指南适用的人群特点,如年龄、病程、疾病的严重程度、是否存在并发症;还应考虑费用问题等是否适用于当地人群,我国地域辽阔,经济发展不平衡,有些方案可能因花费昂贵而不适宜在某些地区推广应用。

3. 临床护理实践指南的科学性和实用性评价　在准备应用一项临床护理实践指南时,应对指南的科学性和实用性进行评价[10],主要包括:

(1)该指南是通过何种方法制订的?

(2)该过程是否系统、科学?

(3)该指南何时制订和发表的? 是否过时?

(4)该指南的评审是否采用了同行评议法?

(5)该指南所推荐的方法是否经济、实用?

(6)该指南提供的证据是否有利? 是否可以用它为依据改变目前的实践方式?

(7)如果应用该指南,将会对患者带来什么? 对护理实践带来什么?

在制订护理计划、开展护理活动时,应查询相关临床实践指南,找到指南后,应用循证护理的观点评价其科学性,再结合患者的情况加以应用。由此可降低变异性,减少差异,避免不必要的临床研究,防止采用无效的干预措施。临床实践指南是将证据应用到护理实践中的较好方式,应进一步开展研究,以明确在我国护理领域制定、散发、应用临床指南的方法。

第四节 临床护理实践指南的临床应用

一、临床护理实践指南的应用原则和方法

1. 临床护理实践指南的应用原则 临床护理实践指南是为帮助临床护理人员处理临床护理问题而制定的护理相关干预技术与指导性意见,应用指南时,是推荐应用而非强制应用。指南以最新最佳证据为基础,任何一份指南和临床实践总会有差距,每个患者之间有所不同,应用时不仅要考虑患者的病情轻重、病程长短、有无并发症、经济条件等,也要考虑患者的心理精神因素。所以在临床护理实践指南的应用中,仍然既要遵守临床实践指南的应用原则,也要灵活运用并充分考虑患者的愿望和价值观。应用时要考虑以下问题[11]。

(1)相似性:临床护理实践指南中所涉及的临床问题是否回答了自己临床需要解决的问题,指南的时效性,患者的社会人口学特征及临床情况是否与指南目标人群相似,本地区(或医院)的医疗条件、护师的技术水平及患者的经济状况是否与指南中类似。

(2)可行性:认识并克服指南实施过程中可能遇到来自各方面的障碍:①临床护师对指南中推荐的方法不熟悉或未掌握相应的技术;②患者的经济水平不能完成或使用指南中推荐方法;③社会因素,如医疗保险制度不予支付。

(3)患者或其家属的价值观和意愿:应用指南时要考虑患者的文化背景,价值观和个人意愿,护师在应用指南前应熟悉患者期望的结果指标以及指南中的结果指标,以尊重患者的选择。

(4)临床决策分析:综合考虑患者的预后、干预效果、疾病的严重程度、健康状态、潜在的不良反应、危险因素、医护人员的技术、患者的选择等多种因素,权衡利弊,从而减少临床决策的不确定性,最终帮助患者做出利大于弊的临床决策。

2. 应用方法

(1)了解指南的制定和评价方法:临床人员面对各种不断出现的临床指南需要快速做出正确选择。首先应了解指南的制定方法,评价指南的制定过程是否规范,并评价其内容是否真实可靠。

(2)充分认识指南的作用:虽然好的临床指南是来自某一临床问题的最新研究证据的全面总结,对提高医疗质量,指导临床科学决策起到重要的作用,但其显示的是同类疾病诊治的共性特点。临床实践中医护人员在重视疾病共性的同时,还需强调患者个体间的差异。如《中国0~5岁儿童病因不明的急性发热诊断处理指南》中指出3个月以上儿童体温≥38.5℃和(或)出现明显不适时,建议采用退热剂(证据级别:Ⅳ级),对于退热剂应用的体温标准,虽然定为≥38.5℃,但因实际上退热的目的主要是让孩子舒适感,因此儿童发热时,退热剂的临床应用与否可结合孩子的具体情况以及家长的选择,灵活使用。希望通过指南解决所有临床问题是不切实际的幻想,也是指南无法承担的责任。我们提倡既要以科学证据为基础进行医疗护理决策,又要结合临床经验和患者利益,在诊疗护理中遵循个体化的诊治护理原则。

(3)临床护理既是科学也是艺术:在重视临床试验结果的同时,不应忽视个人临床技能的重要性,如与患者良好的沟通和交流等临床技能,只有科学灵活地运用临床指南,才会

使患者得到最佳的结果。

国内外医学界的临床指南层出不穷,但质量良莠不齐,质量低的指南将会对临床实践造成误导。临床问题的具体性和复杂性警醒我们,任何一个指南都不可能囊括临床工作中的所有问题,从某种角度而言,临床指南能导致临床人员在医疗护理工作中的自主性和选择性的降低,减少临床决策的灵活性。

二、临床护理实践指南在护理实践中的应用实例与分析

下面以"《住院患者跌倒预防临床实践指南》的设计和初步应用"[12]为例介绍制定临床实践指南在护理实践中的应用。

1. 确定指南的主题和目的 指南的主题和目的是住院患者跌倒预防临床实践指南。

2. 成立专门的指南制定小组,进行指南开发 成立了住院患者跌倒预防临床实践指南构建小组,成员包括循证实践方法论专家、临床质量管理专家、护理安全管理专家等,共6名,均接受过系统的循证护理实践培训。项目小组经过多次会议,根据 AGREE 指南主题与标准,明确了构建该指南的必要性、目的,确定了指南的规范程序。

3. 严格制定指南 循证性指南的开发要严格按照一定程序制定,随着方法学的发展,循证指南的制定程序逐渐成熟并趋向一致,主要包括:

(1)证据的检索与评价:根据循证实践的原则和方法,于2009年7~10月,系统地检索了中文和(或)英文公开发表的住院患者跌倒预防临床随机对照试验,对19项符合质量标准的研究,使用 RevMan 4.04 软件对结局指标进行了分析及描述,形成相应的系统评价。2010年3~5月,检索出58篇有关预防住院患者跌倒的中文文献,对文献的一般资料和跌倒预防措施内容进行提取和整理,降低文献出现偏移的可能性。2010年4~5月,对上海市某三级甲等医院231名护士进行问卷调研,以了解国内住院患者跌倒管理的现状,采用目的抽样法,选取上海市8所二级、三级医院8名负责护理质量和安全的护理管理者,根据半结构式访谈提纲进行个人深入访谈,了解跌倒预防的现况和存在问题,以及跌倒预防的建议和想法。研究者还查找并分析借鉴了英国、加拿大和澳大利亚目前已经形成的4份跌倒预防临床实践指南。

(2)谨慎判断并提出建议:指南制定小组评价并总结证据后,则考虑从整体证据中得出什么结论,基于结论提出建议。该指南小组总结的指南中的重要证据:

1)跌倒危险因素评估方面:明确跌倒危险因素评估的目的,即发现在个体层面患者作为整体的人所存在的危险因素,如平衡和活动度受损、认知功能障碍、频繁如厕、足部和穿鞋问题、前庭功能障碍、药物使用、视力问题等,以及系统层面,一个系统(科室、病房等)所处环境中的危险因素,为针对性地提出跌倒预防措施提供依据。评估重点转向常见的并可以修正的跌倒危险因素及有跌倒史的患者。

2)跌倒预防措施方面:跌倒预防措施需护理、医疗、康复、后勤等多学科多部门共同合作,做到适宜、可行、可及且细节化。患者个体层面的措施应做到个体化并有针对性,系统层面对环境的修正应具有持续性、常规化。

(3)指南起草:项目组成员根据循证研究的思路和方法,形成指南草案,内容包括跌倒的定义和临床现状、跌倒危险因素的评估、跌倒预防措施的实施及发生跌倒后的处置4个部分。

4. 临床指南的修改、评审及定稿 指南起草后用于临床实践,试点结束后,根据各方意见的反馈,对指南草案进行修订。邀请3名临床专家,使用"临床指南评估系统",对指南的

科学性和实用性进行书面评价。邀请上海市各医院负责护理安全工作的专家进行现场论证,经小组会讨论和修改,形成终稿,制作《住院患者跌倒预防最佳实践信息册》。

5. 临床应用和实施的方法

(1)研究对象:研究对象为试点医院神经科(试验组)和呼吸科(对照组)的全体护士包括一般资料、体格检查、生活状况及自理能力,并进行病房状况的基线对照。

(2)研究方法:细致了解试点科室跌倒管理的现状及参加循证实践活动的准备度后,组织多轮循证实践项目会议,包括:①介绍本研究临床试验部分的研究路径,讨论存在的问题;②组织试验组比对指南草案,对科室现行的住院患者跌倒危险因素评估和预防措施进行详细讨论,提出可能改变之处;③对现行住院患者跌倒流程进行评价,将其与循证指南内容进行逐条比对,做出框架性的改变决策;④综合讨论内容,对现有的跌倒评估表和评估措施进行修改,提供给临床,由病区护士长和医院护理管理者讨论后,最终确定变革的内容、跌倒预防实施方案和流程;⑤将变革后的跌倒预防方案和流程,以文本形式提供给试点科室,培训试点科室全体护士熟悉新的流程;⑥新的流程试行后,定期举行试点科室全体护士会议,对修改后流程的操作性问题及指南内容进行细化和强化,讨论实施过程中遇到的困难和可能的解决方法;⑦试行结束后,组织医院管理者和全体病房护士,讨论证据应用到病房跌倒管理体系的有效性和可行性。对照组护士按照医院原有的跌倒预防流程,对患者进行常规健康教育和质量管理。

6. 效果评价指标和资料分析收集方法

(1)效果评价指标:①两组的跌倒发生率;②在证据引入系统过程中,病房相应流程所发生的改变;③试验组对指南的遵从性;④试验组对所提供的证据、变革后流程的评价(可行性、有效性)和满意程度,对照组5个月后对跌倒已有预防措施满意度的变化;⑤两组对书面跌倒案例的分析能力。

(2)试点结束后,试验组进行小组专题讨论和个人深入讨论,探讨跌倒预防临床指南草案的可行性和有效性。在新的流程应用后,研究者对试验组每位护士进行2~3次参与性观察,评价试验组对指南的遵从性,记录观察结果。对以上量性资料进行 t 检验或卡方检验,质性资料采用内容分析法进行编码、分类和提炼主题。

三、糖尿病基础护理指南范例

(一)糖尿病基础护理指南(上)[13]

解释说明:

(1)本指南是为了让基层医疗专业人员使用,以优化护理队伍的水平。

(2)本指南的准则都是基础性的,而不是有待商榷的。

(3)所涉及的数量不多的检测方法由有质量保证的数据支持。

(4)指南的每个项目都是依据一个或多个以下标准制定。

1)用已发表的证据来证明效力或某个项目的效力;

2)对某项目的成本测定、成本效益或成本效益分析的研究已发表,并显示该项目良好的经济效果;

3)优势专家认为该项目对糖尿病护理必不可少;

(5)据推测,以下情况将经常在医疗环境中看到。

1）初级医护人员询问糖尿病患者病史并做适当的体格检查。患者频繁访问以使治疗目标达标。

2）如体格检查或实验室检查结果异常,将对患者实施适当的个体化的干预措施。

3）专业的多学科医疗人员提供糖尿病自我管理教育。因为诊断时,糖尿病儿童/青少年和他们的家庭成员强烈要求接受糖尿病团队或有经验的团队的培训。

4）医师应以公认的儿童和成人的正常值作参考以确定适当的治疗目标值。

5）如果在合理的时间框架内无法达到治疗目标,如发生并发症,或得到了初级医护人员的认可,患者应去咨询专家。在类似情况下,儿童/青少年应向有经验的儿童/青少年糖尿病专家咨询。

（6）关于指南中具体项目的补充意见。

1）血压/BMI:儿童应使用同年龄身高性别组的血压百分数表;计算和确定 BMI 值也是用同组别的百分数表。

2）口腔保健:指导所有糖尿病患者进行牙齿检查。无论口腔检查结果还是患者主诉,都是综合评估糖尿病管理的一部分。

3）糖化血红蛋白(A1C,HbA1c)/血糖自我监测:采用国家糖化血红蛋白标准化计划(the National Glycohemoglobin Standardization Program)认证的方法,并与 DCCT(Diabetes Control and Complications Trial)的监测进行标化。A1C 值随着时间的推移而逐步形成。儿童、老人以及其他脆弱患者的目标值不应该过于严格。临床医生发现,使患者知道他的 A1C 的意义有助于激发患者改善血糖控制的行为。这一原则也适用于血糖自我监测。目标值应该是个体化的。

4）微量白蛋白尿:筛查微量白蛋白尿,以测定肾功能,必要时实施早期干预措施。

5）肾小球滤过率(GFR):估算 GFR,以测定肾功能,必要时实施早期干预措施。

6）血脂:血脂异常往往得不到处理。应实施积极地进取性地治疗和检测计划。心血管疾病(CVD)高危患者定义为有明确 CVD(即急性冠状动脉综合征患者或者有心血管事件既往史)的患者,或者无明确 CVD 但年龄>40 岁并有一个或多个 CVD 危险因素的患者。

7）儿童/青少年:有专门的糖尿病护理建议。

8）心理评估:评估患者自我护理能力,包括社会状况、文化认同、信仰和对糖尿病的情绪、进食障碍症状、生活质量以及经济压力。考虑使用抑郁 PHQ9 量表来监测。

糖尿病基础护理指南,见表 5-4,图 5-4。

对糖尿病前期筛查及干预(图 5-4)做出以下解释说明。

表5-4　糖尿病基础护理指南

模块	条目
体格检查和心理评估	血压、体重/BMI—成人:血压<130/80mmHg;BMI<25kg/m²。儿童:血压<第 90 百分位数(同年龄身高性别组的百分位数);BMI<第 85 百分位数(同年龄组的百分位数)
	成人足部检查—进行日常的足部护理,每年一次检查足背动脉搏动和神经病变
	散瞳眼底检查(由受过培训的专家)—1 型糖尿病患者:确诊后的 5 年内检查,以后每年一次;2 型糖尿病患者:确诊后开始,每年一次
	抑郁症—探讨与抑郁相关的情绪/身体因素每年一次;进行积极治疗包括辅导、药物和(或)转诊
	牙科检查—每年至少检查两次;评估口腔症状,出现异常立即转诊

模块	条目
实验室检查	A1C(HbA1c)—调整治疗方案或没有达标者,每季度一次;达标并保持稳定者,每年1~2次;目标值为7.0%或大于实验室标准的1%。儿童:需要放宽要求以防止发生严重低血糖
	微量白蛋白尿(白蛋白/肌酐比值)—1型糖尿病患者:病程5年以上者每年一次。2型糖尿病患者:确诊后开始每年一次
	肾小球滤过率(GFR)—随时用生化检查数据来评估
	血脂—确诊时检测,然后每年一次(成人)。目标值(mg/dL):LDL-C<100或<70(高危CVD人群);TG<150;HDL-C>40(男性),HDL-C>50(女性)
糖尿病自我管理教育	并发症预防的管理—重点关注并达到AADE7(美国糖尿病教育者协会AADE确定的七项自我管理行为标准):健康饮食、积极运动、自我血糖监测、药物治疗、自我解决问题、健康问题处理及降低危险因素。筛查自我护理的障碍,帮助患者实现自我护理的目标。儿童:需要把年龄因素纳入考虑范围
	血糖自我监测—1型糖尿病患者:通常每天4次;2型糖尿病患者及其他人群:根据需要监测以配合治疗目标
	医学营养治疗(由受过培训的专家)—起始评估患者营养状况并帮助患者制定营养目标。定期随访评估目标进展情况,查明问题所在
	体育锻炼—评估患者身体状态,并以此规定所能/需要进行的体育锻炼(目标为每周进行中等强度运动至少150分钟)
	体重管理—必须个体化
干预措施	孕前、孕期以及产后咨询和管理—向医疗人员咨询多学科高危围产期/新生儿期早期干预计划。青少年:从青春期开始根据年龄进行适当辅导
	阿司匹林治疗(成人)—除非有禁忌,75~162mg/d作为心血管疾病的初级和二级预防
	戒烟—询问每位患者是否吸烟,并劝导戒烟
	免疫接种—接种流感和肺炎球菌疫苗,CDC建议

1. 筛查

(1)筛查糖尿病前期和无症状2型糖尿病患者应该把超重或肥胖(BMI≥25kg/m²)并伴有一个或更多的糖尿病风险因素的成人纳入考虑。如果这些风险因素不存在,45岁时应该重新检测。

(2)筛查糖尿病前期或糖尿病,用FPG,或2小时OGTT(75g葡萄糖负荷),或两者,都是适当的。

(3)OGTT可能比空腹血糖受损(IFG)能更好地确定糖尿病发生风险。

2. 糖尿病前期的干预措施 糖尿病预防计划(DPP)数据显示,生活方式干预比二甲双胍降低糖尿病发生率(58%:31%,较安慰剂)效果更显著。

(1)应辅导糖耐量受损(IGT)或空腹血糖受损(IFG)的患者减重5%~7%,以及每周至少进行150分钟中等强度的体育锻炼,如行走。

(2)虽然二甲双胍只达到生活方式干预约一半的效果,但在较年轻的肥胖人群中有更显著的获益。因此,除了生活方式干预,二甲双胍可考虑用于高危人群(合并IFG和IGT以及其他风险因素),以及60岁以下的肥胖者。

(3)糖尿病前期者应每年检测自身糖尿病发展情况。

3. 根据糖尿病预防计划,二甲双胍标签外的使用 起始剂量500mg/d,和食物一起服下,每1~2周增加一次剂量,如果耐受良好,可一直达到临床有效剂量1500~2000mg/d。

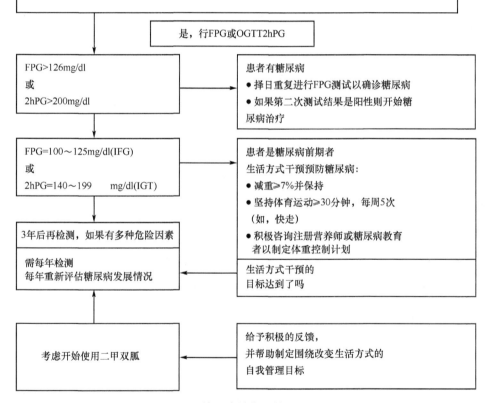

糖尿病前期的筛查及干预

糖尿病前期的危险因素筛查
年龄>45岁，或，任何年龄+BMI≥25kg/m²+以下任何一项
- 有糖尿病家族史的一级亲属
- 拉丁裔、非洲裔、印第安人、亚裔、太平洋岛民
- 高血压（≥140/90mmHg或正进行高血压治疗）
- HDL<35mg/dl
- 甘油三酯>250mg/dl
- GDM或分娩过出生体重≥9磅的婴儿(1磅=0.45千克)
- CVD
- 黑棘皮病
- 多囊卵巢综合征
- 以往检测有IGT或IFG
- 采用过易致糖尿病的药物治疗（如，非典型抗精神病药，类固醇）
注：某些种族群体的BMI风险阈值可能较低

是，行FPG或OGTT2hPG

FPG>126mg/dl
或
2hPG>200mg/dl

患者有糖尿病
- 择日重复进行FPG测试以确诊糖尿病
- 如果第二次测试结果是阳性则开始糖尿病治疗

FPG=100~125mg/dl(IFG)
或
2hPG=140~199　　mg/dl(IGT)

患者是糖尿病前期者
生活方式干预预防糖尿病：
- 减重≥7%并保持
- 坚持体育运动≥30分钟，每周5次（如，快走）
- 积极咨询注册营养师或糖尿病教育者以制定体重控制计划

3年后再检测，如果有多种危险因素
需每年检测
每年重新评估糖尿病发展情况

生活方式干预的目标达到了吗

考虑开始使用二甲双胍

给予积极的反馈，并帮助制定围绕改变生活方式的自我管理目标

图5-4　糖尿病前期的筛查及干预

（二）糖尿病基础护理指南(中)[14]

成人2型糖尿病血糖控制治疗整体方案(图5-5)。

解释说明：

1. 筛查

（1）筛查糖尿病前期和无症状2型糖尿病患者应该把超重或肥胖（BMI≥25kg/m²）并伴有一个或更多的糖尿病风险因素的成人纳入考虑。如果这些风险因素不存在,45岁时应

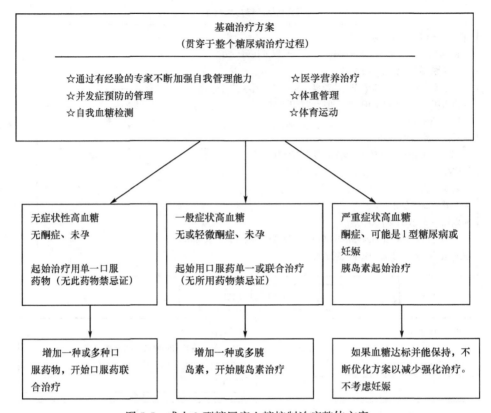

图 5-5 成人 2 型糖尿病血糖控制治疗整体方案

注:减少强化治疗后如果血糖控制不佳,恢复到以前的有效治疗方案

该重新检测。

(2) 筛查糖尿病前期或糖尿病,用 FPG,或 2 小时 OGTT(75g 葡萄糖负荷),或两者,都是适当的。

(3) OGTT 可能比空腹血糖受损(IFG)能更好地确定糖尿病发生风险。

2. 糖尿病前期的干预措施 糖尿病预防计划(DPP)数据显示,生活方式干预比二甲双胍降低糖尿病发生率(58% :31% ,较安慰剂)效果更显著。

(1) 应辅导糖耐量减低(IGT)或空腹血糖受损(IFG)的患者减重 5% ~7% ,以及每周至少进行 150 分钟中等强度的体育锻炼,如行走。

(2) 虽然二甲双胍只达到生活方式干预约一半的效果,但在较年轻的肥胖人群中有更显著的获益。因此,除了生活方式干预,二甲双胍可考虑用于高危人群(合并 IFG 和 IGT 以及其他风险因素),以及 60 岁以下的肥胖者。

(3) 糖尿病前期者应每年检测自身糖尿病发展情况。

3. 根据糖尿病预防计划,二甲双胍标签外的使用 起始剂量 500mg/d,和食物一起服下,每 1 ~2 周增加一次剂量,如果耐受良好,可一直达到临床有效剂量 1500 ~2000mg/d。

微量白蛋白尿筛查以及糖尿病肾病的初期管理,图 5-6。

解释说明:

1. 微量蛋白尿是肾病初期最早的临床证据 它与显性糖尿病肾病的进展、视网膜病变以及心血管发病率和死亡率的风险增加有关。筛查微量蛋白尿的尿液留取有 3 种方法:

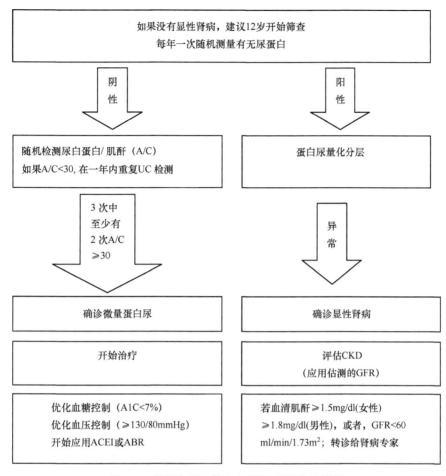

图 5-6　微量白蛋白筛查及糖尿病肾病的管理

①取任意时刻的尿液,测定尿白蛋白浓度、尿蛋白/肌酐比值(A/U);②留取24小时尿液,测定尿白蛋白总量;③留取一段时间内(过夜)的尿液,测定尿白蛋白排泄率。任意时刻的尿液检测是首选方法(表5-5)。微量蛋白尿定义为A/U≥30μg/mg,3次筛查至少有2次达到这个值。当得到这个比值,必须记住以下概念:体重很低的患者的 A/U 值通常会异乎寻常的高,而

表 5-5　尿蛋白排泄异常的分类

分类	任意时刻的尿液
	A/U(μg/mg)
正常	<30
微量蛋白尿	30～299
大量蛋白尿	≥300

高体重患者的这个数值通常误导医生低估其微量蛋白尿的存在风险。对于这样的两种人群,留取一段时间内的尿液也许更适当。

2. 从确诊2型糖尿病时就应开始筛查蛋白尿　对于病程5年以上的1型患者,在青春期就应开始筛查。量化分层有助于治疗计划的效力。蛋白尿量化分层的其他理由还包括评估治疗方案的效力。一些因素可能影响蛋白尿筛查结果,进而导致不同的预测结果和治疗方法。以下情况可能会导致蛋白尿或 A/U 值假阳性结果:①24 小时内进行了运动;②感染;③发烧;④充血性心力衰竭;⑤显著高血糖;⑥显著高血压。如果以上任一种情况存在,那么等到情况得到控制后再重复检查。如果试纸检测蛋白尿的结果是阴性,应检测微量蛋

白尿。微量白蛋白试纸或浸渍片可用于同一个任意时刻的尿液。如果结果阳性($>20\mu g/mg$),那么 A/U 值测定就完成了;如果 A/U 值$\geqslant 30\mu g/mg$,那么在接下来的 3 个月中应重复此检测 2 次,因为尿白蛋白排泄率每天都不尽相同。如果这 3 次结果中至少有 2 次结果是阳性,便可确诊为微量蛋白尿。(许多实验室将常规性做一个 A/C 值测定,以确诊出现的随机微量白蛋白尿。如果无法利用微量白蛋白试纸或浸渍片,一个任意时刻的尿液应送检以测定 A/C 值。)

3. CKD 分期　透析患者已超过 34 万,据估计,有近 2000 万美国人都有某种程度的慢性肾病。糖尿病是导致 CKD 的首要原因。为了应对 CKD 患者人数的增加,全国肾脏基金会(NKF)确定了 CKD 的五个分期(以患者 GFR 水平分期),并公布了以分期(表 5-6)为基础的临床管理指南。测定 GFR 只需测定血清肌酐,以及患者的年龄和性别。测定 GFR 是评估肾功能最好的方法。现在大多数大型实验室报告血清肌酐数值时就有估测的 GFR 值。

表 5-6　CKD 分期

分期	描述	GFR
		mL/$(\min \cdot 173m^2)$
1	肾损伤,GFR 正常或增加	$\geqslant 90$
2	肾损伤,GFR 轻度减少	$60 \sim 89$
3	GFR 中度减低	$30 \sim 59$
4	GFR 重度减低	$15 \sim 29$
5	肾衰竭	<15(或透析)

最近几项精心设计的研究表明,严格控制血糖和血压可延缓显性糖尿病肾病和视网膜病变的进展、降低心血管发病率和死亡率。ACEI 也被证明可延缓显性糖尿病肾病的进展、降低心血管发病率和死亡率,也许还有益于视网膜病变。最近,ARB 也被证明可降低更严重的肾病发生风险。定期检测肾小球滤过率、血清肌酐、K^+ 水平有助于确定治疗方案的效力。一旦患者发展到 3 期,应立即转诊给肾病专家,以使患者获得肾脏替代疗法——腹膜透析、血液透析、和(或)移植等适当的治疗。

以下情况可能会导致蛋白尿和微量蛋白尿的假阳性结果:

①近 24 小时进行了运动;②感染;③发烧;④充血性心力衰竭;⑤显著高血糖;⑥显著高血压。如果以上任一种情况存在,那么等到情况控制后再重复筛查蛋白尿或微量尿蛋白,之后根据这个结果才能进入上面的程序。因此,对其血糖控制目标应有严格的标准和要求,详见表 5-7。

表 5-7　推荐的血糖控制目标值

生化指标	正常值	目标值
空腹/餐前血糖	$<100mg/dL$	$70 \sim 30mg/dL$
餐后血糖峰值	$<140mg/dL$	$<180mg/dL$
A1C	$<6\%$	$<7\%$

糖尿病足部检查表 5-8。

表 5-8　糖尿病足部检查

姓名：

以下表格中的项目用(+)示存在,(−)示未检查到				
	足背 脉搏	胫后 脉搏	溃疡 （若有注明大小）	足畸形/ 表皮增厚	毛发脱落/ 皮下组织萎缩
左					
右					

用 10g 单丝检查以下 5 个部位的感觉
(+)示感觉存在,(−)示感觉缺失

右　　　左

记录：

□糖尿病足教育/教育材料
责任医生签字：

仅需查看:就诊的每位糖尿病患者的双足

日期：
□正常
□异常;具体描述
□糖尿病足教育/教育材料
□未转诊　□转诊给
责任医生签字：

日期：
□正常
□异常;具体描述
□糖尿病足教育/教育材料
□未转诊　□转诊给
责任医生签字：

日期：
□正常
□异常;具体描述
□糖尿病足教育/教育材料
□未转诊　□转诊给
责任医生签字：

　　这些血糖目标值用于未孕成年患者。个别患者的目标值应在此基础上做调整。实现这些目标的策略可能包括加强糖尿病自我管理教育、糖尿病团队管理、转诊给内分泌专家、调整药物治疗、开始自我血糖监测或提高监测水平以及加强与患者的沟通。非糖尿病者的 A1C 值参照 4.0% ~ 6.0%（平均 5.0%，s±0.5%）。个别患者可考虑更严格的 A1C 目标值

（<6.0%）。餐后血糖应在开始用餐 1~2 小时后检测。

糖尿病足部护理见图 5-7。

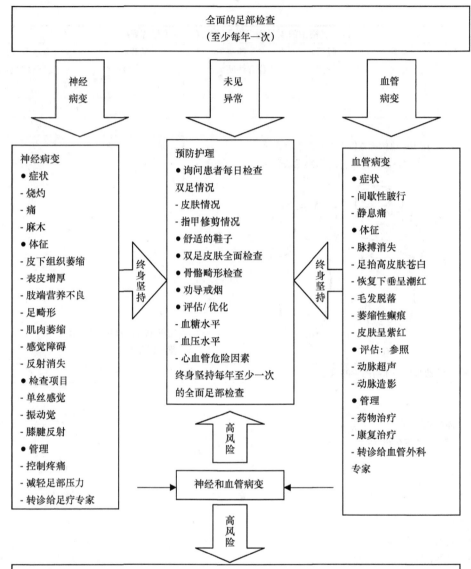

图 5-7 糖尿病足部护理

糖尿病基础护理指南(下)[15]

糖尿病患者的口腔护理,见图 5-8。

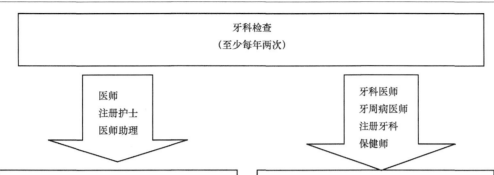

图 5-8 糖尿病患者的口腔护理

牙科检查
（至少每年两次）

医师
注册护士
医师助理

为了提高对糖尿病患者的口腔护理水平，需要医师、注册护士以及医师助理重点关注并应该采取以下步骤：
初始评估
● 询问糖尿病患者是否有牙科疾病史，并作为综合评估的一部分
● 询问最近一次牙科检查的时间
● 检查糖尿病口腔并发症是否存在，如果存在牙周感染、牙龈炎、龋齿、念珠菌以及扁平苔癣，需要马上转诊
● 对所有糖尿病患者，无论是否有专门的牙科护理人员，都要进行口头或文字形式的口腔护理辅导管理
● 建议患者进行至少每年两次的牙科检查
● 检查牙齿和牙龈是否有牙菌斑和牙龈炎
● 评估口腔情况，必要时转诊
● 建议患者每月进行口腔自我检查，发现有以下感染征兆时立即与牙科护理人员联系：疼痛、肿胀、牙龈出血、牙齿松动、口腔溃疡和疼痛
● 敦促每天刷牙和使用牙线

牙科医师
牙周病医师
注册牙科保健师

所有糖尿病患者应该有一个全面的牙科检查，以早预防、早发现和早治疗牙周疾病。口腔护理战略应包括：
● 初级医疗人员建议转诊患者时，必须附上口腔常规检查结果和所进行的牙科治疗的简要概述
● 必须考虑糖尿病的诊断、病程、使用过的药物、进行过的治疗和血糖控制水平
● 进行牙科治疗前，评估患者的血糖水平。因为治疗初期如果血糖得到控制，往往有益于改善随后的牙周状况。实际临床治疗必须对此准确评估
评估血糖控制水平
● 如果血糖控制差，须紧急行牙周护理；采用强力霉素加龈下冲洗综合治疗；2～3个月后重新评估A1C
● 如果血糖控制仍然不佳，牙周护理每年3～4次；重点控制牙菌斑，即使是细微变化
● 如果血糖控制良好，龈下冲洗；2～3个月后重新评估A1C；牙周护理每年2～3次
● 血糖控制得到改善才可考虑进一步的牙周治疗，如手术；否则不利于预后

四、我国临床护理实践指南

卫生部和总后卫生部对《临床护理实践指南（2011版）》的编写立足于我国国情，在吸纳和借鉴国内外临床护理实践经验的基础上，对目前医院临床护理工作中常用的护理基础技术、专科护理技术以及必备的护理实践知识和技能等进行了系统的梳理，在编写时更加贴近患者、贴近临床、贴近社会，具有较强的现实性和实用性，是指导和规范临床护理实践的实用性护理指南。对于规范护理实践、用以指导广大护理工作者在临床实践活动中，掌握护理技术要点，更加规范护理行为，科学地实践护理活动，提高临床护理质量和技术水平，保障患者安全，提高服务质量具有重要的指导意义。

（一）我国临床护理实践指南内容简介

为进一步指导护理实践，规范护理行为，提高临床护理质量和技术水平，卫生部和总后

卫生部共同组织编写了《临床护理实践指南(2011版)》(以下简称《指南》)。该《指南》的编写立足于我国国情,在吸纳和借鉴国内外临床护理实践经验的基础上,对目前医院临床护理工作中常用的护理基础技术、专科护理技术以及必备的护理实践知识和技能等进行了系统的梳理,简明扼要地阐述了各项临床护理技术、实践知识及技能的重点内容和注意事项。指南内容共分17章,分别是临床护理工作中的清洁与舒适管理;营养与排泄护理;身体活动管理;常见症状护理;皮肤、伤口、造口护理;气道护理;引流护理;围术期护理;常用监测技术与身体评估;急救技术;常用标本采集;给药治疗与护理;化学治疗、生物治疗及放射治疗的护理;孕产期护理;新生儿及婴幼儿护理;血液净化专科护理操作;心理护理,对目前临床护理工作中常用的近200项护理技术逐一从4个方面进行规范。一是评估与观察要点。护士在进行护理操作前,对患者进行全面的健康评估和分析,并做出专业判断;二是操作要点,护士根据评估结果,正确实施护理措施和执行医嘱;三是对患者的指导要点;四是护理操作注意事项,护士在进行护理实践过程中应当注意的重要问题或环节。

(二)我国《临床护理实践指南(2011版)》实例介绍

下列以专科护理"糖尿病足的预防和护理"为例介绍我国《临床护理实践指南(2011版)》框架结构。

1. 糖尿病足的预防

(1)评估和观察要点

1)评估发生糖尿病足的危险因素;

2)了解患者自理程度及依从性;

3)了解患者对糖尿病足预防方法和知识的掌握程度。

(2)操作要点

1)询问患者足部感觉,检查足部有无畸形、皮肤颜色、温度、足背动脉搏动、皮肤的完整性及局部受压情况;

2)测试足部感觉:振动觉、痛觉、温度觉、触觉和压力觉。

(3)指导要点

1)告知患者糖尿病足的危险性、早期临床表现及预防的重要性,指导患者做好定期足部筛查;

2)教会患者促进肢体血液循环的方法;

3)告知患者足部检查的方法,引导其主动参与糖尿病足的自我防护;

4)指导患者足部日常护理方法,温水洗脚不泡脚,保持皮肤清洁、湿润,洗脚后采取平剪方法修剪趾甲,有视力障碍者,请他人帮助修剪,按摩足部促进血液循环;

5)指导患者选择鞋尖宽大、鞋面透气性好、系带、平跟厚鞋,穿鞋前检查鞋内干净无杂物,穿新鞋后检查足部受到挤压或摩擦处皮肤并逐步增加穿用时间;

6)指导患者选择浅色、袜腰松、吸水性好、透气性好、松软暖和的袜子,不宜穿有破损或有补丁的袜子;

7)不要赤脚或赤脚穿凉鞋、拖鞋行走;

8)定期复诊,合理饮食,适量运动,控制血糖,积极戒烟。

(4)注意事项

1)不用化学药自行消除鸡眼或胼胝;

2）尽可能不使用热水袋、电热毯或烤灯，谨防烫伤，同时应注意预防冻伤。

2. 糖尿病足的护理

（1）评估和观察要点

1）评估患者病情、意识状态、自理能力及合作程度；

2）根据 Wagner 分级标准，评估患者足部情况；

3）监测血糖变化。

（2）操作要点

1）根据不同的创面，选择换药方法；

2）根据伤口选择换药敷料，敷料应具有透气、较好的吸收能力，更换时避免再次损伤；

3）伤口的换药次数根据伤口的情况而定；

4）溃疡创面周围的皮肤可用温水、中性肥皂清洗，然后用棉球拭干，避免挤压伤口和损伤创面周围皮肤；

5）每次换药时观察伤口的动态变化；

6）观察足部血液循环情况，防止局部受压，必要时改变卧位或使用支被架；

7）必要时，请手足外科专科医生协助清创处理。

（3）指导要点

1）告知患者及家属糖尿病足伤口定期换药及敷料观察的重要性；

2）告知患者做好糖尿病的自我管理，教会患者采用多种方法减轻足部压力；

3）新发生皮肤溃疡应及时就医。

（4）注意事项

1）避免在下肢进行静脉输液；

2）严禁使用硬膏、鸡眼膏或有腐蚀性药物接触伤口；

3）准确测量伤口面积并记录。

（马玉霞 编　王新田 审　葛秀洁 校）

复习参考题

1. 解释临床实践指南、临床护理实践指南、循证性临床护理实践指南的概念。

2. 叙述循证性临床实践指南制定的与改编临床指南的 ADAPTE 的内容和步骤。

3. 概括临床实践指南评价工具 AGREE 的结构与内容和临床实践指南 COGS 条目和报告标准。

4. 循证性临床实践指南应如何筛选？

5. 临床护理实践指南与护理常规或护理标准有何区别和联系？

6. 临床护理实践指南的循证评价是什么？

7. 临床护理实践指南的应用原则和方法如何？

主要参考文献

［1］胡雁. 用循证护理的观念评估临床实践指南. 护士进修杂志,2005,20(4):309

［2］Appleton JV. Cowley S. Analyzing cllinical practice guidelines. A met hod of documentary analysis. Journal of AdvancedNursing,1997,25(5):1008～1017

［3］World Health Orgnization(WHO). WHO Handbook for guideline dev elopment［DB/OL］. http:www. searo. who. int/LinkFiles/RPC-Handbook-Guideline-Development. pdf. ［2009-06-02］

[4] Bur gers JS,Grol R,Klazing NS,et al. Towards evidencebased clinical practice:an international survey of 18 clinical guideline programs[J]. Int J Qual Health Care,2003,15(1):31~45

[5] 赵静,韩学杰,王丽颖,等. 循证性临床实践指南的制定程序与方法研究. 中医杂志,2009,50(11):984

[6] 胡晶,陈茹,谢雁鸣,等. 科学和规范的改编临床实践指南. 中国循证儿科杂志,2012,7(3):226~229

[7] Fervers B,Burgers JS,Haugh MC,et al. Adaptation of clinical guidelines:literature review and proposition for a framework and procedure. Int J Qual Health Care,2006,18(3):167~176

[8] Shiffman RN,Shekelle P,Overhage JM,et al. Standardized reporting of clinical practice guidelines:a proposal from the Conference on Guideline Standardization. Ann Intern Med,2003,139(6):493~498

[9] 詹思延. 临床指南评价工具简介. 中国循证儿科杂志,2007,2(5):375~377

[10] Scott IA,Buckmaster ND,Harvey KH. Clinical practice guidelines:perspectives of clinicians in Queensland public hospitals. Internal Medicine Journal,2003,33(7):273~279

[11] 郭琴. 临床实践指南的循证评价和应用. 临床儿科杂志,2011,29(3):288~290

[12] 成磊,胡雁,吴金球,等.《住院患者跌倒预防临床实践指南》的设计和初步应用. 中华护理杂志,2011,46(3):267~269

[13] 美国加州糖尿病计划和糖尿病联盟. 糖尿病基础护理指南(上). 糖尿病天地·临床刊,2010,4(8):342~344

[14] 美国加州糖尿病计划和糖尿病联盟. 糖尿病基础护理指南(中). 糖尿病天地·临床刊,2010,4(9):394~399

[15] 美国加州糖尿病计划和糖尿病联盟. 糖尿病基础护理指南(下). 糖尿病天地·临床刊,2010,4(10):440~442

中篇 循证护理的基本技能

第六章 循证护理证据检索的技能

护理人员作为护理证据的使用者和制作者,必须一方面熟练掌握网络循证护理信息资源的检索技术,另一方面要熟练利用系统评价方法和技术评价证据,并能按照循证护理要求制作证据。加强循证护理信息资源的网络获取技术研究,不断提高信息检索能力和知识组织、信息管理能力,是循证护理对当代护理人员的必然要求,也是循证护理能够研究与发展和繁荣的前提。

第一节 医学信息检索基础知识

一、医学信息检索基本原理

医学信息检索基本原理,见图6-1。

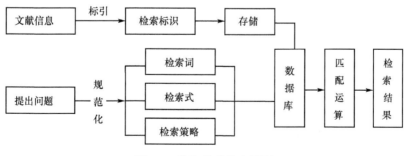

图6-1 信息检索基本原理

二、医学信息检索数据库的结构

数据库的结构种类多样,但其结构大致相同,一般由以下几部分组成[1]:

(1)记录(record):记录是构成数据库的一个完整的信息单元,每条记录描述了一个原始信息的外部特征和内部特征,书中数据库中的一条记录通常代表一篇文献,其他类型数据库中的记录则是某种信息单元,如一种干预方案等。

(2) 字段(field):比记录更小的单位是字段,它是组成记录的数据项目。例如在书目中数据库 Medline 中一条记录代表一篇书目文献,在这条记录中有题名、著者、来源、文摘、主题词等字段。每个字段有自己的名称和缩写,如题名字段 title(TI)表示,著者字段用 author(AU)表示,文摘字段用 abstract(AB)表示,这些缩写名也被称为字段标识符。

(3) 文档(file):文档一词有两个含义,第一种可以把文档理解为是数据库中一部分记录的集合。许多大型的数据库为了方便用户检索,常分成若干个文档,如 Medline 数据库被分为现期文档和若干个回溯文档。

三、医学信息检索的过程[2]

1. 检索需求的分析 计算机信息检索过程实际上是将用户的提问与数据库中的检索标志进行字符匹配,从而决定检索的过程,所以用户在进行检索时,必须制定检索式,来保证检索结果的满意程度。从广义上讲,检索策略包括检索需求的分析、数据库的选择、检索方法的确定、检索式的编写等多方面;狭义地讲,主要指确定检索标志,并用运算符与检索标志一起构成检索提问表达式的过程。

用户的检索需求大致可分为 3 类:

(1) "查新"需求:这类信息检索需求可及时获得最新的内容,而对查全没有过高的要求。

(2) "查准"需求:这类需求对查准要求较高而往往不需要查全。提高查准率的方法有:①选用更专指的主题词;②应用副主题词和限定主题词;③将检索词限定在主题词、篇名等字段;④减少使用截词和 or 运算符,而多使用 and 等运算符;⑤在已知著者、物质名、酶命名号、化学物质、登记号等情况下,可直接检索。

(3) "查全"需求:这类信息检索要求全面了解某一特定领域的发生、发展和现状。在撰写综述、科技成果评价以及专利申请的查新过程中往往需要这种信息检索,它对查全有特殊的要求。提高查全率的方法有:①主题词检索应采用 Explode 指令进行扩展;②自由词检索应用 or 运算符连接全部同义词及相关词;③采用截词法检索一个词的全部可能形式;④尽量减少使用 and、not 运算符;⑤通过浏览 Index 找出另外的词检索;⑥从显示的记录中选词/短语检索。其他还要重点分析检索主题,这是检索需求分析的关键。

2. 检索方法的选择

(1) 数据库的选择:一般情况下可按下列顺序进行:①根据特定课题的学科专业范围、主题内容,选择合适的数据库,并确定检索途径(分类途径、主题途径、或著者途径等);②对检索需求进行概念分析和转换。要达到理想的检索结果,其前提是对检索需求的概念分析做到正确性和全面性,然后根据该数据库的词表,把待定课题的主题内容转换成检索系统采用的检索标志和检索词,并准备若干自由词备用。

(2) 检索词的选择:检索词的选择是重要的。因为它是检索要求中最基本的单元。有了合适的检索词,将检索词进行合理的组配,才能得到满意的检索结果。计算机信息的检索词分为两种:一种称为主题词,取自于主题词表、叙词表、分类词表等,是经过规范化的。使用主题词进行检索,其主要优点是保证了一定的查全率和查准率。因为通过标引,主题词包含了它的同义词和近义词等,保证了查全率。同时主题词可以和副主题词组配,对该主题词下的文献进行进一步的限定、确保了查准率。另一种为自由词,取自于文献的篇名、文摘和正文,是一种没有规范化的自然语言。当没有合适的主题词时,可以考虑用自由词检索,但要注意该自由词的不同表达形式,近义词、同义词、缩写、全称等,以防止漏检。

确定检索词要考虑两个要求:一是课题检索要求;二是数据库输入词的要求。选检索词时要注意:①选择规范词:选择检索词时,一般应优先选择主题词作基本检索词,但为了检索的专指性也选用自由词配合检索;②注意选用国外惯用的技术术语:可先阅读国外的有关文献,再选择正确的检索词;③一般选用动词和形容词;不使用禁用词;尽量少用或不用不能表达课题实质的高频词;④为保证查全率,同义词尽量选全,需考虑同一概念的几种表达方式。

为提高检索质量和检索效率,检索时应熟悉主题词表内容,了解相关主题词在词表中的收录情况。选词时既要重视对主题词的选择,充分利用对主题词检索系统的优点(如主题词的树状结构,主题词和副主题词的组配,对主题词扩展检索等),又不能忽视自由词检索方式的应用。总之应首选主题词检索,提高检索效率,节省检索费用,达到满意的检索结果;其次才选用自由词,并注意防止漏检。

3. 检索策略的制订　把选择好的检索词用系统规定或允许的符号(运算符)连接起来,以便计算机对检索要求进行处理,这就是编制检索策略。常用的运算符有以下几种:

(1) 布尔逻辑算符:布尔逻辑算符是基本的算符,有 3 种类型:逻辑"或"、逻辑"与"和逻辑"非",分别用 and、or 和 not 表示,见表6-1。逻辑运算符的含义可用图 6-2 所示。①逻辑"与"符号为"AND"或" * ",表示概念之间交叉或限定关系的一种组配。表达式为

表 6-1　布尔逻辑运算符

逻辑运算符	包括/排除术语	结果/命中率
AND	必须包括所在元素或术语	缩小检索范围
OR	包括任意一个或多个术语	扩展检索范围
NOT	排除一个术语或组合	缩小检索范围

A AND B 或 A * B。AND:检出记录中同时含有检索词 A 和检索词 B 的交集部分。该运算符缩小检索范围,提高查准率。例:系统性红斑狼疮(A) AND 护理(B)。②逻辑"或"符号为"OR"或"+",表示概念之间并列关系的一种组配。表达式为 A OR B 或 A+B。表示数据库中凡含有检索词 A 或检索词 B 的交集部分的文献记录,OR:检出记录中同时含有检索词 A 和检索词 B 的交集部分。该运算符扩大检索范围,提高查全率。例:系统性红斑狼疮(A) OR 护理(B)。③逻辑"非"符号为"NOT"或"−",表示概念之间不包含关系的一种组配。表达式为 A NOT B 或 A-B。表示数据库中凡含有检索词 A 但同时不包含检索词 B 的文献记录。该运算符可通过从某一检索范围中去除某一部分文献的方式达到缩小检索范围,提高查准率。例:[系统性红斑狼疮(A) AND 护理(B)]NOT 并发症。见表6-2。

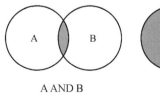
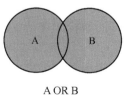
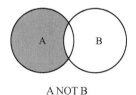

A AND B　　　　　A OR B　　　　　A NOT B

图 6-2　布尔逻辑运算

(2) 截词符:所谓截词,是指检索词截断,取其中的一部分。截词方式有右(后)截断、

左(前)截断和中间截断。截断符号有(＊)、问号(?)及(#)等,各种检索系统使用不同的符号。右(后)截断最常用,截词检索可以解决检索词的单复数问题、词干相同而词尾不同问题以及英美单词的拼写的差异问题。

"＊":无限截词符,常用于名词的单复数,不同拼写方法及词干的各个衍生词的检索。如 nurs＊可检出 nurse,nursing 和 nursery 等所有以 nurs 开头的单词。如 medic＊,可查到 medical、medicine 等所有以 medic 开头的单词。

"?":有限截词符,常用于一个词中间,用以替代一个字符而不替代任何字符。如 wom?n,可检出 woman,women。

"#":截词符,只表示一个字母,如 toxic#检出 toxic,而不能检出 toxicity 或 toxicology。

(3) 位置算符[3]:运用布尔逻辑算符进行检索,由于对各个检索词之间的位置关系不能予以限制和确定,有时会产生误检,这就需要采用位置算符以弥补这一缺陷。常用的位置算符有:①"WITH"用于限定 2 个检索词必须同时出现在同一字段中,但不限制先后的位置。如 nursing WITH hepatitis。②"NEAR"用于限定 2 个检索词必须同时出现在同一句子中,但不限制先后的位置。在"NEAR"后可加上一个数字,指明两个词的邻近程度,如"nursing NEAR hospital"表示命中的记录中 nursing 和 hospital 包括在一个句子中,且它们之间的间隔距离不超过两个词。③"IN"用于限定某一个检索词必须出现在某一特定的字段中。如 nursing home IN TI,表示检出文献必须满足 nursing home 一词出现在记录的标题字段。

(4) 限制符:在检索系统中,还有一些缩小或约束结果的方法,称为限制检索。常用的有特定字段,如限制符为"in"和"="。用这种方法可以将检索词限制在特定的字段中,如年份限制检索、语种限制检索、文献类型限制检索等。如 English in LA,表示检索结果的语种为英文。利用布尔逻辑算符、括号、截词符和限制符,就可以构造出一个比较完善、符合检索要求的检索句法,即检索式或检索策略。

4. 检索策略的调整 目前的计算机检索系统人机对话比较自由,所以检索式可以多次修改、不断完善,直到满意为止。在调整检索策略时,可以从查全和查准这两个检索效果评价指标进行分析,并提出对策。

(1) 当我们觉得检索结果太少时,可能从扩大检索范围入手,调整方法如下:①降低检索词的专指度,可以从词表或检出文献中选泛指词或将相关词补充到检索式中;②调节检索策略的网罗度,如删除某个不重要的检索词;③进行族性检索,可用分类号检索或用一组同义词、近义词和相关词,用 OR 连接在检索词中;④取消某些限制过严的限制符。

(2) 当觉得检索结果太多时,一般是在一定的查全基础上再进行缩检,调整方法如下:①提高检索词的专指度,换用专指度较强的规范词或自由词;②增加 AND 连接,进一步限定主题概念;③把检索词限定在主题字段,如标题字段、主题词字段等;④缩短检索年限或限定某些刊物。

5. 检索结果的输出 检索结果的输出是整个检索过程的最后一步,用户可以要求检索系统按照一定的格式输出检索结果。输出格式通常有题录、全文或整个网页。

计算机信息检索的主要过程,见图 6-3。

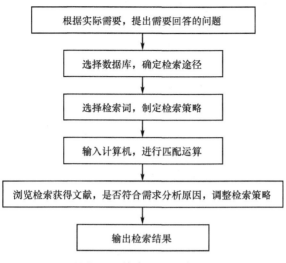

图 6-3 检索过程示意图

四、循证证据检索与传统文献检索

1. 循证证据检索与传统文献检索的比较[4] 循证证据检索与传统文献检索的比较,见表 6-2。

表 6-2 循证证据检索与传统文献检索的比较

	循证证据检索	传统文献检索
证据来源	强调全面收集各种数据库、检索工具书、相关期刊、正在进行或未发表的临床护理研究文献	少有检索正在进行或未发表的文献
检索范围	强调获得当前可得的全部相关文献(多国、别国语种文献)	无严格要求
检索方式	以计算机检索为主,辅以手工检索,参与文献追查,灰色文献搜集	缺乏对参与文献搜查,灰色文献搜集
数据库选择	检索所有相关临床护理证据数据库,临床护理试验指南数据库和书目型数据库	对数据库选用无严格要求
检索策略	严谨、科学	无严格要求
检索结果	关注临床证据护理级别。尤其重视系统评价和随机对照试验的研究结果,重视文献的真实性、方法学评价	较多关注评价文献或综述文献,不涉及文献的真实性、方法学评价

第二节 循证护理证据检索步骤与方法

一、循证护理证据检索的重要性

循证护理(evidence based nursing)与传统护理本质区别在于循证护理所采取的护理措施不仅基于个人的实践经验,还依据他人新的研究成果和科学的理论,这就需要护士能高效地阅读文献,学会通过研究文献来更新知识,提高在实践中发现问题的能力。一些国家的政府已将信息能力作为护士应对竞争所需的技能进行培养[5~7]。1995 年,美国护理学会首次实行了护理信息学专家的资格认证,使护理信息学成为护理专业的一部分[7]。2000年,在国际医学信息学会每3年召开1次的第7届护理信息学会议上,来自世界各国的400多名专家交流经验,更进一步明确了护理信息能力对于护理理论和护理实践发展的重要性[7]。信息能力,美国图书馆学会给予的定义是当确定了信息需求时,有选择信息源的能力、评估所检信息的能力、高效利用信息解决问题的能力[8]。在国外,Pravikoff[9]、Kopp[10]、Sitzia[11]、Rosenfeld[12]、Panag ioto poulou[13]、May[14]和 Rutledge[15]等的研究证明,缺乏信息能力是护士在循证中的一大障碍。如今,信息能力已成为当代护士专业能力的一部分,美国护理学会对护理信息专家的认证更证明了信息能力对护士个人及护理学发展的重要性[16]。对于循证实践而言,信息基础至关重要[10]。网络上的循证实践资源方便、高效、更新及时,而我国临床护理人员的使用现状却不容乐观。有研究指出[11~12],目前国内护理人员信息素质不佳、获取网络资源信息的能力不足。针对护士信息获取和使用能力不佳的状况,Pravikoff[13]提出,信息素质对于开展循证实践非常重要,要有针对性地提高卫生保健人员的信息素质,并大量开发可靠的、可及的信息资源。

二、循证护理证据检索的步骤

1. 提出临床护理问题,分析并整理护理信息需求　提出一个临床护理问题是实践循证护理的起点,也是循证护理证据检索的第一步。在构建循证问题时,量性研究问题可使用国际上常用的 PICO 原则[17],一个理想的临床问题应该包括四要素,通常这类问题可以分解为 PICO 四个步骤:P 表示 patient or population(患者或干预人群),I 表示 intervention(干预措施),C 表示 comparison(比较因素),O 表示 outcome(结果,即干预措施的影响或对比)。如崔金波,蒋晓莲[18]针对某临床病例,根据患者的情况提出下列问题:①诊断性腰穿术后是否需要卧床? ②如果需要,最佳卧床时间是多久? ③如果不需要,卧床会产生不良影响吗? 为准确、有效地检索到与临床问题密切相关的证据,首先按 PICO 原则将最初的临床问题转换成如下便于检索的问题:P(patient):诊断性腰穿术后患者;I(intervention):术后卧床;C(comparision):术后不卧床;O(outcome):头痛的发生率。通过这个例子,我们有了一个针对性的问题:诊断性腰穿术后卧床时间的循证护理。

案例 6-1　化疗或放疗后的患者,预防口腔溃疡,何为有效的预防方法?

根据 PICO 原则,可初步分解为:

P:患肿瘤行化疗或放疗后的患者。

I:有效预防口腔溃疡的方法(多种)。

C:包括行何种化疗药物化疗。药物的种类、给药途径及给药方法。化疗后对患者口腔护理的方法包括漱口液名称、浓度、使用方法等。

O:包括成本效果比、每例患者的平均费用(住院总费用、药物、漱口液费用)等。

当临床护师在护理实践中提出一个具有临床护理意义的问题,且该问题可通过检索当前可得的最佳证据来帮助护理决策时,应对能回答该临床护理问题的信息进行分析和整理。一个好的临床护理问题可以帮助检索者获得一个贴切的答案,起到事半功倍的作用。

对护理信息分析和整理时,要注意:①分析检索课题,明确检索要求;②明确目的:详尽信息? 最新动态? 片段信息? ③明确主题和主要内容,主次概念及其关系;④明确涉及的学科范围,跨学科或专门学科? ⑤明确所需信息的数量、年代、语种、类型等。

2. 选择检索工具、数据库和检索途径　根据所提出临床问题的类型和现有条件,先检索最相关的数据库,若检索的结果不能满足需要,再检索其他基本相关的数据库,或先检索可能相关的数据库。当检出文献的结果不理想时,再检索第二个或多个数据库。如针对护理问题对数据库进行选择时,首先应对 Cochrane Library 进行检索。Medline 数据库,它免费提供 PubMed 有(http://www. Ncbi. nlm. nih. gov/PubMed/)和 Internet Greatful Med(IGM)http://igm. nlm. gov/两条通路,各具特色,可检索部分当月的期刊文献、并提供超链接追踪参考文献,为护理人员查找护理信息提供了极大的方便。如果检索结果不能满足需要,再检索其他的二次研究数据库,如 ACP Journal Club Evidence-Based Medicine,Bandolier 等。若检索结果仍难能回答所提出的临床问题,常需检索收录数据多、更新快与专业更密切的其他数据库,如 CINAHL 数据库,CINAHL 数据库(即护理和联合保健文学)数据库是与护理研究密切相关的数据库,包含大量与护理相关的书籍,是查找护理文献最综合和有效的数据库,其网址:http://www. cinahl. com/和英国护理文献索引(*British Nursing Index*,BNI),BNI 是收录护理和产科学文献的数据库,涵盖了二百多份英国期刊和其他英文文献。其网址:http://www. bniplus. com/。《循证护理》期刊(*Evidence-based Nursing*)http://www. ebn. bmj. com 和搜索引擎等护理相关信息资源以及由 Elsevier 和护理专家委员会合作开发的护理人员专用数据库 http://www. nursingconsult. com 为护理提供了专业化的信息资源。专业化的护理二次证据如澳大利亚 Joanna Briggs 循证护理中心,网址是 http://www. Joanna briggs. edu. au/about/home. php;英国 York 大学循证护理中心,网址是 http://www. york. ac. uk/inst/crd/crddata-bases. htm;英国循证护理杂志,网上提供文献的摘要,其网址是 http://ebn. bmj. com/。中国生物医学文献数据库(CBM)以及临床实践指南、护理专业相关网站如国内中国期刊(http://192. 168. 169. 4/cjn3. O/mainframe. html),各护理协会网址和护理网站等和护理专业杂志。

现以于晨等[19]的"心理干预对脑卒中后抑郁治疗效果的系统评价"文题为例,介绍护理文献数据库可选择为 JBI 循证卫生保健国际合作中心图书馆(Joanna Briggs Institute Library,1980～2010. 6)、Cochrane 图书馆(1980～2010. 6)、PubMed(1966～2010)、CINAHL (Cumulative Index to Nursing and Allied Health literature,1982～2000. 5)、CBM(1978～2010)、CNKI(1979～2010)。

3. 选择和确定检索词　检索词是一个词表达一个概念,词组多个概念;检索词可由用户提出,也可从受控词表选择。检索词可分为两种自由词和主题词两类。主题词(美国国立医学图书馆编制 Medical Subject Headings,MeSH),取决于主题词表、叙词表、分类词表,是经过规范化的。使用主题词进行检索时,其主要优点是保证了一定的查全率和查准率。因为通过标引,主题词包括了它的同义词和近义词等保证了查全率;同时主题词可以与副主题词组配,对该主题词下的文献进一步的限定、确保了查准率。自由词(关键词),取自于文献的篇名、文摘或正文,是一种没有规范化的自然语言。当没有合适的主题词时,可以考虑用自由题检索,但要注意该自由词的不同表达形式,如近义词、同义词、缩写、全称等,以防止漏检。自由词检索最为简单明了。但为提高检索质量和检索效率,还要重视对主题词的检索。以于晨等[19]研究的"心理干预对脑卒中后抑郁治疗效果的系统评价"文题为例,检索词有英文检索词"Stroke/Apoplexy/Cerebrovascular accident/Vascularaccident、Depression/Depressive disorder、Intervention/Psychotherapy、Cognitive therapy、Behavioral therapy、Supportive therapy"。中文检索词"卒中/脑卒中/脑血管意外/中风/脑梗死、抑郁/抑郁症、心理、干预/

护理/治疗、认知疗法、行为疗法、支持疗法"计算机检索 CBM(1978～2010)、CNKI(1979～2010)。

4. 确定检索标志、制定检索策略并实施检索 检索策略是指在分析检索信息需求的基础上,选择适当的数据库并确定检索途径和检索词,确定各词之间的逻辑关系与检索步骤,以制定出检索表达式并在检索过程中修改和完善。检索途径即检索入口(检索点)是 title、authuor、keyword、index、abstract、full-text、ISSN、publisher。检索表达式(formula、profile、statement)是检索策略的逻辑表达式,有检索词及其组配运算符构成,检索式决定检索质量组配符:布尔运算符,截词符,位置运算符,优先算符。检索者可根据检索目的,制定检索策略。制定检索策略的原则是敏感度要高,通过提高敏感度,达到提高检出率,减少漏检率的目的。如通过使用逻辑运算符"and"缩小检索范围,提高查准率;"or"扩大检索范围,提高查全率,"not"在含检索词 A 的记录中去掉含检索词 B 的记录,其作用为缩小检索范围,提高查准率。其他数据库的检索方式基本相似,但不同数据库有不同的特点,应制定出适用于该数据库的最佳检索策略。

5. 评价检索结果,获取原始文献 循证护理的实践主要包括两个方面:①作为应用者,在临床实践中应用证据;②作为研究者,为临床实践提供证据。如果是为使用证据而进行检索,主要是从证据的级别和临床适用性来判断检索结果的质量。如果是为制作证据而进行检索,其评价步骤有:浏览检出记录的标题和摘要,评价该记录是否符合事先制定好的纳入和排除标准,排除不符合要求的文献,纳入符合要求的文献。必要时对数据库进行再次检索,并在检索过程中不断修改和完善检索策略。如果是为了使用证据,应更多地检索一些二次研究的数据库,如果是为了对临床研究证据进行系统评价,除了检索收录已发表文献的数据库之外,还应检索专门收录在临床研究的数据库,不断修改和完善检索策略,满足检索需求。通过阅读全文,整理检索结果,获取原始文献,向有关图书馆馆藏目录查询借阅;借助馆藏联合目录,向收藏单位索取原始文献;通过全文数据库查询所需原文;利用网上免费电子期刊数据库(如 http://www.highwire.org 等)获取原文;利用作者联系地址或电子邮件地址,向作者写信或发 E-mail 索取原文。

证据的检索是循证护理研究的前提和基础,但循证检索有别于传统的医学文献检索。只有将循证的要求融入到信息检索的实践中,制定循证护理文献最佳检索策略,才能更有效地查找到高质量的文献,才能进一步促进循证护理的发展。

三、循证护理证据检索步骤实例

现以陈宏林等研究"循证护理证据的检索策略"[20]为例,介绍循证护理证据检索步骤:

(1)提出需要解决的循证护理问题。一般来说,一个好的问题要包括 3 个部分[21]:患者的类型、干预措施和对照措施、临床结局。例如我们构建一个循证护理问题:呼吸道湿化的护理能改善体外循环后患者的预后吗? 患者的类型为体外循环后患者;干预措施为呼吸道湿化护理;临床结局是否能改善预后。

(2)选择恰当的检索词。确定了循证护理问题,下一步就是选择恰当的检索词。检索词包括自由词(关键词)和主题词(美国国立医学图书馆编制 Medical Subject Headings,MeSH)两类。该例中,可选择的关键词为:呼吸道湿化、体外循环、预后等。自由词检索最为简单明了。但为提高检索质量和检索效率,还要重视对主题词的检索。

（3）选择数据库。一般来说,应首先对 Cochrane 图书馆进行检索。如检索结果不能满足需要,再检索其他的二次研究资源:OVID 循证数据库、Evidence Based Nursing 等。如果以上二次研究资源的检索找不到相关证据,仍难以回答所提出的临床问题。常需检索收录记录多、更新快或专业更密切的 Medline、Embase 等其他数据库,寻找一次研究证据。

（4）制定检索策略式。在检索策略式中常使用逻辑运算符,多个检索词之间可选用以下逻辑运算符进行连接。①"and"（逻辑"与"）:检出结果需同时含有两个或多个检索词,其作用为缩小检索范围,提高查准率;②"or"（逻辑"或"）:检出结果可同时含或只含两个或多个检索词中的一个,其作用为扩大检索范围,提高查全率;③"not"（逻辑"非"）检出结果是在含检索词 A 的记录中去掉含检索词 B 的记录,其作用为缩小检索范围,提高查准率。本例中对 Cochrane 图书馆进行检索,表达式可以如下:

1 extracorporeal circulation

2 cardio pulmonary bypass

3 CARDIOPULMONARY BYPASS explore all trees

［MeSH Terms］

4 # 1 or # 2 or # 3

5 damp

6 respiratory system

7 # 5 and # 6

8 COMMUNITY HEALTH NURSING explore all

trees［MeSH Terms］

9 RESPIRATORY SYSTEM explore all trees

［MeSH Terms］

10 # 8 and # 9

11 # 7 or # 10

12 # 4 and # 11

其他数据库的检索方式基本相似,但不同数据库有不同的特点,应制定出适用于该数据库的最佳检索策略。

（5）判断检索结果能否回答临床问题。循证护理的实践主要包括两个方面:①作为应用者,在临床实践中应用证据;②作为研究者,为临床实践提供证据。如果是为使用证据而进行检索,主要是从证据的级别和临床适用性来判断检索结果的质量。如果是为制作证据而进行检索,应评估记录是否符合事先制定好的纳入和排除标准,排除不符合要求的文献,纳入符合要求的文献。

（6）必要时对数据库进行再次检索,并在检索过程中不断修改和完善检索策略。如果是为了使用证据,应更多地检索一些二次研究的数据库;如果是为了对临床研究证据进行系统评价,除了检索收录已发表文献的数据库之外,还应检索专门收录在临床研究的数据库,不断修改和完善检索策略,满足检索需求。

证据检索是循证护理研究的前提和基础,但循证检索有别于传统的医学文献检索。只有将循证的要求融入到信息检索的实践中,制定循证护理文献最佳检索策略,才能更有效地查找到高质量的文献,才能进一步促进循证护理的发展。

第三节　循证护理常用外文数据库检索

一、Medline/PubMed 数据库

Medline 数据库是生物医学证据和信息的基本来源,它是由美国国立医学图书馆(National Library of Medicine)建立的 MEDLARD(Medical Literature Analysis and Retrieval Systems)系统的生物医学数据库(MEDLARS 的全称　MEDLARS ON LINE)和医学文献书目型数据库。内容涉及基础医学、临床医学、护理学、口腔科学、卫生保健、食品营养、药物学、兽医学、环境卫生、卫生管理、人文科学以及信息科学等学科。目前可在互联网上检索到的多种不同版本的 Medline,其中以 PubMed 数据库最常见。PubMed 是美国国立医学图书馆(NLM)下属美国生物技术信息中心(NCBI)研制的基于 web 的文献数据库,是 NCBI 检索系统数据库之一。检索服务具有内容全、检索途径多、访问速度快等优点。该数据库包括 3 种重要索引的内容:Index Medicus,Index to Dental Literature 和 International Nursing Index。收录 1950 年以来 4600 余种生物医学期刊的内容,这些期刊来自美国和世界上 70 多个国家和地区。文献量达 1500 余万条,记录英文资料占 90% ,3/4 有摘要,每周更新。

1. PubMed 与 Medline 的区别

(1)PubMed 收录范围广,收录 Medline 未收录的部分生命科学相关的非医学专业期刊(物理、天文、化学等);

(2)PubMed 收录记录新,收录在 Medline 数据标引前的最新题录;

(3)PubMed 文献类型全,提供电子原文链接(部分免费)。

2. PubMed 系统的主要特点

(1)词汇自动转换功能:①MeSH 转换表(MeSH Translation Table):包括 MeSH 词、参见词、副主题词等;在该表中发现了与检索词相匹配的词,就会自动将其转换为相应的 MeSH 词和 Text Word 词。例如:"Vitamin k"—"Biotin [MeSH Terms] OR Vitamin k [Text word]"。②刊名转换表(Journal Translation Table):包括刊名全称、MEDLINE 形式的缩写和 ISSN 号;该转换表能把键入的刊名全称转换为"MEDLINE 缩写[Journal Name]"后进行检索,例如:"new england journal of medicine"—"N Engl J Med [Journal Name]"。③短语表(Phrase list):包括 MeSH、含有同义词或不同英文词汇书写形式的统一医学语言系统和补充概念(物质)名称表。如果 PubMed 系统在 MeSH 和刊名转换表中未发现与检索词相匹配的词,就会查找短语表。④著者索引(Author Index)。

(2)截词检索功能:①允许使用" * "号作为通配符进行截词检索。如:键入"bacter * ",系统会找到那些前一部分是 bacter 的单词(如 bacteria,bacterium,bacteriophage 等),并对其分别进行检索。②如果这类词少于 150 个,PubMed 会逐词检索,若超过 150 个,PubMed 将显示如下警告信息:"Wildcard search for ‘ term * ’ used only the first 150 varia-tions. Lengthen the root word to search for all endings"。③截词功能只限于单词,对词组无效。如:"infection * "包括"infections",但不包括"infection control"等。④使用截词功能时,PubMed 系统会自动关闭词汇转换功能。

(3)强制检索功能:①允许使用双引号("")来强制系统进行短语检索。例如"Nursing diagnosis",系统会将其作为一个不可分割的词组在数据库的全部字段中进行检索。②使用

双引号检索,会自动关闭词汇转换功能。

（4）链接功能:①链接相关文献;②链接 NCBI(National Center for Biotechnology Information)数据库;③链接外部资源;④链接相关图书;⑤PubMed 向用户提供期刊的缩写名称和 ISSN 号。

3. PubMed 检索方法　PubMed 检索网址为:http://www. ncbi. nlm. nih. gov/PubMed,在浏览器地址栏输入 http://www. ncbi. nlm. nih. gov/pubmed 获得 PubMed 一般检索界面/PubMed 主页,见图 6-4。

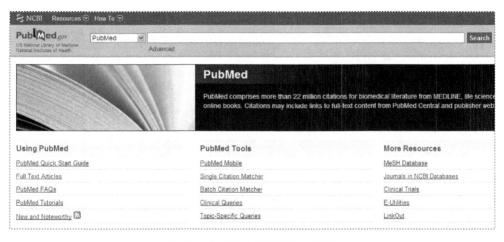

图 6-4　PubMed 启动后的主界面

（1）基本检索:在 PubMed 主页的提问框中键入英文单词或短语(大写、小写均可),回车或点击"search",PubMed 即使用词汇自动转换功能进行检索,并将显示结果直接显示在主页下方。如键入 evidence-based nursing 后回车或点击"search",PubMed 开始检索并将检索结果显示出来,见图 6-5。

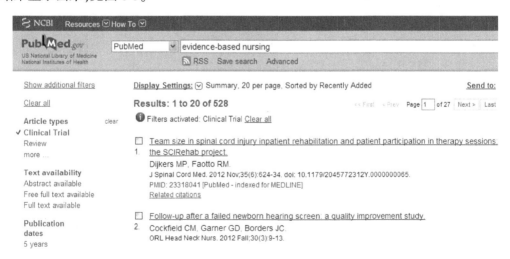

图 6-5　在 PubMed 查寻有关 evidence-based nursing 的文献

如果检索结果不符合要求,可以在提问框中增加或删除词语,或者在 Details 状态下,来修改检索式,也可使用 Limit 选择限定条件,再进行检索。用户可根据需要使用通配符"＊"

或双引号,进行截词检索或限定检索。使用布尔逻辑检索,运算符必须大写。如"coronary heart disease" AND "evidence-based nursing"。见图6-6,图6-7,图6-8。

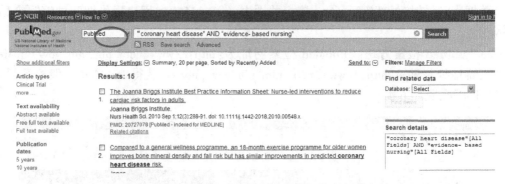

图 6-6　在 PubMed 查寻有关冠心病循证护理相关文献

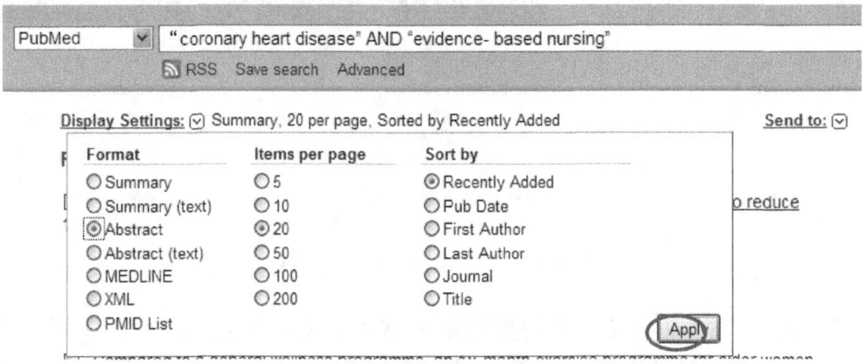

图 6-7　在 PubMed 显示有关冠心病循证护理相关文献的摘要条目

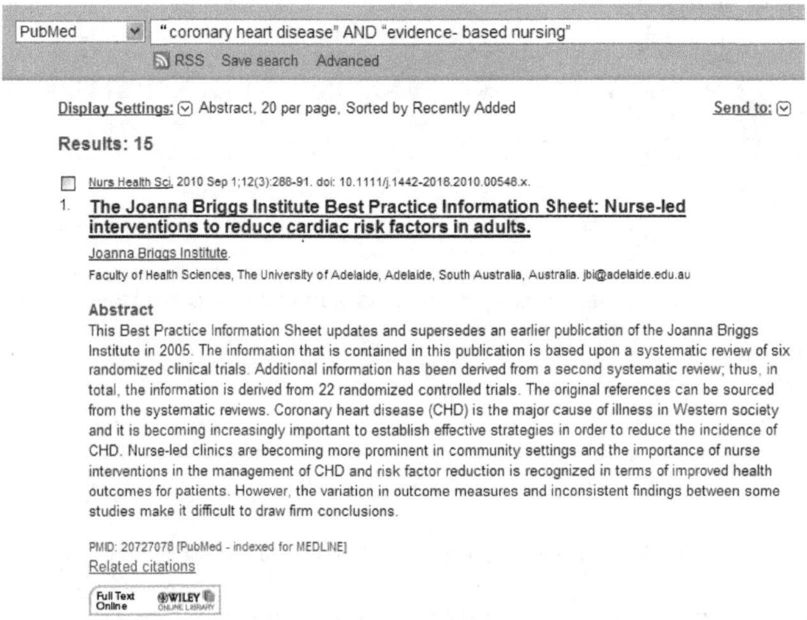

图 6-8　在 PubMed 显示有关冠心病循证护理相关文献的摘要信息

布尔逻辑检索允许在检索词后附加字段标志以限制检索字段。其检索表达式的格式为：检索词［字段标志］布尔运算符检索词［字段标志］。如 ansthma/therapy［mh］AND review［pt］AND child，preschol［mh］。各种字段标志见表6-3。

表6-3　字段标志一览表

字段标志	字段标志说明	字段标志	字段标志说明
AD	著者地址	NM	化学物质名称
AL	会字段	PG	期刊页码
AU	著者姓名	PS	人名主题索引
DP	文献出版日期	PT	文献类型
EDAT	录入 PubMed 系统数据库的日期	RN	化学文摘社化学物质登记号或酶号
FILTER	由 PubMed	SB	子集数据库
IP	期刊的期号	SHP	MeSH 副主题词
TA	期刊名全称（简称）/ISSN 号	TW	自由词
LA	文献文种	TI	标题
MAJR	主要 MeSH 主题词	UIT/PMID/UI	记录标志号
MHDA	MeSH 主题词标引日期	VI	期刊卷号
MH	全部的 MeSH 主题词		

（2）MeSH 主题词检索：点击"MeSH Database"，进入医学主题词检索界面。在检索框中键入检索词，点击"search"，系统自动将该词转换成相应主题词，显示其定义，点击某一主题词，如键入 evidence-based nursing 后回车或点击"search"，PubMed 开始检索 evidence-based nursing 并将 MeSH 主题词检索结果显示出来。显示其比较详细的信息，可组配副主题词和结构，可以在此页选择副主题词，还可以将检索词限定在某一主题词字段，见图6-9。

（3）刊名浏览检索之一：点击"Journals Database"进入刊名检索界面或在提问框中输入刊名全称，见图6-10。

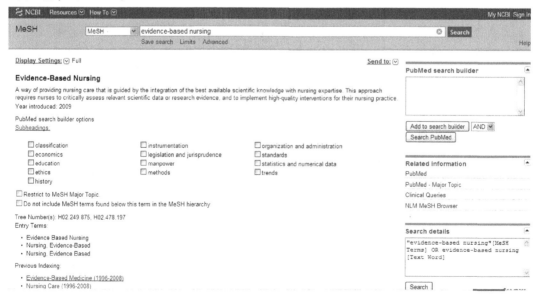

图6-9　在 PubMed MeSH 检索有关循证护理研究的结果

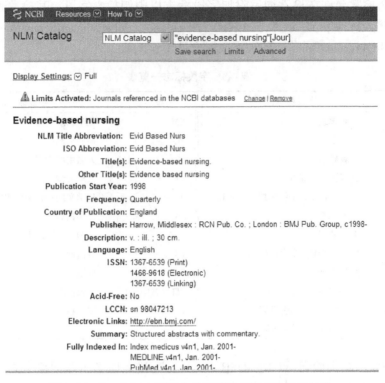

图 6-10　在 PubMed 检索有关循证护理期刊信息的结果

若刊名有括号,录入时应将括号省略。如:J Hand Surg［Am］应键入 J Hand Surg Am。

（4）布尔逻辑检索:PubMed 系统允许使用布尔逻辑检索,但要在提问框中键入布尔逻辑运算符(AND,OR 或 NOT),但布尔逻辑运算符必须大写。如:vitaminc OR zinc。

布尔逻辑检索的运算顺序为从左至右,但可使用圆括号来改变其运算顺序。如 common cold AND（vitamin c OR zinc）,圆括号中的检索式最先运算。

（5）单引文匹配检索:现在期刊论文都需附有准确、全面的参考文献信息,用户如果对参考文献信息掌握得不全面,可以通过索引文匹配器进行索引文匹配检索（Single Citation Matcher）,根据已知信息在 PubMed 数据库中获得参考文献全部信息。输入的刊名可以是全称,也可以是 MEDLINE 标准的缩写形式,日期输入形式为年/月/日,如 2000/01 或 2000/01/25,任何一项信息均可忽略不填,但检索结果中的文献记录也会因此而增多。

（6）批引文匹配检索:批引文匹配检索（Batch Citation Matcher）文献信息输入格式为:刊名|年|卷|文献的首页|作者|用户对文献的标志|,每篇文献的信息单独成行。其中刊名和作者姓名必须是 MEDLINE 标准缩写形式,用户对文献的标志可以是任意字符串,如某项信息缺失可不填写,但"|"不能省略,如:bmj|1999|319|||Coronary artery disease|。

（7）临床询问:进入临床询问（Clinical Queries）界面,界面上列有常用的类目,如:nursing、therapy、diagnosis、etiology、prognosis、clinical prediction guides,检索时,只需在检索框内键入主题词如:gastritis and nursing,然后用鼠标在下面点选上述项目即可,这样更方便临床检索,见图 6-11。

Clinical Queries 提供 Clinical Study Categories、Systematic Reviews、Medical Genetics 三种检索方式。

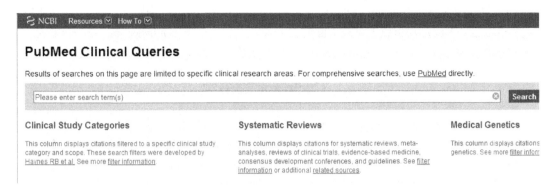

图 6-11 PubMed 临床询问检索主界面

(8) 专业询问：点击专业询问 "Special Queries" 进入专业询问界面，提供以下检索内容：①Queries Targeted for Clinicine and Health Services Researchers：包括临床询问（Clinical Queries）、卫生保健服务检索（HSR）、癌症主题检索和公民卫生保健；②Subjects：包括 AIDS 子集、Bioethics 子集等。③Journals Collections：包括临床核心期刊子集和护理期刊子集。

(9) 著者检索

1) 著者检索：在基本检索状态输入姓的全称，名缩写（如 Smith ja），回车或点击"Go"，系统会自动到著者字段检索，并显示检索结果；

2) 日期或日期范围检索：输入日期或日期范围，回车或点击"Go"，系统在日期字段检索，并显示符合条件的记录。

4. PubMed 检索结果处理

(1) 显示

1) 可用 6 种不同的格式显示检索结果，其默认 Summary 格式，也可打开下拉，从中选择某一显示格式，然后点击"Display"。"Text"显示记录的纯文本格式。"show"用于选择每一页显示的记录条数。

2) 显示格式的选择：①概要格式（Summary Format）：是默认的显示格式，包括 MEDLINE 全部作者姓名、篇名、出处、PubMed 标识符（PMID）、文献加工阶段标识；②简单格式（Brief Format）：包括第一作者姓名、篇名的前 30 个字符、PMID、"Related Articles"等链接；③文摘格式（Abstract Format）：除"Summary Format"显示的信息外，还包括第一作者地址（文献出版时）、（可供利用的）文摘、刊物、评论、（可供利用的）全文链接；④引文格式（Citation Format）：除"Summary Format"显示的信息外，还包括（可供利用的）文摘、MeSH 主题词、（可供利用的）物质名称、（可供利用的）全文链接等；⑤MEDLINE 格式（MEDLINE Format）：显示 MEDLINE 记录的全部字段，前方并有 2 个字符的字段标志，下载用于文献研究管理软件，如加入"reference management programs"。

(2) 存盘：PubMed 系统允许最多可保存 5000 条记录。可用不同的格式（同显示格式）保存检索结果，默认格式为 Summary。

要保存全部检索结果时，先选择相关格式，然后点击"Save"；要保存特定记录时，点击记录左边的选择框予以标记，再点击"Save"。

(3) 打印：打印检索记录，默认值为 20 条。若检索结果超过 20 条，则需修改每页显示的记录数（点击"Show"，选择每页显示的条数，允许每页最多显示 500 条记录）再打印。

（4）订购原文:在 Clipboard 界面下,注册用户可点击"Order"订购原文,点击 PubMed 主页左边的 Journals Database,再点击该页下面的 Journals with Links to publisher web site 会出现一个期刊字顺表,它们链接到各个出版商的站点,有些可免费提供原文,但绝大多数都是收费的。

二、Cochrane 图书馆

The Cochrane Library 是国际 Cochrane 协作网(The Cochrane Collabortation)的主要产品,由 Wiley interScience 公司出版发行,是一个提供高质量证据的数据库,也是临床研究证据的主要来源,旨在为使用者提供高质量证据,其中 Cochrane 系统评价(Cochrane systematic review,CSR)数据库是国际公认的临床疗效研究证据的最好信息源。可通过网址:http://www3. interscience. wiley. com/cgi-bin/mrwhome/106568753/HOME? CRETRY = 1&SRETRY = 0,有网络版和光盘版两种形式,每个季度更新一次。在欧美发达国家,其全文在网络上对全民公开。在我国通过网络可以检索和内容摘要的浏览。其检索方式与 PubMed 相似。

Cochran Library 提供了健康研究的系统回顾,其摘要可通过 CINAHL 与 MEDLINE 获取有关护理及最佳实践综合信息的网上杂志。Cochrane 图书馆收集了对各种健康干预措施的系统评价,护理人员可以从中获取最新、最有价值的系统评价资料,对护理科研与临床工作都将起到指导作用。其网址:http//www. Thecochranelibrary. com/。

（一）Cochrane 图书馆的主要内容

（1）Cochrane 系统评价数据库(cochrane database of systematic review,CDSR),主要由系统评价全文库(completed review)和研究方案(protocol)两部分组成。该库收集了协作网 51 个 Cochrane 系统评价组对各种健康干预措施制作的系统评价,全文及其方案。目前主要收集的是对随机对照试验进行的系统评价。Cochrane 图书馆 2008 年第 4 期 CDSR 已收录 3625 个全文和 1921 个研究方案,并以每年新生产 300 多个系统评价的速度递增,协作网所制作的系统评价几乎涵盖整个临床医学领域。

（2）疗效评价文摘库(database of abstracts of review of effects,DARE)由英国约克大学的国家卫生服务系统评价和传播中心编制提供,包括了作者对系统评价质量的评估。该库包括非 Cochrane 协作网发表的系统评价的摘要和目录,其摘要主要为评论性摘要,是对 Cochrane 系统评价的补充,其特色是唯一收录经过评选的系统性评论摘要,每篇摘要包括评论的概要及质量评语。主要用于检索目前是否有类似的非 Cochrane 系统评价发表。2008 年第 4 期已经收录了 9025 篇。

（3）Cochrane 临床对照试验中心注册库(the cochrane central register of controlled trials,CENTRAL) 由 Cochrane 协作网临床对照试验中心进行管理,其目的是向 Cochrane 协作网系统评价专业组和其他制作系统评价的研究人员提供信息。信息的收集来自 Cochrane 协作网各中心、各专业组及志愿者等,他们通过手工检索和计算机检索,从医学杂志、会议论文集和其他来源收集随机对照试验或对照临床试验,并按规定的格式送到 Cochrane 协作网的对照试验资料库注册中心。机检数据库包括从 MEDLINE 和 EMBASE 数据库等收集的随机对照试验或对照临床试验。大多数文献有摘要,是制作系统评价的必检数据库。

（4）Cochrane 协作网方法学文献注册库(the cochrane methodlogy register,CMR)搜集关于方法学应用于对照试验的文献信息,包含从 MEDLINE 数据库或人工查找的期刊文献、图书和会议录等。

（5）卫生技术评估数据库（health technology assessment database，HTA）提供全世界已完成和进行中的健康技术评估数据（研究关于医学、社会学、伦理学和卫生医疗的经济性），目的是改善医疗质量和卫生保健的成本效益。

（6）英国国家卫生服务部卫生经济评价数据库（NHS economic evalution database，NHS EED）可协助决策者从全世界搜集系统性经济性评估，并鉴定其质量及优缺点。

（7）Cochrane 协作网的其他相关信息（about the cochrane collaboration and the cochrane collaborative review groups，about）收录了 Cochrane 协作网，协作网各专业组、网络和中心等相关内容。

（二）Cochrane Library 检索

1. 简单检索

简单检索（simple search）为 Cochrane Library 的默认模式，在"Search Cochrane"下面输入框输入检索词，点"Go"。检索词可以是单词也可是短语（图6-12）。

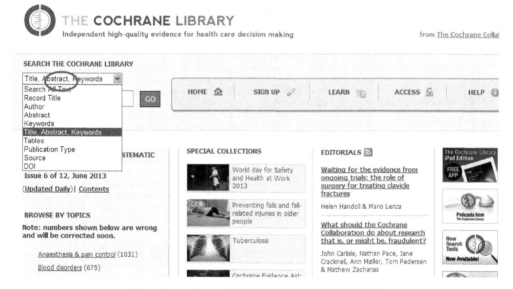

图6-12　Cochrane 图书馆系统评价数据库主界面

在检索框中可使用的检索运算符有：

1）逻辑运算符"AND"，"OR"，"NOT"，如 headaches AND（aspirin OR paracetamol），（liver OR kidney）AND tumour NOT cancer 等。

2）位置运算符"NEAR"，如"back pain" NEAR "exercise nursing"也可根据两个检索词或两个短语同时出现在一个句子中的记录进行检索。

3）截词符"＊"：如使用截词符对"cardio"进行检索，将检索出"cardiology 和 cardiography"等一批前缀为 cardio 的词汇。

2. 高级检索　点击图6-12左上角"Advanced Search"进入高级检索界面（图6-13），点击图6-13左上角"Search Limits"进入限制检索界面（图6-14），通过对检索条件进行选择和限定，可进一步提高查准率。

3. 主题检索　主题检索（MeSH search）：点击图 6-13 右上角"Medical Terms（MESH）"进入 MESH 检索界面，见图 6-15。

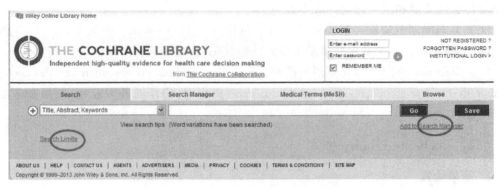

图 6-13　Cochrane Library 高级检索界面

Search limits

By default, your search will be of all Cochrane databases, all document statuses, for all years, unless you change these limits with the panel below

Product types	Status	Dates
☐ Cochrane Reviews	Limit search to the following:	Please provide years (in the format yyyy e.g. 1967) or leave the field blank.
◉ All	☐ New (all products)	___ to ___
○ Review		
○ Protocol	For **Cochrane Reviews** only	
☐ Other Reviews	☐ New Search	
☐ Trials	☐ Conclusions Changed	
☐ Methods Studies	☐ Major Change	
☐ Technology Assessments	☐ Commented	
☐ Economic Evaluations	☐ Withdrawn	
☐ Cochrane Groups		

☐ **Word variations will not be searched** *(e.g. "paid" will not find pay, pays, paying, payed)*

[Apply] [Clear] [Cancel]

图 6-14　Cochrane Library 限制检索界面

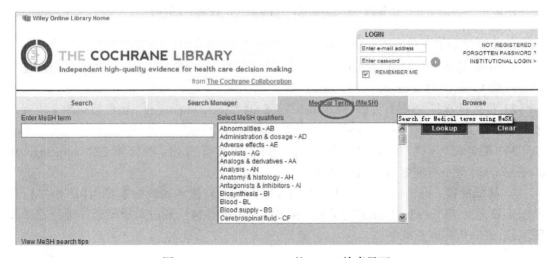

图 6-15　Cochrane Library 的 MESH 检索界面

在"Enter Meshterm"检索框内输入检索词如 nursing 后,可查看该词是否有主题词(点击"Thesaurus"),可显示主题词的树状结构(点击"Go To MeSH trees"),可查看该词的定义(点击"Definition")。见图 6-16,图 6-17。

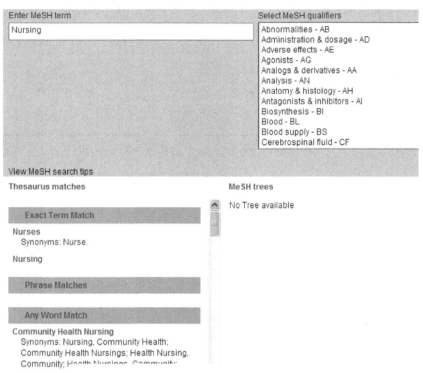

图 6-16　Cochrane Library 的 MESH 主题检索界面

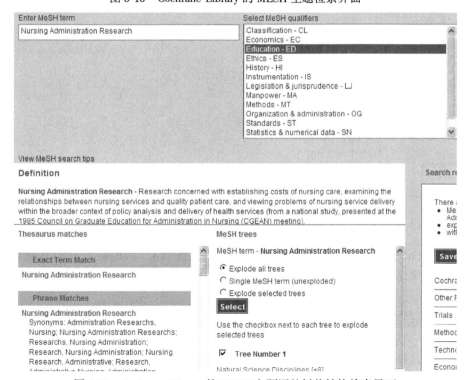

图 6-17　Cochrane Library 的 MESH 主题词的树状结构检索界面

4. 主题浏览　主题浏览(Topics)：在图 6-13 右上角点击"Browses"进入 Topics 检索界面,见图 6-18。

点击图 6-18 左上角"By Topics"进入主题浏览检索界面,见图 6-19,可对 Cochrane 协作网系统评价各专业组制作的系统评价进行选择,并可对某一个专业组分类列出的系统评价进行浏览。

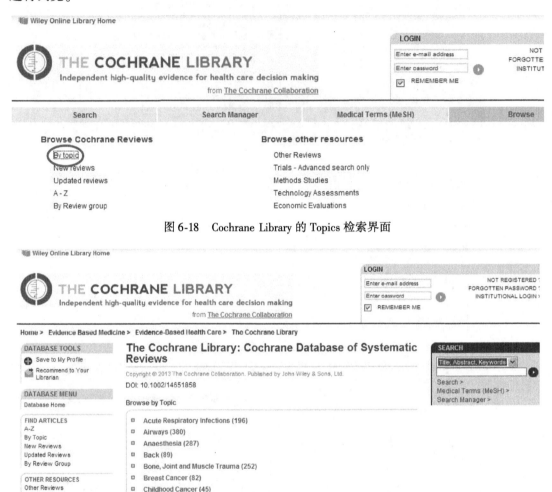

图 6-18　Cochrane Library 的 Topics 检索界面

图 6-19　Cochrane Library 的 Cochrane 协作网系统评价检索界面

(三) Cochrane Library 检索结果的处理

1) 显示(Show)：用鼠标左键点击"Show"按钮或按"F4"功能键可对检索结果进行显示。在浏览检索结果的过程中,可用鼠标左键点击所显示记录左上方的"&"符号标记出有兴趣的文献,以便打印、重新显示或套录用。

2) 打印或存盘(Print)：用鼠标左键点击"Print"按钮或按"F6"功能键可对检索结果进行打印。

3) 套录：此命令可将检索到的文献转存到软盘或硬盘中。用鼠标左键点击"Download"按钮,可将检索结果复制。

三、CINAHL 数据库

CINAHL(cumulative index to nursing and allied health literature)数据库,即护理和联合保健文学数据库,CINAHL 数据库是与护理研究密切相关的数据库。包含了大量与护理相关的书籍,是查找护理文献最综合和有效的数据库,是"护理累积索引和专职医疗文献"的缩写。其索引的期刊 1200 多种,其中 163 种期刊与护理研究有关,Medline 数据库也包括护理文献,但是 Medline 没有像 Cinahl 包括那么多的护理资源。Cinahl 和 Medline 两者都是从大量卫生保健学科中索引文章,像物理治疗、职业治疗、呼吸治疗、饮食疗法以及营养学。重要的是在护理问题上 Cinahl 用的索引词汇比 Medline 的更加精确。Medline 和 PubMed 都是可以免费使用的网络资源,而 Cinahl 则需要订阅。输入网址:http://www.cinahl.com/即进入 CINAHL 数据库主界面,见图 6-20。

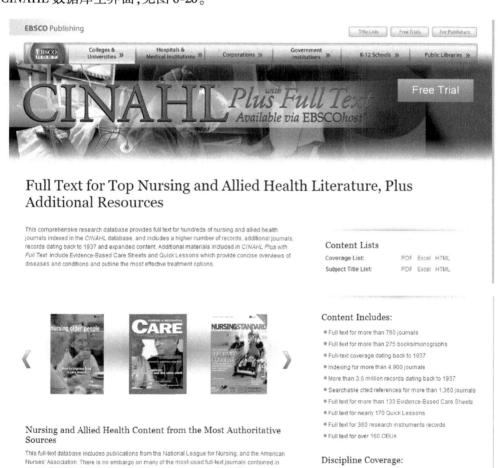

图 6-20 CINAHL 数据库检索主界面

四、《循证护理》期刊

《循证护理》期刊（*evidence-based nursing*）是 1998 年加拿大与英国皇家护士学院和 BMJ 联合主办共同创刊的杂志，季刊。是一个提供与护理相关的最好研究和最新证据的高质量国际性杂志。输入网址：http://www.ebn.bmj.com，即进入 evidence-based nursing 主界面，见图 6-21。

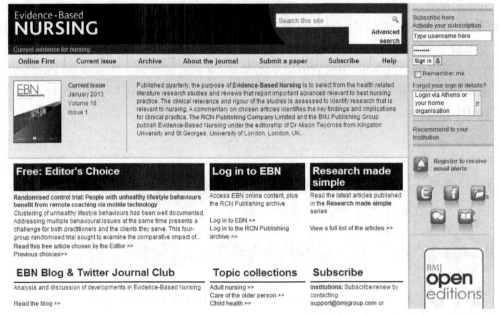

图 6-21　Evidence-Based Nursing 检索主界面

五、护理人员专用数据库

护理人员专用数据库是由 Elsevier 和护理专家委员会合作开发输入网址：http://www.nursingconsult.com，即进入护理人员专用数据库主界面，见图 6-22。

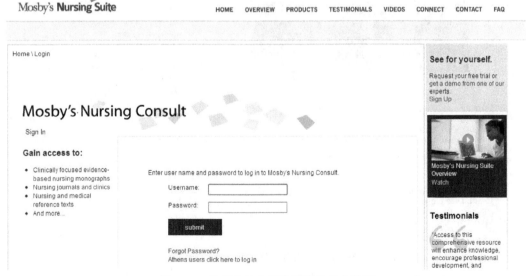

图 6-22　护理人员专用数据库检索主界面

六、英国护理文献索引

英国护理文献索引(*British Nursing Index*,BNI)是收录护理和产科学文献的数据库,涵盖了二百多份英国期刊和其他英文文献。其网址:http://www.bniplus.com/。

七、EMBASE 数据库

EMBASE 数据库(*Excerpta Medica*)即荷兰医学文摘,是 Elsevier Science 出版公司提供的生物医学和药学数据库,其重点内容是药学和药物。与药物有关的内容超过40%,此外还包括医疗卫生决策和管理、公共、职业与环境卫生、毒品依赖和滥用、精神科学、法医学及生物医学工程与仪器等方面的内容。

EMBASE 和 Medline 收录期刊的重叠估计大约在34%,实际文献的重叠情况根据不同的专题会有差异,据报道在一些特殊领域的重叠情况在10%~75% 左右。有关研究认为一个全面的检索最低需要检索这两个数据库。输入网址:http://www.embase.com/,即进入 EMBASE 数据库主界面,见图6-23。

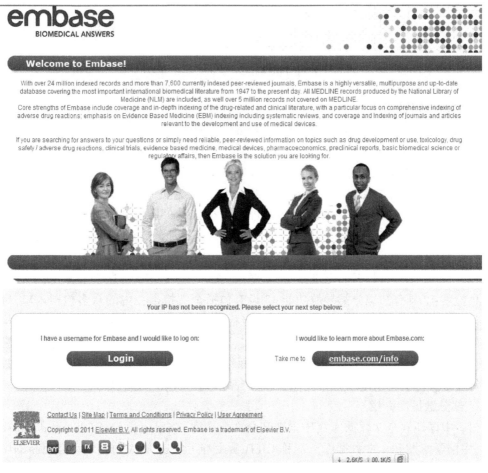

图6-23　EMBASE 数据库主界面

八、临 床 证 据

临床证据(*Clinical Evidence*)是由英国医学杂志出版,以在线和文字形式发行。每月更新1次,根据临床具体问题提供实用的证据或明确有无证据。网址:http://www. Clinicalevidence. com。

九、重 要 网 站

乔安娜·伯格循证护理和产科协会(The Joanna Brigga Institute for Evidence-Based Nursing and Midwifery),其网址为:http://www. Joannabriggs. edu. au。该网站成立于1996年,是当今国际上公认的学术研究性网站,内容包括介绍该学院及其相关合作学院、EBP 信息、操作信息网页、操作规范及系统回顾。The University York Center for Evidenced-based Nursing(约克大学循证护理中心),其网址为:http://www. youk. ac. uk. depts. bstdcentersevdenceevintro. btm,该网站主要介绍教育、培训、健康调查和社区服务方面的信息,侧重于护理人员培训的 EBN 研究。

第四节　循证护理常用中文数据库检索

一、中国期刊全文数据库概述

1. 中国知网数据库

(1) 概述:中国医院知识仓库(china hospital knowledge database,CHKD)是中国知识基础设施(china national knowledge infrastructure,CNKI)系列数据库产品,是"中国知识基础设施"工程的产物。收录自1994年以来700多种医药类专业期刊的医学全文文献以及2300多种非医药类期刊所提供的文献、280多种专业报纸、医学博士论文、中国重要的医药卫生会议论文以及部分医红卫生类工具书、教材等。首次推出的 CHKD 收录了1994年至今的各类医学文献达160多万篇。日更新千余篇,年更新量约30篇,数据库所收录的文献覆盖了内容覆盖了现有的所有学科,包括自然科学、工程技术、信息科学、农业、医学、社会科学等。

(2) 特点:①海量数据的高度整合,集题录、文摘、全文文献信息于一体,实现一站式文献信息检索;②具有知识分类导航功能;③设有包括全文检索在内的众多检索入口,可通过某个检索入口进行初级检索,也可以进行高级检索;④具有引文连接功能,除了可以构建成相关的知识网络外,还可用于个人、机构、论文、期刊等方面的计量与评价;⑤全文信息完全数字化,通过浏览器可实现期刊论文原始版面结构与样式不失真的显示与打印;⑥数据库内的每篇论文都获得清晰的电子出版授权,产品形式多样化,数据及时更新。

2. 部分数据库介绍

(1) 中国期刊全文数据库:《中国期刊全文数据库》(china journal full-text database),曾用名《中国学术期刊全文数据库》,简称 CJFD,是目前世界上最大的连续动态更新的中国期刊全文数据库。目前收录7600多种重要期刊,其中核心期刊1735种。至2006年3月31日,累积期刊全文文献1750万篇。以下简称期刊库。数据库以1994年及以后发表的文献为主,对其中4000多种期刊回溯至创刊,最早的回溯到1915年,如1915年创刊的《清华大学学报(自然科学版)》、《中华医学杂志》。

(2) 中国期刊全文数据库(世纪期刊):《中国期刊全文数据库(世纪期刊)》[china journal full-text database(century journals project)],简称 CJFD,是目前世界上最大的连续动态更新的中国期刊全文数据库,收录中国国内 4000 多种综合期刊与专业特色期刊的全文,刊物全部回溯至创刊。

(3) 中国优秀论文博士硕士学位论文全文数据库:《中国优秀博士硕士学位论文全文数据库》(china doctoral dissertatation & master's theses full-text database),简称 CDMD,是目前国内相关资源最完备、高质量、连续动态更新的中国博士硕士学位论文全文数据库,至 2006 年 3 月 31 日,累积博硕士学位论文全文文献近 30 万篇。数据库主要收录全国 379 家博硕士培养单位 1999 年及以后毕业的优秀博硕士学位论文,也少量收录 1999 年以前的学位论文。

(4) 中国重要会议论文全文数据库:《中国重要会议论文全文数据库》(china proceedings of conference full-text database),简称 CPCD,收录我国各级政府职能部门、高等院校、科技院所、学术机构等单位的会议论文集,年更新约 10 篇文章,至 2006 年 3 月 31 日,累积会议论文文献 43 多万篇。

(5) 中国重要报纸全文数据库:《中国重要报纸全文数据库》(china core newspapers full-text database),简称 CCND,是以重要报纸刊载的学术性、资料性文献为收录对象的连续动态更新的数据库。

(6) 中国年鉴全文数据库:《中国年鉴全文数据库》(china yearbook newspapers full-text database),简称 CYFD。年鉴是系统汇集上一年度重要的文献信息,年连续出版的资料性工具书。其收录范围是以上一年度为主,把有关的资料文献尽可能全面收集,着重反映一年来的新动态、新经验、新成果。陆续收录 1912 年到今中国内地正式出版发行的专类年鉴和综合年鉴。

(7) 中国图书全文数据库:《中国图书全文数据库》(china book full-text database),简称 CBFD,主要选国内外部分经典专著,以对科学技术和社会文化进步有重要贡献的原著、经典专著、名家撰写的教材为核心,包括工具书、教科书、理论技术专著、科普作品、古籍本、经典文学艺术作品、译著、青少年读物等。

(8) 中国引文数据库:中国引文数据库(china citation),简称 CCD,收录了中国学术期刊(光盘版)电子杂志社出版的所有数据库产品的参考文献,并提示各种类型文献之间的相互引证关系。它不仅可以为科学研究提供新的交流模式,同时也可以作为一种有效的科学管理及评价工具。

二、中国知网数据库检索

CNKI 数据库无论是跨库检索还是单库检索,均设置四种基本检索方式,即初级检索、高级检索、专业检索、在结果中检索,并且每一种检索方式在任何数据库中的页面设计、命名、操作均力求准确和统一。首次登陆成功后的默认界面为文献检索界面,检索界面见图 6-24。

1. 初级检索　点击某一个数据库名称即进入某一数据库检索界面。如点击初级检索数据库名称即进入初级检索数据库检索界面,见图 6-25。

(1) 根据需要选择查询范围:"全选",也可选一个或几个学科领域,进行检索。

(2) 设置检索控制条件包括发表时间、来源期刊及类别、期刊的发表年及刊期、支持基金和第一作者。精确指检索结果完全等同或包含与检索字/词完全相同的词语;模糊指检索结果包含检索词的词素,见图 6-26。

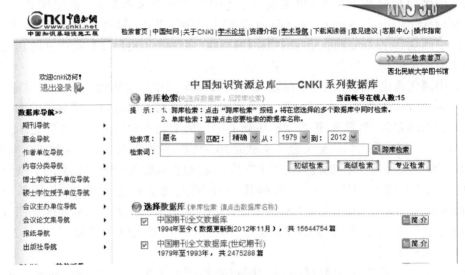

图 6-24　CNKI 数据库检索主界面

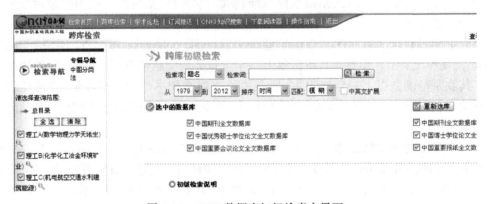

图 6-25　CNKI 数据库初级检索主界面

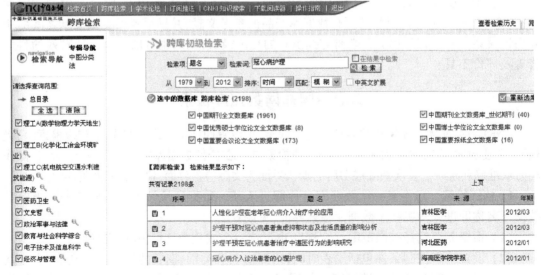

图 6-26　CNKI 数据库初级检索显示记录

（3）输入检索词：当选择多个检索项，在相应项内输入检索词，并选择它们之间的逻辑关系（并且、或者、包含）进行组合检索。它们的优先级相同，即按先后顺序组合。根据检索词的多少增加和减少检索行。逻辑与（并且）、逻辑或（或者）、逻辑非（不包含）。"并且"、"或者"、"不包含"的优先级相同，即按先后顺序进行组合。见表6-4。

表6-4 CNKI 数据库逻辑关系

逻辑关系	表示	示例	含义
逻辑与	并且	A 并且 B	包含 A 和 B
逻辑或	或者	A 或者 B	包含 A 或者包含 B
逻辑非	不包含	A 不包含 B	包含 A 排除 B

精确：检索结果完全等同或包含与检索字/词完全相同的词语；

模糊：检索结果包含检索字/词或检索词中的词素。

（4）添加完所有检索项后，点击在结果中进行检索。

2. 高级检索 点击高级检索数据库名称即进入高级检索数据库检索界面，见图6-27～图6-29。

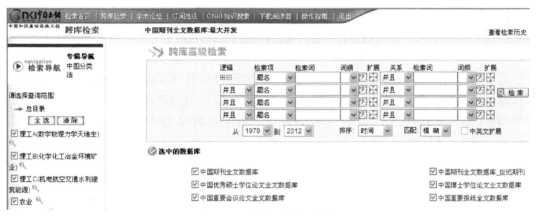

图 6-27 CNKI 数据库高级检索界面

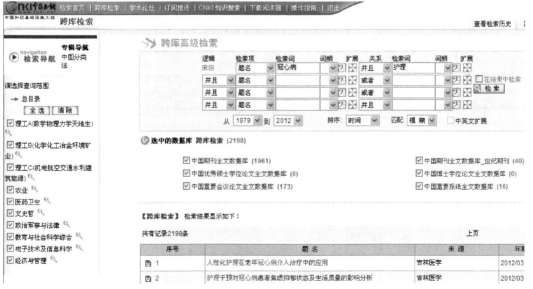

图 6-28 CNKI 数据库高级检索显示记录

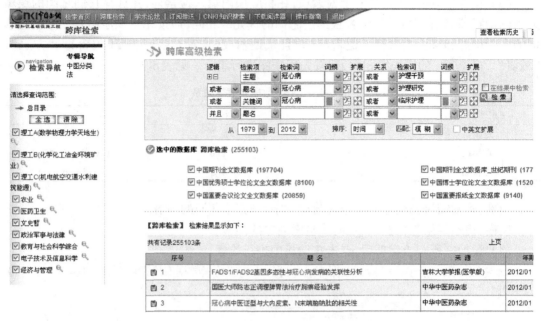

图 6-29　CNKI 数据库高级检索显示记录

高级检索具有以下功能供选择使用:单项双词组合检索、双词频控制检索。

单项双词组合检索:单项是指选择一个检索项,双词是指针对所选定的一个检索项可分别(两个输入框)输入两个检索词,组合是指这两个检索词之间可进行五种(并且、或者、不包含、同句、同段)组合。

双词频控制检索是指对一个检索项中的两检索词分别实行词频控制,也就是一个检索项使用了两次词频控制,是针对单项双词组合检索而设置的。

3. 期刊导航　点图 6-24 左侧期刊导航,即进入期刊导航检索界面,见图 6-30。检索框中输入"护理",即检索到所有有关护理方面的护理期刊,见图 6-31。

4. 检索结果浏览　检索结果见图 6-32。

5. 题录存盘　系统允许一次最多选择保存 50 条题录。提供四种题录存盘格式:简单格式、详细格式、引文格式、自定义格式,引文格式为默认存盘格式,见图 6-33。

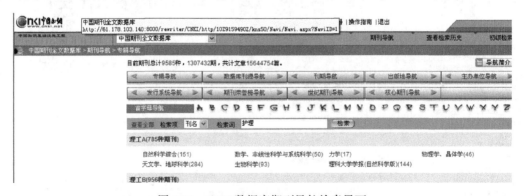

图 6-30　CNKI 数据库期刊导航检索界面

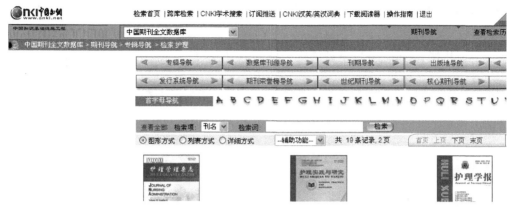

图 6-31 CNKI 数据库期刊导航护理期刊检索界面

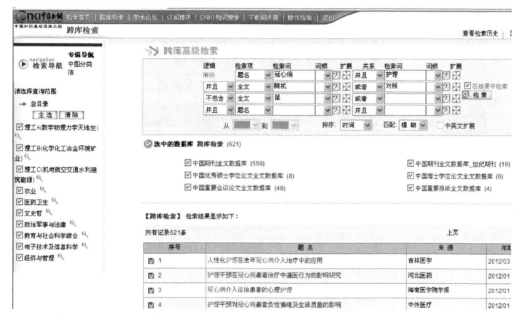

图 6-32 CNKI 数据库检索结果浏览界面

输出格式: ○简单 ○详细 ●引文格式 ○自定义 RefWorks
自定义: □题名 □作者 □中文关键词 □单位 □中文摘要 □基金 □刊名 □ISSN □年 □期 □第一责任人

处理结果:	预览	打印	清除设定

[1]周斌,王继生,蔡景理,王文星,陈小剑,徐鲁白,.MIF在胃癌中的检测意义[J].中国实验诊断学,2006,(7).

[2]林紫雯,谷仁烨,.幽门螺杆菌感染的热点话题——热点聚焦2005[J].日本医学介绍,2006,(7).

[3]于东红,王启之,贾继娟,唐素兰,王萍,.癌组织中幽门螺杆菌球形体的超微结构研究(英文)[J].蚌埠医学院学报,2006,(4).

[4]蔡跃芳,张明亮,严悦卿,黄维军,陈韬,.胃癌形成中Hp感染与其细胞凋亡和增殖的关系[J].中国现代医学杂志,2006,(12).

[5]张静,丁士刚,.幽门螺杆菌与胃癌的关系[J].中国微创外科杂志,2006,(7).

[6]王建,沈建根,.幽门螺杆菌感染患者胃黏膜组织中8-羟-2-脱氧鸟苷的测定及意义[J].中国基层医药,2006,(5).

[7]王国安,刘海峰,房殿春,陈刚,何俊堂,滕小春,.幽门螺杆菌感染对胃黏膜端粒酶活性的影响与细胞凋亡的关系[J].中华消化杂志,2006,(6).

[8]胡品津,.基因多态性与胃癌遗传易感性的关系[J].中华消化杂志,2006,(4).

[9]张华鑫,.幽门螺杆菌检测在临床工作中的应用[J].吉林医学信息,2005,(Z1).

[10]刘陆,王丽珍,李春鸣,.胃癌组织中hMSH2蛋白表达与幽门螺杆菌感染的关系[J].遵义医学院学报,2006,(1).

图 6-33 CNKI 数据库检索引文格式界面

6. 全文下载 系统提供两种途径下载浏览全文：一是从检索结果页面（概览页），点击题名前的符 🗐 号，下载浏览 CNKI 格式（CAJ 格式全文）；二是从知网节（细览页），点击 🗐推荐 CAJ下载 和 🗐 PDF下载，分别下载浏览 CAJ 格式、PDF 格式全文，见图 6-34 ~ 图 6-36。

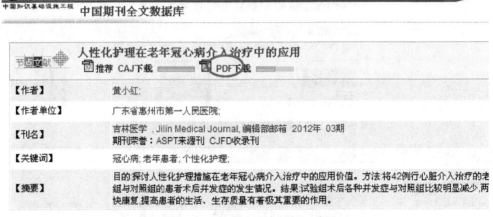

图 6-34　CNKI 数据库检索结果浏览界面

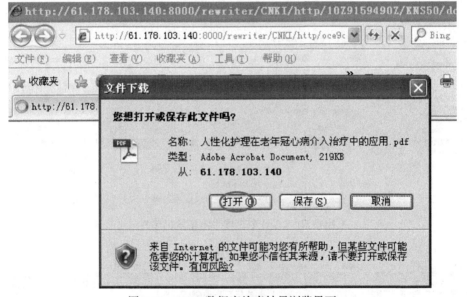

图 6-35　CNKI 数据库检索结果浏览界面

三、维普（VIP）数据库

（一）概述

1. 简介　VIP 数据库即中文科技期刊数据库，是维普公司 在 1989 年创办中文科技期刊篇名数据库的基础上建立的，其全文版与题录文摘版完全对应。该库收录了 1989 年以来自然科学、工程技术、农业科学、医药卫生、经济管理、教育科学及图书情报等学科领域 一万余种科技期刊上的论文。该库包含 1989 年至今的近 9000 种期刊的 500 余万篇文献，并以每年 250 万篇的速度递增。该库涵盖社会科学、自然科学、工程技术、农业、医药卫生、经济、

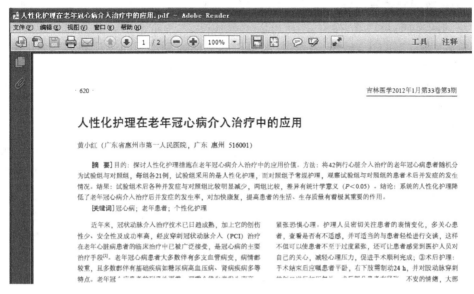

图 6-36　CNKI 数据库检索结果浏览界面

教育和图书情报等学科。按照《中国图书馆分类法》进行分类,所有文献被分为 8 个专辑:社会科学、自然科学、工程技术、农业科学、医药卫生、经济管理、教育科学和图书情报。进入 VIP 检索系统网址:http://www.cqvip.com,也可通过图书馆主页的链接直接进入主界面,见图 6-37。

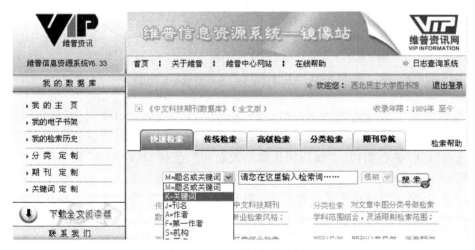

图 6-37　VIP 数据库检索界面

2. VIP 数据库逻辑运算符　VIP 数据库逻辑运算符见表 6-5。

表 6-5　vip 数据库逻辑运算符

逻辑运算符	逻辑运算符	逻辑运算符
*	+	-
并且、与、and	或者、or	不包含、非、not

3. VIP 数据库扩展功能 查看同义词：比如用户输入"土豆"，点击查看同义词，即可检索出土豆的同义词：马铃薯、洋芋，用户可以全选，以扩大搜索范围。查看同名作者：比如用户可以输入"张三"，点击查看同名作者，即可以列表形式显示不同单位同名作者，用户可以选择作者单位来限制同名作者范围。为了保证检索操作的正常进行，系统对该项进行了一定的限制：最多勾选数据不超过 5 个。

（二）VIP 数据库检索途径与方法

1. 快速检索 在首页的检索框中直接输入检索式（或检索词）进行检索的方式即为一般检索。首页的"一般检索"默认在任意字段进行检索。在检索结果页面上提供更多的条件限制检索功能。

2. 二次检索 在已经进行了检索操作的基础上，可进行重新检索或二次检索，见图 6-38。

（1）在结果中检索：检索结果中必须出现所有的检索词。相当于布尔逻辑的"与"、"and"、"*"。

（2）在结果中添加：检索结果至少出现任一检索词。相当于布尔逻辑的"或"、"or"、"+"。

（3）在结果中去除：检索结果中不应该出现包含某一检索词的文章。相当于布尔逻辑的"非"、"not"、"-"。例如，如果第一次的检索条件为 A，第二次的检索条件为 B，则选择几种二次检索的检索结果用图形（图 6-38）表示分别为（灰色部分为命中结果）。

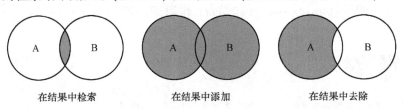

在结果中检索　　　　在结果中添加　　　　在结果中去除

图 6-38　VIP 数据库二次检索结果示意图

3. 期刊检索 点击 期刊导航 按钮可直接进入期刊导航检索界面。按期刊名的第一个字的首字母顺序进行查找。点学科分类名称即可查看到该学科涵盖的所有期刊。按学科分类还可限制"核心期刊"、"核心期刊和相关期刊"，选择"核心期刊"则只能查看到所选学科类别下涵盖的核心期刊。期刊搜索提供刊名和 ISSN 号的检索入口，ISSN 号检索必须是精确检索；刊名字段的检索是模糊检索；期刊搜索提供二次检索功能。期刊列表页面上提供的期刊信息有：序号、刊名、ISSN 号、CN 号核心期刊标记（有★标记的为核心期刊）。在期刊列表中如果包含有核心期刊和相关期刊，点击 ★ 核心期刊 即可将列表中的核心期刊全部筛选出来，此时 ★ 核心期刊 变成黄色。

4. 传统检索 点击 传统检索 按钮即进入传统检索界面。同义词：勾选页面左上角的同义词，输入检索式"胃癌"再点击"搜索"，即可找到和胃癌同义或近似的词，用户可以选择同义词以获得更多的检索结果。

注意事项：同义词功能只适用于三个检索字段：关键词、题名或关键词、题名。同名作者：勾选页面左上角的同名作者，选择检索入口为作者（或第一作者），输入检索词"张三"，点击"检索"按钮，即可找到作者名为"张三"的作者单位列表，用户可以查找需要的信息以做进一步选择。注意：同名作者功能只适用于两个检索字段：作者、第一作者。

5. 高级检索　点击 高级检索 ▶ 按钮即进入传统检索界面,见图6-39。

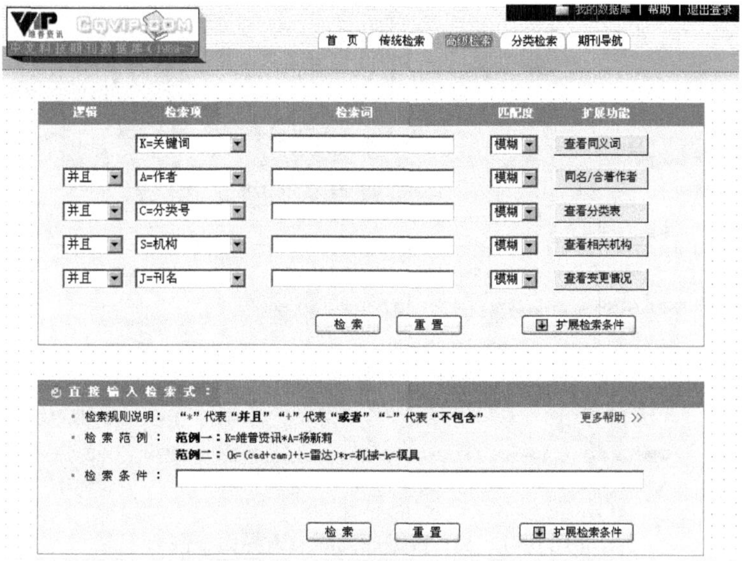

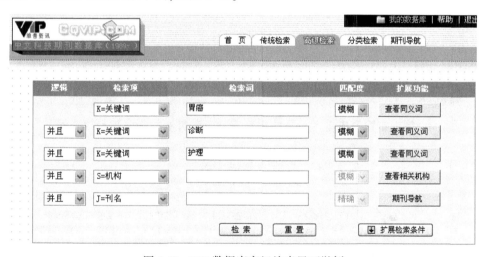

图6-39　VIP数据库高级检索界面

　　高级检索提供了两种方式供读者选择使用:向导式检索和直接输入检索式检索。检索胃癌诊断与护理方面的文献举例,见图6-40。

图6-40　VIP数据库高级检索界面举例

　　图中显示的检索条件得到的检索式、检索策略为:〔(关键词=胃癌)＊(关键词=诊断)〕＊(关键词=护理)＊全部期刊＊年=1989~2012。

　　6. 分类检索　分类检索相当于传统检索的分类导航限制检索,不同之处在于:这里采用《中国图书馆分类法》(第四版)的原版分类体系,分类细化到《中国图书馆分类法》(第四版)的最小一级分类,能够满足读者对分类细化的不同要求。点击 分类检索 ▶ 按钮可直接进入分类检索界面。

（三）检索结果处理

1. 概要显示 概要显示见图6-41。

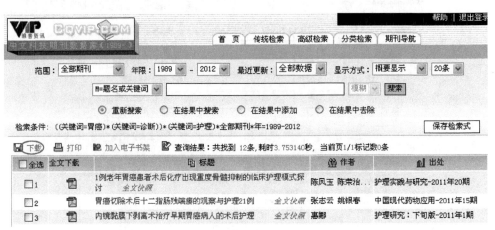

图6-41 VIP数据库高级检索界面举例

2. 文章下载 单篇文章下载（全文）见图6-42。在检索结果页面上，点击与文章对应的全文下载图标即可下载PDF格式的全文；在文章题录细览页面上点全文下载图标PDF全文下载，实现的也是下载PDF格式的全文。多篇文章下载（题录）须在检索结果的概览页面上勾选文章，点击全文下载按钮下载，即出现文章下载管理页面。

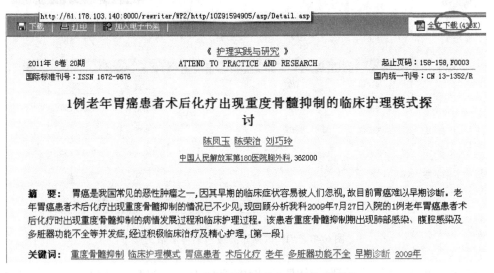

图6-42 VIP数据库高级检索单篇文章下载

3. 文章打印 勾选文章以后点"打印"按钮，进入打印管理页面：全文处理。

四、中国生物医学文献数据库检索

（一）概述

1. 简介 中国生物医学文献数据库（CBMdisc）是中国医学科学院医学信息研究所开

发研制的综合性医学文献数据库。该数据库收录了 1978 年至今的近千种中国生物医学期刊,以及汇编、会议论文的文献题录,总计近 1600 万条记录,其年增长量约 40 万条。该库涵盖了《中文科技资料目录(医药卫生)》、中文生物医学期刊目次数据库(CMCC)中收录的所有文献题录。学科覆盖范围涉及了基础医学、临床医学、预防医学、药学、中医学及中药学等生物医学的各个领域,是检索中文原始研究最重要的数据库。中国医学科学院医学信息研究所与维普公司合作,利用中文期刊文献数字对象唯一标识符技术和 XML 技术,实现了CBMdisc 题录数据与维普全文数据库的链接。

2. 特点 ①兼容性好。②词表辅助检索功能强。③检索入口多:主题词检索;分类检索;关键词检索;列表检索;著者检索;地址、机构检索;期刊检索;文献类型检索。④功能完备:定题检索功能;限定检索功能;馆藏期刊库定制功能;截词、通配符、各种逻辑组配检索功能;多种排序、显示、拷盘、打印输出功能;检索策略的修改、保存、调用功能;换盘、选库及多文档检索功能。⑤全文链接。⑥联机帮助。

3. 主界面的组成及功能 CBM 数据库主界面见图 6-43。

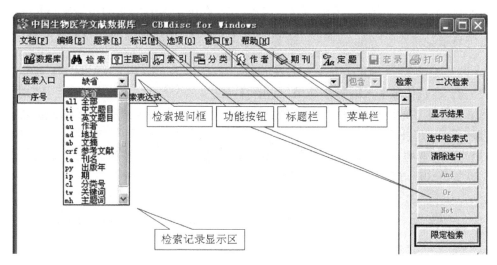

图 6-43　CBM 数据库检索主界面

(二) 检索途径及方法

(1) 基本检索:在检索框内输入检索词后点击"检索"即可得到检索结果。可输入字、词组、检索序号、检索组配式等进行检索。表示输入的检索词同时在所有可检索的字符型字段中查找表示输入的检索词同时在中文题目、文摘、作者、主题词、特征词、关键词、期刊这些主要字段检索。

(2) 限定检索的步骤:①光标移至欲进行限定检索的检索式;②点"限定检索"按钮;③对"限定检索对话框"的内容进行选定,点确认按钮,每组内的关系为"OR",组间关系为"AND"。

(3) 主题词表辅助检索:主题词是自然语言的规范化用语,如主题词"获得性免疫缺陷综合征"涵盖了"艾滋病""AIDS""爱滋病"等词语。检索课题时应尽可能采用规范化的主题词进行检索,以提高查全率和查准率。

检索方法:①在"主题词轮排表"窗口,键入检索词,点"浏览"按钮,显示含该检索词的轮排表;②在轮排表选择主题词,选择是否加权,是否扩展,点击"检索"按钮,系统弹出"副主题词表";③在"副主题词表"添加副主题词,点"确认"按钮。

(4)扩展检索:扩展检索指对当前主题词及其所有下位主题词进行检索;非扩展检索则仅限于当前主题词的检索。默认状态为扩展检索,若不进行扩展检索请选择"不扩展"选项。

(5)索引词表辅助检索:点工具栏"索引"按钮,转入索引表窗口。

(6)分类表辅助检索:以分类导航、分类号或分类词作为检索入口,在输入框键入检索词,点"浏览"按钮,显示分类表,选择扩展或不扩展类号及复分,最后点"检索"按钮即可。

(7)期刊表辅助检索:选择检索入口:包括期刊导航、期刊名称、出版地、出版单位、期刊主题词。输入检索词:在检索输入框键入检索词,点"浏览"按钮,系统显示含有该检索词的期刊列表。选择"期刊名"或"期刊代码"检索。点"检索"按钮。

(三)检索结果的处理

(1)显示:点"显示结果"按钮,或双击检索式。在浏览检索结果的过程中,可用鼠标左键点击所显示记录左上方的"▯"符号标记出有兴趣的文献,以便打印、重新显示或套录用。

(2)套录:选中欲套录的检索结果,点击"工具栏"的"套录",弹出"套录目录"对话框,选择套录文件所在的驱动器,输入文件名。如有必要,在套录前可进行"套录参数"的设置,点"套录"按钮,套录检索结果。

(3)打印:选中欲打印的检索结果,点击"工具栏"的"打印"按钮,弹出"套录目录"对话框。设置打印的参数,点击"打印"即可。

第五节 循证性临床实践指南的检索和筛选

一、循证性临床实践指南的检索概述

循证性临床实践指南的检索与其他医学信息检索一样,主要为计算机检索。不同的数据库和系统有不同的检索途径和界面,不能局限于某一种或几种检索方法。灵活使用检索技术,掌握多种检索方法,是提高查全率和查准率的关键。证据检索要反复进行,首先检索已有的指南及系统评价;其次检索随机对照试验,但之前应仔细分析每次检索的结果,最后根据所提出的问题和证据获得的数量再检索其他类型的临床研究。例如 AH-CPR 在制订"急性疼痛管理的临床实践指南"时,专家组曾查阅了 12 个大型数据库,收集 9000 多条引注。

首先确定检索词,即根据已确定的临床问题,分别针对患者或人群、干预措施或暴露因素、结局等方面提取关键词;然后,由文献专家制定科学的检索策略进行系统检索。SIGN 指出系统文献检索的电子数据库要包括 MEDLINE、EMBASE、CINAHL 以及系统评价数据库,如 Cochrane Library,DARE 等。指南证据检索和其他相关内容在检索时应尽可能全面检索相关指南,同时,要对于文献检索的各个细节进行清楚的描述,包括关键词的选择与使用、检索策略的制定、检索的数据库、检索的时间跨度等等。

二、循证性临床实践指南资源的获取

目前循证性临床实践指南可从循证实践指南资源中获取,见表6-6,其中美国国立指南文库(NGC)以其拥有数量众多的高质量指南、完善的检索和独特的指南比较功能而著称,在检索时一般列为首选。

表6-6　目前主要的循证实践指南资源

网站名称	网站地址
美国国立指美国国立指南文库(National Guideline Clearing-house,NGC)	http://www.guideline.gov
国际指南协作网(Guidelines International Network,G-I-N)	http://www.g-i-n.net
加拿大医学会临床实践指南文库(Canadian Medical Association:Clinical Practice Guideline,CMA Infobase)	http://www.cma.ca/clinicalresources/practiceguidelines
苏格兰学院间指南网络(Scottish Intercollegiate Guidelines Network,SIGN)	http://www.sign.ac.uk
英国国家临床优化研究所(National Institute for Health and Clinical Excellence,NICE)	http://www.nice.org.uk
新西兰指南研究组(New Zealand Guidelines Group,NZGG)	http://www.nzgg.org.nz

美国NGC提供的服务有许多优点,现对该站点作简单介绍:NGC的网址为http://www.guideline.gov,是一个提供临床实践指南和相关证据的功能完善的数据库,由美国的一个负责卫生保健研究质量的政府机构与美国医学会、美国医院规划协会合作建立的。

(一)NGC网站介绍

NGC建立于1998年12月,建立后发展的速度很快,至今已有将近1700多个指南。这些指南少则几页,多则上百页。NGC每周更新,更新的内容为新的或已修改的指南。目前,国内循证医学指南还没有整合的网站,但有一些专业循证医学指南杂志或网站,如《中国脑血管病防治指南》、《中国高血压防治指南》、《中国丙型肝炎防治指南》、《中国糖尿病防治指南》、《慢性乙肝防治指南》、医学空间(循证医学指南)(http://www.medcyber.com/resource/guide)等,这些专业资源也对临床诊断、治疗、护理起到了一定的指导作用。

NGC网站有指南、专家评述、指南合成、指南资源、注解目录、指南比较、常见问题、指南提交和关于9个模块,提供指南的分类别询、指南相关知识的学习和一些常见问题的解答。其中,指南、指南合成和指南比较3个模块应用比较广泛,下面分别做一介绍。

(1)指南模块:指南模块提供了指南的分类浏览,包括按主题浏览、按制定组织浏览、进展中的指南、指南导航、指南库和(美国)国家质量检测中心(National Quality Measurement Clearing House)的措施。在按主题浏览中,NGC目前提供疾病/症状、治疗/干预和健康服务管理3个主题,每个主题下又有多个分类。NGC的主题词与美国国立医学图书馆的医学主题词自动关联。在按制定组织浏览中,NGC列出了按字母排序的所有指南制定组织,NGC所纳入的指南主要来自美国,也包括了欧洲、澳大利亚等部分地区制定的指南。进展中的指南提供了正在处理但未发表的指南,这些指南已经符合纳入标准并取得版权,包括新制定的指南和更新的指南。

（2）指南合成模块：指南合成模块提供指南整合的结果，包括针对某一临床问题相关指南的异同，指南推荐意见的比较，各指南中的证据级别和推荐意见强度，指南的方法学，赞助来源，推荐意见的效益和风险等。目前，指南合成模块只涉及 31 种疾病（截至 2012 年 3 月），如宫颈癌、结直肠癌、前列腺癌的监测，慢性心力衰竭的诊断和管理等。

（3）指南比较模块：指南比较模块介绍了指南比较的具体方法。该模块是 NGC 网站中最有特色的栏目，利用该模块可以对检索到的指南进行快速比较和合成，将比较结果以列表的形式展示（表 6-7 列出了比较内容）。为了能达到最佳阅读效果，网站推荐用户一次比较时不宜超过 3 个指南。

表 6-7　NGC 网站中指南比较的内容

内容	内容
指南名称	是否执行成本分析
发布日期	证据收集/选择方法
指南是否由其他指南改编而来	证据收集/选择方法的描述
指南制定者	评估证据质量和强度的方法
资金来源	证据强度分级评价表
指南撰写小组的组成	证据分析方法
利益冲突	对证据分析方法的描述
指南针对的疾病/症状	推荐意见形成方法
指南分类(诊断、治疗或预后等)	对推荐意见形成方法的描述
指南针对的临床学科	推荐意见强度分级评价表
潜在使用者	指南审核方法
指南目的	对指南有效性方法的描述
目标人群	主要推荐意见
指南针对的主要结局	

GG-I-N 成立于 2002 年，是一个全球性的协作网络，其优势是拥有全球最大的指南数据库。截至 2012 年 1 月，该指南库共包含超过 7400 篇指南、证据报告和相关文件。在 G-I-N 网站上可以公开检索指南数据库，但只有会员才可以获得详细信息，包括保存检索结果、合并检索结果、导出记录等。除了指南网站，还可以通过数据库（包括 Medline、Cochrane 图书馆等）进行补充检索，在检索 Medline 时，可以采用以下检索策略：guideline［Publication Type］orpractice guideline［Publication Type］or recommendation ＊［Title］or standard ＊［Title］or guideline ＊［Title］并结合要改编指南的具体检索词。另外，网络检索（例如 Google、Yahoo 等）也可以作为补充。

（二）NGC 网站检索

由于 NGC 在循证临床实践指南中具有代表性，因此本文以其为例，说明具体的检索方法。

1. NGC 的资源　NGC 的资源有 Annotated Bibliographies、EPC Report、Guideline Index、Discussion List、Linking to NGC、NGC FAQ、NLM links、Patient Resources、PDA/Palm 和

Summary Archive 等。以上资源在 NGC 检索主页均提供有链接，其中 PDA/Palm 还为掌上电脑用户提供信息下载服务。

2. NGC 主要特点　①能提供结构式摘要，可进行指南之间的比较；②对指南的内容进行了分类，部分指南全文可链接，可订购南；③能提供电子论坛，交换临床实践指南方面的信息；④对指南的参考文献、指南制作方法、指南的评价、指南使用等提供有链接、说明或注释。

3. 检索方法　NGC 可以通过互联网免费检索，提供直接检索和浏览两条检索途径，并可对收集的 guidelines（指南）进行比较。输入登录网址 http://www.guideline.gov 即可进入 NGC 主页，见图 6-44，点左侧"guidelines"按钮，即进入"Guidelines by Topic"主界面，见图 6-45。点击图 6-44 中的"Advanced Search"按钮，即可进入高级检索界面，见图 6-46。

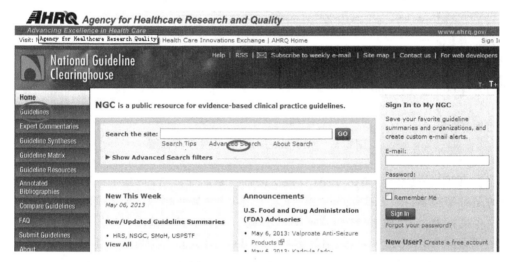

图 6-44　NGC 主页界面图

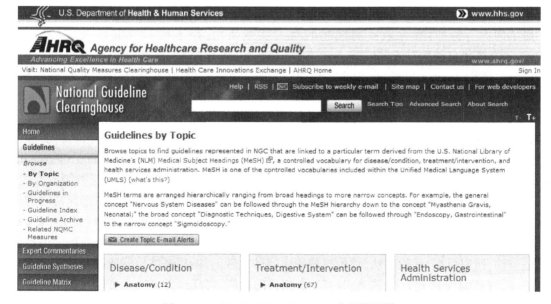

图 6-45　NGC Guidelines by Topic 主页界面图

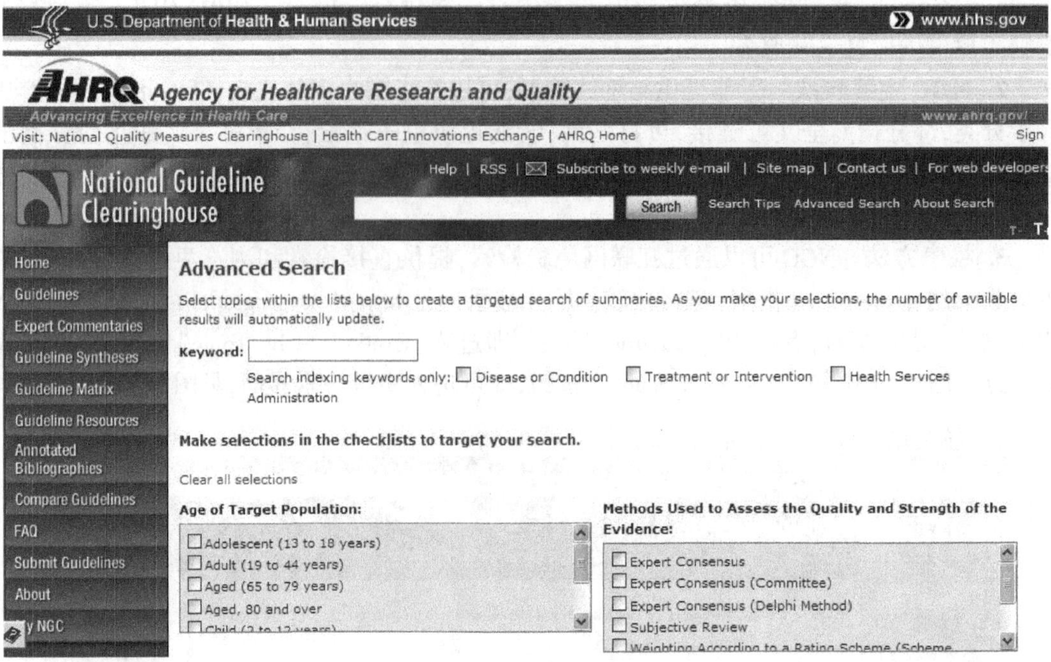

图 6-46　NGC Advanced Search 主页界面图

（1）直接检索（search NGC）：NGC 提供两种检索途径，一种是基本检索（basic search），另一种是细节检索（detailed search），其检索规则与 PubMed 相似。NGC 的 basic search 支持普通文本词检索、词组检索（将检索词用""括起）、截词检索（截词符用"＊"号），同时支持布尔逻辑组配 AND、OR、NOT，短语加引号。在 detailed search 中可进一步限定疾病名称、治疗或干预类型、指南的种类、组织机构性质、临床科别、证据强度、证据的研究评价方法、出版年限等。NGC 检索引擎具有将一些词语或短语与美国国立医学图书馆编制的"unified medical language"（简称 UMLS）进行自动匹配的功能，能将检索词转换成相对应的 UMLS 中的医学词汇。例如，要检索心肌梗死的有关实践指南，检索时只要输入关键词"heart attack"，系统将自动地对主题词"myocardial infarction"进行检索。

（2）浏览（browse NGC）分为 3 个栏目，可通过浏览目录，层层点击直至见所需指南。这 3 个栏目分别为疾病类（disease/condition）、治疗与干预（treatment/intervention）、创建 guideline 的机构（organization）。在 disease/condition 浏览中，可使用疾病（disease）和精神障碍（mental disorder）两种浏览方式。在 treatment/intervention 浏览中，可使用化学物质和药物（chemical & drugs）、分析、诊断、治疗技术及设备（analytical，diagnostic and therapeutic techniques and devices）、行为学科与活动（behavioral discipline and activities）三种浏览方式。

（3）指南比较（compare guidelines）：执行特定提问检索后，在检索结果中选择特定的指南（点击欲比较指南前的方框进行选中），将选中的指南加入指南集合中（点击 Add to Guideline Collection），对选中的指南进行比较（点击 Compare Selected Guidelines），可进行包括适应性、研究目标、评价方法、评价机构等内容的比较。如：用基本检索或细节检索对"hypertension（高血压）"进行检索，检出 427 个相关的指南，可任选 2 个或 2 个以上的指南进行比较。操作步骤如下：①在初始界面中的方框中输入关键词"hypertension"（高血压），点击 Search；②在搜索的结果中，选择你所需要的比较的指南，在选中后的条目中的前面的方框中打上勾;③单击检索结果屏幕底部的 Add to Guideline Collection(加入指南集合中),完成对所选指南的采集;④对指南进行采集后,单击屏幕底部的 Compare Selected Guidelines 按钮(比较所选指南),即可显示对两个或两个以上指南的比较。为选中某指南后而得到的比较结果实例图。目前有不少指南已提供"显示全文"(View Full-text Guideline)功能,单击"View Full-textGuideline"超链接,可用 WinZip 格式存储指南,单击存储的指南文件名,可自动打开 PDF 格式的文件供阅读及打印。

在循证指南搜索结果中,一般都可以看到指南末总结的每种推荐意见后都有一段讨论如何应用该推荐意见的文字解释,可供应用指南时参考。临床实践指南一般应标注证据等级或推荐意见级别,或两者同时标注。根据国际循证实践领域普遍应用的证据推荐级别,临床实践指南中的推荐意见是由可信度决定的。由此,对一些可信度较差的证据应谨慎采用或不予采用。由于网页设计的差异,各国的临床实践指南的检索方法也存在差异。如加拿大医学会临床实践指南(http://www.cmaj.ca/misc/service/guidelines.shtml)有快速检索和高级检索两个界面。其快速检索主要有著者名称、关键词以及出版年、卷、页码,键入其中的某一个内容或多个内容进行检索;其高级检索沿用了美国 Stanford 大学的 High Wire 界面,主要有关键词、著者、刊名等检索途径。

循证护理研究的发展和繁荣需要依赖大量有说服力的护理研究信息资源,循证护理的实施既需要大量的科学证据,也必须制作科学的证据,因而循证护理信息检索能力的提高是关键。护理人员作为护理证据的使用者和制作者,必须一方面熟练掌握网络循证护理信息资源的检索技术,另一方面要熟练利用系统评价方法和技术评价证据,并能按照循证护理要求制作证据。有关对"循证护理网络资源使用现状及需求分析"研究结论表明,护理人员对循证护理网络资源使用率较低,需要有效的支持和干预。临床护理人员和护理学生均认为现有循证护理网络资源不令人满意,有必要构建符合中国国情的循证护理信息网络,并兼顾临床护理人员和护理学生的不同需求[22],因此加强循证护理信息资源的网络获取技术研究,不断提高信息检索能力和知识组织、信息管理能力,是循证护理对当代护理人员的必然要求,也是循证护理能够发展的重要前提。生物医学文献数据库、搜索引擎、元搜索引擎、电子期刊、重要网站都是获取循证护理信息资源的非常重要的途径,传授这些信息资源获取的方式方法和技巧,是医学信息人员的重要责任,加强护理人员与医学图书情报人员的合作将有利于推动循证护理实践的开展。

(马玉霞 编　王志凡 审校)

复习参考题

1. 什么是布尔逻辑运算符? 布尔逻辑运算符的类型有几种? 你是如何理解布尔逻辑运算符的类型和内容的?
2. 信息检索的过程和内容有哪些? 请叙述之。
3. 根据用户的检索需求,应该如何做好检索策略的分析和调整。
4. 使用 PubMed 等相关数据库,如何检索循证护理证据?
5. 叙述循证护理证据检索的特点。
6. 比较循证证据检索与传统文献检索的区别。

主要参考文献

[1] 刘建平. 循证中医药临床研究方法. 北京:人民卫生出版社. 2008.234

[2] 刘建平. 循证中医药临床研究方法. 北京:人民卫生出版社. 2008. 234~236

[3] 杨克虎. 循证医学. 北京:人民卫生出版社. 2013. 80

[4] 杨克虎. 循证医学. 北京:人民卫生出版社. 2013. 79

[5] Docherty B. How toaccess online research reviews to inform nursing practice. Professional Nurse, 2003, 19(1):53~55

[6] Fonteyn ME. Teaching advanced practice nursing students how to use theinternet to supportan evidence based clinical practice. A ACN Clinical Issues, 2001, 12(4):509~519

[7] Saba VK. Nursing informatics:yesterday, today and tomorrow. International Nursing Review, 2001, 48:177~187

[8] Shorten A, Wallace MC, Crookes PA. Developing information literacy:a key to evidence-based nursing. International Nur sing Review, 2001, (48):86~92

[9] Pravikoff DS, Donaldson NE. Online journals:access and support for evidence-based practice. A ACN Clinical Issues, 2001, 12(4):588~596

[10] Kopp P. What is evidence-based practice. Nursing Times, 2001, 97(22):47~49

[11] Sitzia J. Barrierst or esearch utilization:the clinical setting and nurses themselves. Intensive Crit Care Nurs, 2002, 18(4):230~243

[12] Rosenfeld P, Salazar RN, Vieira D. Piloting an information literary program for staff nurses:lesson learned. Comput Inform nurs, 2002, 20(6):236~241

[13] Panagiotopoulou K, Kerr SM. Pressure area care:an exploration of Greeknurses' knowledge and practice. J Adv Nurs, 2002, 40(3):285~296

[14] May Al. Evidence-based practice. Nursing Times monographs, 2001, 97:110

[15] Rutledge DN, DePalma JA, Cunning ham M. A process model for evidence-based literature syntheses. Oncology Nursing Forum, 2004, 31(3):543~545

[16] 蔡文智. 循证护理研究与实践. 北京:人民军医出版社. 2010. 180

[17] 胡雁. 循证护理的理论与实践. 上海:复旦大学出版社. 2007. 85~86

[18] 崔金波,蒋晓莲. 诊断性腰穿术后卧床时间的循证护理. 护士进修杂志, 2009, 24(17):1607~1609

[19] 于晨. 心理干预对脑卒中后抑郁治疗效果的系统评价. 中国循证医学, 2011, 11(6):670~680

[20] 陈宏林,朱昌来,晓莉,等. 循证护理证据的检索策略. 护士进修杂志, 2007, 22(9):633~634

[21] 吕筠. 循证医学和循证保健——第二讲提出问题. 中华流行病学杂志, 2002, 23(4):317~319

[22] 何梦雪,胡雁. 循证护理网络资源使用现状及需求分析. 护理学杂志, 2012, 27(4):66~69

第七章　循证护理生产系统评价证据的技能

学习目标
　　掌握　系统评价与 Meta 分析的概念和区别；系统评价和 Cochrane 干预性系统评价的格式、内容和步骤；Meta 分析的方法和步骤。
　　熟悉　系统评价与传统综述、Meta 分析的关系。
　　了解　Meta 分析中常用的统计学指标和意义。

第一节　概　　述

　　1979 年，英国著名流行病学家 Cochrane 首先提出将各专业领域的所有随机对照研究（RCT）收集起来进行系统评价并予发表，从而指导临床实践。系统评价的出现，被认为是临床医学发展史上的一个重要里程碑，为循证医学提供了首选证据，为临床医务人员提供了全新的、真实的、可靠的医学信息。

一、文献综述与系统评价

　　文献综述（literature review），属于二次文献，是指某一时段内，作者针对某一专题，搜集所有相关文献，并对文献中的相关内容加以整理、归纳、分析，使之条理化而写的文献资料。综述总结某一领域前沿的研究成果，预测研究动态和方向，篇幅短小而信息量丰富，具有很高的研究参考价值。文献综述可使临床护理人员在最短时间内了解本学科发展的动态、成就及发展趋势，从而可以及时更新知识，更好地进行护理实践和科研工作。如临床护理人员想要了解循证护理学的基本知识，但若没有时间阅读大量的专业书籍和文章，这种情况下只需花费几分钟的时间阅读《对循证护理学的认识及应用和展望》中 1 篇综述，即可对循证护理的概念、内涵、实践程序、实施步骤等会有初步的了解。

　　1. 文献综述的分类　文献综述可分为传统文献综述（traditional review）和系统文献综述（systematic review）。

　　（1）传统文献综述（traditional review）：传统综述也称传统文献综述，即叙述性文献综述，是作者根据自己所确定的某一研究主题，借助检索工具对与此研究主题相关的一次文献（或原始文献）进行全面检索，广泛收集文献资料，依据自己的专业知识采取非定量的方法，对所收集的资料进行整合、梳理，加以评价并最终成文的过程。传统综述并不是对所收集文献资料的简单堆砌和罗列，而是基于原始文献的基础上有目的的、原创性二次整理写作。

　　（2）系统文献综述（systematic review）：系统文献综述也称系统评价（systematic review）又称为系统综述，是一种全新的文献综合评价方法，根据某一具体的临床问题，采用系统、明确的方法收集、选择和评估全世界已发表或未发表的相关医学原始研究，用统一的科学评价标准筛选出符合标准、质量好的文献，用统计学方法进行综合，得到定性或定量的结果,为疾病的诊治护提供科学的依据,同时,随着新研究结果的出现进行及时更新,随时提供最新的知识和信息,为临床医疗护理实践和临床研究方向提供重要的决策依据。

2. 系统评价和 Meta 分析的概念 虽然"系统评价"这一概念早在 1936 年就被使用,但并非表达其现在的真正含义[1]。20 世纪 90 年代系统评价被渐认可和应用后,已有多处组织或个人对其进行了定义。国际权威的《流行病学词典》(第 5 版)中对系统评价赋予了准确的定义:系统评价是运用减少偏倚的策略,严格评价和综合针对某一具体问题的所有相关研究,Meta 分析可能但不一定是这个过程的一部分[2,3]。可见,减少研究偏倚,确保研究结果的真实性是系统评价的灵魂。对"系统评价"和"Meta 分析"两个不同术语的解释,见表 7-1。

表 7-1 系统评价和 Meta 分析两个不同术语的解释

	英文	中文
系统评价 (systematic reviews)	The application of strategies that limit bias in the assemble, critical appraisal, and synthesis of all relevant studies on a specific topic, Meta analysis may be, but is not necessaryily, used as part of this process	运用减少偏倚的策略,严格评价和综合针对某一具体问题的所有相关研究。Meta 分析可能但不一定是这个过程的一部分
Meta 分析 (Meta-analysis)	A statistical analysis of results from separate studies, examining sources of differences in results among studies, and leading to a quantitative summary of the results if the results are judged sufficiently similar to support such synthesis	Meta 分析是一种对独立研究的结果进行统计分析的方法。它对研究结果间差异的来源进行检查,若结果具有足够的相似性,便可利用这种方法对结果进行定量合成

2000 年 Sackett 等对系统评价的概念为:A summary of the medical literature that uses explicit methods to perform a thorough literature search and critical appraisal of individual studies and that uses appropriate statistical techniques to combine these valid studies. 即全面收集全世界所有有关研究,对所有的研究逐个进行严格评价,联合所有研究结果进行综合分析和评价,必要时进行 Meta 分析(一种定量合成的统计方法)得出综合结论(有效、无效、应进一步研究),提供尽可能减少偏倚的科学证据。

3. 系统评价与传统综述(叙述性综述)的关系[4] 系统评价与传统综述的关系(表 7-2)。

表 7-2 系统评价与传统综述(叙述性综述)的关系

关系	叙述性综述(TR)	系统评价(SR)
相同点	都是为某一领域和专业提供综合的新知识和新信息,以便读者在短时间内能够了解到临床某领域的综合信息。系统评价与传统综述均是对文献的分析与总结,目前大多是回顾性的研究	
不同点特征		
研究问题	涉及范围广泛	常集中于某一临床问题
原始文献的来源	常未说明,不全面	明确全面,多途径、多渠道
检索方法	常未说明	明确的检索
原始文献的选择	常未说明,有潜在偏倚	有明确的选择标准
原始文献的评价	未评价或评价方法不统一	有严格的评价方法
结果的综合	多采用定性方法	定性和定量有机结合
结论的推断	较主观,有时遵循研究依据	客观,遵循研究依据
结果的更新	未定时更新	定时更新

4. 系统评价与传统综述、Meta 分析的关系　系统评价与传统综述、Meta 分析的关系(见图 7-1)。

二、Cochrane 系统评价与 Cochrane 协作网

Cochrane 系统评价(Cochrane systematic review)是指 Cochrane 协作网成员在 Cochrane 协作网统一工作手册指导下,在

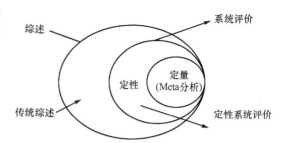

图 7-1　系统评价与传统综述、Meta 分析的关系模拟图

相应的 Cochrane 评价组编辑部指导和帮助下所做的系统评价。Cochrane 系统评价具有严格的、系统的、统一的研究方法,有着严格的质量控制措施,因而国际公认 Cochrane 系统评价的质量比普通的系统评价的质量更高,具有严格、明确的方法并不断更新是 Cochrane 系统评价的特点。

为了有组织、有计划地进行规范系统评价,有关国家的临床医学专家、方法学专家、系统评价专业人员及临床用户共同成立了 Cochrane 协作网,各国相继成立了 Cochrane 中心。Cochrane 中心的目的就是收集本国的临床研究资料,进行系统评价和将国际上发表的系统评价译成本国文字。目前,Cochrane 协作网有 50 个系统评价小组,课题几乎覆盖了卫生保健的全部内容。

三、系统评价与 Cochrane 系统评价的方法与步骤

无论是循证医学还是循证护理都是强调利用最佳证据进行卫生决策和临床护理。系统评价是鉴定并获取证据的最佳方法,Cochrane 协作网对随机对照试验进行的系统评价被国际公认为高质量的系统综述。

1. 系统评价的格式　Cochrane 系统评价以电子出版物的形式在"Cochrane 图书馆(the Cochrane library)"上发表,同时主张作者在杂志上以书面形式发表,以传播并扩大系统评价的影响。该系统评价的格式如下:

(1)封页:系统综述题目、评价者及联系地址、资助来源、制作时间、标准的引用格式。

(2)概要:以简明易懂的形式面向普通患者和用户概要介绍该系统评价。

(3)摘要:在结构式摘要介绍系统评价的背景、目的、检索策略、资料收集与分析、主要结果、结论。

(4)正文:包括绪言(背景与目的)、材料和方法(试验选择标准和排除标准、检索策略、资料提取与分析方法)、结果(对鉴定的研究进行综合描述和方法学质量评价及报告系统评价结果)、讨论和评价结论(对临床实践和进一步研究的意义)。

(5)致谢,利益相关的说明。

(6)图表:列表说明纳入研究的特征、排除研究的理由、正在进行尚未发表的研究特征,图示干预的比较及其结果,其他附表。

(7)参考文献(包括纳入、排除、待评估及正在进行的试验的参考文献和其他文献。)

2. 系统评价的步骤　目前介绍系统评价制作步骤的文献众多,在此重点介绍 2008 年第 5 版《Cochrane 系统评价手册》中提出的 10 个步骤[5]:①提出要评价的问题;②制定纳入

研究的标准;③检索研究;④筛选研究和收集数据;⑤评价纳入研究的偏倚风险;⑥分析数据并在可能情况下进行 Meta 分析;⑦解决报告偏倚;⑧陈述结果与制作结果摘要表格;⑨解释结果与得出结论;⑩完善和更新系统评价。

从以上可以看出二者大同小异,Cochrane 系统评价更强调对偏倚的评估与系统评价的更新。

四、系统评价报告的撰写

撰写系统评价报告是系统评价的最后阶段。一项完整的报告应使读者能够判断该评价结果的真实性的推广的系统评价报告以供发表是一项富有战略性工作,需要接受同行的评审,同时应当符合出版物的要求。要考虑到该系统评价潜在的用户和读者对象,文字的表达要清晰、详细,做到通俗易懂,避免使用深奥的科学词句。为了扩大影响和促进交流,系统评价可以多种形式进行登载,如印刷体杂志、电子杂志、会议摘要、资料汇编、患者手册、网络版本及其媒体。以下介绍系统评价全文报告和杂志文章的撰写。

杂志版本的系统评价允许 2000~4000 字的文本(不包括图表、参考文献和附录),而电子版本的系统评价对字数没有限制,可以足够详细地描述评价者所做的工作、所得到的结果以及应用。例如,以卫生技术评估报告的形式发表则可达到 5 万字。一篇系统报告的构成如下:

(1)标题。

(2)概括性结构式摘要:①背景;②目的;③方法(资料来源、研究选择、质量评价、资料提取);④结果(资料综合);⑤结论。

(3)主体文本:①背景;②评价所要回答的问题(检验假设),即目的;③评价方法(即该评价研究是否进行的,包括资料来源与检索策略、选择研究的纳入与排除标准、研究质量的评估、资料提取和资料综合);④纳入和排除的特征;⑤评价的结果(得到的发现、结果的论证强度及敏感性分析);⑥讨论(结果的解释);⑦结论(对临床护理实践的价值,对进一步研究的意义)。

(4)致谢:利益相关的说明。

(5)图表:列表说明纳入研究的特征、排除研究的理由、正在进行尚未发表的研究特征,图示干预的比较及其结果,其他附表。

(6)利益冲突。

(7)参考文献(包括纳入、排除、待评估及正在进行的试验的参考文献的其他文献)。

(8)附录。

1. 标题　标题应简明而含有重要的信息,体现评价的目的,即提示性标题。以中国循证医学杂志中常见的题目为例:"褥疮防治的循证证据",该题目可能更加适合于科研型的读者群。如果评价者的目的是要吸引繁忙的临床医生阅读该评价,另一种以评价结果的宣称性题目可能更具有吸引力,"循证护理在褥疮护理中的临床实践"或"老年褥疮的循证护理"。这类标题的使用有增多的倾向,但要注意避免夸大结果的嫌疑。

2. 作者　系统评价通常是协作性小组工作,因此在初期应对著者、分工及著作权等问题认真的考虑。下列三种情况为考虑著作权人(作者)的资格标准:①提出系统评价设想并设计,对资料进行分析和解释;②起草系统评价或就其内容进行重要的修改;③对最终拟发表版本的审查。一般说来,为系统评价寻求资助、收集资料或对系统评价作一般性监督管理,不作为著作权的贡献范畴。著者的排序取决于每位著者的贡献大小。

3. 结构式摘要 系统评价报告的摘要所提供的信息对吸引读者的兴趣、迅速判断质量和结果的推广应用十分重要。杂志对摘要的限制通常是 250 ~ 300 个字,而 Cochrane 系统评价全文报告的摘要最多可达 1000 字。摘要是报告中最重要的部分,因为大多数读者只阅读摘要,因此评价者应尽可能使用非技术性语言而不过多地强调评价结果的意义。结构式摘要应介绍背景、目的、方法、结果和结论。

背景部分仅述及系统评价问题的重要性即可。目的部分用一句话简要概括主要或次要的目的。方法部分应当交代资料来源、研究的选择、研究质量的评价和资料提取。结果部分应重点介绍资料定性或定量综合的主要结果和发现,如果应用了 Meta 分析,应给出主要结局的效应及其可信区间。对结果的解释十分重要的敏感性分析也应报告。结论应直接由结果衍生而来,其临床应用性和对将来研究的意义应当提及。

4. 评价的文本部分

(1)背景信息:应清楚地提出系统评价的问题及其重要性;目前的证据如何,包括基础研究和临床研究;该系统评价对医疗卫生领域的必要性,并对该领域的历史、社会、经济和生物学方面进行描述;研究对象、疾病过程、可得到的干预方法、相关的结局;已有证据的不肯定性及存在的问题;对进行系统评价和合理性也应当描述。

(2)研究的选择:应制定评价拟纳入的研究设计类型、对象群体、干预措施和结局。针对杂志的系统评价,这部分内容放在背景部分之后介绍。

(3)评价的方法:包括检索策略和检索过程、纳入和排除标准、原始研究的相关性和真实性评价、资料提取、资料综合以及研究间异质性的调查。制定研究方案时这部分内容对以后的写作很有帮助。在评价过程中可能对研究方案的内容作适当修改,应当记载。总之,方法部分应提供足够的信息使其达到可重复。

(4)纳入和排除研究的情况:研究选择过程的细节应当报告,通常采用流程图的形式说明。被排除的研究名单和排除的原因应当介绍(可作为附录),但在印刷体杂志上发表的系统评价则不太可能容纳得了这些内容,但可注明能从评价者处获取。

(5)评价的结果:重要的研究特征应予以描述,包括每组患者的特征、干预和评估的结局。有关研究设计和质量方面的细节可列表说明。对资料综合的结果作简明地报告。对量化的资料进行叙述性概括。效应的估计值及其可信区间用表或 Meta 分析图表示,使读者能直观看到与研究特征和研究质量相关的效应方向和大小而量化的定性分析,能使读者对干预的效应做出判断。虽然制作图表费事、耗时,但图表的方式是最容易理解结果的途径。

(6)讨论:系统评价讨论部分的基本框架有 4 个部分。首先,对系统评价的主要发现作一陈述,其次对该系统评价结果的意义进行分析,包括纳入评价的证据强弱,汇总后效应的方向和大小以及这些结果的应用性。再次,对该评价的优缺点进行分析,包括对质量的评价和其他评价存在的质量和结果上的差异,最后,该系统评价对临床工作者或决策者的实际意义,有哪些尚未能回答的问题和对将来研究的提示。

(7)结论:委托专门制作系统评价报告往往要求有独立的结论部分。而杂志发表的系统评价结论部分在讨论结束时加以叙述,不单独列出。由于决策需要和不能有充分的时间阅读全部报告,很多读者会直接阅读系统评价的结论部分。因此,结论应当用词清楚,切忌做出误导的推论,必须忠实于所评价的证据,注意结论的客观性,根据证据的强度做出相应的推论。

5. 致谢　系统综述是一项复杂的需要多方协作的研究工作,涉及诸多人员的协助或帮助,如文献检索、资料收集、编辑及文字处理等,对那些没有进入作者名单的,但对系统评价做出贡献的人员均应当致谢。致谢需征得当事人的同意。国外有的杂志还要求被致谢者提出书面的陈述。

6. 利益冲突　利益冲突的定义为:涉及主要利益(即患者福利或研究真实性等专业评价)受到第二种利益(如经济利益)的不正当影响的情况。对利益冲突的声明只是为了让读者了解系统评价人员的判断是否会有其他因素的影响。评价者应当诚实地陈述以增加透明度。

7. 参考文献与附录　系统评价的参考文献包括纳入研究的参考文献、排除研究的参考文献、其他参考文献。

附录主要用于不能在正文中出现的细节,如检索策略、纳入研究的原始资料或其他相关的信息。参考文献的格式在 Cochrane 系统评价有固定的格式,如果是杂志发表的应按照标准温哥华式录入。

第二节　Cochrane 干预性系统评价的基本步骤

Cochrane 系统评价是一个周密科学设计、高效协同运作的系统工程,包括题目、研究方案到全文全过程都实行注册,从入口把关设计质量、实行过程监督把关过程质量,指导规范化发表把关出口质量。因此,其被公认是最高级别的证据,已成为卫生干预措施最有价值的信息来源。Cochrane 系统评价包括三类[6]:一是干预措施系统评价:评价卫生保健领域或卫生政策中所采用的干预措施的利弊;二是诊断性系统评价:评价某个诊断方法,诊断和检测某种疾病的实施效果;三是方法学系统评价:以如何开展、报告系统评价和临床试验为主题的评价。在这里我们着重介绍干预措施系统评价。

一种干预通常是指一个治疗或护理的过程,如药物、手术、护理新措施、饮食、心理、健康教育等干预方式,其特点是有益于目标人群。干预性系统评价旨在评价医疗保健服务中干预措施的预防、治疗、护理和康复的效果,干预性系统评价是系统评价中发展最早、发表数量最多、方法学最为成熟的一类系统评价。

注册和进行 Cochrane 系统评价的基本步骤,见图 7-2。

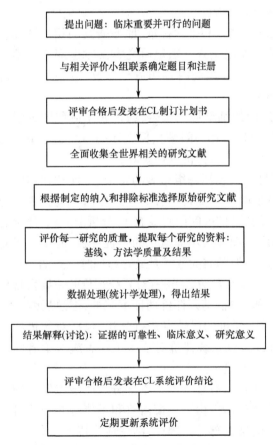

图 7-2　Cochrane 系统评价的制作步骤路线图

一、立题——提出与构建问题

系统评价涉及内容很多,但主要用于解决临床实践中涉及不肯定、有争议的重要临床问题。立题之前,应对相关研究资料进行广泛查阅,了解相关内容的研究情况以及能否解决目前问题,若不能,则根据需要解决的主要问题设计相应的系统评价方案(如纳入和排除标准等),制定计划书,并提交 Cochrane 协作组注册,以避免重复进行。如经过查阅资料发现,文献间存在争议,即可以就此进行系统评价。明确临床问题的干预对象/患者,干预/对照措施、结局指标,以及研究类型等,比如随机对照试验、观察性研究等。系统评价即可以只包括一种研究设计类型的原始研究,如随机对照试验、观察性研究等;也可以包括多种不同研究设计类型的研究,例如包括病例对照研究和队列研究两种不同设计的系统评价等。根据提出的问题,明确原始研究的纳入和排除标准。欲使系统评价问题清晰,需结构化问题,包括 PICO 四个要素,并体现在系统评价的纳入标准中。其中疾病和干预措施是问题的两个重要方面。

二、确 定 题 目

干预性 Cochrane 系统评价的题目有两种格式:

1)某干预措施对某疾病([intervention] for [health problem]),如 health education for acute bronchitis,这种格式只规定干预措施,而不规定对照措施;

2)干预措施 A 与干预措施 B 对某疾病(intervention A)versus(intervene tion B)for(health problem),如胃癌术后患者肠内营养与肠外营养护理效果的系统评价,这种格式就对干预措施(肠内营养)和对照措施(肠外营养)进行了规定。

三、制订研究计划

问题提出后,应进行科研设计并制订一个详细周密的研究计划,研究计划包括研究目的、研究现状与意义、制定纳入/排除标准、检索相关文献、筛选文献和提取资料、方法学质量评价以及数据处理方法与标准等。

1. 研究背景(background)**的阐述通常包括四个部分**

1)被干预某疾病的概述:包括疾病的定义(definition)、病因(cause)、疾病负担(burden of disease)(包括流行病学、疾病的自然病史、费用)等或护理问题的定义或原因;

2)当前疾病护理研究现状概述;

3)被评价干预措施概述,包括某干预措施介绍、当前临床研究现状及其效果;

4)本系统评价的必要性阐述。

2. 研究目的 通常用一句话描述研究目的,这句话包括干预措施、疾病和(或)对象、研究目的,如"系统评价健康教育对儿童哮喘的护理效果",也可以为"系统评价健康教育对儿童哮喘护理的有效性"。

3. 纳入和排除标准的制定[7] 根据所构建的 PICO 要素进行细化,并充分考虑到研究的可行性。

纳入标准包括:①研究的类型(type of studies);②研究对象(type of participants);③干预措施(type of interventions);④测量指标(outcome measures)。系统评价从上述 4 个方面描

述和规定纳入和排除标准。

（1）研究类型：纳入标准和排除标准的关系不是"互补"，而应以纳入标准为主，确定研究主体，然后以排除标准为辅，排除研究主体中具有影响结果的因素的个体，进一步对研究主体进行准确定义。如纳入标准是男性，排除标准是低于30岁的男性，这是正确的纳入和排除关系；而"纳入标准是男性，排除标准是女性"则成为互补关系，如果此研究为调查前列腺疾病，则可能因为错设排除标准而造成不必要的浪费。

在制定研究类型的纳入标准时，一般只需规定随机对照试验（或加上半随机对照试验）即可，干预措施专门另行规定。有的系统评价常能见到在研究类型部分不厌其烦地描述采用什么干预措施、以什么患者作为研究对象的随机对照试验，而在研究对象和干预措施中再重复描述一次。像这种描述：Types of studies: randomized control trials. This will include cross-over trials. （纳入标准：随机对照试验，包括交叉对照试验）就言简意赅，已将所有的非随机对照试验均排除掉，而不用另行规定"排除非随机对照试验、无对照的临床研究"。

（2）研究对象：研究对象（types of participants）主体是患有某种疾病的特定人群。研究对象的纳入标准，应是患有某种疾病的特定人群，疾病的诊断标准通常采用某专业委员会或世界卫生组织对某种疾病的定义和诊断标准。如果某些因素会给研究造成影响，如①存在可能影响研究结果的混杂因素的患者，或同时使用了其他干预措施；②除了目标疾病，还有合并症，并存病的患者；③危重病例，可能因病情恶化导致死亡不能完成干预者等，则排除患有这种疾病且具有这些影响因素的患者（个体）。例如，"健康教育对老年高血压干预效果的系统评价"中，其研究对象的纳入标准为：根据世界卫生组织对老年高血压的诊断标准，年龄以60岁以上的患者，不分性别和种族；排除标准为：合并有糖尿病、冠心病、心、肝、肾、脑等有基础疾病病史的继发性高血压患者。受试者与观察对象（participants），包括干预人数：男/女，年龄，其他分层因素和基线状况；对照组人数：男/女，年龄及其他分层因素和基线状况；各组失访/退出/脱落人数。

（3）干预措施：干预研究主体包括规定试验组和对照组的干预措施（types of interventions），也可对两组干预措施的各种比较组合都进行详细的规定；如果在采用规定的干预药物和对照药物之外，给患者采用其他药物或干预措施，则可因混杂因素影响研究结果，这样的个体需排除。包括干预组：干预措施及其用法；对照组：措施及其方法。

（4）测量指标的选择：测量指标（outcome measures）也称结局指标或终点指标，所谓疾病的结局指标是指干预后健康状况的改变，如死亡与存活、痊愈与恶化、阳性与阴性等定性的结局；也可以为一些连续变量的结局，如生化指标测定水平的升高或降低，如血清转氨酶、血脂、血糖水平。急性病与慢性病在选择评定疗效的指标时有所不同，急性病通常以痊愈率、病死率等作为评价疗效的指标；慢性病通常以缓解率、并发症发生率、生存率、复发率等作为评价指标。临床试验中比较两种干预措施的相对和绝对效益，往往常用卡方检验或 t 检验的统计分析方法比较差异的显著性，近几年国际上已开始使用以下一些效应指标计算疗效的差异和大小，选择何种指标需要根据资料的性质（定性或定量）和临床意义来决定。

临床干预的目的是验证干预措施的有效性和安全性，选择什么样的结局指标是试验设计阶段需要考虑的重要问题。结局的体现有两层含义：相对效应和绝对效应。相对效应是指试验干预措施与对照比较的相对效果，如新技术与老技术的比较；绝对效应是指干预措施本身在试验对象身上所产生的获益或有害的净效应。两种干预措施比较所产生的差异

(效应)有三种可能的解释:一是两种干预本身存在的真实差异,即甲干预措施优于乙干预措施或乙干预措施优于甲干预措施;二是机遇的作用,由于临床试验的样本量较小所产生的抽样误差的影响而造成,这种情况可以通过加大试验样本量来解决;三是由于误差造成的假象,由于试验设计和实施的质量较差,没有使用严格的随机分配和双盲法,使得观察的结果偏离了真实的效应。因此,临床试验中干预措施的评价不仅要选择相对的效应指标,同时也要选择绝对效应指标。

无论选择什么样的结局指标,都可以分为三种类型:定性指标(如临床痊愈)、定量指标(如住院时间)和时间序列指标(如生存率和复发率)。最简单的定性指标为二分类资料,如有效与无效,好转与恶化,阳性与阴性,不良反应与无。定性指标有时也可以为等级资料,如治疗恶性肿瘤的类型分为完全缓解、部分缓解、无变化与恶化四级,定量指标按照定性测量则会降低其精确性,如高血压进行降压治疗,以舒张压降至 90mmHg 为有效,反之超过 90mmHg 为无效;那么 95mmHg 与 120mmHg 均超过 90mmHg,但却不能反映差异大小。因此,以实际测量值的定量指标表示效果大小会更加准确。主要定量测量指标(primary measure)包括终点指标、特异性指标,但要根据研究目的选择,如生存率(病死率),临床事件(如卒中发生率、心肌梗死复发率等),患者报告的指标(如症状、生活质量),不良反应,负担以及经济学指标(如费用)。测量指标还应包括有潜在危险的不良反应,不良反应的评价与有利指标一样具有临床意义。如生存质量(quality of life)对于晚期癌症患者在评估干预效果时也许是一个最重要指标,虽然生存质量中的很多项目为主观指标或中间指标,仍应将其设为最重要测量指标。次要测量指标(secondary outcome):是指没有被列入主要指标的一些重要指标,对解释干预有益的额外指标既可作为次要指标或更低一级指标。

系统评价既要分析评价干预措施的有效性,也要分析评价其不良事件发生率,权衡利弊关系,以便决策者对于干预措施做出抉择,所以不良事件发生率既可列在主要测量指标,也可单独列出。

四、筛选文献和提取资料

1. 筛选文献　选取文献是对检索的结果,根据明确的纳入和排除标准选取合格的研究文献纳入系统综述的研究。一般要求两人独立选取文献,如有争议则通过第三方或二人协商后解决。通过上面的文献检索,可能会获得较多的文献资料,而其中很多是不符合系统评价纳入标准的。为此,应根据计划书中制定的纳入与排除标准,通过文献题目、摘要、全文及必要时与作者联系获取进一步资料对文献进行筛选。

纳入与排除标准应包括研究的设计方案、受试对象、干预措施及重要结果四个重要方面。

2. 提取资料　资料提取是指按照纳入标准,将纳入研究的结果和所有价值的信息正确地收集并记录下来。资料提取是系统评价结果分析中的一个关键步骤,直接影响结果的准确性。为了保证资料提取的准确性,要求至少两位评价人员各自独立地提取资料,然后互相复核,准确无误和意见统一后才能进行统计分析。提取资料过程现以芦荟对急慢性创伤治疗效果的系统评价为例[8]介绍其系统评价检索过程流程图,见图7-3。

资料提取主要包括以下信息:

(1)研究的基本信息:研究的基本信息是指纳入研究的一般特征,如纳入研究类型、研究数(例数)、干预组与对照组特征和例数、年龄、性别、种族、人口学特征、基线可比性等。

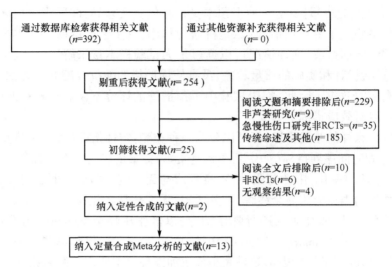

图 7-3　文献筛选和提取流程图

（2）研究类型（types of studies）和方法（methods）：干预性试验 Cochrane 系统评价的结论一般需建立在随机对照试验结果的证据上。医学研究中的情况比较复杂，结果很容易受多种偏倚的影响。虽然各种设计类型的研究都有控制偏倚的措施，但只有随机对照试验的控制措施更加有效。基于随机对照试验的系统评价才可能获得更为可靠的结果和结论，非随机对照研究往往夸大疗效，为了避免可能造成的误导，需要化大功夫去区别其质量和偏倚对真实性所造成的影响。所以，宁愿只纳入了有限的随机对照试验或半随机对照试验，交义试验而不纳入可能造成误导的其他类型的研究。有些系统评价随机对照试验太少或缺乏，为了获得有参考价值的信息，或者由于伦理或其他原因，不可能实施随机对照试验的情况下，也纳入非随机对照试验。包括设计：简单随机/区组随机/平行对照/交叉设计。

随机单位：个人还是组群；

随机方法：随机数字表/计算机随机/其他/不清楚；

盲法：单盲（受试者盲）/双盲（受试者与施护者盲）/三盲（受试者，施护者盲，测量者盲）/四盲（受试者，施护者，测量者盲，资料分析者盲）；

分配隐藏（allocation concealment）：分为四个等级：①充分，正确（adequate）；②不清楚（unclear）；③不充分（inadequate）；④未使用（not used）。

（3）受试者和研究对象（types of participants）：

研究对象：受试者与观察对象（participants）。

主体是患有某种疾病的特定人群。如果某些因素会给研究造成影响，如①存在可能影响研究结果的混杂因素的患者，如同时服用了其他药物；②除了目标疾病，还有合并症的患者；③危重病例，可能因病情恶化导致死亡不能完成治疗等，则排除患有这种疾病且具有这些影响因素的患者（个体）。内容包括：总人数、观察地点、诊断标准、年龄、性别、国籍等。

（4）干预措施：应描述干预组与对照组的干预措施及方法。如心理干预、行为和教育方式、时间等方面。包括以下内容：干预组总人数，男/女，年龄，其他分层因素和基线状况，特殊的干预措施，干预措施的具体方法；对照组人数：总人数，男/女，年龄，其他分层因素和基线状况；各组失访/退出/脱落人数。

（5）测量指标：根据研究学科性质和专业特点及研究项目的不同来选择不同的测量指

标。如"健康教育对儿童哮喘影响效果的测量指标"可选择用①呼气流量峰值（PEF）；②第一秒的用力呼气量（FEV[1]）；③复发率；④急诊次数；⑤缺课天数；⑥住院天数等结局指标来表示。

（6）结果：结果的表示形式有分类变量：发生事件数（event）/某组的总人数（N）；连续性变量：某组的总人数（N）/均数（mean）±标准差（SD）。应注重各组样本量及每个研究的样本含量、失访人数、两组数据、可信区间精确度及亚组分析的情况。考虑判效指标、测量单位的一致性，是有利指标还是有害指标。

（7）混杂因素：包括基因来源、作者得出的关键性结论、作者对混杂因素的评价、其他研究的考虑、联系方式和评价员对混杂因素的评价。

五、分析资料与结果解释

1. 分析资料　分析资料是对多个研究结果进行整合分析的方法。可分为定性和定量两种方法进行分析。

（1）定性分析：并非所有的系统评价都需进行统计学合并（Meta 分析），是否做 Meta 分析需视纳入研究是否有足够相似性而定。通常在各研究间，资料存在不同质性，即异质性时，资料性质不相同的情况下，不能进行资料的定量综合时，则需要进行定性资料的综合分析。定性分析是对单个研究的结果进行描述性综合，如纳入研究的同质性差，可进行描述性的分析评价，即定性系统评价，即将收集的纳入研究资料（如研究的设计方案、资料类型、相对效应、研究对象的特征、干预措施及研究结果等）列成表格，以便评价者和使用者对单个结果间的异同进行比较和分析。

（2）定量分析（Meta 分析）：如果纳入研究的同质性好具有足够的相似性，则进行合并分析，此类系统评价称为定量的系统评价。指应用统计学方法对单个研究资料进行定量综合，Cochrane 系统评价统一采用 revman 软件对多个纳入研究的资料进行合并 Meta 分析得出定量结果。

2. 系统评价的结果分析　包括统计学结果、统计学意义和临床意义，即对统计学结果的解释。统计学分析部分往往要对研究计划书进行修改。通常使用相对危险度（RR）、机会比或比值比（OR）表示二分类变量的效应量，用权重均数差（WMD）或标准均数差（SMD）表示连续性变量的效应量；用卡方检验（χ^2 检验）估计是否存在统计学异质性，I^2 检验异质性大小。统计学结果的表达包括统计量，如 RR、OR 等及其可信区间；如果是合并分析，则报告异质性分析结果。临床意义的表达则是明确说明相比较的两种干预措施在某种测量指标何者更优或者是否相当。

定量的统计学分析方法，即 Meta 分析，只有在多个研究的干预对象、干预措施和结局等方面足够相似的情况下考虑使用，如果存在异质性，即不同研究间结果存在差异那么可以考虑用定性综合分析方法。在结果分析中主要需要考虑以下几个方面的问题：进行何种比较？每一种比较当中使用什么研究结果？每一种比较当中的研究结果是否相似？每一种比较结果的最佳合并效果如何？这些合并效果的可靠性如何？结果资料按照主要测量指标、次要测量指标的顺序列出。

3. 结果解释

（1）文献筛选结果的描述：可用"文献筛选流程图"表示，见图 7-3；

（2）列出纳入研究特征表。包括：方法（研究设计、研究持续时间）、研究对象（相关信

息、年龄、性别、国籍、种族等)、干预措施(详细方法)和测量指标;

(3) 纳入研究的偏倚风险评估:第六章已介绍的偏倚风险评估的 6 条标准;

(4) 干预措施效应量的评估;

(5) 森林图的解释(详见本章第三节)。

六、讨论与结论

1. 证据的强度讨论　对证据强度的讨论往往是从描述纳入研究在方法学方面的重要性和系统评价被应用的可能性会对卫生决策或将来研究产生影响的角度来叙述。

(1) 纳入研究的质量;

(2) 效应量的大小,差异是否有统计学意义?效应量越大或两组差异越大,则临床价值越大;

(3) 各纳入研究之间的效应量是否一致?如果各纳入研究之间的效应量一致性越高,则说明该干预措施在应用时的重复性越好;

(4) 有没有量效关系存在?量效关系越明显越密切,则治疗的精确性越高;

(5) 有没有支持此推论的间接证据?支持证据越多,则说明系统评价证据越可靠;

(6) 效应量是否混杂有其他因素的影响,如偏倚或混杂偏倚干预?有偏倚或混杂干预会夸大治疗效果,证据的真实性会受到相应影响。

2. 证据实用性评价

(1) 生物学和文化差异:生物学差异包括病理生理学的差异,如男女性别的差异会对某些干预措施产生不同的反应;有些健康问题如精神问题,文化的差异有时可限制结果的适用性;

(2) 依从性差异:治疗的接受者和实施者依从性的差异可限制结果的适用性。如同一治疗措施在发达国家与发展中国家由于经济的不同在依从上可出现差异;

(3) 基线事件发生率差异;

(4) 纳入研究结果的差异。

3. 证据质量的评价　评价单个试验在设计、实施和分析过程中防止或减少系统误差和随机误差的程度。文献评价的内容包括:

(1) 内在真实性:指研究结果接近真实的程度,即各种偏倚因素包括选择性偏倚、测量偏倚、实施偏倚及失访偏倚对结果的影响;

(2) 外在真实性:即结果的应用价值与推广应用的条件,主要与研究对象、干预措施和重要结果的选择标准有关;

(3) 影响结果解释的因素,如干预措施的类型、方法、干预时间、不同阶段等。其中,以内在真实性评价最为重要。评价文献质量的方法较多,包括多种清单和量表,最好由两名评价者单独进行,遇到分歧时,协商解决。

七、解 释 结 果

提出应用和研究指南即根据所得到的定性和定量分析结果,提出其结果的真实性程度、治疗效果的大小及能否在临床中推广应用,若现有资料不足以得出肯定结论,则应提出需要进一步研究的问题。

八、系统评价的更新

Cochrane 系统评价更新包括两方面：第一，方法学更新：Cochrane 系统评价在不断完善与提高中发展。Cochrane 协作网有专门的方法学小组为 Cochrane 系统评价作方法学支撑。如 2008 年 Cochrane 协作网推出 RevMan 第 5 版和系统评价手册第 5 版，增加诊断性试验的系统评价方法，改进了纳入研究的偏倚风险评估方法及结果表达、图表形式等。2008 年以前发表的 Cochrane 系统评价均须更新其方法学。第二，检索更新：包括更新检索策略、检索时间及新增加的数据库，尽力筛检和纳入新研究[9]。系统评价完成后，还需要根据新近发表的相关文献及反馈性意见进行不断修改与更新，使其更加完善。

第三节　Meta 分析

Meta 分析是由 Beecher 于 1955 年最先提出，1976 年由 Class 首次命名，将合并统计量对文献进行综合分析研究的这类方法称为"Meta-Analysis"。60 年代始，医学文献中出现了对多个同质研究的统计量进行合并的报道。80 年代，该方法引入我国，中文译名有荟萃分析、二次分析、汇总分析及集成分析等，但这些名字都有不足之处，因此更多的科学家仍建议使用"Meta 分析"这一名称。在 Meta 分析中常用到统计学评价指标，在此做一简单介绍。

一、Meta 分析中常用的统计学指标

统计指标是反映数据资料基本特征最基本的统计分析方法，可使人们准确、全面地了解数据资料所包含的信息，在此基础上进一步完成资料的统计分析。要根据当前最好的证据指导临床护理决策与实践，必然涉及应用最适当的统计方法描述和推断临床护理试验的证据。因此，正确理解和应用相关的统计学指标对循证护理的研究者和应用者都十分重要。

数据资料可分为数值（计量）资料和分类（计数和等级）资料两大类。统计指标因而也分数值资料指标和分类资料指标两类。对于计数资料（二分类资料）常用的指标有相对危险度（relative risk，RR），比值比（odds ratio，OR）及 95% 的可信区间（confidence interval，CI）。绝对效应指标反映基线危险度水平，其临床意义更大。

1. 可信区间　Meta 分析最常使用的统计学指标是可信区间，可信区间是对试验结果进行统计推断。可信区间（CI）是按预先给定的概率（$1-\alpha$，常取 95% 或 99%）去估计未知总体参数（如总体均数或总体率）的可能范围，这个范围被称为所估计参数值的可信区间或置信区间。如 95% 的可信区间是指该区间有 95% 的可能性（概率）包括了被估计的参数，有 5% 的可能性（概率）不包括被估计的参数。可信区间是以上下可信限为界的一个开区间（不包括界值在内）。可信区间（CI）或置信限只是可信区间的上、下值。可信区间的计算主要与标准误有关，标准误越小，抽样误差越小，可信区间的范围越窄，用样本指标估计总体参数的可靠性愈好；反之，用样本指标估计总体参数的可靠性愈差。

可信区间主要用于估计总体参数，从获取的样本数据资料估计某个指标的总体值（参数），如均数的可信区间，可用来估计总体均数，率的可信区间可用来估计总体率。可信区间还可用于假设检验，95% 的可信区间与 α 为 0.05 的假设检验等价，99% 的可信区间与 α

为 0.01 的假设检验等价。

2. 率(rate)及可信区间

(1) *EER* 和 *CER*:护理干预性试验观察指标可分为 *EER* 和 *CER* 两类。*EER* 即试验组中某事件的发生率(experimental event rate,EER),如对某病采取某干预措施后某事件的发生率。*CER* 即对照组中某事件的发生率(control event rate,CER),如对某病不采取干预措施后某事件的发生率。如姚咏梅等[10]研究了健康教育对儿童哮喘的护理效果。结果显示在反映气道通气功能的变化 PEF 即呼气峰值流速指标显示,哮喘发作时呈阻塞性通气功能障碍,*PEF* 会显著下降(表7-3)。

表7-3 呼气峰值流速指标

	PEF 下降人数	PEF 未降人数	总例数
教育健康组(干预组)	52(a)	9(b)	61(n_1)
非教育健康组(对照组)	12(c)	18(d)	30(n_2)
合计	64	27	91(n)

该试验结果的 *EER* 和 *CER* 计算结果为:

$EER = a/n_1$(*a* 为干预组发生例数,n_1 为干预组总例数)$= 52/61 \times 100\% = 85.2\%$

$CER = c/n_2$(*C* 为对照组发生例数,n_2 为对照组总例数)$= 12/30 \times 100\% = 40\%$

(2) 率的可信区间:率的可信区间可用估计总体率,计算总体率的可信区间时要考虑样本率(*P*)的大小。当 *n* 足够大,如 $n>100$,且样本率样本率 *P* 与 $1-P$ 均不太小,且 nP 与 $n(1-P)$ 均大于 5 时,可用下式求总体率的可信区间。

率的可信区间:$P \pm u_a = (P - u_a SE, P + u_a SE)$

率的标准误:$SE = P(1-P/n)$ 式中 u_a 以查 u 值表,常用 95% 可信区间,这时 $a = 0.05$,其 $u0.05 = 1.96$

例如,采用某护理干预措施护理 60 例某病患者,有效 24,其有效率为 $24/60 \times 100\% = 40\%$,该有效率的 95% 的可信区间为:$SE = \sqrt{P(1-P)/n} = \sqrt{0.4(1-0.4)/60} = 0.063$

$P \pm u_a = (P - u_a SE, P + u_a SE)$

$= 0.4 - 1.96 \times 0.063, 0.4 + 1.96 \times 0.063$

$= (0.276, 0.524)$,即 $27.6\% \sim 52.4\%$

3. 率差及可信区间 率差(rate difference)也称为危险差(risk difference,RD)。在疾病的研究和干预试验中,常用发生率来表示某事件的发生强度,两个发生率的差即为率差,也称为危险差(risk difference,RD),其大小可反映试验效应的大小,其可信区间可用于推断两个率差有无差别。两率差为 0 时,两组的某事件发生率没有差别,而两率差可信区间不包含 0(上下限均大于 0 或上下限均小于 0),则两个率有差别;反之,两率差可信区间包含 0,则无统计学意义。

4. *RR* 及可信区间 相对危险度 *RR*(relative risk,RR)是前瞻性研究(队列研究)中较常用的指标,它是暴露组的发生率 P_1 与非暴露组 P_0(或低暴露)的发生率之比,用于说明前者是后者的多少倍,常用来表示暴露与疾病联系的强度及其在病因学上的意义大小。

RR 计算四格表为试验组的发生率为:$P_1 = a/(a+b) = r_1/n_1$;对照组的发生率为:$P_0 = c/(c+d) = r_2/n_2$,相对危险度 *RR* 按式计算为:$RR = P_1/P_0 = r_1/n_1 : r_2/n_2 = EER/CER$

若 P_1 和 P_0 是死亡率、病死率、患病率等指标时，RR 不等于 1 表示试验因素对疾病有影响，当 $RR>1$ 时，表示试验因素是疾病的有害因素，且 RR 越大，试验因素对疾病的不利因素就越大。当 $RR<1$ 时，表示试验因素是疾病的有益因素，且 RR 越小，试验因素对疾病的有益作用就越大。当 $RR=1$ 时，试验因素与疾病无关。

若 p_1 和 p_0 是有效率、治愈率等指标时，RR 不等于 1 表示试验因素对疾病有影响，当 $RR>1$ 时，表示试验因素是疾病的有益因素，且 RR 越大，试验因素对疾病的有益影响就越大。当 $RR<1$ 时，表示试验因素是疾病的有害因素，且 RR 越小，试验因素对疾病的有害作用就越大。当 $RR=1$ 时，试验因素与疾病无关。

RR 的可信区间，应采用自然对数进行计算，即求 RR 自然对数值 $\ln(RR)$ 和 $\ln(RR)$ 的标准差 $SE\ln(RR)$，其计算公式如下：

由于 $RR=1$ 时，试验因素与疾病无关，故其可信区间不包含 1 时为有统计学意义；反之，其可信区间包含 1 时为无统计学意义。

5. *OR* 及可信区间　$Odds_1$ 是病例组暴露率 P_1 和非暴露率 $1-P_1$ 的比值，即 $Odds_1 = P_1/(1-P_1) = a/(a+b) : b/(b+d)$；$Odds_0$ 是对照组暴露率 P_0 和非暴露率 $1-P_0$ 的比值，即 $Odds_0 = P_0/1-P_0 = c/(c+d) : d/(c+d)$；而这两个比值之比即为比值比（odds ratio，OR），又称机会比、优势比等。$OR = [p_1/(1-p_1)] : [p_0/(1-p_0)]$

$$= [a/(a+b) : b/(b+d)]/[c/(c+d) : d/(c+d)] = ad/bc（表 7-4）。$$

由于队列资料的 RR 的 $1-\alpha$ 可信区间与 OR 的 $1-\alpha$ 可信区间很接近，且后者计算简便，因而临床医学可用 OR 的可信区间计算法替代 RR 的可信区间的计算。

表 7-4　OR 计算四格表

组别	暴露	非暴露	例数
病例组	a	b	n_1
非病例组	c	d	n_2

二、Meta 分析的概述

1. 什么是 Meta 分析

（1）广义：系统评价的一种类型。2000 年 David Sackett 等"A systematic review that uses quantitative methods to summarize the results"即定量的方法分析、综合、概括各研究结果的一种系统评价。Meta 分析是一种系统评价，而系统评价可以是 Meta 分析也可以不是 Meta 分析。

（2）狭义：一种统计分析方法。经常交叉使用的名词有：①Systematic review 系统评价（日趋规范的用法）；②Meta-analysis；③Overview；④Systematic overview；⑤Pooling project。

（3）*The Cochrane Library* 一书中，将 Meta 分析定义为 Meta-analysis is statistical technique for assembling the results of several studies in a review into a single numerical estimate，即 Meta-analysis 是将系统评价中的多个不同结果的同类研究合并一个量化指标的统计学方法。

（4）David Sackett 等在 *Evidence-Based Medicine* 一书中，将 Meta-analysis 定义为 A systematic review that uses quantitative methods summarize the results，即运用定量方法汇总多个研究结果的系统评价方法。Meta 分析是对多个同类研究结果进行合并总结的分析方法，能从统计学角度达到增加样本含量，提高检验效能的目的。尤其当多个研究结果不一致或都没有统计学意义时，用 Meta 分析可得到更加接近真实情况的综合分析结果。

2. Meta 分析的目的

（1）增加效果效应量的强度（Power）：强度是指测出真实效果的统计学显著性的机遇。许多单个研究太小以至不能测量出其疗效，但合并数个小型研究，就可能测出效果的机遇；

（2）改进精确性（Precision）：由于 Meta 分析纳入多个试验，可提供较多的信息，从而改进效果的精确性；

（3）获得某类问题从不同角度进行研究的结果，全面汇总和分析；

（4）找出各研究间差异或产生新的假设，分析和探讨定量分析不同结果原因。

3. 做 Meta 分析的条件 Meta 分析的一个基本条件是对同质资料进行合并。必须注意，并非所有的资料都适合做 Meta 分析，Meta 分析的条件是纳入研究必须有足够的相似性。在 Meta 分析前，研究人员首先需要认真严格分析纳入的资料，只有当这些资料符合条件时，才能进行 Meta 分析。适合做 Meta 分析的研究有以下四个特点：

（1）如果只评价一种干预方案的效果，将该干预方案与另一方案比较，而且如果各研究的测量指标一致，无论这些研究是否存在效果的证据，均可用 Meta 分析和相关技术。

（2）如果涉及范围比较宽，如目前是鉴别和比较特定领域里所有干预措施的效果或有附加的目的，如确定一种最好的干预措施，就需要在各种可能的干预措施间进行多种比较和 Meta 分析，因此需要仔细地计划分析方法，确定干预措施之间的比较方案，清楚干预措施之间的相互关系，才能获得准确无误的结果。

（3）如果涉及范围特别宽，如评价针刺疗法对于背痛疗效的系统评价，不同的针灸会用不同部位，部位组配方案手法也不同，施治过程还可能有很大差异；如果将针刺疗法作为一个整体和一种独立的治疗方法来评价，则可用 Meta 分析获得总的疗效趋势；如评价某种特定针刺位组配方案或某种手法的疗效，则 Meta 分析就可能没有意义。由于针刺选择手法的运用不同，其效果与施护者技术有很大关系。

（4）如果研究疗效大小和干预措施某些特点的关系，就应将其作为次要指标，并仔细做异质性分析，只有具有临床同质性的研究才能做 Meta 分析。

4. 哪些情况不能做 Meta 分析 Meta 分析如果运用得当，对于从资料获得有意义的结论是一种很好的工具，可以帮助防止错误的解释。但若将完全不同的资料合并，就会产生错误的结果，而不是提供帮助。如果各研究存在临床异质性，则 Meta 分析就没有意义，可能混淆效果真正的差异。通常将所有研究在一个单一的 Meta 分析里合并是不可能的，有时需将不同的干预措施进行多个混合比较，而且差异太大的结果也不能合并。有时对是否应该将各研究进行合并不可避免地带有主观性，且不服从统计学结果，则应从临床角度进行判断；有时对是否进行合并很难达成一致意见。

对低质量研究进行 Meta 分析有可能造成严重误导，如果单个研究存在偏倚，则 Meta 分析将这些偏倚累加起来得到错误的结果，并被错误地解释成"通过 Meta 分析提高了结果的可信度"。若纳入研究存在发表偏倚和（或）报告偏倚，将产生不恰当的合并结果。

三、Meta 分析的基本方法

1. Meta 分析的基本步骤

（1）同质性检验：将提取的资料进行同质性检验（计量及计数资料分开进行）；以判断多个研究结果的总体效应是否一致。

（2）计算单个效应尺度：对于计数资料如发热率，可以采用比值比（OR）、相对危险度（RR）及危险度差值（RD）等表示；对于计量资料如住院时间，可以采用均数差表示；并计算其 95% 可信区间（CI）。

（3）计算合并效应尺度：即将多个研究结果合并成某个效应尺度。对于同质性资料，采用固定效应模型;而对于不同质资料,需分析结果间不同质的原因,进一步进行其他处理如分层后再合并,或采用随机效应模型进行合并效应尺度的计算。

(4) 合并效应尺度的检验;对于合并后的效应尺度,还需计算其95% CI 及进行合并效应的检验,用以判断合并效应有无统计学意义。此外,为了判断合成结果的稳定性和强度,还需进行敏感性分析(sensitive analysis),即通过改变可能影响结果的一些重要因素如纳入和排除标准、设计方案(如随机分组的好坏)、合并结果的方法(如随机效应模型与固定效应模型)等,观察各单位结果间的同质性及合并结果的变化。

2. Meta 分析合并统计量的选择　Meta 分析需要将多个同类研究结果进行合并(或汇总)成某个单一的效应量或效应尺度,即用某个合并统计量反映多个同质研究的综合效应。

如需分析的指标是二分类变量,可选择比值比(OR)、相对危险度(RR)或危险差(RD)为合并统计量,用于描述多个研究的合并结果。在 Cochrane 系统评价中常见到 Peto 法的OR,该法对于发生率较小的试验结果进行 Meta 分析可能是最有效而偏倚最小的方法 RR 或OR 均是相对测量指标,其结果解释与单个研究指标相同,而 RD 是两个率的绝对差值。

如果需要分析的指标是数值变量,可选择加权均数差(weighted mean difference,WMD)或标准化均数差(standardized mean difference,SMD),为合并统计量。SMD 是两均数的差值,消除了多个研究间绝对值大小的影响,以原有的单位真实地反映了试验效应;SMD 可简单理解为两均数的差值再除以合并标准差的商,它不仅消除了多个研究间的绝对值大小的影响,还消除了多个研究测量单位不同的影响,尤其适用于单位不同或均数相差较大资料汇总分析,但是,标准化均数差是一个没有单位的值,因而对 SMD 分析的结果的解释要慎重。

3. Meta 分析合并统计量的检验　无论用何种方法计算得到的合并统计量,都需用假设检验的方法检验多个同类研究的合并统计量是否有统计学意义,常用 u 检验,根据 u 值得到该统计量的概率(P)值。若 $P \leq 0.05$,多个研究的合并统计量有统计学意义;若 $P > 0.05$,多个研究的合并统计量无统计学意义,多个研究的合并统计量没有统计学意义。

当试验效应指标为 OR 或 RR 时,其值等于 1 时试验效应无效,此时其95% 的可信区间若包含了 1,等价于 $P > 0.05$,即无统计学意义;若其上下限不包含了 1(均大于 1 或小于 1),等价于 $P \leq 0.05$,即有统计学意义。当试验效应指标为 RD、WMD 或 SWM 时,其值等于 0 时试验效应无效,此时其95% 的可信区间若包含了 0,等价于 $P > 0.05$,即无统计学意义;若其上下限不包含了 0(均大于 0 或均小于 0),等价于 $P < 0.05$,则有统计学意义。

4. Meta 分析统计方法选择　Meta 分析统计方法选择具体见表7-5。

表7-5　统计方法选择

模型假设	统计方法	效果测量形式
固定效应	M-H 法	OR,RR
	Peto 法	OR
	General	比、差值、回归系数
	Variance-Based 法	
随机效应	D-L 法	比、差值

四、Meta 分析效应量的比较

对两组效应量的比较,可采用可信区间(总体参数估计)和确切概率法(假设检验)。

1. 可信区间(confidence interval,CI)及其计算 可信区间是按一定的概率估计总体参数(总体参数、总体率)所在的范围(区间),如 95% 的可信区间是指总体参数在该范围(区间)的可能性为 95% 。可表达准确性和精确度,准确性指区间包含总体参数的可能性大小,可在数据统计时选择。如选择 95% 的可信区间,则表示该可信区间准确度是 95% ;而精确度由可信区间的宽窄代表,可信区间越窄则表示精确度越高,可信区间宽窄即精确度的高低主要与研究样本量的平衡程度、事件发生率、连续性变量的标准误大小等因素有关。还与准确度高低有关,准确度越低,则精确度越高,反之,准确度越高,则精确度越低。

可信区间可用于比较两组差异有无统计学意义。对于相对效应量,如二分类变量 *OR*、*RR* 时,可信区间包含了 1 时表示两组间差异无统计学意义。森林图上,*RR*=1 为一条竖线,称为等效线,位于图的中间,无论是 95% *CI* 的高端还是低端与 *RR* 等效线相交,都表示两组效应量的差异无统计学意义;相反,除 1 外,无论 *RR* 取值范围是什么,只要 95% *CI* 的高端和低端都不与 *RR* 等效线相交,则两组效应量的差异有统计学意义;效应量小于 1,即图形位于等效线左侧时,表示干预组效应量小于对照组;效应量大于 1,即图形位于等效线右侧时,表示干预组效应量大于对照组(图 7-4)。

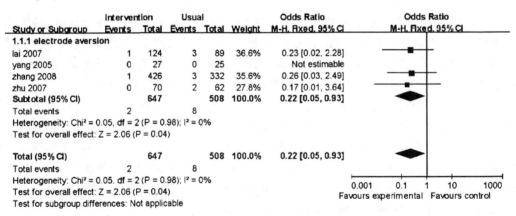

图 7-4 二分类变量 Meta 分析效应量图

面对绝对效应量,如 *RD*、*WMD* 或 *SWM* 时,只要可信区间包含了 0,则两组差异无统计学意义;在森林图上,其等效线为 *RD*=0,位于图的中间,无论是 95% *CI* 的高端还是低端与 *RD* 等效线相交,都表示两组效应量的差异无统计学意义;相反,只要 95% *CI* 的高端和低端都不与 *RD* 等效线相交,则两组效应量的差异有统计学意义;效应量小于 0,即图形位于等效线左侧时,表示干预组效应量小于对照组;效应量大于 0,即图形位于等效线右侧时,表示干预组效应量大于对照组;图中的棱形表示合并效应量,水平对角线宽度表示可信区间的宽度,竖直对角线位置所对应的刻度表示合并效应量数值(图 7-5)。

2. 假设检验 以 *P* 值表示,*P* 值表示两组效应量相等的可能性大小,*P*<0.05,表示两组

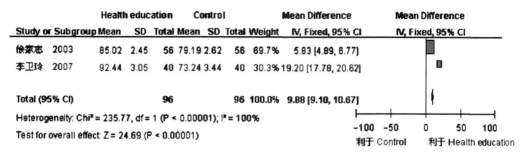

图 7-5 连续性变量 Meta 分析效应量图

差异有统计学意义。

五、异质性的分析和处理

1. 异质性的种类[11] 异质性（heterogeneity）分析也称同质性分析。将全世界不同国家的同类研究汇集一起进行 Meta 分析，不可避免地存在差异，如人种的不同对药物的敏感性的差异，不同研究方案的差异、研究设计和实施的差异、测量标准和方法的差异等或多或少会对结果产生不同的影响。

（1）临床异质性：干预对象、干预措施和结局指标的差异称为临床差异或临床异质性；

（2）方法学异质性：研究设计和质量方面的差异称为方法学差异或方法学异质性；

（3）统计学异质性：结果方面出现的差异称为统计学异质性，是由临床异质性和方法学异质性所致。由于统计学异质性是临床异质性和方法学异质性的逻辑表现和定性定量结果，在没有特别指明是何种异质性时，"异质性"一词指的就是统计学异质性。

2. 异质性来源的识别 在决定是否进行 Meta 分析前，应首先分析和识别纳入研究是否具有临床异质性和方法学异质性，必须是临床特征和方法学特征足够相似的资料，才能进行合并分析。

（1）临床异质性来源：临床异质性主要指观察对象的差异和干预方面的差异等。

1）生理、人类学方面的差异：年龄、性别、种族、信仰、生活习惯等；

2）病理生理学方面的差异：病程长短、疾病的严重程度、疾病类型等；

3）干预方面的差异：干预时间的长短、不同的干预方法、干预效果，随访时间的长短等。不能不分青红皂白，只要生理和人类学方面存在差异，就认定会产生临床异质性。

（2）方法学异质性的来源：方法学异质性主要指研究设计和实施等质量因素和结果测量的计量和度量单位不同造成的异质性，包括：

1）不同的设计方案：完全随机与半随机设计、分配隐藏充分与不充分、采用盲法与不采取盲法等。

2）不同的结果测量方法：不同的测评方法、不同测量指标和不同的度量单位等造成的差异。

（3）统计学异质性：统计学异质性指用统计学方法来探测和分析异质性的存在与否。Meta 分析中用探测和分析异质性的原理是比较各研究结果及其精确性的差异，而精确性是由可信区间所代表，不同研究间可信区间重合的部分越多，则存在同质性的可能性越大；相反，则存在同质性的可能性越小（图 7-6）。

图7-6 统计学异质性比较

A. 两个结果间可信区间重合度大,则二者同质的可能性大;B. 两个结果间可信区间重合度小,则二者异质的可能性大

3. 统计学异质性的分析 在 Cochrane 系统评价中,为了达到合并同质资料的目的,在 Meta 分析前,应该先鉴别资料的临床异质性,根据临床同质性进行亚组分析(subgroup analysis),即将具有临床同质性的资料分为同一个亚组再进行合并;在亚组内和亚组间合并时,还需进行统计学异质性分析,方法如下:

(1) 异质性的定性分析:在 Cochrane 系统评价的专用软件 RevMan 中采用 χ^2 检验和 P 值来定性分析各研究间是否存在异质性。χ^2 值在 Cochrane 系统评价中又称 Q 值,Q 值相对于自由度(df,即纳入研究数减 1:$df = n-1$)越大,P 值越小,则存在异质性的可能性就越大。反之,Q 值相对自由度越小,P 值越大,则存在异质性的可能性就越小。使用 χ^2 和概率(P)值描述异质性或同质性时,只能表述有无异质性或同质性,而不能说异质性或同质性"大"或"小","好"或"差"。

(2) 异质性的定量分析:I^2 是对异质性效应量进行定量分析的参数,$I^2 = [(Q-df)/Q] \times 100\%$,意义为除外机遇(chance)因素后的异质性,其值分布于 0 ~ 100% ,0 表示无异质性,越大表示异质性增加越多。当 $I^2 < 25\%$ 时,表示异质性低;$I^2 = 50\%$ 时,表示有中等程度的异质性;$I^2 > 75\%$ 则表示异质性大。一般而言,当 $I^2 > 50\%$ 时,表示有实质性的异质性存在。

(3) 异质性的阈值:P 值在 0.05 ~ 0.10 时,为差异有或无显著性的边缘值,当 $P < 0.05$ 时,差异肯定有统计学意义;当 $P > 0.10$ 时则差异肯定没有统计学意义。采用统计学方法做异质性分析,组内的异质性阈值设定为 $P > 0.10$ 和 $I^2 < 50\%$,即 $P > 0.1$、$I^2 < 50\%$ 时,组间没有异质性;而组间合并分析时,有时将异质性阈值设定为 $P \leq 0.05$,即 $P \leq 0.05$ 时,组间存在异质性;但我们推荐当 $P \leq 0.10$ 和 I^2 值在 50% 附近时,都采用随机效应模型做合并分析。

(4) 异质性分析的流程总结如下:

第一步 对纳入资料进行临床同质性分析,将具有临床同质性的资料归入一个亚组。

第二步 统计学异质性分析。

第三步 如亚组内有统计学异质性,再进行临床异质性分析,查找造成异质性的可能原因,如果异质性确由临床异质性所致,则应再行亚组分析;如果没有明显的临床原因,则用随机效应模型合并分析。

第四步 如果存在方法学异质性,无论是否出现统计学异质性,都需进行敏感性分析。必须注意,亚组分析应该在临床同质性的基础上进行,随机对照试验常常被临床研究人员、杂志编辑人员及综述作者误解,因此,系统评价研究者需要鉴定纳入研究是否为真正的随机对照试验。

(5) 异质性处理的方法:①采用随机效应模型可对异质性进行部分纠正;②亚组分析;③模型;④Meta 回归;⑤混合效应模型来解释异质性的来源;⑥若异质性过大。特别在效应方向上极其不一致,不宜做 Meta 分析。

六、Meta 分析合并效应量统计模型

1. 统计模型的选择

(1) 固定效应模型(fixed effects model):当所有纳入研究结果间没有统计学异质性的亚组内的统计效应量时,合并分析使用固定效应模型,即按各研究的实际权重进行合并,采

用固定效应模型的 Meta 分析称为固定效应 Meta 分析。

（2）随机效应模型（random effects model）：计算有异质性的各亚组的合并统计效应量时，则采用随机效应模型。随机效应模型是用以处理异质性资料的一种统计模型，而不能处理研究间的变异。采用随机效应模型的 Meta 分析称为随机效应 Meta 分析。

2. 选用统计模型应注意的问题

（1）正确使用随机效应模型处理异质性资料：当证明纳入研究之间有异质性时，应该分析异质性的来源。通常，同一干预措施异质性的可能来源为不同方法、不同观察对象、不同年龄、不同性别、不同病程和疾病严重程度、不同测量标准等。在找出异质性原因后，应对纳入资料再次进行亚组分析，即将相同条件的研究分为一个亚组，再对其进行异质性分析，直到无异质性为止。只有当各研究的条件确实完全相同或无法解释研究间异质性的来源时，才对这样的异质性资料进行合并分析。

（2）临床异质性 VS 统计学同质性或临床同质性 VS 统计学异质性：统计学计算异质性以数据为基础，其原理是各研究之间可信区间的重合程度越大，则各研究间存在统计学同质性的可能性越大，相反，可信区间重合程度越小，各研究之间存在统计学异质性的可能性越大。一般情况下，实质性的差异能够在数据上表现出相应的差异。由于医学研究的复杂性，有时具有临床异质性的事件却有相同的数据表现，或者相反，具有临床同质性的事件可有不同的数据表现。因此，两个互相存在临床异质性的研究，虽无统计学异质性，却不应进行合并分析。相反各研究间没有临床异质性，而出现统计学异质性可采用随机效应模型对其进行合并分析。

七、森林图中的标志[7]

RevMan 中的森林图表示合并效应量的菱形块的位置默认较低事件发生率为有利，以事件（events）数量小的一侧来决定合并效应量菱形块的位置，如等效线左侧为干预组，而菱形块位于等效线的左侧，则表示干预组事件少于对照组，反之，菱形块位于等效线右侧则表示对照组事件少于干预组；森林图中标志的"favours treatment"和"favours control"，即表示小方块在哪一侧，则该侧有利。显然，该默认值只适于有害事件，如死亡率，恶化率等；而对于有利事件，就需要理解成菱形块的对侧为有利。为了避免误解，我们建议采取两种方法对标志进行修改，一是当测量指标为有利事件时，对图的标志进行重新设置，将两侧的"favourable（有利于）"标志改为"unfavourable"（不利于）或"harms"（有害），即有利事件发生得越少越不好；二是当测量指标为有利事件时，将"favours"删去，只留下干预措施和对照的名称，根据统计量数据判断效应，相对效应量如 *OR*、*RR* 小于 1 或绝对效应量如 *RD*、*WMD*、*SMD* 小于 0 时，表示干预组疗效不如对照组；反之，相对效应量大于 1 或绝对效应量大于 0 时，表示干预组疗效优于对照组。对于二分类变量，在某些情况下，用总人数减去不良事件发生数，就变成了有利事件发生数，则可以不改变默认标志"favours treatment"。但对于连续性变量的有利事件，就行不通了。

八、怎样阅读 Meta 分析森林图[7]

系统评价的资料合成结果由 Meta 分析图（森林图）表示（图7-7）。图上方为标题（comparison）和判效指标（outcome）。图中从左到右依次为单个试验（study）、干预组

（intervention）、对照组（control）、比值比（OR）、权重（Weight）等项目。中间的短横线代表一个试验的可信区间，位于横线中位的小方块代表比值比（OR）。可信区间是指比值比的真值可能存在的范围，反应结果的精确性，范围越宽，横线越长，说明样本量越小，结论欠精确可靠。范围越窄，横线越短，说明样本量较大，结论较精确可靠。Cochrane 系统评价中使用的可信区间是 95% 或 99%。中线代表 OR=1，最下面的菱形符号代表所纳入的全部试验的综合结果，短横线/菱形符号与中线接触或相交示差异无统计学意义。对不利结局，短横线/菱形符号在中位线左边示有效，对有利结局则相反。权重（Weight）表示各单个试验结果在总体结果中所占的百分比，一般病例数越多，权重越大。

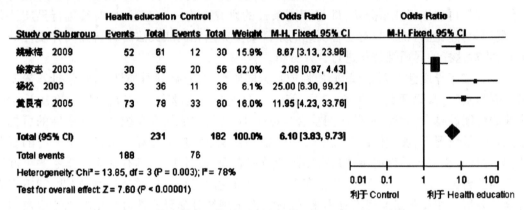

图 7-7　健康教育组与对照组一年后 PEF（%）≥80% 比较

如图 7-7[12]所示，健康教育对儿童哮喘影响效果的 Meta 分析，比较了儿童哮喘健康教育组与对照组（普通护理组）效果观察，测量指标使用的是干预一年后 PEF（%）≥80% 的情况。图中左边第一列显示单个试验的名称，第二、三列表示干预组（健康教育组）和对照组（普通护理组）。图中左边第一列显示单个试验的名称，第二、三列表示干预组和对照组（常规组）。第 4 和 5 列分别表示权重 Weight 和比值比（OR），由于各研究间存在统计学异质性（$P=0.003$），I^2 为 78% > 50%，故采用随机效应模型进行合并分析和使用 95% 的可信区间。从图中可知，干预组总事件发生数为 231，对照组总事件发生数为 182，其比值比为 6.10，95% 可信区间为（3.83，9.73）。图中最下面的菱形符号代表合并以上各项试验得出的综合结果，如等效线左侧为干预组，而菱形块位于等效线的左侧，则表示干预组事件少于对照组；反之，菱形块位于等效线右侧则表示对照组事件少于干预组，利于干预组（健康教育组）；综合后的菱形块与中线未相交表示有统计学意义。权重为 100%，表示该试验结果在最后总体结果中权重为 100%，因此，此图所示综合 Meta 分析最后得出健康教育对儿童哮喘反映气道通气功能的变化的指标 PEF 即呼气峰值流速是有效的，健康教育组与对照组 PEF 有统计学意义[$OR=6.10$，95% CI（3.83，9.73），$P<0.00001$]。而哮喘发作时呈阻塞性通气功能障碍，PEF 会显著下降。

九、累积 Meta 分析

累积 Meta 分析（cumulative Meta-analysis）的定义：当一个新研究出现时，将其纳入到以前的 Meta 分析中，并重新进行 Meta 分析。

累积 Meta 分析一般按临床试验实施的先后顺序，将先实施的临床实验进行 Meta 分析,以后每出现一个同类新试验就纳入一个。这样,合并统计量的可信区间可随着合并试验的数据增多和样本量的增大及事件发生数的增加而越来越窄,即精确性越来越高,如果两种干预措施效果有差异,则其差异出现统计学显著性的可能性随着合并试验数量的增多越来越大,即 P 值可能越来越小。当然,也可能出现相反的情况,如早期的试验由于样本量小,疗效的差异是由机遇因素的影响,随着合并试验数量的增多,机遇影响越来越小,合并结果越来越向无差异趋近。因此,累积 Meta 分析可用于新干预措施的效果分析与研究。

十、Meta 分析结果的稳定性和可靠性分析

1. 符合方案集分析　符合方案集(per-protocol,PP 分析)又称为合格病例集资料,试验终点时将符合试验方案规定、依从性好,完成了所规定的全部试验措施的病例资料进行统计分析,称为 PP 分析;对未完成试验方案或违反了试验方案的病例,如失访、依从性差或使用了不允许使用药物的病例资料,则不应列入符合方案集,但在计算不良反应发生率时需将其包含在内。

2. 意向性分析　意向性分析(intention-to-treat analysis,ITT 分析),所有纳入研究的对象都作为已接受的干预措施而加以分析。由于很多作者对 ITT 分析有两个目的,一是用于对 PP 分析结果进行可靠性验证,二是如果在有失访、丢失等资料缺失的情况下,采用 ITT 分析可减少减员偏倚的可能性。

ITT 分析定义为:①只要是随机分配入组的患者都应纳入分析,无论其是否接受干预或接受了多少干预,也无论接受的干预是否恰当;②所有观察对象都需纳入分析,无论其是否获得结果。

对临床研究中由于各种原因观察对象在试验中退出、丢失或失访的情况,理论上应对全部病例按随机化纳入时的分组进行统计分析,通常的做法是将最后一次观察到的数据作为试验的最终结果进行统计分析。对是否采用 ITT 分析在纳入研究的特征做详细报告,若不做 ITT 分析有可能对结果产生偏倚,因此,对于失访超过 20% 的研究,则应考虑将其从 Meta 分析中剔除或采用敏感性分析验证其对结果的影响。

二分类变量的 PP 分析和 ITT 分析,连续性变量的 PP 分析和 ITT 分析,详见有关资料。

3. 敏感性分析与亚组分析

(1) 敏感性分析:敏感性分析(sensitivity analysis)用于评价结果的稳定性,如果敏感性分析结果与原结果没有冲突,那么该结果加强了原结果的可信度。如果敏感性分析结果得出不同结论,这提示存在与干预措施有关的潜在重要因素,应进行进一步研究以明确干预效果存在争议的来源。由于纳入研究所采用的设计和研究方法可能存在差异或纳入了方法学质量低下的研究,必须考虑方法学上的差异可能对结果的影响。通常采用敏感性分析来找出这些潜在的影响因素。

敏感性分析的方法可采用:

1) 改变研究类型、观察对象、干预措施或测量指标的纳入标准;

2) 纳入或排除那些在某些方面不能明确肯定是否符合纳入标准的研究;

3) 有些研究可能有一些不确定的结果,将其具有合理性的结果资料重新另行分析;

4) 对于缺失资料,输入合理的可能数值后重新进行分析;

5）使用不同的统计方法对资料进行重新分析,如用随机效应模型或者相反。

例如纳入了低质量研究时,尤其是样本量大,事件数量多,可信区间窄的研究,无论其质量高低,都会产生较大的权重,从而在很大程度上影响 Meta 分析结果。通常的做法是:首先计算包括了所有纳入研究在内的 Meta 分析结果,然后,计算排除低质量研究后的 Meta 分析结果,如果两次分析结果一致,则结果可靠。如果两次分析结果不一致,则在解释时应该十分慎重,一般应主要根据高质量研究结果来解释 Meta 分析结果。

（2）亚组分析:由于研究间存在显著性的异质性,可以考虑针对系统综述中的某些研究对象特征如性别、年龄或某些特殊人群进行单独分析,也可根据干预措施的强度、持续时间等做亚组分析(subgroup analysis)。这种检验很常见,但使用不当容易造成误用,尤其是当亚组分析得到假阴性与假阳性结论时,这些结论有可能造成危害。

4. 失安全系数　失安全系数(fail-safe number)分析是常用的识别和控制发表偏倚的方法。失安全系数分析是当 Meta 分析的结果有统计学意义时,为排除发表偏倚的可能,要计算最少需要多少个未发表的研究报告(特别是阴性结果的研究)才能使研究结论(如本次 Meta 分析结论)发生逆转。失安全系数用来说明 Meta 分析中常见的偏倚"发表偏倚(publication bias)"的大小,失安全系数越大说明发表偏倚越小,Meta 分析结果越稳定,结论被推翻的可能性越小;反之,结论被推翻的可能性越大

在 Meta 分析结果的可信性分析中,常需要估计 Meta 分析中最常见的偏倚"发表偏倚(publication bias)"的大小,这是因为通常情况下有统计学意义的研究结果较无统计学意义(或无效)的研究结果被报告和(或)发表的可能性更大,呈现在读者面前的论文大都为"有统计学意义"的论文。通常 Meta 分析可以初步分为两类,一为计数资料 Meta 分析,即优势比资料 Meta 分析;二为计量资料 Meta 分析,即均数之差资料的 Meta 分析。在具体运算时,前者要求列出各纳入文献资料的样本数、阳性数、优势比(OR)、P 值等;后者要求列出各纳入文献资料的例数、均数、标准差、P 值等。

当 $P=0.05$ 或 $P=0.01$ 时,失安全系数(fail-safe number, Nfs)可用如下公式进行估计: $Nfs0.05 = (\sum Z/1.64)2-k$; $Nfs0.01 = (\sum Z/2.33)2-k$; 其中 k 为纳入研究(文献)的个数,Z 为各独立研究的 Z 值,通常情况下,我们可以根据各 P 值查标准正态分布表来获得各 Z 值,但通过 P 值查标准正态分布表获得 Z 值较烦琐且其又为再次粗略反推估计,在实际工作中我们可以通过编写 SAS 程序来完成 Z 值估算及失安全系数估算。然后我们就可通过这些基本数据进行 Meta 分析并进行 Z 值及失安全系数的估算。其详细估算过程见有关资料。

5. 发表性偏倚的识别与控制[13]　Meta 分析时尽可能将所有的研究搜集齐全,包括未发表的阴性研究报告、会议论文摘要、各种研究简报、学位论文等,以控制发表性偏倚。

发表偏倚一直是系统综述中存在的问题之一,漏斗图是最常用的用于判断是否有发表性偏倚的方法。它是指阳性结果容易得到发表的倾向,而阴性结果的研究一般不愿投稿或投稿后不容易获得发表。此外,阳性结果的多次重复发表也是造成发表偏倚的原因之一。发表偏倚往往造成对某一干预措施的片面夸大。由于检索和获取随机对照试验通常比较困难,系统综述如果不能纳入未发表的临床试验也可能出现发表偏倚的问题。为此 Cochrane 干预性系统综述强调研究检索的范围要包括未发表的文献。Cochrane 协作网力求鉴定随机对照试验包括建立并随时更新各专业组和领域的试验注册数据库,其

目的就是避免系统综述受发表偏倚的影响。总之全面无偏倚的检索和对前瞻性临床试验进行登记注册,是避免发表偏倚的手段,用于检查系统综述是否存在发表偏倚的方法之一就是使用"倒漏斗"图形(funnel plot)分析的方法。RevMan 5.1 可自动生成该图形。该方法是由 Light 于 1984 年首先用于教育学和心理学研究,即采用单个研究的效应大小估计值作为横坐标(x 轴),对应各个研究样本含量值为纵坐标(y 值)构成的散点图。小样本研究的效应值散布在图形的下方,而大样本的研究将渐向上变窄,因而形成状似倒置的漏斗。在没有偏倚存在的情况下,图形呈对称势态。若漏斗图不对称或不完整,除了考虑发表偏倚的可能性以外,还要考虑以下几种因素也可导致不对称:小样本、方法学质量低下的研究、机遇的作用、干预的变异性和假的报告等。见图 7-8(A)表示对称图形,无发表偏倚存在;图 7-8(B)表示不对称的图形,存在发表偏倚;图 7-8(C)表示不对称的图形,存在小样本,低质量的试验。

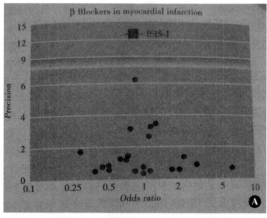

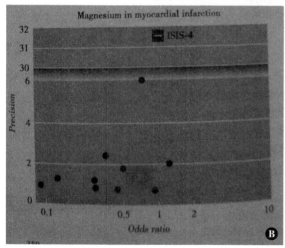
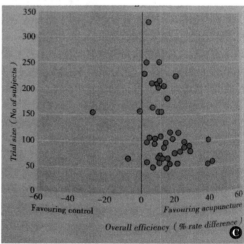

图 7-8　Funel Plot 示意图

A. 对称图形,无发表偏倚存在;B. 不对称图形,存在发表偏倚;C. 不对称图形,存在小样本、低质量的试验

6. 最佳结果演示　最佳结果演示是将试验组中缺失的资料者作为"有效结果"的受试者,对照组中缺失资料者作为"无效结果"的受试者。

7. 最差结果演示　即将缺乏资料按全无效处理。

上述系统评价技术路线图,见图 7-9。

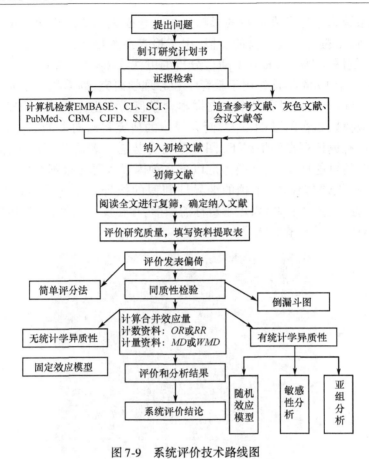

图 7-9　系统评价技术路线图

第四节　Cochrane 系统评价 Meta 分析常用 RevMan 软件简介

一、RevMan 软件的简介

RevMan(review manager)软件是国际 Cochrane 协作网制作和保存 Cochrane 系统评价的专用软件。其主要作用为制作和保存 Cochrane 系统评价的计划书或全文,对录入的数据进行 Meta 分析并用 RevMan 软件将分析结果以图表形式展示。

RevMan(Review Manager)软件是国际 Cochrane 协作网制作和保存 Cochrane 系统评价的一个程序,由北欧 Cochrane 中心制作和更新。该软件的主要特点是可以制作和保存 Cochrane 系统评价的计划书和全文,对录入的数据进行 Meta 分析,并以森林图(forest plot)的形式显示及对系统评价进行更新。Cochrane 协作网最新推出 Review Manager5.1 版本软件并向系统评价制作者免费提供 RevMan 软件下载,下载地址 http://ims. Cochrane. org/RevMan/download。采用 RevMan 软件制作的 Cochrane 系统评价基本格式包括大纲、文摘、背景、目的、纳入标准、检索策略、系统评价方法、纳入研究的描述、纳入研究的方法学质量、结果、讨论、结论等项目。

二、RevMan5. 1 件软件操作流程简介

1. 下载安装　按上述地址下载 Review Manager5. 1 版本软件后并安装到本地电脑。

2. 创建新系统评价　安装后,首次右键打开并进入 Review Manager5. 1 初始界面后压

左上角工具栏中的"file"单击"New"出现图 7-10 欢迎界面。下面为便于叙述以"健康教育对老年高血压影响的系统评价"文题,介绍其中某一观察指标以"服药依从性"为例,使用 Review Manager5.1 软件对该资料进行 Meta 分析。点击 Next;选择 Intervention Review,再点击 Next;在出现"New Review Wizard"(Title)对话框中[Intervention]FOR[health problem])中,输入"健康教育"for"老年高血压",点击 Next;在"Stage"三个圆扭中一般选择"Protocol"或"Full Review";最后点击 Finish 进入图 7-11 主界面。

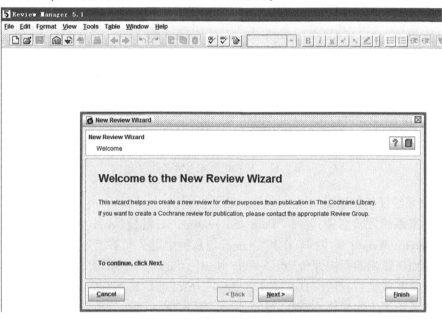

图 7-10　创建新系统评价欢迎界面

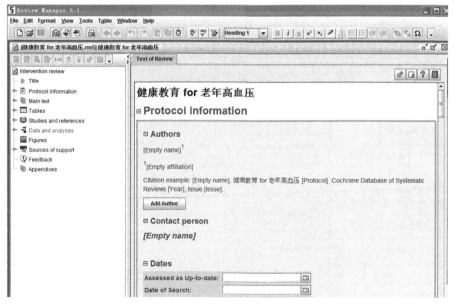

图 7-11　创建新系统评价主界面

添加纳入研究名称　在左侧大纲面板中的研究与参考文献(Studies and References)下的图标点击参考文献(References To Studies)下 Included Studies 右键选择"Add Study",出现

"New Study Wizard"对话框。根据提示纳入研究 ID 分别录入所有纳入研究文献,最后点击"Finish"。纳入研究 ID 输入格式通常为"第一作者姓名"和"文献发表年代",如 Wang 2010。如"健康教育对老年高血压影响的系统评价"的其中一个观察指标"服药依从性"为例,纳入研究的 7 个文献分别输入完毕后如系统评价图 7-12 纳入研究界面。

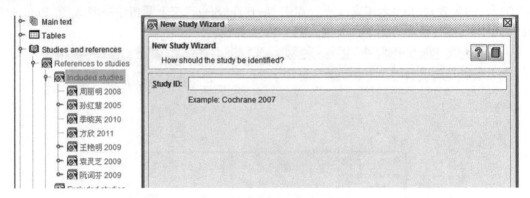

图 7-12　系统评价纳入研究界面

3. 建立系统评价数据图

(1)定义系统评价名称:选中"Data and analysis"右键按"Add comparison",系统产生"New comparison Wizard"对话框,在其"Name"信息框中定义此系统评价的名称,如"健康教育对老年高血压影响的系统评价"点下一步"Next",出现三个选择项,直接点"Finish"退出。

(2)定义变量类型:点开"Data and analysis"分支,选择其下属分支"健康教育对老年高血压影响的系统评价",单击右键"Add Outcome"单选框,以"二分类变量"为例,选中默认的 Dichotomous(计数资料)后点"Next"进入下一步。如图 7-13 系统评价数据类型变量界面。

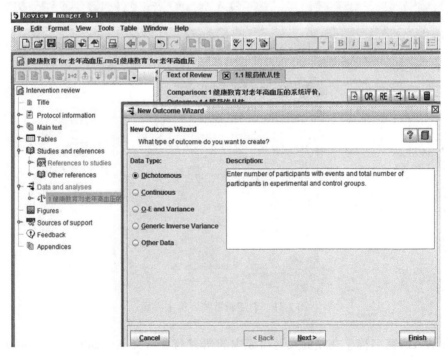

图 7-13　系统评价数据类型变量界面

（3）定义分析参数：选择"Dichotomous"分类资料（二分类变量）进入下一步，需在"Name"信息框中定义一个分析结果的名称，如此观察指标是"服药依从性"属于计数分类资料（二分类变量）。Dichotomous 适用于离散型变量的计数资料和有序变量，数据录入时需输入各组发生该结局或事件的人数和各组总人数。如观察指标属于计量资料就适合于选择连续性变量 Continuous。数据录入时需输入各组结局指标的均数及标准。还需在"Group labels"中定义比较结果的名称，如健康教育组与对照组。见图7-14。点下一步，出现 Meta 分析方法（Statistical method）、分析模型（Analysis Model）效应量（Effect Measure）选项，此时可选择默认的选项，直接点"Finish"完成。见图7-15 分析参数的定义。

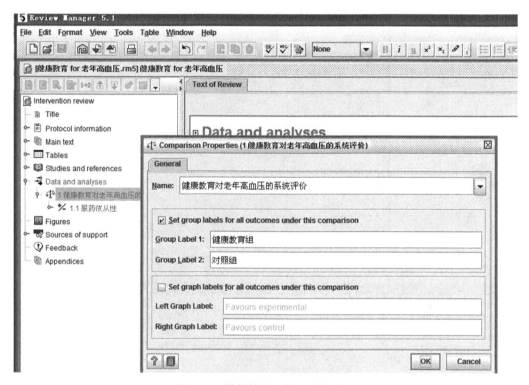

图7-14　数据结果比较名称的建立

（4）建立亚组分析：点上一步定义的分析结果名称，如"服药依从性"后右键，此时系统出现"Add Subgroup"选项，若不做亚组分析，可选择"Add Study Data"进入下一步。

（5）添加单个研究名称：点"Add Study Data"后，出现"New Rview Wizard"对话框，如图7-16选定一个需要分析的指标名称，如"服药依从性"，然后重复上一步，逐一纳入分析的各研究名称添加到数据表中。

（6）输入研究数据：点击"New Rview Wizard"对话框，按住 Control（Ctrl）选择纳入的研究，点"Finish"完成，"RevMan"打开一个新表，即录入的结构数据表，根据研究文献资料在表中输入每组一事件发生数和研究总人数。

（7）绘制森林图和漏斗图：完成数据录入后，点击 图标得到森林图 Forest plot 见图7-17 健康教育组的服药依从性大于对照组。点击 图标得到倒漏斗图 Funal plot 见图7-18 健康教育组的服药依从性，保存后直接显示在 Figures 目录下。

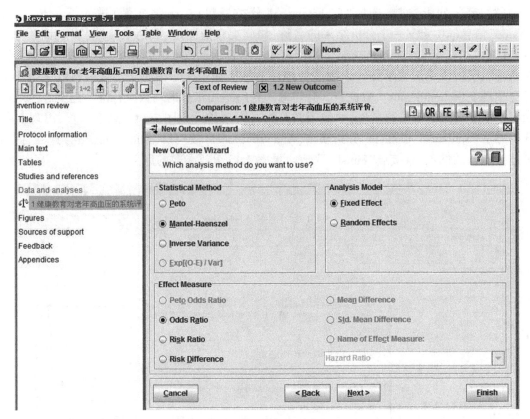

图 7-15　数据分析参数的建立

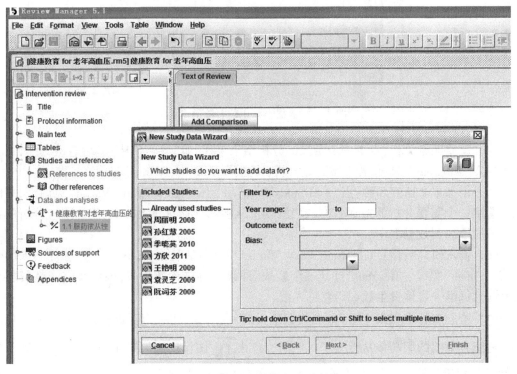

图 7-16　需要分析的指标名称的建立

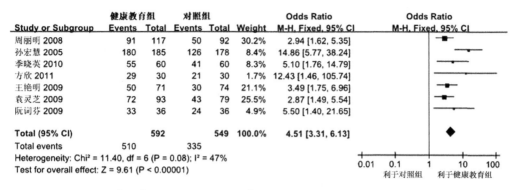

图 7-17 健康教育组与对照组对老年高血压影响的服药依从性 Meta 分析森林图

森林图左下角是齐性检验（test for lieterogeneity）判断的依据。可以比较2种或多种不同设计对相同问题进行的 Meta 分析是否会得出不同的结论，即敏感性分析（sensitivity analyses），了解系统评价的结果是否稳定可靠。可以文本、网页、各种图片格式（SVG，EMF，EPS，PDF，SWF，PNG）保存或者打印。倒漏斗图可以了解文献潜在的发表偏倚（publication bias）。Funnel plot 是指根据单个研究估计得出的干预效果（X 轴）与每项研究的样本大小（Y 轴）所做出的散点图形。因为干预效

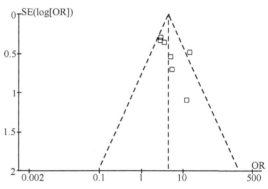

图 7-18 健康教育组与对照组对老年高血压影响的服药依从性倒漏斗图

果估计值的准确性是随研究样本量的增加而增加的，所以小样本研究的效应值应散在、宽广地分布在图形底部，而大样本研究的效应值相对集中地分布在图形中部或顶部。图形形状类似于一个倒置的漏斗。在没有偏倚的情况下，呈现对称的倒漏斗状。如果存在偏倚，如阴性结果的研究未能发表，就会出现图形缺角。Funnel 的对称与否只是通过视觉观察得出的，不同观察者的判断结果往往存在差异。Egger 及其同事开发了一种简便的 funnel plot 图形检验方法，逐渐为 Cochrane 系统评价广泛应用。对于计量资料，正态分布的计量资料，如身高、血压、生化指标等，大多数适用于这种情况。用加权均数差（weighted mean difference，WMD）作为效应尺度，数据提取时需要各组的例数、结局指标的均数及标准差（standard deviation，SD）。

4. 建立系统评价数据表格

（1）纳入研究特征表：对一个纳入研究的特征，如设计方案、研究对象、干预措施和结局指标等在此表格中描述。点大纲面板中"Table"下图标"Characteristics of studies"后再点下"Characteristics of Included studies"图标，就会出现研究列表，选择一个研究录入特征信息。见图 7-19。

（2）纳入研究偏倚风险表：在内容面板中点纳入研究特征表下的一个研究下的偏倚风险表（Risk of bias table），点右侧属性（Properties）图标，就会出现偏倚风险表可选用的一个选项列表默认选择项是"Allocation concealment"，其他选项需要人工激活，点"Activated"旁

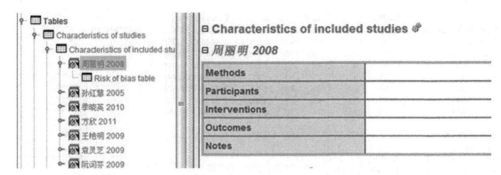

图 7-19　纳入研究特征

的方框即可实现。全部激活后点"OK"。此时表格内容栏列出了所有被激活的标题,每排均有下拉菜单,显示"Yes","No",or"Unclear"选项。图 7-20。

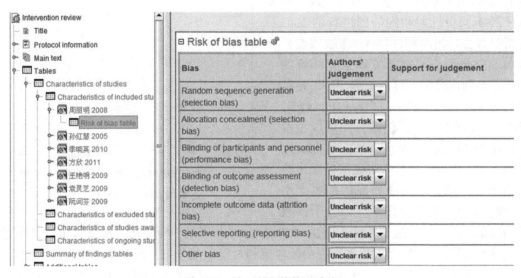

图 7-20　纳入研究偏倚风险表

第五节　应用举例

案例7-1　健康教育对慢性阻塞性肺疾病疗效影响的 Meta 分析[14]

1. 背景　慢性阻塞性肺疾病(COPD)是一种常见的慢性呼吸系统疾病,在全世界COPD 死亡率居所有死因的第 4 位,且有逐年增加之势,在我国 15 岁以上人群中 COPD 的患病率为3%,每年因 COPD 死亡的人数达 100 万,致残人数达 500~1000 万。由于患病人数多、死亡率高、社会经济负担重,COPD 已成为一个重要的公共卫生问题,严重影响着患者的劳动能力和生活质量。在对患者进行积极治疗的同时,医护专家们日益意识到对患者及其家属进行健康教育的重要性。国内外许多研究结果显示进行健康教育具有显著效果,但也有一些研究结果显示这种影响并不明显。本文采用 Meta 分析的方法对有关"健康教育对慢性阻塞性肺疾病疗效影响"的国内外所有随机对照试验研究进行综合分析,以进一步明确健康教育对慢性阻塞性肺疾病疗效的影响。

2. 临床问题　健康教育对于慢性阻塞性肺疾病是否具有有效性。按照 PICO 原则进行结构化问题。

P:慢性阻塞性肺疾病患者。I:健康教育。C:常规教育。

O:以遵医行为、圣·乔治呼吸系统问卷(StGeorge Respiratory Questionnaire,SGRQ)评分、肺功能检查、知识掌握、住院天数、住院次数、就诊次数、6分钟步行测试。

3. 纳入排除标准

研究类型:随机对照试验。

研究对象:慢性阻塞性肺疾病患者。

干预措施:健康教育 vs 常规教育。

纳入标准:①研究类型为随机对照试验;②健康教育内容为 COPD 的相关知识和自我管理;③健康教育组与对照组均接受常规治疗和规范管理,在年龄、性别、病情方面具有可比性。

排除标准:①通过各种渠道未获得全文,仅有摘要者;②研究中的统计学数据,本研究无法转化和应用者;③重复发表的文献。

测量指标:以遵医行为、圣·乔治呼吸系统问卷(StGeorge Respiratory Questionnaire,SGRQ)评分、肺功能检查、知识掌握、住院天数、住院次数、就诊次数、6分钟步行测试。

4. 检索策略　检索主要的医学数据库,包括美国国立医学图书馆因特网检索系统(PubMed)、中国生物医学文献数据库(CBM)、维普中文期刊全文数据库(VIP)、中国知网(CNKI),并适当追查纳入文献的参考文献。检索词包括:pulmonary disease,chronic obstructive;health education;randomized controlled Trial;慢性阻塞性肺疾病;健康教育等。检索年限为 1990 年 1 月~2009 年 1 月。

5. 资料提取与质量评价　由研究者本人严格按照上述的文献纳入和排除标准筛选出文献进行质量评价。本研究主要采用 Jadad 等开发的量表进行评价。总分为 5 分,0~2 分的试验研究被视为低质量研究,3~5 分者被视为高质量研究,即是否采用了随机分组的原则,随机分组的方法是否恰当,是否采用了盲法,盲法的采用是否恰当,是否说明了实验对象退出和失访的人数以及原因。

6. 统计分析　统计学分析采用 Review Manager 5.0 软件包。计数资料采用相对危险度(risk ratio)表示;计量资料采用权重的均差(weighted mean difference)表示,两者均用 95% 的可信区间表达,试验间异质性采用齐性检验,$P>0.05$ 为研究间无统计学异质性。当研究间出现异质性时,采用随机效应模型(random effects model),反之则采用固定效应模型(fixed effects model)。

7. 结果与结论　采用"pulmonary disease,chronic obstructive"or"health education"or"randomized controlled trial"检索 PubMed 数据库,检索到相关文献46篇。采用"慢性阻塞性肺疾病"or"健康教育",在 CBM 中检索到65篇文献,CNKI 中检索到48篇,VIP 中93篇。经逐一仔细阅读全文,严格按照纳入和排除标准,最后纳入文献15篇,其中英文9篇,中文6篇。在15篇被纳入的文献中,有9篇被评为高质量文献,6篇被评为低质量文献。8篇文献采用了恰当的方法进行随机分组,3篇文献报告了盲法的采用,7篇文献报告了实验对象退出和失访的人数和原因。对纳入文献采用倒漏斗图进行分析,显示对称,未发现发表偏倚。

Meta 分析结果提示,健康教育组与对照组相比对于慢性阻塞性肺疾病患者在遵医行为中的戒烟方面的差异具有统计学意义($P<0.05$,图 7-21)。

健康教育组与对照组相比在 SGRQ 评分方面、在肺功能检查(FEV1/FVC%)、住院天数上,结果表明健康教育组与对照组在该指标上的差异具有统计学意义($P<0.01$)。而在肺功

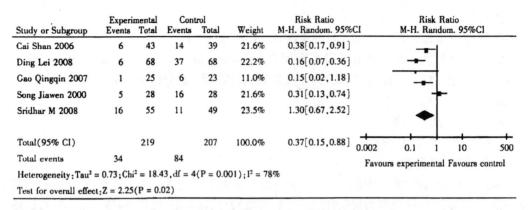

图 7-21　健康教育组与对照组的戒烟人数比较

能检查（FEV1、FEV1%）、知识掌握、住院次数、就诊次数、6 分钟步行测试方面两组之间无显著性差异。

随着医学模式的转变和护理观念的更新，人们越来越深刻认识到仅仅依靠治疗技术促进人类健康是不够的。这一认识领域的飞跃为护理学带来了实质性的革命，护理观念由单纯的疾病护理发展到"保障人类健康"。因此，在对 COPD 患者实施系统、规范治疗的同时，医护专家们均提倡对患者及其家属进行健康教育。医护人员就慢性阻塞性肺疾病患者及其家属进行的健康教育，在一定程度上改善了患者的治疗效果，健康教育对 COPD 具有一定的积极意义。

8. 解析　本系统评价针对健康教育对于慢性阻塞性肺疾病是否具有有效性这一临床问题进行客观评价。汇总分析了国内外多项与 COPD 相关的健康教育研究项目，目的是通过应用循证护理中的 Meta 分析方法来评价健康教育对 COPD 的影响。

本文纳入的所有研究都是随机对照试验，其结论的准确性与可靠性远比其他类型试验研究的汇总分析要高。在纳入的 15 项研究中，10 项研究持续时间在 1 年以上，避免了季节性因素对研究结果的影响。本研究的样本量相对较大，8 个研究指标合并后的样本量最低为 72 例，最高为 442 例，增加了本研究结果的可信性和可靠性。

但在有些方面还存在问题，如①由于部分阴性结果可能未进行报道，这在一定程度上限制了资料的全面性，解决的办法是通过结合纳入文献的参考文献的方法，尽可能扩大文献来源，但仍可能有部分文献未检索到。②由于纳入的研究数量较少，某一研究指标下无法进行分层分析，如果对研究对象按照性别、年龄、病情等进行分层分析，有可能会得出与本研究不同的研究结果。纳入的 15 篇研究基本未进一步对年龄、性别、病情等进行分层分析，故没有相关的原始数据进行 Meta 分析。③本系统评价的文献检索与筛选、数据提取和方法学质量评价均由研究者本人独自完成，这样不可避免会出现错误的概率。检索过程及文献筛选没有严格的文献筛选流程图，对所有纳入研究特征应以表格形式列出。纳入研究方法学质量评价标准有多种，Jadad's 量表是其中一种，其受研究报告质量影响较大。④日趋成熟的循证护理要求临床决策的提出都应该以大量严谨、真实的理论研究作为基础。本研究发现，上述研究之间存在方法学质量不统一，评价指标不一致，基线资料有差异等现象。部分研究设计存在一定的不足，最突出的是随机化程度不高，未说明随机化的具体方法，忽略了盲法的使用，未说明实验对象失访及退出的标准、人数和理由。

综上所述，由于存在多种因素的影响，本研究的 Meta 分析结果虽然显示：健康教育对

COPD 具有一定的积极意义,但鉴于上述在系统评价方法学方面的存在的因素,在以后的研究中,尚需纳入更多设计严谨的研究以及研究指标进一步做此课题的 Meta 分析,从而从循证的角度对健康教育在 COPD 干预中的研究与实施提供充分的理论依据。

案例7-2 思密达(蒙脱石散剂)与锡类散比较治疗小儿口腔溃疡的 Meta 分析[15]

1. 背景与目的 小儿口腔溃疡是儿科门诊最常见的疾病之一,以婴幼儿多见。小儿口腔溃疡除严重影响小儿正常进食和基础疾病外,还表现为疼痛、发热、局部淋巴结肿大等。本病目前尚无特效疗法。锡类散由象牙屑、青黛等 7 味中药组成,有解毒化腐、清热止痛的作用,多年来常用于小儿口腔溃疡的治疗。尽管至今尚无其毒不良反应的报道,但其味微苦且不易黏附于黏膜,故患儿接受性差。思密达是天然硅酸盐,具有吸收内毒素、外毒素、细菌和病毒的特点,且其口味香甜、无异味,吸入后无不良反应,故患儿易接受。目前,有许多采用思密达与锡类散比较治疗小儿口腔溃疡的研究,但结论各异,对两种方案的优缺点缺乏客观评价。因此,本研究采用 Cochrane 系统评价方法,对公开发表的思密达与锡类散比较治疗小儿口腔溃疡的随机对照试验进行 Meta 分析,以期为临床应用提供参考证据。

2. 临床问题 小儿口腔溃疡用思密达与锡类散治疗比较其效果孰优孰劣? 按照 PICO 原则进行结构化问题。

P:小儿口腔溃疡患者。I:思密达。C:锡类散。

O:临床症状消失,能进食,体温正常,口腔溃疡愈合,无不良反应。

3. 纳入与排除标准

研究类型:纳入所有比较思密达与锡类散治疗小儿口腔溃疡的随机对照试验(RCT)和半随机对照试验,无论是否采用分配隐藏和盲法。

研究对象:经临床诊断为口腔溃疡的患儿,其民族和国籍不限,引起溃疡的病因不限,年龄小于 12 周岁。诊断标准为:口腔黏膜的溃疡面呈圆形或椭圆形,直径 2~4mm,中央稍凹下,表面覆以灰黄色假膜,周围有狭窄红晕,好发于唇、颊、舌尖、舌边缘、前庭沟等处黏膜,有自发剧烈烧灼痛,遇刺激则疼痛加剧,影响患儿进食与说话。

干预措施:在基础治疗及对症治疗两组一致的基础上,试验组加用思密达治疗,对照组加用锡类散治疗。

测量指标

主要指标:①显效:用药 2 天内,临床症状消失,能进食,体温正常,口腔溃疡愈合;②有效:用药 3 天内临床症状消失,能进食,口腔溃疡基本愈合;③无效:用药 3~5 天后症状仍明显,拒食,流涎,口腔溃疡未愈合;总有效率=显效+有效。

次要指标:①平均疗程;②不良反应。

排除标准:①只有摘要而缺乏全文或重要资料报告不全,且联系作者未回复者;②未提及。

4. 检索策略 以 CBM 为例,检索策略见图 7-22。

5. 资料提取 阅读纳入的 RCT 全文后由 2 位评价员(夏菁、向招燕)独立进行资料提取,若遇分歧则通过与第 3 位评价员(冷卫东)讨论达成一致。资料提取内容包括:第一作者姓名、样本的入选标准和样本量、抽样和分组的方法和过程、研究对象的基本资料、研究的条件、干预的内容、测量指标等。缺乏的资料通过电话或邮件与作者联系进行补

#1	口腔溃疡
#2	口腔炎
#3	口疮
#4	口腔黏膜炎
#5	口炎
#6	#1 or #2 or #3 or #4 or #5
#7	思密达
#8	蒙脱石
#9	锡类散
#10	#7 or #8 or #9
#11	#6 or #10

图 7-22 CMB 检索策略

充。在涉及含有多组研究的 RCT 时,提取与本研究相关的试验组与对照组。若连续性变量未报道标准差,则根据 Cochrane 系统评价员手册提供的方法进行转化。

6. 文献质量评价 由 2 名评价员(曾宪涛、向招燕)按照 Cochrane 系统评价员手册 5.1 版偏倚风险评估标准独立评估纳入 RCT 的方法学质量,如有分歧,通过与第 3 位评价员(郭毅)讨论达成一致。评价标准包括:①随机分配方案的产生;②分配方案的隐藏;③对患者和医生实施盲法;④对结果评价者实施盲法;⑤结果数据的完整性;⑥无选择性报告结果;⑦无其他偏倚来源。"low risk"表示低偏倚风险,"high risk"表示高偏倚风险,"unclear risk"表示文献对偏倚评估未提供足够的或不确定的信息。

7. 结果

(1)文献检索结果及纳入研究的一般特征:

初检出 805 篇相关文献,经层层筛选最终纳入 22 个 RCT,共 1489 例患儿。文献筛选流程及结果见图 7-23。

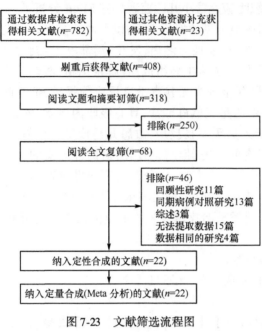

图 7-23　文献筛选流程图

(2)纳入研究的一般情况及基线特征详见表 7-6。

表 7-6　纳入研究的基本特征

纳入研究	性别(男：女/T：C)(T/C)	例数(T/C)	平均年龄(T/C)	溃疡类型	随机方法	干预措施	频率及疗程	结局指标
韩霞 1995	未报道	30/32	2 月~2 岁	口腔溃疡	提及随机	常规的口腔护理及对症治疗相同。试验组用思密达,对照组用锡类散,粉末直接涂抹于溃疡表面	5~6 次/天	临床疗效
胡小琴 1995	28：22/28：27	50/50	~10 岁	口腔溃疡	提及随机	对症治疗相同,不用抗生素。试验组用思密达,对照组用锡类散,于饭后涂擦患处	3~4 次/天;3~5 天	临床疗效;平均疗程
吴琴琴 1997	17：18/17：17	35/34	3.1±1.8 岁/3.0±2.1 岁	疱疹性口腔溃疡	提及随机	治疗期间均不用任何抗生素。试验组予思密达粉剂,对照组予锡类散,加温开水调成糊状涂抹溃疡处	3~4 次/天;3 天	临床疗效;不良反应

(3)纳入研究的偏倚风险评价:根据 Cochrane 协作网推荐的偏倚风险评估方法。纳入的 22 个研究的基线具有可比性,但均有不同水平的偏倚(图 7-24、图 7-25)。

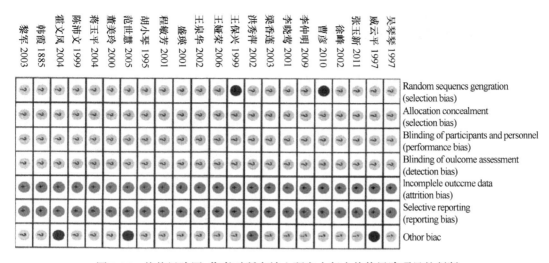

图 7-24　偏倚风险图:作者对所有纳入研究中每个偏倚风险项目的判断

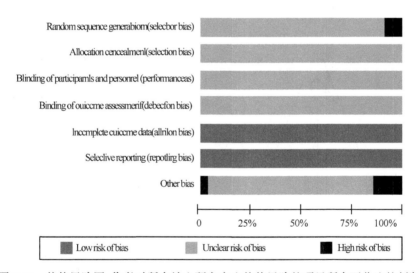

图 7-25　偏倚风险图:作者对所有纳入研究产生偏倚风险的项目所占百分比的判断

（4）Meta 分析结果显示:总有效率与锡类散相比,思密达能显著提高总有效率[$RR=$ 1.38,95% CI(1.31,1.45),$P<0.000\ 01$]（图7-26）。平均疗程与锡类散相比,思密达能显著缩短平均疗程[$MD=-1.54$,95% CI(-1.77,-1.31),$P<0.000\ 01$],其差异均有统计学意义。仅有 3 个研究报告了不良反应情况,均无不良反应发生。

（5）发表偏倚:以"总有效率"指标为基准绘制漏斗图。结果显示,漏斗图向顶部集中,但左右不对称,左边底部有缺口,且有 3 个研究在 95% CI 之外（见图 7-27）,表明存在一定程度的发表偏倚。

8. 结论　现有研究显示,思密达治疗小儿口腔溃疡安全有效,无不良反应。但鉴于纳入研究的局限性,基于 GRADE 标准的结局指标为中等质量、弱推荐,对本研究结果的可靠性尚需开展更多高质量、大样本的研究予以证实。

9. 解析　本系统评价旨在客观评价思密达与锡类散比较治疗小儿口腔溃疡的有效性和安全性。本研究关注的是干预组与对照组的有效性和安全性评价,研究者将总效率列入

Study or Subgroup	思密达 Events	Total	锡类散 Events	Total	Weight	Risk Ratio M-H.Fied.95%Cl	Risk Ratio M-H.Fixed.95%Cl
徐峰2002	19	20	10	16	2.2%	1.52(1.03.2.25)	
韩霞1995	30	30	13	32	2.6%	2.41(1.59.3.63)	
张玉新2011	32	32	13	30	2.8%	1.26(1.51.3.38)	
洪秀萍2002	22	24	14	24	2.8%	1.57(1.10.2.25)	
蒋玉平2004	25	26	12	15	3.1%	1.20(0.92.1.57)	
程敏芳2001	30	30	13	15	3.6%	1.17(0.94.1.45)	
董美玲2000	37	70	17	22	3.8%	1.25(0.09.1.59)	
吴琴琴1997	35	35	30	34	6.2%	1.13(0.99.1.29)	
胡小琴1995	48	50	35	50	7.1%	1.37(1.13.1.66)	
盛瑛2001	48	50	35	50	7.1%	1.37(1.13.1.66)	
李仲明2009	68	70	53	70	10.7%	1.28(1.12.1.47)	
Total(95% Cl)		751		682	100.0%	1.38(1.31.1.45)	
Total events	719		472				

Heterogeneity:x^2=31.16.df=20(P=0.05):p^2=36%
Test for overall effect:Z=12.04(P<0.00001)

0.2　0.5　1　2　5
利于锡类散　　利于思密达

图 7-26　思密达与锡类散治疗小儿口腔溃疡总有效率比较的 Meta 分析

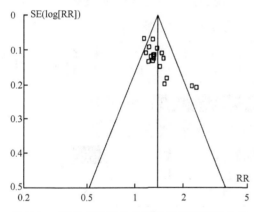

图 7-27　以总有效率为基准的发表偏倚漏斗图

主要测量指标,将平均疗程和不良反应列入次要测量指标。并有严格的纳入与排除标准。尤其考虑到原始研究可行性方面的细节问题,如对研究对象的年龄和诊断标准给予了限定;对测量指标的主要判效标准进行了详细描述;对干预措施,理想状态下基础治疗及对症治疗两组一致的基础上设计为试验组和对照组。

本系统评价文献筛选、数据提取和方法学质量评价均由至少 2 名评价员按照纳入 RCT 的方法学质量,如有分歧,通过与第 3 位评价员讨论达成一致,目的是减少错误出现的概率。对所有纳入研究的基本特征以表格形式列出汇总。本研究依据 Cochrane 系统评价手册 5.1 版偏倚风险评估标准独立评估,原文中将纳入研究的偏倚风险评价详细列出,并给出偏倚风险比例图和发表偏倚以"总有效率"指标为基准绘制漏斗图,使评估结果一目了然。数据处理给出各测量指标的统计结果的森林图。

不足之处:①文献检索资源的选择和检索策略的制订将直接影响到系统评价是否有较高的查全率,本研究检索有检索策略的制定和规范的文献筛选流程图,但在检索的中文数据库中,诸如增刊、会议论文及部分灰色文献无法获取,因而不能排除潜在的发表偏倚,且漏斗图也表明存在一定的发表偏倚风险;②本研究未对纳入研究进行质量学评价,结论的证据强度需进一步证实;③本研究检索语种限制为中文,可能影响研究结果的外推性;④受研究样本量的限制以及研究设计的局限,其可靠性尚需大样本、高质量的研究予以证实。

(裴淑艳 编　王新田 审校)

复习参考题

1. 解释传统综述、系统评价与 Meta 分析的概念。
2. 阐述系统评价与传统综述、Meta 分析的关系。
3. Cochrane 干预性系统评价的格式、内容和步骤如何？
4. 如何分析和识别异质性的来源？
5. Meta 分析中如何进行敏感性分析？
6. 做系统评价或 Meta 分析时，讨论的内容应从哪几方面阐述？

主要参考文献

［1］Chalmers I, Hedges L, Cooper H. A brief history of research synthesis. Evaluation £ the Health Professions, 2002, 25(1):12～37

［2］Porta M. A dictionary of epidemiology. 5th ed. New York: Oxford University Press. 2008. 217

［3］蔡羽嘉，陈耀龙，王梦书，等. 循证医学术语介绍-VI. 中国循证医学杂志，2009，9(9):942～945

［4］杨克虎. 系统评价指导手册. 北京:人民卫生出版社. 2010. 1

［5］Higgins JPT, Green S. Cochrane handbook for systematic reviews of interventions version 5.1.0. www.cochrane-handbook.org/［2011-3-1］

［6］李幼平，刘雪梅. 系统评价的起源、发展和作用. 中国循证医学杂志，2011，11(1):2～6

［7］吴泰相，刘关键，李静. 影响系统评价质量的主要因素浅析. 中国循证医学杂志，2005，5(1):51～58

［8］王新田，滕永军，葛秀洁，等. 芦荟对急慢性创伤影响研究的系统评价. 中国循证医学杂志，2013，4(4):468～473

［9］李幼平，吴泰相，商洪才，等. 代表循证医学教育部网上合作研究中心/中国循证医学中心及所有参会分中心. 中国循证医学杂志，2009，9(2):138～142

［10］姚咏梅. 小儿支气管哮喘的健康教育效果评价. 浙江预防医学，2009，21(2)，77，78

［11］杨克虎. 循证医学. 北京:人民卫生出版社. 2007

［12］张军，胡俊平，王新田，等. 健康教育对中国儿童哮喘影响的 Meta 分析. 兰州大学学报(医学版)，2011，37(4):46～49

［13］刘建平. 循证中医药临床研究方法. 北京:人民卫生出版社. 2009，291，292

［14］李天民，杨瑞贞，索海英，等. 健康教育对慢性阻塞性肺疾病疗效影响的 Meta 分析. 南京医科大学学报(社会科学版). 2009，9(3):228～235

［15］曾宪涛，金晶，向招燕，等. 思密达与锡类散比较治疗小儿口腔溃疡的 Meta 分析. 中国循证医学杂志，2012，12(3):326～333

第八章 循证护理系统评价方法学质量评价的技能

学习目标

　　掌握　系统评价/Meta 分析方法学质量的评价工具;系统评价方法学质量评价内容;随机对照试验中常见偏倚的来源和控制。

　　熟悉　PRISMA 声明评价标准和内容;分析研究真实性的方法;偏倚风险评估内容和方法。

　　了解　系统评价常见偏倚的来源及其控制。

第一节　系统评价方法学质量评价

　　随着系统评价/Meta 分析数量的快速增长,其研究质量的参差不齐也愈来愈引起国内外学者的关注和担忧[1~4]。尽管系统评价/Meta 分析是临床最佳证据的来源之一,但只有高质量的系统评价/Meta 分析才能为临床医师、患者及其他决策者提供科学的依据[5]。反之,很可能误导决策者。所以,进行有效的质量评价是正确使用系统评价/Meta 分析,以及谨慎对待其研究结果的重要环节。

一、Meta 分析需要遵循的三种声明

　　对于报道 Meta 分析的作者来说,需要遵循的三种声明是:QUOROM、CONSORT 和MOOSE 声明。

　　QUOROM 声明是发表在 *Lancet* 上 1 篇论文的检索策略中被提到,在最后样本的 3 种期刊中被提到过,都属于 C 类。QUOROM 声明要求 Meta 分析论文的作者,要详细地叙述所用检索策略,(例如,检索所用数据库的名称或注册资料库,登记,个人档案,信息专家,代理机构及其手工检索),还包括其他的限制(检索年限,发表状况及其发表语种)[6]。鼓励随机对照试验 Meta 分析的作者,要递交 QUOROM 要求的流程图和表格。

　　CONSORT 声明已经得到了越来越多的医药卫生期刊和编辑小组的支持,其中也包括国际医学期刊编辑委员会 CMJE,温哥华小组的支持。CONSORT 声明建议以流程图的形式显示图表,这就允许作者和评审的专家都按照这一要求来进行试验[7]。

　　MOOSE 声明在一种期刊中被提到过,属于 B 类。MOOSE 声明要求观察、研究类 Meta分析的作者要递交 MOOSE 格式的表格;还要求作者同样详细地叙述所用的文献检索方法,检索人员的资格(例如,图书馆员、研究人员);检索策略,如检索年限的区域和检索词;检索所用数据库;检索所用数据库的名称、版本及使用的特征。因为 MOOSE 声明要求提及检索人员的资格,那就至少要给出所用检索策略效果的间接证据标志。

二、系统评价方法学质量的评价工具

　　有关系统评价/Meta 分析质量评价的工具主要包括两类,一类为方法学质量评估工具,

包括 OQAQ(oxman-guyatt overview quality assessment questionnaire)[8] 和 SQAC(Sack's quality assessment checklist)等,另一类为报告质量评估工具,包括 QUOROM(the quality of reporting of Meta-analyses)声明[9]等,上述评价工具在国内均有相应的中文版[10,11]。

(一) QUOROM(the quality of reporting of Meta-analysis) 声明

1996 年 CONSORT 小组 30 名临床流行病学家、临床医师、统计学家、Meta 分析研究人员以及来自英国和北美对 Meta 分析感兴趣的编辑共同制定了 QUOROM(the quality of reporting of Meta-analysis)声明,见表 8-1。

表 8-1 系统评价报告的质量评价标准(QUOROM)(Lancet,1999,354:1896~1900)

标题	小标题	评判根据
题目		能鉴定是否为随机对照试验(RCT)的 Meta 分析或系统综述
摘要摘要	目的	使用了结构式摘要
	资料来源	明确描述了临床问题
	评价方法	列出了资料库和其他信息来源描述了选择标准,(即对象、干预、结局和研究设计);详细描述了解、足以允许重复
	结果	纳入与排除的 RCT 的特征描述,定性、定量的结果(即以点估主值及可信区间)能及亚组分析
	结论	对主要结果加以描述
序言	检索	明确描述了临床问题,干预的生物学特性和该综述的理由
		详细介绍信息来源如资料库、注册库、个人档案、专家信息、机构、手检、对检索的限制如年代、发表状态、发表语言
	选择	有纳入、排除标准和评价过程(定义了对象、干预、主要结局和研究设计)有评价标准和评价过程(如设盲的情况、质量评价及评价结果)
	真实性评价资料提取研究特征定量资料综合	提取过程和方法(如独立完成,重复性)描述了研究设计的类型、对象特征、干预方案、结局定义、研究来源、临床异质性评估主要效应测量指标如相对危险度、合并结果的方法(统计学检测与可信区间),缺失资料的处理,统计学异质性评价,敏感性分析、亚组分析,发表偏倚的测量
结果	流程图	检索、筛检试验的流程
	研究特征	描述每一试验的特征(如年龄、样本量、干预、剂量、疗程、随防期限)
	定量资料综合	选择真实性评价的报告协议、合并的结果、计算效应的资料和可信区间,意向性治疗(ITT)分析
讨论		对关键性结果进行概括,根据内外真实性讨论临床相关性,根据得到的证据综合讨论结果,描述潜在的偏倚,提出将来研究的线索

(二) PRISMA(preferred reporting item for systematic reviews and Meta-Analysis) 声明

PRISMA(preferred reporting item for systematic reviews and Meta-analysis)声明是 2009 年由 QUOROM 声明修改而来,包括一个清单(表 8-2)和一个流程图 8-1[12]已有证据显示用标准化的格式可提高研究的报告质量[13]。

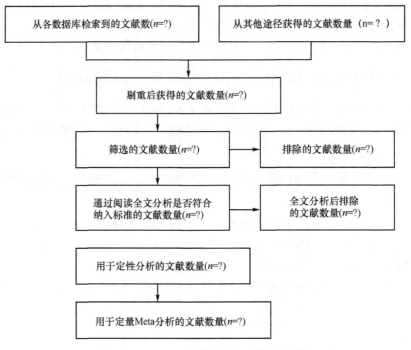

图 8-1 PRISMA 推荐的纳入研究流程图

表 8-2 系统评价报告的质量评价标准(PRISMA 评价标准)(2009 年)

部分/标题	编号	题目
题目	1	能够确证该报告这系统评价或 meta 分析或二者皆是
摘要		
结构式 摘要	2	应提供结构式摘要,包括缘由、背景、目的、资料来源、研究入选标准、受试者、干预措施、质量评价、合并方法、结果、局限性、结论和主要结果的意义、系统评价注册号
前言		
缘由	3	阐明当前情况下做该评价的缘由
目的	4	提出清晰明确的研究问题,包括研究对象、干预措施、对照、结局指标和研究类型(PICOS)
方法		
研究计划书与注册	5	说明系统评价是否有计划书,如果有给出获取途径(例如网址),并提出注册信息,包括注册号
入选标准	6	入选标准就详述研究特征(PICOS,随访时间),报告特征(年龄、语种、发表状态并给出合理的说明
资料来源	7	阐述所有检索到的资料来源(如检索数据库的范围及起止日期)有无联系研究的作者进一步检索其他的研究并注明最近一次的检索时间
检索	8	详述最少一个数据库的检索策略,包括所做的任何限定,以便可以被重复
研究筛选	9	阐述研究筛选过程(即如何筛选、选中纳入系统评价以及可应用于 Meta 分析的研究)
资料收集	10	描述资料提取的方法,包括从研究报告(例如预提取表格、独立提取、重复提取)以及任何向研究者获取和确认资料的过程
数据提取项目	11	列出和定义所有提取资料的项目(如 PICOS,基金来源),以及对项目所作的任何假设或简化

续表

部分/标题	编号	题目
各研究存在的偏倚风险	12	描述评估单个研究偏倚风险的方法(包括是否具体到研究或结局水平),以及在数据综合时,如何利用该信息
合并效应量	13	说明主要的合并效应量(如相对危险度,均数差)
合并结果的方法	14	描述数据处理和合并结果的方法如进行了 Meta 分析,则报告异质性检验的方法(如 I^2 统计方法)
研究存在的偏倚风险	15	详细阐明任何影响到累及证据的偏倚风险评估(如发表性偏倚,在研究中有选择的报道)
其他分析	16	应描述其他的分析方法(如敏感性分析、亚组分析和 Meta 回归),且应指出哪些是预先制订
结果		
研究筛选	17	给出筛选研究的数量、评价的方法、每项个阶段纳入的排除的原因,最好附流程图
研究特征	18	详述每个研究资料提取的具体特征,(如样本含量、PICOS,随访时间)并提出参考文献
研究中存在的偏倚	19	详述每个研究中可能存在的偏倚风险评估结果,如果可能还应说明结局层面的评估
各研究结果	20	应考虑所有结局(利与弊),每个研究应给出 a)每个干预组的简要总结;b)效应量估计可信区间,最好有森林图
合并的结果	21	详述每个 Meta 分析的结果,包括可信区间和异质性检验
研究间的偏倚	22	给出研究评价过程中所进行的任何风险评估的结果
其他分析结果	23	如果进行其他分析(如敏感性分析、亚组分析和 Meta 回归),应给出分析的结果
讨论		
证据总结	24	总结主要结果,包括每一个主要结局的证据强度,并分析其与相关人群(如卫生保健提供者,用户,决策者)的关联性
局限性	25	讨论研究层面和结局层面的局限性(如偏倚风险),以及系统评价的局限性(如检索不全面、报告偏倚等)
结论	26	根据当前可得全部证据解释结果,并提出对未来研究的提示
资金		
资金	27	阐明系统评价资金来源及其他资助(如资料的提供),说明资助者在完成系统评价中所起的作用

PRISMA 推荐的纳入研究流程图,见图 8-1。

(三) AMSTAR 量表评价工具[14]

AMSTAR 量表评价工具是国外最新研发的用于评价衡量系统评价/Meta 分析的避免或减少偏倚的程度,即方法学质量的测量工具,具有良好的效度、信度和反应度,得到了较为广泛的运用。2007 年,来自荷兰 VU 大学(Vrije Universiteit University)医学研究中心和加拿大渥太华大学的临床流行病学专家们在英国医学委员会期刊《医学研究方法学》上发表了名为"Development of AMSTAR:a measurement tool to assess systematic reviews" 的专论,标志着 AMSTAR 的正式形成[13]。研发小组认为,系统评价在跟进医学专业最新知识和信息、形成有价值的临床证据以及影响医疗卫生决策方面扮演着难以替代的重要角色。它的条目形成基础有 OQAQ 的 10 个条目、SQAC 的 24 个条目以及另外 3 个考虑文种偏倚、发表偏倚和灰色文献的条目。研发组采用探索性因素分析和名义群体技术保证了量表的表面效度和内容效度。在后续研究中，该研发组进一步考验了 AMSTAR 的信度、结构效度和实用性。还专门委托加拿大药物卫生技术评估中心评估其科学性，评估结果也十分令人满意。在上述工作的基础上，研发小组正式提出了 AMSTAR 的标准条目，共 11 个条款，其英文版可从 http://www. biomedcentral. com/content/supplementary/1471-2288-7-10-S1. doc 上免费获取，开放使用。本文把 AMSTAR 用中文表述成表 8-3。每个条款的评语选项有"是"、"否"、"不清楚"以及"未采用"。

表 8-3 AMSTAR 评价清单及说明

条目	描述及说明
1	是否提供了前期设计方案？
	● 在系统评价开展以前，应该确定研究问题及纳入排除标准
2	纳入研究的选择和数据提取是否具有可重复性？
	● 至少要有两名独立的数据提取员，而且采用合理的不同意见达成一致的方法过程
3	是否实施广泛全面的文献检索？
	● 至少检索 2 种电子数据库。检索报告必须包括年份以及数据库，如 Central、EMbase 和 MEDLINE。必须说明采用的关键词/主题词，如果可能应提供检索策略
	● 应咨询最新信息的目录、综述、教科书、专业注册库，或特定领域的专家，进行额外检索，同时还可检索文献后的参考文献
4	发表情况是否已考虑在纳入标准中，如灰色文献？
	● 应该说明评价者的检索是不受发表类型的限制
	● 应该说明评价者是否根据文献的发表情况排除文献，如语言
5	是否提供了纳入和排除的研究文献清单？
	● 应该提供纳入和排除的研究文献清单
6	是否描述纳入研究的特征？
	● 原始研究提取的数据应包括受试者、干预措施和结局指标等信息，并以诸如表格的形成进行总结
	● 应该报告纳入研究的一系列特征，如年龄、种族、性别、相关社会经济学数据、疾病情况、病程、严重程度等
7	是否评价和报道纳入研究的科学性？
	● 应提供预先设计的评价方法，如治疗性研究，评价者是否把随机、双盲、安慰剂对照、分配隐藏作为评价标准，其他类型研究的相关标准条目一样要交代纳入研究的科学性
8	是否恰当地运用在结论的推导上？
	● 在分析结果和推导结论中，应考虑方法学的严格性和科学性
9	在形成推荐意见时，同样需要明确说明合成纳入研究结果的方法是否恰当？对于合成结果，应采用一定的统计检验方法确定纳入研究是可合并的，以及评估它们的异质性（如 Chi-squared test）。如果存在异质性，应采用随机效应模型，和（或）考虑合成结果的临床适宜程度，如合并结果是否敏感？
10	是否评估了发表偏倚的可能性？
	● 发表偏倚评估应含有某一种图表的辅助，如漏斗图、其他可行的检测方法和（或）统计学检验方法，如 Egger 回归
11	是否说明相关利益冲突？
	● 应清楚交待系统评价及纳入研究中潜在的资助来源

三、系统评价质量评估工具的选择

目前 Cochrane 协作网推荐使用两种评价工具分别评估纳入文献的方法学质量和报告质量:①OQAQ 量表(the oxman-guyatt overview quality assessment questionnaire);②PRISMA 声明(preferred reporting items for systematic reviews and Meta-analyses)。OQAQ 量表是用于评估系统评价/Meta 分析内在真实性的重要工具,而且其敏感度和准确性都得到了全面的检验。OQAQ 共有 9 个方面 10 个条目,不涉及发表质量和研究的重要性,主要针对容易产生偏倚的关键环节进行评估,最后 1 个条目是对整个文献质量评分,评估者根据前面 9 个问题的情况给分,分值从 1 到 7。PRISMA 声明的前身是 1999 年发表在 Lancet 上的 QUOROM(the quality of reporting of Meta-analyses)声明,主要是用于评估系统评价的规范性和科学性。PRISMA 声明在前者的 18 个条目基础上增加到 27 个条目,被认为较 QUOROM 声明具有更明确的评价项目和精密性,且对形成高质量的证据更为有利。AMSTAR 量表评价工具是国外最新研发的用于评价衡量系统评价/Meta 分析的避免或减少偏倚的程度,即方法学质量的测量工具,具有良好的效度、信度和反应度,得到了较为广泛的运用。

偏倚是影响系统评价/Meta 分析质量的主要因素。只有采用必要措施避免或消除偏倚来源,减小偏倚影响程度,研究者才能确保研究结果的真实性。而方法学质量即是考察系统评价/Meta 分析在研究设计、实施过程中对偏倚来源的控制情况。AMSTAR 依据 11 个条目检测系统评价/Meta 分析控制偏倚的情况。

四、系统评价方法学质量评价内容

1. 影响系统评价证据质量的因素

(1)是否广泛地进行了检索:检索的范围越大则选择性偏倚的可能性越小。

(2)纳入研究的选择是否正确:如果纳入研究偏倚因素太多,往往给分析潜在偏倚和评估效应量造成困难,甚至可能导致系统评价的结论不准确,这就是通常所说的"装进去的是垃圾,产出来的还是垃圾";另一方面,如果应该纳入的研究没有被纳入,则会造成信息偏倚,影响系统评价结论的准确性。

(3)资料提取是否正确。

(4)合并分析是否正确:系统评价的定量分析是基于对多个研究结果进行合并,如果对不相似的资料做合并分析,必然产生错误的结果。

(5)是否对纳入研究进行了严格的质量评价:潜在偏倚的分析是否准确,这是系统评价质量的关键,纳入了低质量研究并不等于系统评价就是低质量,关键在于对纳入研究的潜在偏倚进行了准确的评估。

如果一个系统评价通过严格的评价没有发现合格的随机对照试验,成为一个"空系统评价",这个系统评价分析了本领域内临床试验存在的问题,指出应继续和怎样开展高质量的随机对照试验以获得关于该干预措施疗效的证据,则这样的系统评价成为最高级别的证据。

2. 纳入研究的真实性分析

纳入研究的真实性是指研究结果与真实情况相差的大小程度,受研究设计和实施过程中所取的控制系统误差和偏倚措施的影响。

真实性包括内部真实性和外部真实性,内部真实性即研究结果的准确性,是指观察对象研究结果的准确程度,临床研究内部真实性取决于研究的设计、资料的收集、采用的分析方法及所有偏倚和随机变量对研究的影响大小。外部真实性即研究结果的外推应用价值或实用性,是指研究结果能否外推到观察对象以外的人群。应注意真实性与精确性的区别,精确性用于表示由机遇引起随机误差的大小,疗效的可信区间反映疗效的精确性,精确性越高的研究获得越大的权重,因而对 Meta 分析结果的影响越大。

文献质量的评价强调对研究内在真实性的评估。系统评价中纳入研究结果的变异会影响真实性,越严格的研究其结果越趋近于"真实"。如果纳入研究普遍对效果过度估计,则系统评价结果就会出现"假阳性";如果纳入研究普遍对效果估计过低,则系统评价结果就会出现"假阴性"。

五、文献质量研究的真实性评价

(一)真实性与偏倚

1. 偏倚的概念　偏倚(bias)又称系统误差,是指在资料的收集、分析、解释和发表过程中任何可能导致结论系统地偏离真实结果的情况,是由于非研究因素影响而造成的恒定不变的,或是遵循着一定规律变化的误差。偏倚的存在总是造成研究结果高于或低于真值,因而具有方向性。由于在研究中定量的估计偏倚的大小很困难,而确定偏倚的方向相对较容易。当偏倚使研究结果高于真值时,称为正偏倚,反之,偏倚使研究结果低于真值时,称为负偏倚。

2. 真实性与偏倚的关系　见表8-4。

表8-4　真实性与偏倚的关系

真实性	偏倚危险性	解释	与质量标准的符合程度
A 级	发生偏倚的危险性低	可能存在的偏倚不会对结果造成严重影响	所有质量符合为"充分或正确(adequate)"
B 级	有发生偏倚的中度危险性	可能存在的偏倚加大了对结果造成影响的可能性	任一条标准部分符合,即"不清楚(unclear)"
C 级	有发生偏倚的高度危险性	可能存在的偏倚削弱了结果的可信度	任一条标准不符合,即"不充分或不正确"

(二)真实性评价方法

Cochrane 协作网编写 *Reviewers' Handbook* 对质量评价的标准进行了详细的规定[15]。评估纳入研究的真实性,可根据简单评估法。

1. 简单评估法　包括随机方法;分配隐藏;盲法;失访、退出,这四个质量评价标准中,随机方法存在各种偏倚的可能性最小,失访、退出存在各种偏倚的高度可能性。

(1)随机分配的质量:是否充分随机或随机方法是否正确。随机分配的质量分 3 个等级:①随机方法正确(adequate);②随机方法未描述(unclear);③随机方法不正确(not adequate)。

(2)分配隐藏的质量:是否实施分配隐藏,分配方案的隐藏是否充分。分配隐藏的质量分 4 个等级:①隐藏方法正确(adequate);②隐藏方法未描述(unclear);③隐藏方法不正确(inadequate);④未采用分配隐藏(not used)。

(3) 盲法:是否实施盲法,对何者实盲;盲法以双盲或三盲,甚至四盲为佳。对患者和医生是否实施盲法;对结果评价者是否实施盲法。

(4) 失访、退出:如果纳入研究完全满足以上4条标准即"充分",则有各项标准都实施正确、没有损耗偏倚,则发生各种偏倚的可能性最小。如其中一条或一条以上为部分满足即"不清楚",则有发生相应偏倚的中等度可能性。如其中一条或一条以上完全不满足,即为"不充分"或"不正确"(错误实施或未实施),则有发生相应偏倚的高度可能性。

2. 偏倚风险评估　现已发表的随机对照试验的质量评价工具有很多种,我们通常参考Cochrane 系统评价指导手册 Cochrane Handbook 5.1.0 推荐的"偏倚风险评估"工具,对纳入研究进行方法学质量评价。内容包括六个方面:即①随机方法是否正确;②是否实施分配隐藏;③是否采用盲法;④是否存在不完整数据所致偏倚;⑤是否存在选择性报道所致偏倚;⑥是否存在其他类型的偏倚六个方面对随机对照试验进行质量评价。Cochrane 手册中详细描述了评价标准,以评价临床试验对随机序列的产生是否存在"低风险(low bias)"或"高风险(high bias)"或"不清楚(uncertain)"表示文献对偏倚评估未提供足够的或不确定的信息。若文献中描述了合理的随机序列产生方法,如查随机数字表、计算机产生的随机序列、抛硬币、或掷骰子及抽签等方法均可判断为"是",而根据就诊顺序、门诊号、患者生日、病历号、身份证号的单双号方法则为"否";如果没有充分的信息判断随机序列为"是"或"否",则为不清楚。同法判断其他评估内容如分配隐藏、盲法、不完整数据、选择性结果报告和其他偏倚。针对每个纳入研究,对上述6条做出"是"的判断则为"低度偏倚"、对上述6条做出"否"的判断则为"高风险"、对上述6条缺乏相关信息偏倚情况不能确定"是"或"否",则为"不清楚"。此评估工具对每一条的判断均有明确标准,减少了评估者主观因素的影响,保证评估结果有更好的可靠性。

为此需联合应用临床流行病学与循证医学评价文献质量的原则和方法进行评价。①评价每篇文章的质量:评阅是根据 Cochrane Collaboration 推荐的标准,包括:如何分组,是否随机;筛查组的基本特征是否与对照组可比;筛查组中参加筛查选择性偏倚的控制和对每个死因的评定。②由两个作者(BT 和 PG)独立评阅,如有不相符,再进行讨论解决。③作者详细讨论了各个试验的不同可能对结果的影响,并对筛查的好处和潜在危险性、筛查试验准确性等进行了讨论。

第二节　随机对照试验各种偏倚及其控制

(一) 随机对照试验中常见偏倚的来源

随机对照试验中存在的各种偏倚是影响研究内在真实性的主要因素,主要有4种偏倚,即选择性偏倚(selection bias)、实施偏倚(perform bias)、减员偏倚(attrition bias)和测量偏倚(detection bias)。选择性偏倚产生于观察对象分配到各组时;实施偏倚产生于提供干预的过程;减员偏倚产生于随访过程;测量性偏倚产生于结果测量分析时:以上四种偏倚都属于系统误差,可通过一定措施予以防止、消除或将其发生的可能性和影响减到时最小。

（二）随机对照试验中常见偏倚的控制[16]

偏倚影响系统评价结果的真实性，减少、控制、识别以及全面描述可能存在的各种偏倚，预防各种偏倚的措施也是评价纳入随机对照试验的质量标准的方法。随机对照试验是否用以上措施以及实施是否充分，决定了随机对照试验的质量。

1. 选择性偏倚的控制　随机对照试验中产生选择性偏倚（selection bias）的环节有两个，一是将受试者分配入组时方法不当，二是分配方案未加隐藏。

（1）随机分配：分配方法不当所造成的选择性偏倚（selection bias）对结果的影响较大，可使结果发生偏差甚至歪曲和误导。预防分组方法不当所造成选择性偏倚的措施是随机化（randomization）。随机化是指将研究对象分配入组时不受研究者和被研究者的主观意愿影响，而是根据各种随机方法产生的随机序列分组决定研究对象接受哪种干预措施，使各组受试者除干预措施不同外，其他各种因素包括人类学特征、身体状况、疾病特征等都基本均衡。分组方法不当往往产生倾向性分组，试验结果就可能倾向于对主观期望有利的方向。

1）完全（充分正确）随机：抛硬币或掷骰子、随机数字表法、计算机随机分配等等，具体方法可参见前述或临床流行病学或统计学书籍；

2）半随机（假随机）根据就诊顺序、门诊号、生日、病历号和身份证号等方法，而没有使用随机数字表和计算机随机方法及上述简单随机方法分组的研究称为半随机对照试验（quasi-randomization control trial）或假随机对照试验（pseudo-randomization control trial），是不充分（inadequate）的随机方法；

3）随机分配过程中注意随机抽样和随机分组的区别：

随机抽样：是指从总体中随机抽取部分样本，总体中所有对象都有相同的机会进入研究，被抽取样品的研究结果可以代表总体的特征。

随机分组：为了进一步保证各组基线的均衡性，按照受试对象中具有不同特征的人群进行分层划分区组来进行随机分组，称为分层分组和区组随机。随机分组是指将有限总体的全部受试对象或经随机抽样抽取的所有样本全部随机分配入组，每个受试对象或样本都有同样机会被分配到试验组或对照组，使各种因素在组间达到基本相似。

在采取正确的随机分组后仍然可能产生偏倚，这是因未采用隐藏分组。如果产生随机序列的人又参与纳入受试者，则存在其知道分组方案，并有意无意地选择性分组，从而影响到随机性，导致选择性偏倚。

（2）隐蔽分组

1）概念：隐蔽分组（allocation concealment）是指专人产生随机分组序列，此人不参与纳入观察对象，并将分组方案对所有参入研究的人员保密，包括研究人员和受试者。采用隐蔽分组可避免选择性偏倚。是否实施和是否充分正确地实施隐蔽分组是随机对照试验质量高低的最重要因素之一。

2）方法：充分的隐蔽分组方法通常有以下几种：①中心或药房控制的随机分组；②用外形完全一样的容器，内置试验药物或对照药物，对其编号或编码，与受试者号码对应；③用计算机产生的随机序列号者，计算机应承加密上锁，勿使泄漏；④用密封不透光的信封，将随机号放入其中，信封外按顺序编码。

3）质量：Cochrane 系统评价将隐藏分组的质量分 4 个等级：①隐藏方法正确即充分（adequate）；②隐藏方法未描述即不清楚（unclear）；③隐藏方法不正确即不充分（inadequate）；④未采用分配隐藏即未使用（not used）。

2. 实施偏倚

（1）概念：实施偏倚是（performance bias）指除外研究干预措施的差异，提供给各组的干预措施中存在的系统误差，即向对照组提供试验的干预措施或协同干预，或向其中一组提供额外的关照。

（2）控制：控制实施偏倚的做法是对受试者和提供干预的人员实施盲法。盲法即受试者和干预人员不知受试者接受的什么干预措施。研究发现，如果不使用盲法，实施偏倚可高估疗效达 17%[17]。受试者、实施干预者、结果测试者三个环节都可施盲，其中两个环节施盲者为双盲，三个环节施盲者为三盲，在三盲基础上再加上对统计分析人员施盲者为四盲，盲法以双盲或三盲，甚至四盲为佳。盲法和隐藏分组的区别，见表 8-5。

表 8-5 盲法和隐藏分组的区别

区别	盲法	隐藏分组
实施阶段	纳入研究入组后	研究对象入组前
可行性	有些情况下无法实施	任何情况下都可实施
目的	防止实施/测量偏倚	防止选择性偏倚

3. 减员偏倚 减员偏倚（attrition bias）是指对干预组和对照组之间在研究过程中和随访中由于脱落、失访、丢失、退出的受试者人数不同所造成的偏倚。通过获得失访者信息和对失访者采取恰当的统计学方法的处理，如意向分析法 ITT 可减少其影响，Meta 分析时就采用这种非常严格的措施。ITT 分析的方法参见系统评价专业书籍。消除减员偏倚的措施是 ITT 分析。ITT 分析的方法参见系统评价专业书籍。目前以简单评估法的应用为多。此外，Jadad 计分法也时有使用。但由于临床研究文献常常对质量因素报道过于简略甚至没有，因此，难以使用计分法对研究质量进行准确评估，所以应尽量避免使用质量计分法和过分信任过于详尽的质量分析，因其可能发生误导。

4. 测量偏倚 测量性偏倚（detection bias）发生在测量和分析结果时，如果测量人员知道受试者接受的试验措施，特别对"主观性"测量指标，可能不自觉地做出倾向性的结论。测量性偏倚可夸大疗效 17%~35%[17]。

5. 随访偏倚 指在试验的随访过程中，试验组或对照组因退出、失访违背治疗方案的人数或情况不一样造成的系统差异。尽管获得失访者的信息和对失访的人员用恰当的统计学方法可减少其影响。

6. 不完整资料的偏倚 资料的缺失可由于受试者退出试验；受试者未参加预定的结果测量；受试者虽然参加了预定的结果测量，但未提供相关资料；研究者决定（通常是不恰当地）终止随访；资料或记录丢失或由于其他原因不能使用。对于不完整资料的分析，通常使用三种方法估计其对结果的影响（详见本书第七章）：意向性分析；最佳结果演示；最差结果演示。

随机对照试验中常见偏倚的来源和控制见，图 8-2。

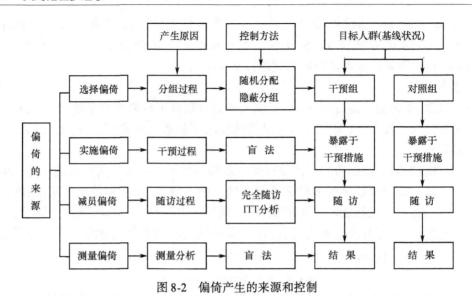

图 8-2　偏倚产生的来源和控制

第三节　系统评价常见偏倚及其控制

在系统评价的各个步骤中,均有可能产生偏倚。按照系统评价的程序,Felson 等认为可将系统评价过程中偏倚的来源分为三类[18]。

一、文献检索过程中产生的偏倚

1. 发表偏倚　所谓发表偏倚(publication bias)就是指研究者在根据研究目的收集相关资料时,往往较易收集到有阳性结果的资料或者说阳性结果的文章容易被发表,而阴性结果的文章不易被发表,从而造成的偏差。从文献中查出相关主题的所有研究结果是一件很困难的事情,并且完全依赖文献资料可能会产生偏性,因为与阴性结果相比,阳性结果更容易发表。如果系统评价没有纳入未发表的文献,容易导致最后的疗效结论高于真实结果。发表偏倚对系统评价结果的真实性和可靠性有很大的影响,特别是当入选系统评价的研究主要以小样本为主时,发表偏倚常使系统评价的效应合并值被高估,甚至使结论逆转而产生误导。为减少发表偏倚对系统评价的影响,在进行系统评价时必须评估有无发表偏倚的存在。目前最常用的判断是否存在发表偏倚的方法是 light 等在 1984 年提出的漏斗图法。他认为系统评价所纳入的全部研究结果在图上将显示为一个倒立的漏斗形。如果没有发表偏倚,整体图形应该是一个对称倒置的漏斗形;如果图形分布不对称或歪斜,则提示可能存在发表偏倚。

2. 语种偏倚　是指将检索限定在某种语种所引起的偏倚。因为语言障碍和信息资源所限造成的系统评价结果偏倚十分常见。国外研究表明,发表在英文杂志上的系统评价文章均不同程度地倾向于只利用英文文献进行研究。许多非英语国家学者也愿意将其研究中的阳性结果发表在国际性英文期刊上,而将其阴性结论文章发表在本国期刊上。因此只利用英文文献进行系统评价,其结果很有可能发生偏倚。克服语种偏倚就需要研究者在收集文献时对语种不加限制,尽可能地收集相关研究的所有语种文献。

3. 文献数据库偏倚　当前没有一种数据库能全面收录所有已发表的医学文献,而各国文献收录的标准均有差异。进行系统评价最常用的是美国生物医学文献数据库 MEDLINE

和荷兰医学文摘电子版 EMBASE。EMBASE 与 MEDLINE 的内容有部分重复,但是欧洲各国出版的文献收录多于 MEDLINE。同时,对发达国家研究者而言,他们的文章往往有更多机会被收录在各个数据库中,而对不发达国家却并非如此。EMBASE、MEDLINE 和 SCI 收录的 3000 ~ 4000 种杂志中,近 2% 来自不发达国家。如印度是科研论文产量极高的发展中国家,而在 MEDLINE 收录的 3861 种杂志中仅 30 种来源于该国,且仅包括英文。

4. 多重发表偏倚　同一组研究对象的观察结果被作者分为 2 篇或多篇论文发表,可产生研究对象的多重发表偏倚。识别多重发表偏倚,需要从文章的作者、研究单位、实验设计中的研究对象以及研究对象的观察时间的描述等几个方面进行综合分析。

5. 查找性偏倚　指检索词不当或者检索策略失误导致的偏倚。检索策略是指按照检索内容的需要,合理选择相关的数据库,确定检索途径和检索词,按照一定的逻辑关系将检索途径和词合成检索表达式,并在检索过程中修改和完善。因此,制定科学规范的检索策略既可以提高查全率、查准率,又使研究具有良好的可重复性。

二、文献选择过程中产生的偏倚

1. 选择者偏倚　指因选择者筛选文献时受主观意愿的影响,纳入研究不准确而产生的偏倚。

2. 纳入标准偏倚　指因文献的选择标准不准确产生的偏倚。选择偏倚和纳入标准偏倚又统称为选择偏倚。它们都是在根据纳入和剔除标准选择符合系统评价的文献时产生的偏倚。在制定文献纳入和剔除标准时一般应对研究对象、研究设计类型、暴露或干预措施、研究结局、样本大小及随访年限、语种、纳入年限等作出明确规定,否则很容易导致偏倚的产生。因此为了减少选择偏倚,应尽量制定明确的、严格统一的文献纳入和剔除标准。在选择文献时,应该用两人或以上采用盲法独立进行,即隐去那些对文献筛选者可能产生影响的信息,如期刊名、作者、作者单位、基金资助情况等。对筛选结果不一致的文献应进行复核,并请专家评议。

三、数据提取过程中产生的偏倚

1. 提取者偏倚　指研究者提取数据不准确产生的偏倚。

2. 质量评分偏倚　纳入研究的方法学质量评分不恰当会导致偏倚。

3. 报告偏倚　指纳入的研究为提供所需数据所致的偏倚。特别是当一些研究有多个结局变量,但纳入文献只报告了有统计学意义的结局变量时,应考察是否存在报告偏倚

在系统评价中,常遇到研究数据描述不清的文献,大多数研究者将这些文献予以剔除,然而卢杨等认为更严谨的办法是系统评价者应与作者取得联系,以获得完整的数据。另外,提取数据时应设计用于提取数据信息的专门表格,可包括基本信息、研究特征、结果测量等内容,对纳入研究质量的评价则应严格按照循证医学评价文献的方法和原则进行。

系统评价是通过广泛收集研究证据,严格评价纳入研究质量以证明某干预措施的研究状况及其效果,实际上类似一种测评体系,就好像要评价一件商品,需要从感观、大小、重量、内在质量、实用价值等方面进行测量评价,最后写出测量和评价报告。系统评价就是运用一系列标准方法对干预措施从临床试验的质量评价分析结果的真实性。对纳入研究进行质量评价是系统评价最重要的工作内容,纳入研究的质量决定研究结果的真实性,研究结果的真实性决定系统评价的结论。因此,系统评价的质量并非决定于纳入研究的质量和研究本身的质量,而是系统评价的研究方法和实施质量,因此研究影响系统评价证据质量

的因素就显得更为重要。系统评价过程中的每一个步骤都有可能产生偏倚,随着人们对系统评价偏倚认识的提高,相信将会有更好的方法来发现和克服它。理想的系统评价应当纳入当前所有相关的、高质量的阳性和阴性的同质量研究,并采用正确的统计学方法。同时必须意识到有偏倚存在的可能,尤其要警惕发表偏倚的影响,还要考察偏倚存在的大小和对最终结论有无实质性影响,促进系统评价所提供的证据更加科学可靠。

(裴淑艳 绝　王新田 审　杨秀琳 校)

复习参考题

1. 系统评价/Meta 分析方法学质量评价工具有哪些? 请阐述 PRISMA 声明评价标准和内容。
2. 系统评价方法学质量评价的内容有哪些? 应如何实施?
3. 随机对照试验中常见偏倚的来源有哪些? 应如何控制。
4. 应如何分析和评价纳入研究的真实性?
5. 偏倚风险的来源有哪些? 其评估内容和方法如何?
6. 如何控制系统评价常见的偏倚?

主要参考文献

[1] 刘建平. 循证中医药研究方法. 北京:人民卫生出版社.2009.298~299
[2] 刘建平,夏芸. 中文期刊发表的中医药系统综述或 Meta 分析文章的质量评价. 中国中西医结合杂志,2007,21(4):306~310
[3] Moher D,Soeken K,Sampson M,et al. Assessing the quality of reports of systematic reviews in pediatric complementary and alternative medicine. BMC Pediatr,2002,2(2):1~3
[4] Jadad A,Moher M,Browman G,et al. Systematic reviews and Meta analyses on treatment of asthma:critical evaluation. BMJ,2000,321(7256):537~540
[5] Jadad AR,Cook DJ,Jones A. Methodology and reports of systematic reviews and Meta-analysis:a comparison of Cochrane paper-basedjournals. JAMA,1998,280(3):278~280
[6] Moher D,Cook DJ,Eastwood S,et al,Improving the quality of Meta-analyses of randomize controlled trials:QUOROM statement. quality of reporting of Meta-analyses. Lancet 1999,354(9193):1896~1900
[7] Moher D,Schulz KF,Altman DG. Revised recommendations for improving the quality of reports of parallel group randomized trials. http://www. consort-state-ment. org/statement/revisedstatement. htm. [2001-4-14]
[8] Oxman AD. Checklists for review articles. BMJ,1994,309(6955):648~651
[9] Sacks H,Berrier J,Reitman D,et al. Meta-analyses of randomized controlled trials. N Engl J Med,1987,316(8):450~455
[10] 刘建平. 循证中医药研究方法. 北京:人民卫生出版社.2009.298,299
[11] 张俊华,商洪才,张伯礼. 系统评价和 Meta 分析质量的评价方法. 中西医结合学报,2008,6(4):337~339
[12] Moher D,Liberati A,Tetzlaff J. Reprint—preferred reporting items for systematic reviews and Meta-analyses:the PRISMA statement. BMI,2009,339:b2535
[13] D Moher,A Jones,L Lepage. Use of the CONSORT statement and quality of reports of randomized trials. a comparative before-and-after evaluation JAMA,2001,285(15):1992~1995
[14] 熊俊,陈日新. 系统评价/Meta 分析方法学质量的评价工具. 中国循证医学杂志,2011,11(9):1084~1089
[15] Higgins JPT,Altman DG,Sterne JAC. Chapter 8:Assessingrisk of bias in included studies//Higgins JPT,Green S. Cochrane handbook for Systematic Reviews of Interventions. Version 5. 1. 0. Th e Cochrane Collaboration,Available from:www. cochrane-handbook. org,2011-03
[16] 杨克虎. 系统评价指导手册. 北京:人民卫生出版社.2010.153~156
[17] 杨克虎. 循证医学. 北京:人民卫生出版社.2007
[18] 兰卫华,江军. 系统评价控制偏倚的方法. 中国循证医学杂志,2004,4(11):789~792

第九章　循证护理证据的评价与报告标准的技能

学习目标

掌握　循证护理证据评价内容;国际规范的证据评价和报告标准。

熟悉　循证护理证据分类评价内容;JBN 循证护理证据质量的评价方法与标准。

了解　开展循证护理证据评价的重要性。

第一节　循证护理研究证据评价概述

随着循证护理的研究与发展,产生了大量指导临床实践的证据,但由于研究文献的质量参差不齐,对于检索到的证据必须加以分析、评价和筛选,才能获取最可靠、真实和严谨的相关研究证据,才能帮助护理人员提取所需信息,促进临床护理决策的制订,改进服务质量,在循证护理实践中发挥由理论转向实践的关键作用。

一、开展循证护理证据评价的重要性

证据的严格评鉴又称为文献的严格评读、评判性评价等,意指通过分析评价系统地判别研究所获得的证据的可信性、有效性以及实用性。对专科相关的系统评价、Meta 分析、临床实践指南等高级证据进行评鉴,这些高级证据的共同特点是对某一特定临床问题系统而全面地收集所有已发表或未发表的研究文献,根据评价标准评读、筛选,将符合质量标准的文章进行定量或定性的综合,得出的结论更可靠,更利于为临床工作服务。但临床工作者应用时必须判断这些信息是否适合,如患者是否相似,研究场所是否相似等。因此有必要在使用前对其进行评价。

循证护理强调将最佳的研究成果或证据应用于临床指导护理实践。为了实践科学严谨的证据评鉴,还需要对这些相关基础知识灵活运用,遵循证据质量评价的基本原则,根据研究设计类型选择适合的评价工具,对研究设计的严谨性、研究对象的代表性、观察结果的真实性、资料收集的合理性、统计分析的正确性等各个方面予以评判,进而根据证据的水平赋予其不同的推荐等级。如传统随机对照试验结果通常被认为是质量最高、可靠性最强的证据。由于护理专业独特的科学性与人文性并重的特点,专家也强调护理领域证据的来源应具有多元性,量性研究能够科学地评判干预方案的效果,而质性研究有助于了解患者的主观体验及态度,所以不但要注重量性研究的价值和意义,而且要强调质性研究的重要性。由此可见,循证护理中证据的评鉴具有其复杂性,如何才能从各项设计类型不同、结果有差异的研究中分析筛选出最可靠的证据是一项巨大的挑战,需要对这一循证护理实践中由理论转向实践的关键环节,以期望更好地发挥实证的临床应用价值。

临床护理人员在根据标准评鉴后通常可以做出两方面的决策,当证据级别较高且适于本科室的实际情况时,应加以应用推广,以简明易懂的方式传递给护理工作人员,促进临床

实践措施的改进;当相关研究缺乏强有力的证据,或不适合临床实际情况时,可以作为开展原始护理研究的良好素材,进一步开展护理科研。尽管随着现代护理教育的发展,护理人员的素质和能力在不断提高,但研究表明护士依旧缺乏对研究报告的评鉴能力,即获取最佳研究证据的能力,这也成为在临床护理实践中有效利用研究成果的一大障碍。因此,我们需要发扬循证护理的理念和宗旨,不断提高护理证据的严格评鉴能力,这也有利于合理有效地利用卫生信息资源,避免重复研究,符合卫生保健领域的改革趋势。

因此,在进行循证护理实践时,需要寻求科学严谨的证据支持,展开深入理性的思考,通过客观准确的科研文献质量评价标准,来推广应用质量更高的研究结果。因此,建议现代护理教育应加强研究文献的严格评鉴能力培养,在此基础上进一步将机构性的大规模原始证据评鉴活动与临床工作高等级证据利用相结合,来推动循证实践活动在我国的开展和应用。

二、循证护理证据特性及其评价

随着循证护理在临床的运用,循证护理的研究已经从理论转向实践,逐渐向更安全,更高质量发展。但如何在循证护理实践中正确评价和使用证据,以减少偏倚,成为实现此目标的重要手段,如何在护理健康问题和护理实践中探讨证据、寻求证据、评价证据和应用证据,护理科研人员正在为此进行着实证性研究,因此有必要对一些容易出现偏差的问题进行阐明,以帮助人们更加恰当地进行循证护理实践。

1. 循证护理证据及其特性 护理学科的特点决定了循证护理证据特征具有独特性、多元性和等级性。护理的重点是患者的主观症状及健康问题,在护理领域的很多情形下,RCT既不可能,也不符合伦理道德,护理干预性研究中的 RCT 设计并不多见,而以类实验性研究设计占大多数(非随机分配或无对照组),因此护理领域的证据分类方法首先遵循 Cochrane协作网对证据的界定及分级分类方法,JBI 循证护理中心根据 Cochrane 的证据分级标准以及 JBI 循证实践模式,探讨了护理领域证据的分类方法,该分类系统从证据的可行性、适应性、意义、有效性、经济性 5 个方面对证据进行分级。因此,循证护理实践者首先必须对护理证据进行评估和分级,对研究结论、论断、专家经验应进行可行性、适宜性、临床意义以及有效性的评价,才是循证护理实践的证据。设计严谨的研究可看作可信证据的最佳来源,比专家观点、案例报道更具有可信度,但当目前缺乏来自设计严谨研究的证据时,专家意见和达成共识的观点也可代表现有的证据,除了量性研究结论可生成证据外,来源于质性研究的结论也可生成证据;当没有相关的科学研究结论时,专家意见、公认的论断等都可被评鉴、筛选成为护理证据的来源,护理学科既注重设计严谨的随机对照试验的价值,也注重质性资料和叙述性研究的意义。

2. 循证护理证据的分类评价[1,2] 不同类别的证据有不同的评价指标与标准,总的来讲从证据的真实性(设计与研究过程的严谨性)、外延性(结论的推广性)、适用性(是否适用于实际)三方面进行评价[3]。

(1)临床实践指南证据的评价[4]。时间有效性:一般一个指南发行 3~4 年后就会失效,需要通过查阅指南发行时间、被引用次数、发行者有无更新版、有无相关综述等来确定其是否有效。内容质量、AGREE 工具是评价临床实践指南的金标准,从范围与目的性、形成严格性等 6 个领域对指南的内容进行评价。一般需要 4 个评价者同时完成,通过计算总分得出指南的推荐级别,其中形成严格性领域最重要。经过评价所得的指南,使用前需要有经验的多学科临床工作人员共同审核决定。

（2）Meta分析证据的评价。RCT系统评价的Meta分析结果是证明某种干预有效性和安全性最可靠的依据，在循证护理证据中排位最高，但其前提是系统评价的质量要高，但并非所有的系统评价Meta分析结论都是可靠的，同其他研究一样，方法学的正确与否严重影响结果甚至导致错误的结论。系统评价在没有经过相关临床流行病学、临床研究设计、统计学等基础知识培训及临床专业培训和经历的情况下是容易出现偏倚的。偏倚主要存在于文献检索过程、文献选择过程和数据提取过程中，直接影响系统评价结果的真实性。David Sackett等建议，评价一个干预性措施的系统评价主要看：①结果是否真实可靠，即是否为随机对照试验的系统评价？是否收集和纳入了所有相关研究？是否对单个试验质量进行了评价？各试验之间的同质性是否好？②结果是否有意义，即效果的幅度和精确性怎样？评价研究的内在真实性和外在真实性，从收集到的文献中筛选出质量合格的文献。如果被评价的文章在设计及执行方面质量太差，则应删除，应对有偏倚的研究进行Meta分析。Meta分析的质量并非决定于纳入研究的质量和研究本身的质量，而是决定于Meta分析的研究方法和实施质量，主要取决于是否广泛地进行了检索，检索的范围越大则选择性偏倚的可能性越小；纳入研究的选择是否正确？如果纳入研究偏倚因素太多，往往给分析潜在偏倚和评估效应量造成困难，甚至可能导致系统评价的结论不准确。朱丹等对我国最具权威的5种护理杂志发表文章分析显示，目前我国护理领域符合随机对照实验和临床对照实验标准的文章比例仅占发表文章总数的5.24%，系统评价Meta分析所纳入的试验多数质量不高，很多研究都未做到真正的随机分组，这些情况下做系统评价Meta分析的重点不应该是描述其结果，而应着重严格评价所纳入研究的质量问题，对检索的原始研究的研究设计、结果的可信度进行严格的质量评鉴。只有当所纳入研究的质量较高时，其得出有效或无效的结果才较可信。因此，在当前读者使用系统评价Meta分析证据时，首要的问题是看其对纳入研究的质量评价是否严格，如果没有质量评价，这篇系统评价结论的可靠性应受到质疑。

（3）随机对照试验（RCT）证据的评价和使用。如前所述，目前国内发表的随机对照试验中有相当数量存在严重质量问题，缺乏高质量的RCT，而使开展和应用循证护理实践受到了一定的挑战，最突出的是，很多研究自称为RCT，但从方法的描述上可以判断不是真正的随机分组。判断一个临床试验是否可靠，首先应看其是否真正进行了随机分组，可根据是否采取了分配隐藏（allocation concealment）来确定。分配隐藏是指采用一定的方法对患者进行分组，使试验实施者和患者自己将被分在试验组或对照组不可预知，即对符合纳入标准的患者，负责分组的护士不能知道患者将会分在何组，从而保证患者进入干预组或对照组的机会均等，其方法包括使用中心控制的电话或传真进行随机分组，用编码的药物容器或序列编号的、密封的、不透光的信封等进行随机分组等，其次要看样本量，小样本的试验因机遇作用容易出现假阴性或假阳性结果不能轻信。另外还要注意是否采用了盲法，没有采用盲法判效者，极易夸大干预组的效果。其他还包括干预效果判断标准、随访时间等。RCT研究结果是否可以应用，还应根据患者的意愿和需求的分析来决定。文献质量的评价强调对研究内在真实性评估，即是否存在各种偏倚因素及其影响因素程度。影响研究真实性的因素主要有4种偏倚：选择性偏倚（selection bias）、实施偏倚（perform bias）、减员偏倚（attrition bias）和测量偏倚（detection bias）。对于随机对照试验，控制选择性偏倚的方法为随机分配、分配隐藏。控制实施偏倚和测量偏倚的措施为盲法。失访、丢失、退出常造成减员偏倚,消除减员偏倚的措施为 ITT 分析。质量评价就是分析控制这四种偏倚的措施和方法是否得当,评估纳入研究的结果在多大程度上受到这些偏倚的影响,从而评估系统评价 Meta 分析的结果会受到多大的影响。评估纳入研究的真实性,可根据简单评估法,即如果纳入研究完全满足以上 4 条标准,即各项标准都实施正确、没有损耗偏倚,则发生各种偏倚的可能性最小;如其中一条或一条以上为部分满足(即不清楚),则有发生相应偏倚的中等度可能性;如其中一条或一条以上完全不满足(错误实施或未实施),则有发生相应偏倚的高度可能性。要评价临床试验的方法学质量,也可通过敏感性分析,探讨排除低质量研究对系统评价结果证据强度的影响。

(4) 使用对照但未随机分组的证据的评价和使用。相对于其他类型的证据,RCT 的系统评价其结果被认为金标准,若当前没有这些金标准的研究证据,可依次使用其他类型的证据,但应明确其可靠性降低。当以后出现了更好的证据时则应及时使用更好的证据,这就是循证概念中"依据当前可得到的最好临床证据"的意思。因此,除随机对照试验和其系统评价/Meta 分析外,其他临床研究结果虽是证据但可靠性大大降低。我国目前大量的干预研究属于这类,在没有条件做 RCT 时,这种研究还是有一定的价值,但对这种非随机的临床对照研究应该认识到,他们虽可能控制已知的影响预后的因素但却不能控制未知因素,这就很难区别两组干预的差异是干预措施的作用还是未知影响因素的作用,因此与随机对照试验相比其可靠性明显较差,但与无对照的研究相比级别高一些,如果没有相应的随机对照试验存在,也可使用这些证据,但要充分认识其局限性。

(5) 护理质性研究证据的评价和使用。质性研究有 40 多种研究途径,评价内容有研究途径与研究问题是否匹配,如现象学研究是了解人的生活经历为目的的技术[5],而扎根理论是用于发掘现象所包含的社会心理过程;样本选择方法与量是否有文献依据;数据收集与整理过程是否多人多方法进行以避免偏差。真实性:从数据到文章,分析过程是否严密,结束时是否经过受试者确认信息真实度。适用性:研究环境对于质性研究的外延性最为重要,因此,需要对该研究的社会和历史背景认真分析,是否与自身临床相似[6]。

质性系统评价(qualitation systematic review)是对资料进行质性分析即对单个研究的结果进行描述性综合,通常在各研究间,资料存在不同质性即异质性时,资料性质不相同的情况下,不能进行资料的定量综合时,则需要进行质性资料的综合分析,可对资料类型、相对效应、研究特征、研究结果进行叙述性分析。尽管系统评价 Meta 分析结果常被用作开展循证实践的证据,苏茜等研究国内所有期刊中有关系统评价的护理文献仅检出 33 篇文献,系统评价的护理文献数量不足,质量欠佳。Cochrane 质性研究方法工作组(cochrane qualitative research methods group,CQRMG)已经在 1998 年建立,该小组致力于推广质性研究方法并产生质性研究的系统评价,提高人们对于质性研究的重视,并把质性研究的结果作为临床证据指导,为质性资料的 Meta 综合提供指导。循证护理要求以"系统评价为核心,以临床试验研究为依据"。针对护理学科的性质和特点,循证护理系统评价并非一定要做 Meta 分析,Meta 分析只是系统综述的一个环节,质性的系统评价也是高质量的系统评价,在循证护理系统评价中显示出更广阔的发展空间。护理定量研究结果可以告知护理人员某种干预方案的效果,质性研究则可进一步了解患者的体验、态度、信仰的最好方式,深入地剖析患者在这一过程中影响其依从性的障碍是什么,该疾病对患者意味着什么,患者如何进行调整以适应这种干预方案等。质性研究在国外护理研究领域占有较大的比重(Cullum 曾查寻目前世界上最大的护理文献数据库 CINAHL,结果发现一年中 1908 篇研究方法中,只有 195

篇研究采用随机控制的定量设计），质性研究在发展护理专业的理论基础和学术内涵方面有着不可估量的作用。我国目前护理科研受生物医学模式的影响，大多为定量研究，很少涉足质性研究领域，这种情形也限制了护理实证的发展，循证护理实践倡导护理证据多元化和等级化性，无论是随机对照实验研究还是质性研究，所提供的护理证据只要经过规范的评审，对临床实践都具有指导意义，质性研究在护理领域提供的证据具有重要的价值。

（6）专家意见和临床推理证据的评价和使用。专家的经验，特别是专家将证据与经验结合而提出的观点也是很有价值的。判断专家意见是否可靠，主要根据其观点是否有充分的证据基础，如果没有证据，则可质疑。在缺乏研究证据时，多个专家达成的共识比个人的观点相对更可靠。对于没有研究证据的少见或复杂病情，专家意见有较重要的参考价值。循证护理需要专业的判断，专业判断地做出需要有严密的临床推断，选取充足的证据，评估证据的质量，做出护理诊断和护理对策，并且对特定的患者个体需要作出评估和判断。

在循证护理实践中使用的各级证据包括随机对照试验和系统评价应该接受严格评价，对证据的使用不能教条化，理想和现实是有差距的，理想的方法和完美的证据在现实中是不多的。循证护理实践包括生产证据和使用证据两方面，护理工作者既是证据的生产者又是证据的使用者，一方面做当前有条件做得最好研究，促进产生更多的高质量证据；另一方面应当使用当前可得到的最好证据，指导临床护理实践。

第二节　循证护理证据的评价和报告标准

一、循证护理证据评价内容

评价一个研究证据的质量应从以下几个方面进行[7]：

（1）研究设计是否严谨：研究证据的真实程度与其所用的研究设计方案密切相关。设计方案的科学性越好，其证据的真实性越强。真实程度最强的设计是随机对照试验，其次是前瞻性的队列研究。

（2）研究对象是否具有代表性：研究证据是对研究对象实施研究因素后观察得出的。研究对象的选择应具有一定的代表性，样本量是否合适，另外要排除研究因素外可能存在的、可以影响研究结果的混杂因素。样本量越大受机遇的影响就越小，这样可以减少结论的假阳性或假阴性错误，以保证证据的可信度。

（3）观察结果是否真实：研究结果的正确观察是研究证据质量的保证。对测试指标应注意测试结果的精确性和重复性以及测试指标对观测结果的敏感性和特异性。用盲法判断研究结果，这是避免测量性偏倚的重要措施。

（4）资料的收集和整理的客观性：对资料真实性的判断应注意与组间基线状况相比较，了解其组间数据的差异情况同时观察研究对象对研究措施的依从性是否达到80%，否则其研究结果会影响结论的真实性。

（5）统计分析方法是否正确：计量资料的组间比较应使用 t 检验或方差分析计算；计数资料的组间比较应采用 χ^2 检验等；对各种检验的结果均作相应的95%可信区间分析。

以上五方面是对一项研究结果所提供的证据进行评价的内容，将其评价后所获得的结论称为证据的内在真实性（internal validity）。证据的内在真实性越高其证据就越有价值。真实程度高的证据是循证护理实践需要的最佳证据，是能够应用于护理实践解决患者的实际问题的。证据的外在真实性(extend validity)是指一种研究证据是否具有普遍的代表性或推广性,这是由于临床研究的复杂性和困难性所要求。

二、JBI(2005)循证护理证据质量的评价方法与标准

1. RCT 设计的文献质量评价标准　0 分:不符合要求;1 分:提到,没有详细描述;2 分:详细全面描述,且正确一般得分高于总分的 70% ,可认为文献质量尚好。

(1) 研究目的是否清晰、明确? 立题依据是否充分?

(2) 样本是否被随机分配到试验组和对照组?

(3) 资料收集过程是否遵照盲法?

(4) 样本是否足够大?

(5) 试验组和对照组在基线水平上是否具有可比性?

(6) 是否描述了样本流失?

(7) 资料收集的工具是否合适?

(8) 对所有研究对象进行资料收集或随访的方式是否一致?

(9) 是否正确地描述了所应用的统计方法?

(10) 对主要研究结果的陈述是否恰当、准确、精确?

(11) 是否所有重要的研究结果均被讨论?

(12) 该研究的结果是否与其他研究证据相符合?

2. 对类实验性研究论文质量的评价标准　0 分:不符合要求;1 分:只是提到,但没有详细阐述;2 分:详细全面阐述,且正确。

(1) 该研究的研究目的是否明确? 立题依据是否充分?

(2) 样本的入选标准和排除标准是否清晰描述?

(3) 是否清晰地描述样本的入选过程?

(4) 是否清晰地描述样本的特征?

(5) 实验组和对照组在基线上是否具有可比性?

(6) 实验组的干预方法是否按计划进行?

(7) 是否描述评估不良反应和不良反应的方法?

(8) 资料收集的工具是否合适?

(9) 对所有研究对象进行资料收集和随访的方式是否一致?

(10) 是否描述退出和失访?

(11) 是否正确的描述所选用的统计学方法?

(12) 对研究结果的陈述是否恰当、准确?

3. 对队列研究论文质量的评价标准(英国牛津循证医学中心文献评价项目 Oxford CASP,2004)　0 分:不符合要求;1 分:只是提到,但没有详细阐述;2 分:详细全面阐述,且正确。

(1) 该队列研究的研究目的是否明确? 立题依据是否充分(研究人群、危险因素、可能的受益和危害)?

(2) 回答研究问题的方式是否合适(是否适合于用该设计回答研究问题)?

(3) 队列的征募过程是否合适(如有意入选或排除较重的病例)?

（4）是否准确测量暴露因素以减少偏倚（是否应用了相同的程序划分暴露的研究对象）？

（5）是否精确测量了研究结果以减少偏倚？

（6）作者考虑了哪些混杂因素？在设计和分析过程中是否考虑了潜在的混杂因素（例如疾病严重程度、并发症等）？

（7）对研究对象的随访是否完成？随访时间足够长？是否对随访和失访的研究对象进行比较？

（8）研究结果如何（分析方法是否正确，*OR* 值为多少）？

（9）研究的精确度如何？对估计发生Ⅰ、Ⅱ类错误的精确度如何（*P* 值和可信区间）？

（10）结果是否可信？

（11）结果是否可应用与当地人群？

（12）研究结果与其他证据是否符合？

4. 对病例对照研究论文质量的评价标准（英国牛津循证医学中心文献评价项目 Oxford CASP，2004）

（1）该研究的研究目的是否明确？立题依据是否充分（研究人群、危险因素、可能的受益和危害）？

（2）回答研究问题的方式是否合适？

（3）选择病例组的方式是否合适（代表性、时间跨度、样本量、把握度计算）？

（4）对照组的选择方式是否合适（应答率、匹配问题）？

（5）是否准确测量暴露因素以减少偏倚？

（6）作者考虑了哪些混杂因素？在设计和分析过程中是否考虑了潜在的混杂因素（例如疾病严重程度、合并症等）？

（7）对研究对象的随访是否完成？随访时间足够长？是否对随访和失访的研究对象进行比较？

（8）研究结果如何（分析方法是否正确，*OR* 值为多少）？

（9）研究的精确度如何？对估计发生Ⅰ、Ⅱ类错误的精确度如何（*P* 值和可信区间）？

（10）结果是否可信？

（11）结果是否可应用与当地人群？

（12）研究结果与其他证据是否符合？

5. 对质性研究论文质量的评价标准（英国牛津循证医学中心文献评价项目 Oxford CASP，2004）

（1）是否清晰阐述研究目的（或研究问题）？

（2）该研究问题是否适合于采用质性研究的方法？

（3）研究设计与研究目的（或研究问题）是否匹配？

（4）所选择的研究对象是否具有代表性？是否与研究目的相匹配？

（5）资料收集的方式与研究方法是否匹配？能否揭示研究问题？

（6）是否阐述研究者自身对研究过程的影响或研究对研究者的影响？是否阐述研究人员的文化背景、研究地点和环境的特征？

（7）研究是否经过伦理委员会审定？是否符合伦理原则？

（8）资料分析过程是否严谨？是否有判断由于资料主观性而产生偏倚的方法？是否

有措施提高资料的可靠性？

（9）对研究结果的阐述是否清晰，有逻辑性？是否将结果、推断、结论明确区分开来？

（10）研究的价值是否清晰阐述？

6. 况调查文献质量评价标准（jbi）　0分：不符合要求；1分：提到，没有详细描述；2分：详细全面描述，且正确

一般得分高于总分的70%，可认为文献质量尚好。

（1）研究目的是否明确，立题依据是否充分？

（2）研究人群是如何选择的？抽样方法？是否随机？

（3）样本的纳入和排除标准是否清晰描述？

（4）是否清晰描述了样本的特征？

（5）资料收集的工具是否具有信度和效度？

（6）核实资料真实性的措施是否合适？

（7）是否考虑到伦理问题？

（8）统计方法是否正确？

（9）对研究结果的陈述与分析是否恰当、准确？

（10）研究的价值是否清晰阐述？

7. 经验总结、案例分析、叙述类文献质量评价标准（jbi）

（1）该文章的来源是否清晰标注？

（2）撰写该文章的目的是否清晰描述？

（3）作者在该领域是否具有影响力？

（4）所推荐的观点或建议是否以患者利益为中心？

（5）所推荐的意见或观点是否具有逻辑性？

（6）对观点或建议的分析是否合适？

（7）支持所推荐的观点或建议的文献是否充分？

（8）所推荐的观点或建议与以往文献是否有不一致的地方？

三、国际规范的循证护理证据评价及报告标准

1. 随机对照试验的报告规范中的条目　完整的随机对照试验报告应包括22条基本的要素（表9-1），可供临床试验、研究者、杂志编辑和审稿专家对一篇随机对照试验进行核对，并督促作者按照该规范的要求撰写随机对照试验的报告。最先使用该规范的著名期刊有《美国医学会杂志（*JAMA*）》、美国的《新英格兰医学杂志》、英国的《柳叶刀杂志》等。该规范在使用5年后被更新和完善。实践应用规范的结果表明，临床试验报告的质量有了很大提高。这一报告规范称为"CONSORT"（consolidated standards of reporting trials）声明。最新的CONSORT声明可从以下网址免费获取：http：www. consort-state-ment. org，见表9-1。

表9-1　随机对照试验报告规范的条目（CONSORT声明）

条目（共22条）	定义与说明
标题与摘要（1）	以结构式摘要报告目的、对象和方法、治疗、主要结果和结论
前言（2）	简介研究的背景、科学意义和立论依据
方法	

续表

条目(共22条)	定义与说明
对象(3)	纳入标准、诊断标准、研究场所、资料收集的来源
干预措施(4)	干预和对照的详细方案、时间及依从性
干预目的(5)	特定的目的和假设
评价的结局(6)	主要及次要结局的名称、测量方法和时段
样本量(7)	说明样本量估算的依据
随机化	
随机分配的方法(8)	具体说明用什么方法进行随机分配
分配方案的隐藏(9)	说明随机方案的执行过程、有无做到干预方案的隐藏
实施(10)	说明随机方案的制作者、试验对象的纳入和分组执行者
盲法(11)	说明受试对象、干预实施者、结局评估者是否对其设盲
统计学方法(12)	用于结局资料组间比较的分析方法(包括亚组和校正分析)
结果	
受试对象流程图(13)	以示意图表示受试对象纳入试验各阶段的数目和流失情况
对象纳入期间(14)	说明从纳入第一例到最后一例的时间段及随访情况
基线资料(15)	各组纳入病例的人口学和临床特征(通常列表比较)
纳入分析的例数(16)	说明各组纳入分析的例数和出/失访例数、意向性分析
结局及效应大小(17)	报告每一主要及次要结局,给出原始数据及分析结果
亚组或校正分析(18)	对事先说明的亚组和校正因素进行附加的资料分析
不良事件(19)	报告各组的不良事件、副作用或药物不良反应
讨论	
对结果的解释(20)	结合研究目的假设、可能存在的偏倚、对结果进行的解释
结果的推广应用性(21)	试验结果对实际应用的意义和价值
概括证据(22)	根据当前其他研究所获得的证据,对该试验结果进行概括

2. 队列研究、病例对照研究、横断面研究的国际规范报告标准 观察性研究是研究领域的重要组成部分,主要用于探索疾病与暴露之间的因果关系。观察性研究报告应当提供评价研究潜在偏倚的研究结论适用性的重要信息。其严格评价可以参照观察性研究报告规范(strengthening the reporting of observational studies in epidemiology, STROBE)表 9-2[8] 网址:http://www.strobe-statement.org/checklist.html。

表9-2 STROBE 申明:必需项目清单第3版(2005 年9月)

条目		队列研究	病例对照研究	横断面研究
题目和摘要	1	①在题目或摘要中有"队列研究"	①在题目或摘要中有"病例对照研究"	①在题目或摘要中有"横断面研究"
		②摘要应当是全文的一个内容丰富、结构化的摘要,包括了清单的重要项目		
前言				
背景与原理	2	对所报告的研究背景和原理进行解释		
目标	3	阐述研究目标包括任何预先确定的假设		

续表

条目		队列研究	病例对照研究	横断面研究
方法				
研究设计	4	陈述研究设计中的重要内容,如果文章是来自正在进行研究的系列文章之一,应陈述原始研究的目的		
研究现场	5	描述研究现场、数据收集的具体场所和时间范围		
研究对象	6	①陈述纳入和排除标准,研究对象的来源和选择方法	①分别给出病例和对照的纳入和排除标准,来源和选择方法	描述纳入和排除标准,研究对象的来源和选择方法
		②描述随访的时间范围和方法	②给出精确的病例诊断标准和对照选择的原理	
			③对匹配研究,应描述匹配的标准和每个病例配的对照数	
研究变量	7	对所感兴趣的研究变量列出明确定义,并区分结局、暴露、潜在混杂因子或效应修正因子		
测量	8	对每个所研究变量,描述详细的测量方法,还应描述各组之间测量方法的可比性		
偏倚	9	对可能的潜在偏倚进行描述		
样本大小	10	描述决定样本大小的原理,包括统计学计算和实际考虑		
统计学方法	11	①描述统计方法,包括控制混杂的方法		
		②描述对失访和缺失的处理	②描述匹配值和缺失值的处理	②描述设计效应和缺失值的处理
		③如果可能,应描述亚组给出分析和敏感性分析的方法		
计量变量	12	①解释计量变量如何分析,如怎样选择分组		
		②如果可能,给出连续分析和分组分析的结果		
资助	13	给出当前研究的资助(如果可能,给出原始研究的资助情况)		
结果				
研究对象	14	①报告研究的各个阶段研究对象的数量,如可能合格的数量、被检验是否合格数量、证实合格的数量、纳入研究的数量、完成随访的数量和分析的数量		
		②描述各个阶段未能参与者的原因		
		③推荐使用流程图		
		④报告研究对象征集的时间范围		
			⑤研究应给出每个病例对应对照数量的分布	
描述性资料	15	①描述研究对象特征(如人口学、临床和社会特征)以及关于暴露和潜在混杂因子的信息		
		②指出每个研究变量数据的完整程度		
	描述性资料	③总结平均和全部的随访数量及随访天数		
结局资料	16*	报告发生结局时间的数量或综合指标	报告各个暴露类别的数量	报告结局时间的数量或综合指标
主要结果	17	①陈述未调整的和按照混杂因素调整单关联强度、精确度(如 $95\% CI$)。阐明按照哪些混杂因素进行调整以及选择这些因素,未选择其他因素原因		
		②对计量变量分组进行的比较要报告每组观察值的范围或中位数		
		③对有意义的危险因素,可以把相对危险度转化成绝对危险度		
		④报告按照实际目标人群的混杂因子和效应修正因子的分布进行标准化的结果		

续表

条目		队列研究	病例对照研究	横断面研究
其他分析	18	报告进行的其他分析,如亚组分析和敏感性分析		
讨论				
重要结果	19	概括与研究假设有关的重要结果		
局限性	20	①结合潜在偏倚和不精确的来源,讨论研究的局限性,以及分析、暴露和结局存在多样性出现的问题;讨论所有可能偏倚的方向和大小		
		②关于研究局限性的讨论不应取代定量的敏感性分析		
可推广性	21	讨论研究结果的可推广性(外推有效性)		
解释	22	结合当前证据和研究局限,谨慎给出一个总体的结果解释,并注意其他可替代的解释		

*在病例对照研究中分别给出病例和对照的信息。如果可能,在队列研究和横断面研究给出暴露组和未暴露组的信息。

3. 无对照病例研究的严格评价及报告标准

（1）病例系列的严格评价及报告标准:病例系列的严格评价及报告标准同其他临床研究一样,病例系列研究的设计、实施、解释都是评价其质量的关键环节。当前没有非常明确公认的病例系列的评价标准[9]。英国国立临床优化研究所(national institute for clinical excellence,NICE)对病例系列的质量评价作如下推荐:[10]①为了提高研究结果的代表性,病例系列中的病例最好来自于不同级别的医疗机构,开展多中心的研究;②清楚明确地描述研究假设或目标;③清楚地报告纳入的排除标准;④对测量的结局作明确的定义;⑤收集的数据应达到预期的目标;⑥准确地描述患者是连续招募的;⑦清楚明确地描述研究的主要发现;⑧将结局进行分层分析及报告,如按照疾病分期、化验结果异常、患者的特征等。

Dalzie[11]总结了NICE卫生技术评估(health technology assessment,HTA)报告的病例系列,评价了400多篇外科疾病的病例系列研究,系统地总结了评价病例系列真实性的方法学文献,探索了HTA计划中的病例系列研究的特征和结果。他们对以下研究特征进行鉴定,包括人口学特征、结局和方法学特征,方法学特征包括样本量、前瞻性或回顾性设计、连续招募病例、多中心或单中心、随访时间、结局测量和发表时间。提出当前需要更多探索的研究以丰富病例系列质量评价的内容和方法。

（2）病例报告的严格评价及报告标准:在开展大规模试验性研究之前,利用无对照的病例报告来证据,既节省时间、精力,又节省资金。此外,病例报告也是很好的经验交流工具和特殊疾病或医疗现象最初进入公共视野的主要方法之一。循证护理病例报告的方法(详见第三章)。

（3）研究的国际规范报告标准[12]:研究的国际规范报告标准见表9-3。

表9-3　质性研究统一报告标准(COREQ):32项清单

编号	项目	提示性问题/描述
第一部分:研究团队和过程反映		
研究者个人特征		
1	访谈者/组织者	哪位/哪些文章作者实施的访谈或焦点组访谈
2	学位/学历	研究者的学位是什么？例如:哲学博士(Ph.D.)或医学博士(M.D.)
3	职业	在研究进行时,研究者的职业是什么

编号	项目	提示性问题/描述
4	性别	研究者是男性还是女性
5	经验和训练	研究者的经验和训练如何
研究者与参与者的关系		
6	关系建立	与参与者的关系是在开始研究前就建立了吗
7	参与者对访谈的了解	参与者了解访谈的哪些信息？如个人目标及研究依据和理由
8	访谈者特征	文中报告了访谈者/组织者的哪些特征？如偏倚、研究结果猜测、进行研究的原因和兴趣
第二部分：研究设计理论框架		
9	方法学观念和理论	文章报告了何种在研究中被应用的方法学观念、理论和方法？如扎根理论、话语分析、人种学和内容分析
选择参与者		
10	抽样	如何选择参与者？如：目的性抽样、便利性抽样、连续性抽样、滚雪球抽样
11	与参与者沟通的方法	如何与参与者沟通？如面对面、电话、信件或电子邮件
12	样本量	研究中有多少参与者
13	拒绝参加研究或中途脱落	多少人拒绝参加研究或中途脱落？原因何在
场所		
14	资料收集场所	在哪儿收集的资料？如家里、诊所、工作场所
15	在场的非参与者	除了参与者、访谈者外,是否还有其他人在场
16	样本描述	样本的主要特征是什么？如人口学信息、日期
收集资料		
17	访谈提纲	访谈中所用到的问题、提示和提纲等是否由文章作者提供？是否经过预访谈
18	重复访谈	是否进行过重复访谈？如果进行过有多少次
19	音/像录制	研究是否通过录音或录像收集资料
20	场记	在个体访谈/焦点组访谈过程中和(或)结束后是否作场记
21	时长	个体访谈或焦点组访谈的时长是多少
22	信息饱和	是否讨论了信息饱和问题
23	转录文字返还	访谈转录成文字后是否返给作者征询意见和(或)纠正错误
第三部分：分析和总结分析资料		
24	资料编码的数量	共用了多少个代码对资料进行编码
25	描述编码数	作者是否描述了编码数
26	主题来源	主题是预设的,还是源自获得的资料
27	软件	如果用了软件来管理资料,软件的名称和必要信息是什么
28	参与者检查	参与者是否提供了对研究结果的反馈
报告		
29	报告引文	是否用了参与者引文来说明主题/结果？每条引文是否都有身份标记？如参与者编号
30	资料与结果的一致性	根据报告的资料能否得出研究的结果
31	重要主题的清晰报告	研究结果中是否清晰报告了重要主题
32	次要主题的清晰报告	是否有对特殊案例的描述和对次要主题的讨论

（4）COREQ 内容的文字介绍[13,14]

第一部分：研究团队和过程反映。

个人特征：质性研究者密切参与研究过程，与参与者密切接触，所以无法彻底消除个人偏倚。因此，研究者应该清楚报告他们的身份、学历/学位、职业、性别和培训情况。这样做可以帮助读者评价以上这些因素可能对研究者研究过程（观察、分析和结果形成）的影响，提高结果的可信性。

与参与者的关系：因为研究者与参与者之间的关系既可以影响参与者的反应，也可以影响研究者对现象的理解，所以需要对其进行报告。例如，以医生身份进行访谈的研究人员虽然对患者的病情有深刻的了解，但是由于患者会担心访谈中所说的话影响医生对他们的治疗，所以这种关系反而阻碍了两者间开诚布公的讨论。为了增加研究的透明性，研究人员应该报告自己对研究的预期和个人兴趣。

第二部分：研究设计。

理论框架：研究者应该清楚地报告研究所用的理论框架，以便读者了解研究方法和目的。质性研究的理论框架包括扎根理论：从资料中构建理论；人种学：了解具有某一共同特征的群体的文化；现象学：描述经验和体验的含义和意义；话语分析：分析语言表达；内容分析：将资料系统地分配到结构化表格中。

选择参与者：研究者应该报告选择参与者的方法。多数质性研究采用目的性抽样。目的性抽样可以选择有特殊特征的参与者和（或）很有可能提供丰富、多样信息的参与者。便利性抽样可能会漏掉那些难以被接触人们的资料，所以较之目的性抽样而言稍欠理想。参与者募集方法，以及参与者拒绝参加研究或中途脱落的原因都必须严格报告，以减少做出无证据支持的论断的可能性。研究者应该报告研究的样本量，以便读者了解研究对象的多样性。

场所：研究者应该报告资料收集时的相关背景资料。因为这些背景资料可能会导致参与者对相同问题有不同的反应。例如：处于医院环境下的参与者在接受访谈时可以会更加保守，甚至失去主见。个体访谈和焦点组访谈时是否有非参加者表达自己的观点。例如，在访谈父母时，如果有孩子在场，他们可能不愿意谈论敏感的话题。文章应该报告参与者的特征（基本人口学资料），以便读者可以判断研究结果与自己所处环境的相关性。这样也便于读者判断该研究中是否包括了不同人群（医生和患者）的观点和态度。

收集资料：资料收集过程中使用到的问题和提示均需要在文章中报告出来，以便读者了解研究人员的关注点和评价研究过程中参与者是否被鼓励开放性地表达他们自己的观点。因为重复访谈可以增强访谈者与参与者之间的亲密关系，有助于获得更为丰富的资料，所以报告中也应该清楚说明是否进行了重复访谈。报告中应该说明记录参与者的观点，如果再让参与者检查自己谈话的转录文字，就可以更加进行准确地反映他们的观点。个人访谈或焦点组访谈的时长可以影响研究获得的信息量，所以应该体现在报告中。研究人员也应该清楚地说明是否在等到信息饱和（纳入再多的新的参与者也不能够再提供新的观点）时才停止继续纳入参与者。

第三部分：分析和结果。

分析资料：用多位编码人员或三角模式（不同研究者对同一研究问题进行的独立现场观察、访谈和焦点组访谈，三者的研究结果共同为同一问题提供解释）可以为现象提供更广博和复杂理解。详细描述编码（从参与者的话中选择出有意义的片段）和主题来源及确定过程,可以增加研究结果的可信性。对于编码和备忘的描述可以清楚说明研究者如何认识、审视和延伸他们对资料的更解。有的时候,研究人员借助软件来储存、检索和编码质性资料。此外,从参与者处获得研究结果的反馈可以确保参与者的意思和态度准确表达,而并没有被研究者个人的研究方案和知识所削减,可以增加研究结果的可信性。

　　报告:如果报告中出现了引文,研究者应该报告来自不同参与者的引文以增强研究结果和对研究现象的解释的透明性和可信性。读者应该可以评价报告的资料和研究结果(包括重要主题和次要主题)之间的一致性。质性研究文章中应该清楚地说明研究结果的概要,对研究现象的解释和由此产生的理论。

(裴淑艳 编　葛秀洁 审校)

复习参考题

1. 循证护理证据分类评价内容有哪些?
2. 国际规范的随机对照试验的报告规范中的条目评价及报告标准应注意什么?
3. JBN 循证护理证据质量的评价标准有哪些?
4. 观察性研究的严格评价标准应该注意哪些方面的标准?

主要参考文献

[1] 王新田. 循证护理证据的评价和使用. 中华现代护理杂志,2011,17(13):1610~1612

[2] 楼妍,黄回,杨明丽. 循证护理证据的获取、评价及应用. 中国实用护理杂志,2006,22(10):54

[3] 王加良. 循证医学. 北京:人民卫生出版社. 2004. 47~53

[4] Graham LD,Harrison MG. Evaluation and adaptation of clinical practice guidelines. Evidence Based Nursing,2005,8:68~72

[5] 李峥. 护理研究中的质性研究. 中华护理杂志,2002,37(4):318,319

[6] Russell CK,Gergory DM. Evaluation of qualitative research studies. Evidence Based Nursing,2003,6:36~40

[7] 刘建平. 循证中医药临床研究方法. 北京:人民卫生出版社. 2009. 276

[8] 王波,詹思延. 如何撰写高质量的流行病学研究论文第一讲,观察性流行病学研究报告规范——STROBE 介绍. 中华流行病学杂志,2006,27(6):547~549

[9] 于河,杨红,刘建平. 专家临证验案与经验的报告方法——病例系列研究的设计与质量评价. 中医杂志,2008,49(5):407~410

[10] NICE. Appendix 4 Quality of case series form (EB/0L) http://www. nice. org. uk/guidance/index. jsp? action = download8L. 0 = 29075. 2008-1-10

[11] Dalzie K,Roucd A,Stein K,et al. Do the findings of case series studies vary significantly according to the methodological characteristic. Health Technology Assess,2005,9(2):iii-iv,1~146

[12] 刘建平. 循证中医药临床研究方法. 北京:人民卫生出版社. 2009. 259~261

[13] Tong A,Sainsbury P,Craig J. Consolidated criteria for reporting qualitative research (COREQ):a 32-item checklist for interviews and focus groups [J]. International Journal for Quality in Health care 2007,(9):14

[14] 费宇彤,刘建平,于河等. 报告质性研究个体访谈和焦点组访谈的统一标准(COREQ)介绍[J]. 中西医结合学报,2008,6(2):115~118

第十章 循证护理实践的技能

学习目标

掌握 循证实践；循证护理实践的概念；循证护理实践的基本步骤与方法。

熟悉 循证实践的循环周期；循证护理实践的应用模式；循证护理问题 PICO 内涵。

了解 循证护理证据的"FAME"评价内容。

随着循证理念的不断深入和发展，循证实践已经被证明是提供安全且高质量的卫生服务的金标准。循证护理实践已经成为护理专业发展的必要成分以及卫生保健系统和 21 世纪护理实践的标准[1]。

第一节 循证护理实践概述

一、循证护理实践基本概念

1. 循证实践概念 循证实践(evidence-based practice，EBP)是指卫生保健人员审慎地、准确地、明智地将所能获得的最佳科学证据与其临床知识和经验结合，并参照患者的意见，在某一特定的领域作出符合患者需求的临床变革[2]。EBP 是依据科学证据为基础的临床实践，整合患者主、客观资料与科学研究证据为最佳状态[3]。MeSH 中对循证实践的定义[4]是全面整合最佳可得的科学知识和临床经验，提供卫生保健的一种方法。要求实践者严格评价研究数据、临床指南及其他信息资源，以便把握临床问题，采用最高质量的干预措施，并对结局进行后效评价以便未来改进。英文定义：A way of providing health care that is guided by a thoughtful integration of the best available scientific knowledge with clinical expertise. This approach allows the practitioner to critically assess research data，clinical guidelines and other information resources in order to correctly identify the clinical problem，apply the most high-quality intervention and reevaluate the outcome for future improvement. 循证实践强调卫生保健人员必须以最新证据和知识为依据，进行相应的干预和专业活动。

2. 循证护理实践概念 循证护理要求将其所获得的科研证据与临床专门知识和经验(clinical expertise)、患者需求(patient's preference)相结合，即将科研证据转化为临床证据，并根据临床证据作出符合患者需求的护理计划。经过对证据质量的评价后，认为可靠而且又适用于患者，将所获得的实证与临床专门知识和经验、患者的流行病学特点、患者需求、体验相结合，做出护理计划，在取得患者的同意后将最佳证据应用于患者，将其结果评价后总结推广。

循证护理实践是依据科学证据为基础的临床实践，是整合患者主、客观资料与科学研究证据为最佳状态，是结合护理临床经验与最好的护理研究证据对患者进行护理的全过程[3]。循证护理实践是整合最佳可得的科学知识与护理经验，要求护士严格评价相关科学数据或研究证据，并将高质量干预措施用于护理实践。可见，循证护理要求人们在实践中不能单凭临床经验、直觉惯例及未经验证的理论,而应遵循科学原则和依据办事。在临床工作中,许多护士面对患者的资料无法正确判断;面对护理问题缺乏正确的、有科学依据的措施。EBP 从临床护理问题出发,经过科学研究方法进行论证,提出临床实践的理论依据,通过系统评价在临床专家的指导下运用于临床实践。

二、循证护理实践的基础和条件

1. 获取科学的研究证据是发展循证护理实践的基础和关键　循证护理研究的依据是指临床护理实践研究和动物实验等依据。大样本随机对照试验(randomized controlled trial, RCT)被国际公认为防治性研究中最为可靠的依据,在没有 RCT 时,其他研究结果如非随机但设计严谨的试验或多中心设计的非实验性研究结果以及专家的意见也可作为依据。但这些证据的可靠性及科学性逐级降低,临床工作者的经验价值被认为是最低级别的证据。国内护理杂志发表的文章多以经验总结居多,而科研论文中设计严谨的大样本多中心的随机对照研究的文章却很少见,这就为循证护理的研究与发展造成了极大的障碍,因此加强护理科研是发展循证护理的基础和关键。

2. 培养和提高护理人员的整体素质是实践循证护理的前提和保障

(1) 加强护理科研中 RCT 的研究能力。RCT 是一种特殊类型的前瞻性研究,通过比较干预组与对照组的结果来确定某项干预措施的效果和价值。RCT 的三个基本原则是对照、随机、盲法,即设立对照,随机分组、盲法实验。在拟定 RCT 研究方案时,要注意明确研究对象、纳入标准、观察例数、随机分组、干预方法以及评定指标的标准化,设计严谨的护理科研,保证循证护理信息资源的参考价值,增加循证护理资源的数量与质量。

(2) 加强护理人员获取信息的能力。从事循证护理研究和实践所需的信息来源主要是文献,包括各种专著、期刊、会议论文、科技报告、学位论文以及其他内部刊物等。了解信息资源的类型与分布,掌握计算机文献检索知识和具备检索能力,全面收集和获取最新的、可靠的信息证据以指导临床实践,是循证护理实践必备素质要求。

(3) 增强护理人员对各种证据的评判能力。在所获得的文献中,有可能出现对同一问题各不相同的解决方法,有的可能相互冲突,有的研究结论可能相互矛盾,要解决这些问题,就需要合理地收集资料并进行科学的评价。评价和明确证据的级别及其可信度如何,同时护理人员应掌握基本的流行病学与统计学知识以及熟悉掌握临床业务技能,才能评判文献所采用的研究方法是否科学、结论是否精确、是否适用于本地患者的护理需求。

(4) 加强护理研究人员与临床护理人员的合作能力。临床第一线的护理人员最了解哪些问题亟待解决,但忙于临床工作没有时间阅读大量文献及进行科研工作。护理研究人员在获取信息、掌握信息方面占有一定优势,但临床护理经验与体会欠缺,二者通力合作,发挥优势互补,既可使临床问题得以解决,又可使研究成果应用于临床,使研究证据的正确性得以验证,进一步充实循证护理的信息资源,为发展循证护理实践奠定基础。

三、循证护理实践原则

(1) 以人为本原则:循证护理注重以人为本,体现了护理的人文性、艺术性;

(2) 伦理原则:循证护理注重证据,证据必须是最佳最新最正确的,即以有价值的、可信的、科学的研究结果为证据,循证护理是结合患者的具体情况,充分考虑患者的利益和价

值观,体现了尊重原则和自主原则;

(3)最优化原则:循证护理要求提出问题,寻找实证,选择的护理证据更接近安全、有效、经济和效益的原则,以最低成本提供最优质的服务,对患者损伤最小,经济花费最少,护士最省时省力的护理和效果都体现了最优化原则;

(4)动态性原则:循证护理的实践程序具有连续性和动态性。新的研究结果常常否定以前的结论,临床问题的认识不断升华,对疾病的干预也在不断改进和完善,证据的查询收集与应用,都是动态和连续的过程;

(5)整体性原则:在以患者为中心的整体护理中,循证护理以宏观水平研究临床决策证据,体现了护理学对患者个人价值观和期待的重视;

(6)个体化原则:以证据为基础的循证护理时,要充分考虑患者个人的愿望与价值观,证据不是适合于所有的患者,护理对象是不同身心状态复杂多变有机体,护理时要结合患者的具体情况,分析和评估个体差异,针对性选择证据,才能提高对患者服务的满意度。

四、循证护理实践目的

(1)促进临床护理决策的科学性。
(2)提高临床护士整体素质和业务水平。
(3)提高对健康问题的诊断和护理效果。
(4)价有所值,追求完美。

第二节　循证护理实践的应用模式

一、循证实践的循环周期

循证护理实践的循环周期具体见图10-1。

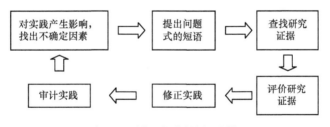

图10-1　循证实践的循环周期

二、循证护理实践的应用模式

(一)JBI循证卫生保健模式

澳大利亚 Joanna Briggs 循证卫生保健中心主任 Pearson 教授等,于2006年提出的"JBI循证卫生保健模式"[5],阐述了循证卫生保健的过程以及相关变量之间的逻辑关系。该模式认为循证实践是临床决策过程,在循证过程中着重应考虑的核心问题是:最新最佳证据、提供照护的临床情景、患者的要求和偏好、专业人员的判断。该模式认为循证实践过程包

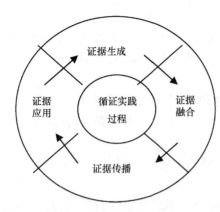

图 10-2　JBI 循证卫生保健模式

括以下四个步骤,见图 10-2。①证据生成;②证据综合;③证据传播;④证据应用。该模式中每一个组成部分均相互影响,达到促进整体健康的目的。

这个模式清晰地描述了多种形式知识之间的联系,以及新的研究证据如何经过各个步骤应用于实践、进而由实践又丰富知识的过程,因此它不仅是实践的模式,也是知识发展的模式,从而在科研证据和护理实践之间搭起了桥梁,是近几年开展循证实践研究的主要模式和立足点,为循证护理实践和科研证据发展提供了指导,也只有落实到护理实践的细微之处才能真正发挥循证实践的效应,才使循证思想真正渗透到实践中去。

1. 证据的生成　在循证实践中,证据是经过严格界定和筛选获得的。对通过各种途径检索查询得到的研究结论,需应用临床流行病学的基本理论和临床研究的方法学以及有关质量评价的标准去筛选最佳证据,即看其研究设计是否科学合理、研究结果是否具有真实性。是经过认真分析和评价获得的最新、最真实可靠而且有重要临床应用价值的研究证据,才是循证护理应该采纳的证据。卫生保健领域的问题是多种多样的,因此研究方法也是多种多样的,该循证卫生保健模式依据多元主义的原则,认为证据具有多元性,设计严谨的研究可看作可信证据的最佳来源,比专家观点、案例报道更具有可信度,但当目前缺乏来自研究的证据时,专家意见和达成共识的观点也可代表现有的证据。除了量性研究结论可生成证据外,来源于质性研究的结论也可生成证据;当没有相关的科学研究结论时,专家意见、公认的论断等都可被评鉴、筛选,成为证据的来源。护理学科既注重设计严谨的随机对照试验的价值,也注重质性资料和叙述性研究的意义。

2. 证据的综合　证据的综合(evidence synthesis),即就某一特定主题对来自研究的证据和(或)其他来源的观点和意见进行评价和分析,以帮助进行卫生保健决策。在该模式中证据的综合包括三个部分:①相关理论阐述;②证据综合的方法;③对证据进行系统评价。尽管随着当今科学的发展,对量性资料的综合可应用 Meta 分析,但应进一步从理论上探讨证据的实质、证据在卫生保健领域的定义、证据促进整体健康的作用。证据综合的核心步骤是就某一特定专题对所有可得到的文献进行系统评价。

3. 证据的传播　证据的传播(evidence transfer)指将证据通过杂志期刊、电子媒介、教育和培训等方式传递到卫生保健人员、卫生保健机构、卫生保健系统中。证据的传播不仅仅是简单的证据和信息发布,而且是通过周密的规划,明确目标人群(例如临床人员、管理者、政策制定者、消费者等),而后设计专门的途径,精心组织证据和信息传播的内容、形式以及传播方式,以容易理解、接受的方式将证据和信息传递给对方,使之应用于决策过程中。在证据的总结和传播过程中有四个主要步骤:

(1)标注证据的等级或推荐意见:目前在国际循证实践领域普遍接受并应用的是 2001年英国牛津循证医学中心证据分级系统,该分级系统根据证据的来源和研究设计的严谨程度将证据分为五级、推荐级别(grade of recommendation)分为四级,详见第二章。

(2)将证据和信息组织成简洁易读的形式:由于临床人员大多没有时间仔细阅读完整的系统评价报告,往往需要将系统评价结果组织为简洁易读的形式,但要标注证据的来源和证据的等级,以帮助应用时取舍。例如 Joanna Briggs 循证护理中心收集并选择历年来全球各地的循证实践中心形成的护理及相关领域的系统评价,经过质量评价后,将各专题的内容进行总结和提炼,突出结论性证据,并清晰标注证据的来源和证据的等级,形成简洁明了的最佳实践信息(best practice information sheet)70 余篇、证据总结(evidence-summary)1600 余篇、照护指南汇编(care bundles)1100 余篇,每一个专题内容只有 2~3 页,增加其可读性,并提高了证据传播的速度和效率。医疗卫生服务机构可根据这些整合的系统评价结果,开发制定适合自己需要的临床实践标准和医护指南。

(3) 详细了解目标人群对证据的需求:不同的目标人群对证据的需求不同,故应进行详细评估和分析,再有目的地组织信息。例如,医院临床一线护理人员需要的是针对性强的、可信度高的循证结论;卫生机构政策制定者和医院护理管理人员需要的是系列化的、与临床护理质量管理关系密切的、结构清晰、来源明确、可信度高的循证结论汇集;而学校的教师和研究人员则需要特定专题在循证过程中涉及的所有方法、资料和信息所有细节以及该专题循证后形成的结论性证据。

(4) 以最经济的方式传递证据和信息:证据/知识传播的形式主要有三种:教育和培训,通过传播媒体信息传递,通过组织和团队系统传播证据。在这一过程中需要应用网络和信息技术、打印文本、会议、讲座、培训项目等方式。

4. 证据的应用　证据应用(evidence utilization)主要包括将证据应用到实践活动中,以实践活动或系统发生变革为标志。证据的应用在循证实践的循环中最具挑战意义,并可能对其应用的系统进行改革。该环节的核心内容包括:通过系统/组织变革引入证据;改变系统中实践活动的方式;评价应用证据对卫生保健系统、护理过程、护理效果的作用。多项循证实践活动或临床干预被整合到了一个复杂的临床实践过程中,会对局部卫生保健系统产生影响,同时也会对临床工作程序产生影响,因此可评估该程序本身的变化和卫生服务质量的变化。

(1) 证据引入:根据所在医院、病房的特点将证据引入系统中,其中包括评估证据的有效性、可行性、适宜性和临床意义,有针对性地筛选出适合于该情景的、有用的证据,制定循证的护理措施、护理流程、护理计划。全球的循证实践机构为卫生保健人员提供以证据为基础的专业信息,并每年更新这些信息。这些以证据为基础的专业信息通过政策沟通过程影响相关卫生保健组织,在这些组织中,临床专业人员被要求关注最新、最佳证据,并将其作为实践和决策的依据。这一过程保证了循证过程所获得的系统评价结论被正式地引入质量管理系统中,而不是储存在资源库中。由于这些专业信息是通过系统评价提炼出来的,并由循证实践专业人员每年更新,因此以证据为基础的专业信息引入专业组织机构后,对证据的有效利用起到了极为重要的意义。

(2) 证据应用:指依据证据制定护理措施、流程、计划,开展护理实践,进行护理质量管理。Joanna Brigg 循证实践中心的 PACES 系统(practical application of clinical evidence system)即"临床证据实践应用系统",是一种在线临床质量管理工具,可协助卫生保健人员和卫生保健机构将最佳证据应用到实践中指导实践活动,以获得最有利于患者的最佳效果。根据某一特定的实践活动或特定的干预项目,该工具可提供如何应用证据促进变革的系列方法。

(3) 效果评价:通过动态评审的方法,评价证据应用后的效果和对政策的影响,并在持续质量改进过程中巩固其应用,并不断更新证据,进入新的循环。PACES 也可以用来评价循证实践活动对政策和实践效果的影响。总之,卫生保健领域的循证实践现已逐步建立起来,而且今后的卫生保健改革将强调实践必须以最新、最佳证据为基础。因此,护理人员应积极地加入到循证实践的队伍中。

该循证实践模式为理论依据和概念框架,如压疮预防和处置、跌倒预防、疼痛管理、伤口护理、静脉置管的感染控制等,在循证护理实践中的有关证据及实践应用建议,每一专题首先根据典型临床案例提出护理问题,然后有针对性地列举、汇总、分析全球各地的循证实践机构针对该专题公开发表的系统评价或临床实践指南,最后提出如何解决该案例特定护理问题的建议。

(二) 循证理念向实践转变的模式

美国循证实践学术中心(Academic Center for Evidence-Based Practice, ACE)提出,循证实践的研究遵循 2004 年 Stevens 提出的知识转变星状模式见图 10-3。

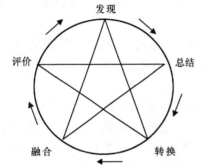

图 10-3　知识转变星状模式图

在此模式中,发现证据、证据总结、证据转换、证据融合、证据评价依次进行,不断循环。这个模式清晰地描述了多种形式知识之间的联系,以及新的研究证据如何经过各个步骤应用于实践、进而由实践又丰富知识的过程,因此它不仅是实践的模式,也是知识发展的模式,从而在科研证据和护理实践之间搭了桥梁,为循证护理实践和科研证据发展提供了指导,也是近几年开展循证实践研究的主要模式和立足点。只有落实到护理实践的细微之处才能真正发挥循证实践的效应,才能使循证思想真正渗透到实践中去。

现将 2006 年世界循证实践学术年会上的优秀研究报告举例分析介绍如下,为循证研究提供借鉴。

案例 10-1　Humpty Dumpty 跌落预防程序的应用研究

(1) 研究问题:①建立儿科跌落预防评估工具应考虑哪些因素?②对于患者跌落的预防,哪个因素的意义最大?③多少评分预示着儿童有跌落的危险?

(2) 证据总结:根据 2004 年国家儿童安全运动的报告,跌落是导致儿童意外伤害的最主要原因。然而,当今预防跌落的文献主要集中在老年人群。为此,多个学科的研究人员合作创制了 Humpty Dumpty 跌落预防程序,内容包括儿科风险评估工具、门诊工作改良工具、跌落预防草案。

(3) 证据融合:此项研究是对矮胖人群跌落预防量表的改良。与儿童跌落相关的危险因素有年龄、性别、诊断、认知受损、环境因素、对诊疗室/镇静剂/麻醉的反应、给药途径。这个量表的评分是根据患者跌落发生的数据记录等资料确定住院患者的平均得分。

(4) 证据评价:对 2005 年发生坠床的 71 例儿童患者的病历进行分析,并与之相匹配(年龄和诊断)的未发生坠床的 71 例患者进行对照,发现大多数坠床发生在 3 岁以下的儿童,其次是 12 岁和 12 岁以上具有神经性疾病的儿童。然后据此对 Humpty Dumpty 跌落预防量表进行修正,使用此量表进行评估,进而采取相应的干预措施,使医院坠床发生率下降了 28%。

案例10-2　循证实践与个人经历结合

（1）研究问题：父亲被送入 ICU 病房进行利尿治疗，以减轻限制性心肌病引起的肺水肿。可悲的是，护士插入导尿管的过程中，气囊膨胀，突然发生了尿道破裂，引发了败血症。父亲发生败血性休克后7周去世了。为什么气球会在尿道膨胀而不是在膀胱？为男性导尿应遵循什么标准？目前通用的标准正确吗？

（2）研究证据：泌尿护士协会公布了男性导尿术的指导性操作规程。Dane shgari 等研究了放置男性导尿管的正确解剖位置，建立了以证据为基础的多学科的实践标准。证据转换：根据对相关文献全面比较分析，向医学院的泌尿科专家咨询了专业意见，作者所在的护理学校对男性导尿的现行标准进行评价。

（3）证据融合：临床护理技术指南与护理学校使用的技术操作步骤，不符合证据支持的男性膀胱导尿要求。护士学校接受了男性导尿以证据为基础的实践准则。教育者获得了要在实践中改变做法的知识，同时学生也需要阅读有关男性膀胱导尿标准的文献。

（4）证据评价：常规做法继续误导护士，难以采取男性膀胱导尿正确的操作规程。在工作中，需要根据实践的不断发展对教科书进行评价，根据循证实践标准进行教学。

在实践中，要确保护士学校教授正确的男性膀胱导尿技术，不要盲目认为教科书上就是实践的最佳做法，需要根据循证的思路对每一项技术进行研究。由此可见，护理工作的各个方面，从临床护理到教育、管理、政策研究等都可以从循证的角度去研究。依照循证护理星状模式，不仅利于护理实践中证据的应用，也对护理证据的补充和完善提供了动力。此外，哥伦比亚大学的循证实践中心也在此方面开展了多项研究，并将循证实践的研究对象转向医疗服务薄弱地区和人群。2007年举行的第6届循证实践年会的主题为"质量和安全"，2008年的主题为"改革：为了质量和安全"，也预示着提高护理质量与加强护理决策的科学规范化，防范护理差错，保障护理安全，将成为循证护理关注的方向。

（三）美国高级护理实践中心的循证护理模式

美国高级护理实践中心（the Center for Advanced Nursing Practice）于1995年提出循证护理模式包括四个连续的过程：循证问题（evidence triggered）、循证支持（evidence supported）、循证观察（evidence observed）、循证应用（evidence based）。

1. 循证问题阶段　包括实践问题和理论问题。实践问题指由护理实践提出的对护理行为模式的疑问。例如，静脉留置针的封管液选择使用肝素好还是生理盐水好，对特殊人群的疼痛管理方法等。理论问题是指与实践有关的前瞻性的理论发展。通常这两方面的问题难以截然区分。该阶段借助循证原因来判定理论与实践的一致性，包括实践问题与理论问题。循证的实践问题是指由工作人员提出的临床问题，如：冲洗静脉导管的不同方法、保持鼻饲管路通畅法、特定人群的疼痛管理方法等。理论问题涉及临床实践发展理论、技术开发理论及程序优化理论，一般指与实践相关的前瞻性理论。如：缓泻剂的安全使用范围、静脉输液系统的针头保护等。某些情况下循证的实践与理论问题交织在一起，难以截然分开。本阶段最终是对循证的实践及理论问题的说明，并对预研究课题提出不同看法，进而形成观点。

2. 循证支持阶段　针对问题进行实证文献检索，得到与临床、经济、决策制定相关的证据。可作为实证的有：循证医疗中心和权威组织提供的文献系统评价、一般的系统评价、国家护理临床指南、仪器制造商的建议、护理专家的意见等。其中来自于严谨的随机对照试验的系统评价的可信度级别最高,而专家的经验意见级别最低。以英国 Cochran 协作网为中心,通过全面的收集资料、统一完善的质量控制措施、规范的统计方法、及时的更新和修正、对医疗护理研究进行系统评价。向医务工作者提供最优的实证资料;通过美国国立医学图书馆的医学文献检索系统(medline),也可以迅速而全面地获得最新资料。我国华西医科大学附属第一医院是亚洲唯一的循证医学 Cochrane 中心所在地、该院护理人员完成了国内中文护理期刊中所有随机对照试验论文的手检工作,以帮助建立中文资料库。该阶段重点是在循证问题的基础上,为达到最佳护理目标,对出现的循证进行综合分析,从而指导研究过程。具体包括:提出科研报告,进行文献查询,制定实践准则,推荐仪器设备,报道最佳实践,做出科研结论。各种图表供护理人员或工作小组在文献回顾过程中参考使用,包括:①评价表:用来指导护理人员或工作小组的文献回顾;②综合表:提供综合资料,并确认支持循证资料的参考力度;③循证总结表:总结文献、报道科研及国家法规、典型病例及最佳实践结果。

3. 循证观察阶段 该阶段运用恰当的方式或测量手段设计完成初始实践方案。初始措施可以是临床研究、流行病学调查、发病率调查、护理新产品的评估、成本效益分析、患者及工作人员问卷调查、综合计划的改良与评价等。设计合适的观察方法并在小范围内实施试图改变的实践模式。如临床研究、特殊人群的试验性调查、模式改变后的影响和稳定性的调查,护理新产品的评估、成本效益分析、患者或工作人员问卷调查等。多种方式可重复或交替进行;如可在计划实施前进行需求评估、差异分析、发病率调查。循证护理实施前进行成本效益分析很有意义,是作出科研结果的部分之一。随之进行的流行病学调查,可用来判定实践活动的影响及其稳定性。当实践活动涉及科研结果时,可首选系统效果评价,该法对资源管理、节约成本有益。本阶段通过对结果及推荐结论的分析来判断与实践和计划相关的临床工作。

4. 循证应用阶段 该阶段借助循证支持阶段和观察阶段得出的结论进行批判性分析。在循证支持和循证观察所获得的信息基础上,对所要改变的护理干预或行为进行批判性的分析。如"是否是最佳的护理行为方式? 它基于什么证据"。这一阶段,护理人员有责任将结果及时在医院内部或在国家和地区间交流,也可以出版相关文献的方式进行交流与推广。循证因操作初始内容的不同而不同,如力争使实践活动更专业化、目标改善、实践活动的标准化、护理程序的扩展及最佳实践活动的确立等。该阶段的目的是确立护理干预是否是以循证为基础,是否能达到最佳护理实践。最后一阶段的专业任务是及时评价实践结果。护理决策贯穿于护理活动始终,它要求护士在实践中做出最有价值的分析。循证护理作为一种理想的实践活动,能最大限度地满足患者及家属的需求,同时将有限的医疗保健资源发挥出最大价值。它是指护理人员在临床实践中运用最新最佳的证据对患者实施护理。这一实践不仅规范了护理人员的行为方式,同时也规范了临床实践的思维方式。该程序由相互关联的四部分组成,全过程呈螺旋式动态发展,最终达到持续改进护理质量的目的。这一程序将护士或一个工作群体的工作重点集中在实践进程中遵循实践理论与依据上。通过收集循证,来验证这些依据,进而确立最佳实践活动。与此同时,在特定范围内设计、实施、评估护理干预,然后进行客观鉴定,确认是否达到最佳成效或是否需要进一步开展研究。

(四) Stetler 研究应用模式

1994 年 Stetler 研究应用模式,在循证护理的证据应用方面具有一定的指导作用。该模

式可促进临床人员在应用研究结果的过程中进行评判性思维,包括五个主要步骤:

（1）准备阶段:护理人员根据问题寻找、整理、选择来自相关研究的证据,最后确定拟解决的问题,并排列出先后次序。

（2）证实阶段:应对所获得的证据的应用价值进行评价,并作相应记录。

（3）比较性评价和决策阶段:该阶段根据以下四项标准衡量证据:是否适合于所应用的场景、是否具备合理性、是否符合现行实践的现状以及证据的支持力度。包含对证据的综合、证据力度的说明以及是否应用该证据的最后决定。

（4）证据转化和应用:该阶段应明确证据应用的方式、层次和类型。在此,应形成该证据的应用指南和行动计划,以及变革的过程和步骤。

（5）评价:评价该变革的过程、变革的结果。

第三节 循证护理实践基本方法

循证护理要求将其所获得的科研证据与临床专门知识和经验(clinical expertise)、患者需求(patient´s preference)相结合,即将科研证据转化为临床证据,并根据临床证据作出符合患者需求的护理计划。经过对证据质量的评价后,认为可靠,而且又适用于患者,将所获得的实证与临床专门知识和经验、患者的流行病学特点、患者需求、体验相结合,做出护理计划,在取得患者的同意后将最佳证据应用于患者,将其结果评价后总结推广。其基本步骤与方法是:

一、提出循证护理问题

（一）正确提出循证护理问题的重要性

临床护师主要从两个方面实践循证护理,即一是作为研究者(doer),为临床实践提供证据(证据的研究者),二是应用者(user),在护理实践中应用证据(证据的应用者),尽可能将高质量证据应用护理实践。无论是提供证据还是应用证据都应首先提出恰当的需要回答的临床护理问题,这是循证护理实践的起点,既重要又有一定的难度。对于循证护理证据的提供者(研究者)和应用者(临床第一线的护师)来说,提出问题的基本原则是一致的。"提出一个好的护理问题,用可靠的方法去回答这个护理问题",是提高护理研究质量的关键。设计临床研究时提出的问题是否恰当,关系到是否既有重要的临床意义又有研究的可行性,并决定整个研究设计方案的制定。提出一个构建很好的问题,可帮助临床护师将有限的时间集中使用在与患者需要直接有关的证据上(患者角度),与自己临床实践有关的证据上(护理师角度),提高针对性,帮助制定好的证据收集资料,形成一种有用的回答问题时也可采用的模式。因此应充分认识到提出问题的重要性,并有意识地训练自己提出问题的能力。提出循证护理问题的正确性主要包括两个方面:一是必须是一个可以回答的护理问题,即可以通过寻找相关的临床研究证据予以回答的问题;二是问题的解答可以帮助临床护理决策,从而处理患者最迫切和最急需解决的护理问题。

（二）好的循证护理问题应具备的要求

提出循证护理问题的正确性主要包括两个方面:一是必须是一个可以回答的护理问

题,即可以通过寻找相关的临床研究证据予以回答的问题;二是问题的解答可以帮助临床护理决策,从而处理患者最迫切和最急需解决的护理问题。一套好的解决问题的方案源于一个好的问题。什么样的问题是一个好的护理问题呢?一个好的问题一定要满足以下三方面的要求[6]:

(1)护理合理性:护理合理性是指合乎护理实际。举一个有关护理评价指标的例子来说,死亡率是评价医疗质量的常用指标之一,但以其作为护理质量的评价指标就不合理,因为死亡率并不能直接反映护理的工作成效。护理对死亡固然有一定的影响,但死亡率也同样受其他健康专业人员医疗行为的影响。因此,把死亡率与护理工作成效挂钩便不具有护理合理性。

(2)护理敏感性:举护理评价指标方面的例子,Urden 认为具有护理敏感性的评价指标有:症状控制、营养状况、应对能力、压力管理的心理社会效果、日常生活活动、自我照顾能力、健康服务使用以及护理成本效益。

(3)护理责任性:即问题能够由护士解答,属于护士的职责范围之内。Hen dersen 的护理定义。她指出:护士的独特功能,就是帮助每一个个体(不论是生病还是健康),进行一些有利于他/她的健康、健康恢复或安详死亡的活动。如果个体拥有足够的体力、意愿和知识,这些活动是可以在没有协助的情况下完成的,而护士就是要帮助个体尽早恢复独立性。该定义的关键在于其后半部分,它清楚地由护士主导和控制的护理工作、护理功能。说明护士是这些工作、功能的主宰者。

(三)提出循证护理问题应把握的要点

(1)抓住主要问题、突出关键问题。
(2)确定问题的范围。
(3)关注患者所关心的问题。
(4)为临床科研提出问题。

(四)循证护理问题要素组成

寻找临床实践中的问题,将其转换为确切的特定化、结构化的问题(PICO-D)。

1. 量性研究循证问题要素 量性研究(PICO-D)一般是询问多少的问题,可以用数字来回答,比如,患者平均住院时间是多少天,患者前来门诊救治平均每月的几次,综合护理干预可以帮助糖尿病患者的血糖水平控制在多少范围等。量性研究问题主要由以下要素组成。

(1)研究对象类型。干预对象/患者 P(population/patient)干预对象:人群/患者是谁?是单个患者还是家庭、社区或群体患者?有无特定的年龄和性别?有什么样的病情?

(2)研究的干预措施或暴露因素 I(intervention/exposure),具体何种干预措施?用于预防性护理还是诊断性护理,或是干预性护理或其他。

(3)对照或比较有措施:C(control)。

(4)干预结局:O(outcome)主要的研究结局,患者相关的干预结局是什么?

(5)计划纳入的研究类型:设计和方法学质量要求 D(design methodological quality)可简称为 PICO-D。一般来说一个定量研究问题的组成至少要有三个要素,即干预对象/患者、干预措施和结局。

　　提出并确定临床相关问题,将其转换为确切的客观化、结构化的提问。国际上常用PICO 原则。P 为特定的人群(population):干预对象/患者(patient);I 为干预措施(intervention);C 表示比较或对照措施(comparision);O 为干预结果(outcome),简称为 PICO。现以"中国静脉留置针使用肝素钠封管与盐水封管效果的 Meta 分析"文题[7]为例分析,具体见图 10-4。

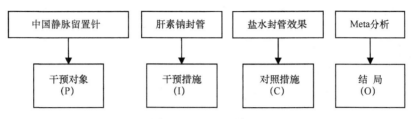

图 10-4　PICO 示例图

　　通过这个例子,我们有了一个针对性的问题:静脉留置针肝素钠封管与盐水封管效果的比较。

　　又如:如何对使用机械通气的患者进行气道湿化?

　　P:使用呼吸机进行机械通气的患者。

　　I:①气道湿化液的浓度 0.45% 氯化钠;②气道湿化的方式持续滴注法湿化液;③气道湿化液的剂量 24 小时小于 300ml;④气道湿化的速度 10ml/h。

　　C:①气道湿化液的浓度生理盐水;②气道湿化的方式吸痰前向气道内一次性注入 2 ~ 3ml 湿化液;③气道湿化液的剂量不规定;④气道湿化的速度不规定。

　　O:血氧饱和度、痰液堵管发生率、吸痰成功率。

　　D:随机对照试验和质量较好的非随机对照试验。

　　形成的结构化问题:对使用机械通气的患者应如何进行气道湿化?

　　提出一个明确、清晰的结构化问题,可以有助于我们检索数据库寻求答案。实践循证护理的第一步就是从每日面对的多种临床问题中形成结构化的可能回答的问题,这不仅需要了解不同性质问题的构成,还要对临床问题产生的环境有充分的了解。以下的几个临床案件供参考。

　　2. 质性研究循证问题要素　质性研究回答的问题,一般是询问有关患者感觉、经历、体验和观点等方面的信息,需人用描述性语言来回答的问题,比如住院患者的家属会担忧什么方面的问题,某些糖尿病患者为什么不能按期如约来医院复诊等。质性研究问题(PICO-D)要素包括以下几方面。

　　(1) 研究对象特征:P:(participant)　人群对象/患者(population/patient)干预对象:人群/患者是谁? 是单个患者还是家庭、社区或群体患者? 有无特定的年龄和性别? 有什么样的病情?

　　(2) 想要研究的现象:I(phenomenon of interest)

　　(3) 研究情景:C(context):在什么样的环境、条件或经历下发生? 如家庭、医院或诊所等不同环境。

　　(4) 计划纳入的研究类型 D(design)

　　例　ICU 患者家属的精神压力

　　你是一个三级甲等医院的 ICU 科工作的护士,医院 ICU 收治的一般是急危重症患者,而且有严格的探视制度,给患者及家属精神和心理上带来了很大的压力和困扰,在某种程度上也影响了患者家属和医护之间的精神压力,现在你想了解他们在心理上有什么样的经历?

研究类型:质性研究。

初步形成的问题:ICU 患者家属有什么样的心理经历?

进一步思考:质性研究问题主要可分两个部分,即干预对象,二是临床情境。在以上的问题中,缺乏有关干预对象和临床情境的确切信息。

干预对象:ICU 中急危重症患者的家属。

临床情境:三级甲等医院的 ICU 科。

形成的结构化问题:在三级甲等医院的 ICU 科,急危重症患者的家属有什么样的心理经历。

(五) 循证护理问题的组成要素的内容

临床护理问题可来自以下几个方面:病因性问题,如为什么昏迷患者吸痰时易发生缺氧;护理诊断性问题,如何对并发缺氧的患者做出确切的判断;疾病预防性问题,如评价吸痰前后吸入不同浓度的氧气对预防缺氧发生的效果;治疗性问题,评价不同的护理方式对预防缺氧的效果。

(1) 相关人群 P(population of interest):可以是一组患者或者一类疾病相关的临床情景。所涉及的可以是单个患者,也可以是一组具有某种病症或健康问题的患者。有关对象人群的一些例子有:

一个患有肺炎的患者:那么你的问题就与对单个患者的护理有关。

患有高血压的患者们:那么你的问题就与一组有相同诊断的人有关。

10 岁以下的儿童:具有相似人口统计学特征的人群。

针对老年人的初级医疗保健:实施医疗保健的一个方面。

(2) 相关干预 I(intervention):干预是与研究有关的医疗保健的一个方面,干预的体现是多种多样的,认识干预的构成有助于制定证据检索的策略。干预可以是:

治疗类的,如不同伤口的包扎方法。

预防性的,如腰椎穿刺后平卧时间或注射流感疫苗。

诊断性的,如血压的测量。

组织类的,如电脑门诊预约制度的实施。

如果你的临床不确定性是关于患者的体验或者一个复杂现象的含义,那么比起干预,你的问题可能和环境的关系更加密切,这类问题(常常需要运用定性研究的证据来解决)有可能只需要一个人群(population)或人的因素和一个环境(situation)因素组成。

(3) 比较干预 C(control):根据定义,临床决策涉及在可能的行动方案(或不行动)中作出选择,因此,有针对性的临床问题(尤其是干预和诊断性问题)含有对比的因素。你想问的问题是做某件事情到底是用这种方法好还是用那种方法好。例如对于终末期肾病患者是否低蛋白饮食优于标准膳食。认真思考有关的比较对你的临床问题是很有帮助的,这使你在实践中能够更好地运用你所得到的答案。

对于相关问题来说相关的对照有可能是标准护理或者完全没有任何干预。对于腰椎穿刺这个例子来说,干预的问题可以是:在接受腰椎穿刺后,长时间的仰卧平卧与马上进行活动比较,是否能够减少严重头痛的发生? 此处的对比是"不仰卧"。同样我们也可以选择短时间(而非长时间)的仰卧作为对比。再如:在社区下肢溃疡诊所接受治疗的下肢静脉性溃疡患者与在家庭内接受护理的患者相比,是否体现出更高的治愈率? 这个问题涉及两种治疗环境的比较;专门的社区诊所和家庭护理。

(4)相关结局 O(outcome):结局是指我们期望通过干预得到的效果。当寻求相关的、有效的研究时,考虑重要的相关结局所属的类型是非常有帮助的,但是这方面常常被忽略。明确你希望通过干预达到的结果有助于缩小报告相关结果的研究范围。可能会发现,当开始思考结局时,你会想到不止一个重要的结局。在腰椎穿刺的例子中,会对仰卧 8 小时或者更长的时间是否能够减低头痛的频度与严重程度这样的问题感兴趣。在另一个小儿发热的例子中,对乙酰氨基酚与布洛芬好比较,人们感兴趣的可能是它们在减轻小儿发热上的结局,也可以是二者在减轻疼痛方面的结果。在比较社区下肢溃疡诊所与家庭护理的例子中,人们感兴趣的结局是下肢溃疡的愈合,也可以是生活质量和成本-效果分析。

通过这个例子,我们有了一个针对性的问题:"接受诊断性腰椎穿刺的患者,保持长时间仰卧 8 小时或者更长时间与短时间平卧(2 小时或者更短的时间)或立即活动比较,是否能够减低头痛的频度和严重度"。

二、检索并获取循证护理证据

根据所提出的问题进行相关文献的系统综合(systematic review),以寻找来源于研究的外部证据(external evidence from research)。循证护理(简称 EBN)证据的获取,建议可根据 Haynes 等 2009 年提出的信息资源分类的"6S"模型[8]。

(一)6S 模型

图示 10-5。

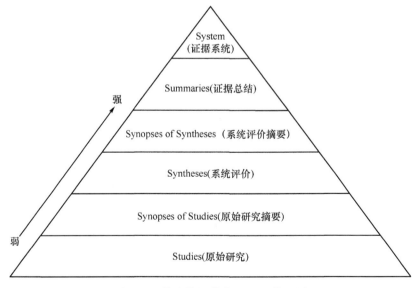

图 10-5　信息资源分类的"6S"模型图

System(证据系统):结构中最佳证据。是所有相关证据有机结合在一起的理想循证信息系统,医务人员和患者都能够充分相信它提供的证据,毫无疑虑的接受。但目前的一些系统只是理想系统的分支,如英国医学杂志出版的临床证据 *Clinical Evidence*(www. clinical evidence. com)等,多需要付费,是不能轻易得到的证据来源。

Summaries(证据总结):汇总了证据摘要,系统评价和原始研究。可通过网络直接获取,提供所有治疗建议相关重要参考文献,包括检索程序和证据质量评价流行程,标明最近更新频率、更新维持更简便。

Synopses of Syntheses(系统评价摘要):对系统评价和原始研究证据的简要总结,以及专家对质量的证据结论的简要点评和推荐意见,通常表现形式是期刊、临床实践指南等。

Syntheses(系统评价):指在严格综合评价原始研究基础上得出的科学结论。

Synopses of Studies(原始研究摘要):对原始研究的简要总结。

Studies(原始研究):指基于原始研究的证据。原始研究证据来源可分为目录数据库、全文数据库和起导向作用的搜索引擎三部分。

(二)循证护理证据的来源

循证护理证据除了在本书第二章介绍的证据来源之外,更加强调和首选于以下数据库对循证护理证据的收集具有重要而实用的价值。

1. PubMed 数据库　目录数据库首推美国国立医学图书馆提供的 PubMed 检索系统,它是生物医学与医药学研究中心使用频率最高的数据库。PubMed 内容涉及基础医学、临床医学、护理学、卫生保健、食品营养、环境卫生、卫生管理、人文科学等。免费提供 PubMed 有 http://www. ncbi. nlm. nih. gov/PubMed/和 Internet Greatful Med(IGM) http://igm. nlm. gov/两条通路,各具特色,护理人员可从中获得最新最有价值的文献,为护理人员查找护理信息提供了极大的方便。

2. Cochrane Library　Cochrane Library 提供了健康研究的系统回顾,其摘要可通过 CINAHL 与 MEDLINE 获取有关护理及最佳实践综合信息的网上杂志。Cochrane 图书馆收集了对各种健康干预措施的系统评价,护理人员可以从中获取最新、最有价值的系统评价资料,对护理科研与临床工作都将起到指导作用。其网址:http://www. Thecochrane library. com/。

3. CINAHL(cumulative index to nursing and allied health literature)**数据库**　CINAHL 即护理和联合保健文学数据库,是与护理研究密切相关的数据库。包含了大量与护理相关的书籍,是查找护理文献最综合和有效的数据库,是"护理累积索引和专职医疗文献"的缩写。其索引的期刊1200 多种,其中 163 与护理研究有关,MEDLINE 数据库也包括护理文献,但是 MEDLINE 没有像 CINAHL 包括那么多的护理资源。CINAHL 和 MEDLINE 两者都是从大量卫生保健学科中索引文章。重要的是在护理问题上 CINAHL 用的索引词汇比 MEDLINE 的更加精确。MEDLINE 和 PubMed 都是可以免费使用的网络资源,而 CINAHL 则需要订阅。其网址:http://www. cinahl. com/。

4. 英国护理文献索引(british nursing index,BNI)　BNI 是收录护理和产科学文献的数据库,涵盖了二百多份英国期刊和其他英文文献。其网址:http://www. bniplus. com/。

5.《循证护理》期刊(evidence-based nursing)　*Evidence Based Nursing* 是 1998 年加拿大与英国皇家护士学院和 BMJ 联合主办共同创刊了《循证护理》杂志,季刊。是一个提供与护理相关的最好研究和最新证据的高质量国际性杂志。其网址:http://www. ebn. bmj. com。

6. 护理人员专用数据库 由 Elsevier 和护理专家委员会合作开发 http://www. nursing-consult. com。

7. 其他护理文献、期刊和各护理学会等网站 详见第二章。

三、循证护理证据的评价

（一）循证护理证据的"FAME"评价

循证护理证据应该对研究结论、论断、专家经验,应进行可行性、适宜性、临床意义以及有效性的评价即"FAME"评价[9]:①可行性(feasibility):可行性是指临床活动或干预是否在物理上、文化上、经济上具有实践性,是否在一定的情景中行得通;②适宜性(appropriateness):指某项干预或活动与其所处的情景相适合、相匹配的程度;③临床意义(meaningfulness):临床意义指某项干预或活动被患者以积极的态度接受的程度,临床意义与患者的个人经历、态度、价值观、思想、信念、个人诠释相关;④有效性(effectiveness):有效性指某项干预活动达到期望的临床效果和健康结局的程度。

（二）循证护理证据的分类评价

不同类别的证据有不同的评价指标与标准,总的来讲从证据的真实性(设计与研究过程的严谨性)、外延性(结论的推广性)、适用性(是否适用于实际)3 方面进行评价[10],且评价过程多需要团队工作。如临床实践指南[11]证据评价就注重时间有效性:一般一个指南发行 3~4 年后就会失效,需要通过查阅指南发行时间、被引用次数、发行者有无更新版、有无相关综述等来确定其是否有效。内容质量:AGREE 工具是评价临床实践指南的金标准,从范围与目的性、形成严格性等 6 个领域对指南的内容进行评价。一般需要 4 个评价者同时完成,通过计算总分得出指南的推荐级别,其中形成严格性领域最重要。经过评价所得的指南,使用前要有经验的多学科临床工作人员共同审核决定。质性研究证据评价的有效性,质性研究有 40 多种研究途径,评价内容有研究途径与研究问题是否匹配,如现象学研究是了解人的生活经历为目的的技术[12],而扎根理论是用于发掘现象所包含的社会心理过程;样本选择方法与量是否有文献依据;数据收集与整理过程是否多人多方法进行以避免偏差。真实性:从数据到文章,分析过程是否严密,结束时是否经过受试者确认信息真实度。适用性:研究环境对于质性研究的外延性最为重要,因此需要对该研究的社会和历史背景认真分析,是否与自身临床相似[13]。循证护理证据的分类评价详见第九章。

四、运用循证护理证据

循证护理作为临床护理决策依据的过程[14,15],强调循证的 3 个内涵:①审慎筛选文献,即对检索出来的文献结论进行筛选和质量评价;②形成明确性的推荐意见,即对筛选同类的文献结论进行汇总和综合;③根据证据的有效性,对患者的适宜性,临床情景的可行性,明智地决定护理行为,即结合专业判断及患者需求,依据证据进行临床决策。证据经过分类评价被证明了其科学性和实用性。但应用到具体患者之前还有非常重要的一步是护理人员要根据自身临床经验,结合患者的价值观,共同商讨决定实施方案。如针对老年压疮护理,华西医科大学从床垫选择、营养支持、敷料选择、局部用药上进行循证,再参考患者自身意愿,结果从主观上和客观上减轻了患者的痛苦。好湘雅医院某科室对留置导尿患者更换导尿管最佳间隔时间的循证,从尿液 pH 角度为导尿管更换的合适时间提供依据,结合患者需求,有效而人性化地解决了问题,这些都是 EBN 证据的有效应用。

五、后效评价循证护理证据

证据经过分类评价运用于临床实践后,通过自评(self-reflection)、同行评议(peer assessment)、评审(audit)等方式监测临床证据的实施效果。通过运作性研究,动态监测干预患者实施情况。在运用证据的过程中需要严密的观察并科学评价使用效果,不断总结经验,这是丰富和增添证据的过程,也是不断提高自身素质和科研能力的过程。

第四节　循证护理实践示例

一、示　　例

临床病例[16]:一名 74 岁,患糖尿病、高血压 10 余年的男性患者,右髋关节置换术后 2年,长期卧床。入院时,患者神志清、消瘦、中度贫血,Hb76g/L,左侧髂部、左侧背部大面积皮肤溃烂,中央坏死表面形成黑色结痂。压疮周围红肿,深达肌层,内有大量脓性分泌物,诊断为Ⅱ度重症压疮。

以该研究为例介绍循证护理实践过程。

1. 提出和构建临床护理问题　根据上述临床病例,寻找临床实践中有关Ⅱ度以上重症压疮护理研究文献。在提出需要解决的临床护理问题后,为了准确地检索资料,应明确问题的细节。为了快捷地获得最佳证据,将上述临床问题按照 PICO 原则分解,需要精心构建临床护理问题涉及的 4 个要素,并将其特定化、结构化为 PICO 格式,构建成易于检索相关证据的护理问题。

P:Ⅱ度以上重症压疮患者。

I:非传统护理措施:营养支持、红外线照射、特殊铺垫应用等。

C:传统治疗护理措施:合理清创,即遵守无菌操作的原则局部清理创面,清除伤口内分泌物、脓物、坏死组织及异物,每次冲洗伤口彻底并配合抗生素换药。

O:压疮范围的缩小率、褥疮的治愈率、生活质量、褥疮面积、褥疮分泌量和愈合率、术后褥疮的发生率。

提出以下护理问题:①是否可配合使用红外线照射治疗? ②是否可给予营养支持?③是否可使用特殊铺垫,如泡沫垫、气垫、水垫等?

2. 选择数据库和制定检索策略

检索数据库:针对上述临床病例,计算机检索 Cochrane 图书馆、DARE(2008 年 3 月)、CCRT(2008 年 3 月)、MEDLINE(1980 ~ 2008 年 3 月)以及 CNKI 原始文献数据库,系统检索国内外有关Ⅱ度以上重症压疮护理研究文献。

检索范围:包括所有重症压疮治疗及护理的系统评价(SR)、随机对照试验(RCT)。

检索内容:为目前对压疮治疗及护理的非传统治疗措施如营养支持、红外线治疗、气垫应用等。

检索策略

检索主题词:pressure ulcer、infrared rays、nutrition therapy、压疮、红外线治疗、营养治疗/支持、气垫、水垫、泡沫垫。

检索副主题词:diet therapy、nursing、prevention & control、radiotherapy。

检索式:

（1）"pressure ulcer". mp.

（2）（"pressure ulcer" and infrared）. mp.

（3）（"pressure ulcer" and nutrition）. mp.

（4）（"pressure ulcer" and mattress）. mp.

（5）exp pressure ulcer/nu,pc,rt,th and infrared. mp. and RCT. mp.

（6）exp pressure ulcer/nu,pc,rt,th and nutrition. mp. and RCT. mp.

（7）exp pressure ulcer/nu,pc,rt,th and mattress. mp. and RCT. mp.

检索结果:阅读全文后筛选出 SR2 篇,RCT 3 篇。

3. 评价证据 对检索结果的有效性和实用性进行审慎评审:如从科研设计的严密性、结论的有效性、科研受到的限制等,推荐其中设计严密的科研所得到的结论。如本研究检索到的 5 篇科研实证文献中分别来自于 Cochrane 图书馆和 MEDLINE,证据分级为Ⅰ级,推荐级别 A;纳入研究对象的年龄、病情等一般情况与本例患者情况基本相符,实用性较好。

结果分析如下:①是否配合使用红外线照射治疗？Schubert RCT 表明,红外线照射对压疮的愈合、提高患者的生活质量有作用。②是否给予营养支持？有关应用营养治疗预防压疮的系统评价和 Lee 等研究结果显示:营养支持如常规护理外给予高浓度胶原蛋白水解产物口服或鼻饲,在压疮面积、压疮分泌量和愈合率明显好于对照组（常规护理组）。③是否使用特殊铺垫？Cullum 等系统评价结果显示,术中特殊铺垫的应用利于减少术后压疮的发生率。但尚无临床证据表明特殊铺垫的使用有利于重度压疮的愈合。通过上述所获证据提示,红外线照射、营养支持有利于促进Ⅱ度以上重症压疮愈合,缩短患者住院时间,提高其生命质量。

4. 应用证据 将所获得的有关压疮患者的量性和质性研究证据,与患者交流,讲明目前所获证据的安全性和可靠性,征得家属同意后,决定制定如下的护理计划。在传统治疗压疮的基础上,给予患者压疮部位红外线照射,15～20min/次,tid,同时口服高浓度的胶原蛋白水解产物制剂,250ml/次,tid。通过运作性研究,监测压疮预防项目实施情况。

5. 后效评价 经过 3 个月的实施,在患者及其家属的配合下,患者左侧髂部、背部大面积皮肤压疮已基本愈合,生命体征保持在正常状态,无其他不适,满意出院。

目前,许多护理手段还停留在约定俗成的习惯与经验阶段,缺乏科学证据,甚至存在错误的观点和方法。如 Cathryn[17] 说:多年来,当患者骨隆突处受压发红（褥疮早期）,护士还去按摩,促进血液循环,这种治疗当时很普遍。但随着研究进展,按摩压红局部的效果彻底相反。按摩皮肤,实际上损伤组织,护士必须停止这种实践,这是循证研究的结果。真田弘美经过 7 年的研究,开发出褥疮防治标准,按此标准护理术后和临终患者,使褥疮发生率分别从 9%、50% 下降至 0% 和 10.5%[18]。

二、示 例 2

临床病例[19]:男,53 岁,因视物模糊、行走不稳 20 天入院。症状体征:头晕、视物模糊、行走不稳,闭目难立征(+),四肢腱反射(++);辅查:胸片、心电图、头颅 MRI 未见异常;P. VEP 示:右眼 P100 潜伏期延长,振幅低,左右眼视通路传导受损。初步诊断:多发性硬化。治疗:静滴甲强龙激素冲击治疗,均可营养神经,盐酸雷尼替丁保护胃黏膜,VB$_1$ 肌注,口服敏使朗、补达秀。现以崔金波等研究为例介绍其循证护理实践方法与过程。

1. 提出问题 主管医生查房时告知其明日将行腰穿以明确诊断,嘱其腰穿后去枕平卧6h,以防术后头痛。其同室几位病友称自己只躺了一会儿就感到颈背酸痛,因此就起床活动了,并没有出现头痛,所以不用躺那么长时间。患者感到茫然,在护理查房时提出了自己的困惑,希望能有更好的方式度过腰穿术后期。根据患者的情况提出下列问题:

1)诊断性腰穿术后是否需要卧床?

2)如果需要,最佳卧床时间是多久?

3)如果不需要,卧床会产生不良影响吗? 为准确、有效地检索到与临床问题密切相关的证据,首先按 PICO 原则将最初的临床问题转换成如下便于检索的问题:

P(patient):诊断性腰穿。

I(intervention):术后卧床。

C(comparision):术后不卧床。

O(outcome):头痛的发生率。

2. 检索证据 检索资源:在 Cochrane Database of Systematic Review（CDSR,4th Quarter 2008)、Cochrane Central Register of Controlled Trials（CCT R,1st Quarter 2009)、Database of Abstracts of Reviews of Effect（DARE,1st Quarter 2009)、National Guideline Clearing. house（NGC)、MEDLINE(1950~2009. 3)及中国生物医学文献数据库（CBM disc) 中检索随机对照试验（randomized controlled trial,RCT)、系统评价（systamic review,SR) 和随机对照试验证据及临床指南。

检索策略:以 MEDLINE 为例介绍如下。

1exp Post Dural Puncture Headache/

2 limit 1 to（guideline or Meta analysis or randomized controlled trial or "review ")

3（bed rest or recumbency or ambulation ormobilization). mp.

4exp Headache/

5# 4 and # 3

6limit 5 to（guideline or Meta analysis or randomized controlled trial or "review ")

检索结果:逐一阅读文题及摘要,根据与题目的相关性进行筛选,阅读全文按证据分级判断标准最终得 SR 2 篇,临床实践指南 1 篇,RCT1 篇。

3. 评价证据及分析 ①诊断性腰穿术后是否需要卧床? 来自 CDSR,Sudlow C 等的系统评价,该系统评价外部真实性好,证据级别推荐等级 A。最终纳入 11 个高质量 RCTs,共1723 名成年患者。结论:目前没有很好的证据支持硬膜穿刺后常规卧床是有益的,卧床并不能减少 PDPH 的发生。DARE 的系统评价中共纳入 16 个 RCTs,其中术后长时间卧床1128 例,立即活动或短时间卧床 1083 例。Meta 分析表示诊断性腰穿术后长时间卧床与立即活动或短时间卧床术后头痛发生的 RR 为 0. 97[95% CI(0. 79,1. 19)],即诊断性腰穿后长时间卧床并不能预防 PDPH 的发生。以上结论与 2000 年美国神经病学院治疗与技术分委会推荐的实践指南一致:Ⅰ、Ⅱ级证据没有表明卧床休息能影响诊断性腰穿术后头痛的发生。该指南基于广泛的文献检索与严格的证据评价,证据来源及推荐意见强度标注明确,可靠性较高。②如果需要,最佳卧床时间是多久?以上证据表明,诊断性腰穿术后不需要常规卧床,但研究证明卧床能有效减轻已发生的 PDPH 症状,两周以上的卧床可能是治疗此类头痛的最佳方法。③如果不需要,卧床会产生不良影响吗? Sudlow 等指出,与早期活动相比,卧床最大可降低 6% 的 PDPH 发生率,与此同时可能增加 50% 的发生率。Friedrich Ebinger 等 2003 年对 111 例 2~17 岁的患者进行了历时 8 个月跨 5 所诊疗机构的随机对照试验。该研究 Jadad 评分(3 项 5 分制)5 分,根据 CONSORT 评分质量也较高。试验中对比了诊断性腰穿后严格卧床 24h(59 例)和自由活动的头痛等发生率。自由活动组 87% 的患者腰穿完毕后选择了立即站立起来,10min 该组所有患者都站立起来了;严格卧床组 73% 的患者卧床 24h,97% 的患者卧床至少 19h。随访 4 天,严格卧床组与自由活动组相比更易发生体位性头痛(15 例,12%)、各类综合痛(39 例,21%)、背痛(42 例,23%),P 值分别为 0.018、0.042、0.031。

运用证据:第 2 天将证据结果告知患者及家属:目前没有证据表明诊断性腰穿术后卧床休息能减少头痛的发生。患者结合自身情况综合考虑后决定腰穿后平卧 30min。

后效评价:患者在局麻下行腰穿,抽得无色清亮脑脊液 4ml,测得初压 112mmHg。术后去枕平卧 30min 后,自行起床活动。2h 后观察穿刺点敷料干燥、清洁,自述无头痛。腰穿 4 日仍未述头痛。因硬脊膜穿刺后头痛可在硬脊膜穿破数小时或 1 个月,甚至 5 个月后发生,故需长期观察才能判断该例患者腰椎穿刺术后是否发生硬膜穿刺后头痛。

三、示 例 3

1. 病例介绍[20] 患者,男,52 岁,因终末期肝硬化、门静脉高压症、上消化道大出血、脾大,合并腹水、黄疸,在积极进行保守治疗无效后在静脉复合麻醉下行背驮式肝移植术,手术历时 9h,术中输血 8500mL,术后 6h 清醒,病情稳定。

2. 循证问题 临床问题的转化:P(patient),肝移植术后患者;I(inter vention),早期肠内营养支持(EEN);C(comparison),全胃肠外营养支持(TPN);O(outcome),营养状况的改善及肝功能恢复情况;肠蠕动恢复时间和经口进食时间;术后并发症发生率;营养支持的费用;术后平均住院日。

3. 检索资源、结果及其真实性评价 (表 10-1,表 10-2)

表 10-1 检索资源及结果

检索资源	检索策略(关键词)	文献结果
Cochrane Library(CL.,4th edliion 2006) DARE (databuse of abetracts of reviers of effets)	liver	
中国生物医学文献数据库(CBM disc)1978 年~2006 年	肝移植	RCT 10 篇
中国学术期刊全文数据库(CNKI)1979 年~2006 年	营养支持 营养治疗 早期肠内营养	RCT4 篇
中文科技期刊全文数据库(VIP)1989 年~2006 年	全胃肠外营养	RCT 7 篇

表 10-2　文献真实性评价

项目	是	否
随机分配	√	
是否采用盲法		√(鉴于研究的特殊性)
退出与失访	√(部分国内研究未提及)	
纳入和排除标准	√(部分国内研究未提及)	
基线可比性	√	
可重复性	√	
临床意义与统计学意义	√	

4. 检索证据的提取　从营养状况的改善及肝功能恢复情况;肠蠕动恢复时间和经口进食时间;术后并发症发生率;营养支持的费用;术后平均住院日方面提取证据。

5. 应用证据　根据以上证据,认为该肝移植患者术后早期(24h)即可开始肠内营养支持,向患者及家属介绍目前研究进展及结果,提供建议,患者及家属表示理解并采纳我们的建议。术后第 1 天用输液泵以 25mL/h 经鼻饲管滴入生理盐水 500mL,第 2 天输注富含 X-3 长链脂肪酸、精氨酸、谷氨酸、核苷酸和抗氧化剂的免疫增强型肠内营养制剂 500mL,缓慢滴入(100mL/h),第 3 天由 500mL/天增加到 1500mL/天,持续至第 7 天。输注液经输液加热器加温至 37 度。能量、补液量不足时,参照 TPN 组营养标准辅以肠外营养。

6. 效果评价　患者在治疗过程中未发生与营养支持有关的并发症,营养状况改善及肝脏功能恢复较快,术后第 3 周由 ICU 转入普通病房,1 个月后出院,并未增加经济负担,患者及家属表示满意。

四、以上示例优点分析与评价

(1) 对循证护理问题均给予了 PICO 界定,符合循证实践要求。

(2) 详细报道检索的中、英文数据库是哪些? 文献的纳入标准是什么? 所采用的检索式是什么? 如在示例 1 的文章中,作者报道如下:"计算机检索 Cochrane 图书馆(2008. 1)、DARE(2008. 3)、CCRT(2008. 3)、MEDLINE(1980~2008. 3),以及 CNKI 原始文献数据库(此该部分介绍了检索的中、英文数据库,包括循证资源与原始文献资源数据库)。检索范围包括所有的重症压疮治疗及护理的系统评价(SR)、随机对照试验(RCT)。检索内容为目前对压疮治疗及护理的非传统治疗措施:营养支持,红外线治疗,气垫应用等(此部分介绍了文献的纳入标准)。检索主题词 pressure ulcer,infrared rays,nutrition therapy,压疮,红外线治疗,营养治疗/支持及气垫、水垫、泡沫垫(此部分介绍了关键词,选择的关键词较具体)"。上述内容较为详细、系统地报道了文献检索过程。

(3) 检索方法与过程、检索策略有详细的步骤,如示例 2 以 MEDLINE 为例介绍了详细检索步骤。

\# 1exp Post Dural Puncture Headache/

\# 2 limit 1 t o (guideline or Meta analysis or randomized controlled trial or "review")

\# 3 (bed rest or recumbency or ambulation or mobilization). mp.

\# 4exp Headache/

\# 5 \# 4 and \# 3

\# 6 limit 5 to（guideline or Meta analysis or randomized cont rolled trial or "review"）

（4）报道了是如何进行文献质量筛选与评价的过程。如示例1一文中，作者报道如下："5篇文献中，3篇来自Cochrane图书馆，2篇来自MEDLINE。Stratton与Cullum的系统评价纳入RCT，方法学明确，证据分级为Ⅰ-a级，推荐级别A；另3篇RCT随机分组情况与方法明确，组间基线一致，有盲法描述，混杂、沾染和干扰因素控制较好，真实性较高，证据分级为Ⅰ-b级，推荐级别为A。"这一过程，能够较为系统地报道文献质量评鉴过程，但更好的做法是用表格的形式具体介绍文献质量评价的结果。如示例3，其检索资源及结果以表格表示。

（5）对证据的来源、质量与等级均给予了明确阐述。如示例1，本研究检索到的5篇科研实证文献中分别来自于Cochrane图书馆和MEDLINE，证据分级为Ⅰ级，推荐级别A；纳入研究对象的年龄、病情等一般情况与本例患者情况基本相符，实用性较好。示例2来自CD-SR，Sudlow等的系统评价，该系统评价外部真实性好，证据级别推荐等级A。DARE的系统评价结论证据与2000年美国神经病学院治疗与技术分委会推荐的实践指南一致：Ⅰ、Ⅱ级证据没有表明卧床休息能影响诊断性腰穿术后头痛的发生。该指南基于广泛的文献检索与严格的证据评价，证据来源及推荐意见强度标注明确，可靠性较高。如示例3，对证据质量从随机分配、是否采用盲法、退出与失访、纳入和排除标准、基线可比性、可重复性、临床意义与统计学意义等方面进行了真实性评价。但最好在阐述证据的方式依据充分且来源明确，可以根据其参考文献追溯到措施的出处，也可查询到原始数据的来源，能够判断措施的真实性与可靠性，有利于科学证据的有效传播和实践应用。如在"1例缺血性卒中合并高血压房颤患者的循证治疗"[21]阐述循证实践时描述如下："根据2006年美国心脏协会和美国卒中协会（AHA/ASA）缺血性脑卒中和一过性脑缺血（TIA）防治指南，对于合并房颤的缺血性脑卒中患者口服华法林，推荐目标国际化标准比值（international normalized ratio，INR）为2.5，范围为2.0~3.0（Ⅰ级证据，A级推荐），对不能耐受华法林的患者可以选择口服阿司匹林，剂量为325mg/天（Ⅰ级证据，A级推荐）。"

五、循证护理实践中应注意的问题[22]

（一）文献筛选与质量评价是"循证"的本质和关键

真正把握"循证"的本质和关键，为保证循证实践过程中，新依据的证据科学、有效，至关重要的环节是对文献检索中查询到的相关研究结论，专家意见及论断进行质量评价和筛选，该过程即文献质量的严格评价。循证实践尤其强调应重视该过程，对所查询到的各类文献一旦缺乏严格评价，则可能将一些设计存在严重问题，结果错误的研究作为证据应用到临床，导致影响护理结局的不良后果。虽然目前临床护理实践领域的论文数量在迅速增加，但论文质量参差不齐。为保证循证实践过程中，新依据的证据科学、有效，至关重要的环节是对文献检索中查询到的相关研究结论，专家意见及论断进行质量评价和筛选，该过程即文献质量的严格评价。文献质量评价是循证实践的关键，但是该过程比较繁琐费时，临床一线的护理人员往往不可能花费大量时间与精力去检索及评价证据质量。因此，目前循证实践领域推荐的做法是直接查询经过严格评鉴的与成熟的循证资源，如公开发表的系统评价论文，临床实践指南或最佳实践报道。这些资源都是经过循证实践机构的专业人员进行严格筛选与评价后形成的,此类资源清晰地标注了证据的来源,并根据 Cochrane 中心构建的证据分级标准与推荐意见,对证据的有效性与推荐意见进行说明,供临床专业人员利用预先确立的证据分级标准与推荐意见使用各种证据,如发表在《中华护理杂志》上的"最佳实践系列———压疮的处置",即为经过循证机构评鉴、综合后形成的循证资源。

(二) 冠名"循证护理实践",套用"循证护理"的名义

循证实践的概念与方法引入我国护理实践的时间还较短,尤其是如何正确应用循证实践的培训尚未深入。在已发表的循证护理实践方面的论文中,相当一部分论文并未对查询到的文献质量进行筛选与评价或仅仅简单地一笔带过;而用形式化及简单化地进行文献质量评价,而不报道采用的评价标准、评价过程及文献筛选后的结果,却将这一过程冠名为"某某领域的循证护理实践",这种实践方式套用了"循证护理"的名义,但并未正确理解其实质。如果缺乏对文献进行严格的质量筛选与评价,则可能将一些质量低劣甚至结果不成立的研究结论作为证据应用到临床,误导读者,误导护理实践。

(三) 循证问题过大、过泛

根据循证实践的要求,循证问题的界定应符合 PICO 的要求,即在界定需要循证的问题时,应该定义特定的人群(population),干预或暴露因素(intervention/exposure),对照组或另一种可用于比较的干预措施(control/comparator),以及结局指标(outcome)。这样可清晰地协助制定检索式,明确及准确地检索所需要的文献,而不是用较泛的关键词,大海捞针式地开展文献检索,导致文献不够全面及准确、精确。如以论文"重型颅脑损伤术后并发症的循证护理"为例,原文:确定循证问题———"通过动态观察,掌握患者现存或潜在的危险因素,确定如何预防颅内出血、颅内感染及应激性溃疡,肺部感染,急性肾衰,压疮等并发症问题分析"——该过程提出的问题太大、太泛,没有界定明确的及可检索的循证问题。

(四) 对文献检索过程简单化

循证实践过程中,应该详细报道检索的中、英文数据库是哪些,文献的纳入标准是什么,所采用的检索式是什么。应至少包括中、英文的文献,且应首先检索循证资源,即经过文献质量的严格评鉴与对结果进行系统综合的 2 次文献,如系统评价、临床实践指南、最佳实践报道等,再检索原始文献。在检索原始文献时,应首先检索随机对照试验(RCT),再检索非随机对照试验或队列设计等其他设计的研究论文,临床经验报道属于检索顺序中最后一类的证据来源。如某病例原文:寻找证据———"进入中国期刊网全文数据库(CNKI)和维普中文期刊数据库,查阅关键词为'重型颅脑损伤''护理',从检索到的文献题录中筛选最重要的题录,依此题录查找期刊原文,从中发现证据"。该部分简单化地报道文献检索的过程,且文献检索的范围过于狭窄,检索词过泛。循证实践中,对文献的检索要求是透明、可重复、全面、准确,这样才可减少文献选择中的偏倚,提高文献的可信度。

(五) 缺乏对文献质量筛选与评价过程的报道

根据 Cochrane 循证中心和 JBI 循证护理中心的方法论要求:如果在检索证据过程中,找到了初步判断有价值的结论,应明确文献的类型。如果是研究论文,应进一步明确研究设计,然后根据循证实践中心的文献质量评价标准(如 Cochrane 中心的文献质量评价标准,

JBI循证护理中心的文献质量评价标准)对研究设计的科学性,研究结果的有效性进行质量评价,包括研究设计是否严谨,研究对象是否具有代表性,观察结果是否真实,资料的收集与整理是否客观,统计分析方法是否正确等。如果文献属于案例报道或专家建议,应对资料来源的可靠性、分析的合理性和逻辑性及结论的临床意义进行分析评价。因此,这里应该陈述检索到的文献的基本情况,指出所采用的文献质量评价的标准,并用表格的形式列出文献质量评价的结果。如某病例原文:评价证据——"将所获得的实证和临床知识、患者需求相结合,制订并实施护理计划,对上述所有相关研究文献进行评价,通过评价,获得最佳的研究实证,并结合患者的个体需求,制订护理计划,提出护理措施"。该部分对文献质量筛选与评价的过程一带而过,没有报道如何进行文献质量评价的。该部分的缺失使全文失去了"循证"的真正内涵。

(六) 应用循证证据时不标注证据来源与证据等级

某研究原文:循证实践———"压疮"循证支持,压疮是患者皮肤血液循环障碍时出现的,如果病房内温度和湿度升高得不到有效控制,可因皮肤温度升高而加快组织代谢。同时9.33kPa的压力持续2h以上可能引起不可逆的细胞变性。文中的参考文献"范素云. 循证护理在神经内科重症护理质量控制中的应用[J]. 护士进修杂志,2005,20(12):1089. "在范素云的文中该句引自"许四平. 采取多种措施治疗褥疮[J]. 国外医学护理学分册,1993,11(1):39. "作者对循证护理实践的措施阐述如下:"护理干预,①睡气垫床,建立翻身卡,卧床期间每2h翻身1次,于头枕部、足跟部、肘关节等经常与床垫摩擦处垫海绵圈或海绵垫;②保持床铺干燥,皮肤清洁卫生,对因受压而出现反应性充血的皮肤不主张按摩,现代观念认为,按摩使骨突出处组织血流量下降。"

问题分析:压疮预防是重型颅脑损伤术后的重要护理措施,是该文循证实践的重要组成部分之一,但该部分通篇没有标注所采用的护理措施的证据来源,也未标注所采用证据的等级及证据的推荐意见,单凭上述文字无法判断措施是否可信、有效,失去了"循证"应具备的特征。事实上,关于压疮预防方面的中、英文循证资源非常丰富,作者的文献检索显然不够全面。另外,在"循证支持"部分,作者所引用的文献非原始数据的出处,而是经过他人反复多次引用的资料,无法追踪到数据的原始出处,故无法评价其准确性。因此,该部分的阐述使全文更像"临床经验报道",而失去了"循证实践"应有的特征。

循证护理实践目前在引起护理人员极大兴趣的同时,但我国循证护理仍处于起步阶段,在实践领域出现的误区,加强循证护理培训,强化系统的文献检索,严格的文献质量评鉴,规范文献来源引注等环节,促进对循证护理的正确理解和应用,循证护理实践能力的培养是一个长期的、系统的过程,如何有效地培养护士的循证思维及循证实践能力将仍是我国护理实践者和教育者需要认真思考和深入研究的问题,以推动临床护理实践进步和发展,减少护理实践中不必要的变异性,促进经济、高质量、以证据为基础的临床实践,为临床活动提供依据。

(慈彩虹 编 王新田 审 陈旺盛 校)

复习参考题

1. 解释循证实践和循证护理实践的概念。

2. 循证护理实践的应用模式有哪些？请简述之。

3. "循证"的关键和本质是什么？循证护理证据的"FAME"评价内容有哪些？

4. 举例描述提出的循证护理问题 PICO 的格式与内涵。

5. 举例阐述循证护理实践的基本步骤与方法。

主要参考文献

[1] Klassen PG, Karshermer JF, Lile JL. Research-based practice: applying the standard in nursing education. Journal of Nursing Education, 2002, 41(3): 121

[2] Sackett DL, Rosenberg WM, Gray JA, et al. Evidence based medicine: what it is and what it isn't. British Medical Journal. 1996, 312 (7023): 71273

[3] Ciliska DK. Resources to enhance evidence-based nursing practice. AACN Clin Issues, 2001, 12 (4): 520~528

[4] 陈耀龙, 沈建通, 李琳, 等. 循证医学术语介绍 IV. Chin J Evid-based Med, 2009, 9(4): 376~383

[5] Pearson A, 胡雁. 循证护理的实践模式. 护士进修杂志, 2009, 24(14): 1252

[6] 黄金月. 遵循科学证据, 促进循证护理实践. 中国循证医学杂志, 2004, 4(12): 817

[7] 王新田, 李志敏, 钟月欢, 等. 中国静脉留置针使用肝素钠封管与盐水封管效果的 Meta 分析. 中国循证医学杂志, 2011, 11(1): 96~100

[8] 杨克虎. 循证医学. 北京: 人民卫生出版社. 2013. 106

[9] Pearson A, 胡雁. 循证护理的实践模式. 护士进修杂志, 2009, 24(14): 1251~1254

[10] 王加良. 循证医学. 北京: 人民卫生出版社. 2004. 47~53

[11] Graham LD, Harrison MG. Evaluation and adaptation of clinical practice guidelines. Evidence-Based Nursing, 2005, 8: 68~72

[12] 李峥. 护理研究中的质性研究. 中华护理杂志, 2002, 37(4): 318, 319

[13] Russell CK, Gergory DM. Evaluat ion of qualitative research studies. Evidence-Based Nursing, 2003, 6: 36~40

[14] Ingersoll GL. Evidence-based nursing: what it is and what it isn't. Nurs Outlook, 2000, 48(4): 151~152

[15] Cullum N. Evidence-based practice. Nurs Manag, 1998, 5(3): 32~35

[16] 张蔚青, 蒋晓莲. 1例 II 度以上重症压疮的循证护理. 中国循证医学杂志, 2008, 8(9): 791~792

[17] Cathryn D. Traditional methods cone under scrutiny as health care professionals base more clinical procedures on evidence-based practice. Nurse Week Online, 2001, 26(11): 2~7

[18] 真田弘美. 褥创の予防におるけEBN の意味と有效性について. 看护, 2000, 52: 31~36

[19] 崔金波, 蒋晓莲. 诊断性腰穿术后卧床时间的循证护理. 护士进修杂志, 2009, 24(17): 1607~1609

[20] 曹晓东, 王世平, 王佳. 关于肝移植术后早期肠内营养支持的循证护理实践. 护理研究, 2007, 21(10A): 2592~2594

[21] 刘音, 吴红梅. 1例缺血性卒中合并高血压房颤患者的循证治疗. 中国循证医学杂志, 2008, 8(1): 51~54

[22] 胡雁. 循证护理应用中常见问题及误区分析. 中华护理杂志, 2010, 45(8): 740~742

下篇 循证护理的临床应用

第十一章 生活质量与护理干预效果评价

学习目标

掌握 护理干预的方法;护理干预效果评价中常用的生活质量评估量表。

熟悉 生活质量的概念;在临床护理研究中考虑生活质量作为结局指标的适用范畴。

了解 生活质量作为结局指标在临床护理研究中的应用现状。

第一节 护理干预概述

1. 护理干预定义 通过使用护理措施达到治疗或缓解疾病的一种护理方法,称为护理干预。

2. 护理干预分类

(1) 临床护理干预:临床护理干预是针对住院患者或者有明显的不适、症状、体征需要门诊检查、确诊、转诊,明确诊断或需要帮助解决临床存在的或潜在的护理健康问题的过程。临床护士采取一切护理措施。

(2) 社区护理干预:社区护理干预是针对住院患者出院后,回到社区,需要求助于社区护士帮助解决的不适、健康问题、住院前症状与体征、恢复与康复问题,社区护士采取的一切护理手段。

(3) 整体护理干预:整体护理干预是护士对患者进行整体护理的过程中实施的积极的各项护理措施,以达到治疗或缓解疾病的一种方法。

3. 护理干预的病种 护理干预的病种繁多,常见的临床疾病有:①心脑血管疾病,包括心绞痛、冠心病、心肌梗死、脑梗死、偏瘫。②癌症。③骨折。④法定传染病。⑤重性精神病、精神分裂症、抑郁症、焦虑症。⑥维生素缺乏病。⑦残疾。⑧智力障碍。⑨心理障碍。

4. 护理干预的方法 ①基础和临床护理技术。②各种检查措施。③新护理技术干预。④健康教育或护理健康教育干预。⑤社区健康促进。⑥社会心理行为干预。⑦家庭护理干预。

5. 护理干预的意义 ①社区护理干预有助于提高慢性病患者的生命质量。②护理干预可以改善脑瘫患儿或神经、精神病患者的生活质量。③护理干预有利于降低高血压患者的血压水平;改善其健康行为;并提高其生活质量。④护理干预能明显改善 RA(类风湿关节炎)患者病情,降低致残率。⑤良好的护理干预往往能够减轻和避免患者的疼痛。

6. 护理干预的相似词 家庭护理干预/心理护理干预/综合护理干预/社区护理干预/管理干预/护理/家庭康复护理干预/护理管理/护理监督/护理知识护理行为/护理观念/护

理医院。

7. 护理干预相关词[2]　干预组/护理干预组/健康教育/生活质量观察组/干预措施/心理护理/实验组/发生率/心理干预/护理人员/常规护理/显著性/不良反应/危险因素/脑卒中/遵医行为/依从性/心理状态。

第二节　生活质量概述

1. 生活质量的起源　生存质量(quality of life, QOL),又译为生活质量或生命质量等[1]。在医学领域,生活质量通常是指与健康有关的生活质量(health-related quality of life)。生活质量这一术语第一次出现于1966年的 *Annals of Internal Medicine* 杂志中,该文章用来讨论生活质量在医学中的问题[2]。生活质量概念最早出现在美国经济学家 J. K. 加尔布雷思所著的《富裕社会》(1958)一书中。他在1960年发表的美国《总统委员会国民计划报告》和 R. R. 鲍尔主编的《社会指标》文集中正式提出生活质量这个专门术语。此后,生活质量逐渐成为一个专门的研究领域。20世纪70年代末,随着疾病谱的改变,人们对健康提出了新的要求。1975年,QOL作为关键词收入到医学文献中。20世纪80年代初,中国开始结合国情对生活质量指标体系及有关问题进行研究。1992年,一本专门发表有关治疗、护理和康复的生活质量方面的论著的国际杂志——《生活质量研究》(*Quality of Life research——international journal of quality of life aspects of treatment, care and rehablitation*)正式发行。

2. 生活质量的概念　目前,对于QOL尚无一个公认的概念。当这一术语被引入医学研究领域时,主要是指个体生理、心理、社会功能三方面的状态评估,即健康质量。

1993年WHO对QOL进行了定义(an individuals perception of their position in life in the context of the culture and value systems in which they live and relation to their goals, expectations, standards and concerns),即生活质量是指个人处于自己的生活环境与文化价值体系下,对自身生活的一种自我感受,它与个人的生活目的、期望、标准以及关注相关。这种阐述界定清晰、内涵丰富,既强调背景的客观约束,又突出个体的主观感受,在世界范围内产生了广泛而深远的影响。QOL是在医学模式转变大背景下提出来的,是人类追求从生理健康走向精神健康的深层需要,更加充分体现了以人为本(people-oriented)的理念。世界卫生组织提出了健康相关生活质量(health related quality of life, HQOOL)的概念,它是指QOL是不同文化和价值体系中的个体,对与他们的目标、期望、标准以及所关心的事情有关的生存状况的体验。从这个概念我们可以看出,QOL是一个人在社会和日常生活中机体能力和主观感觉的表现,是包括生物医学和社会心理学在内的集合概念的反映。在医疗范围内,QOL是一个定量并可测量的概念,其内涵是患者的生活受某一疾病及其所接受的各种护理方法的综合影响。这里的QOL是指患者的舒适程度、良好感受和对生活的满意度;他或她能够保持体能、情感和智力的正常;有参与家务、工厂和社区劳动的能力。1993年由20多个国家和地区参加的世界卫生组织(WHO)生存质量研究组认为:生存质量是不同文化和价值体系中的个体对他们的目标、期望、标准以及所关注的事情有关的生存状况的体验[3]。它是一个多维的概念,包括了个体的生理健康、心理状态、社会关系、个人信仰、独立能力、生活满意度以及与周围环境的关系。可见,生存质量主要是指个体的主观评价,这种对自我的评价是植根于所处的文化、社会环境之中的。

3. 生活质量的范畴　生活质量的范畴非常广泛,有广义和狭义之分。广义的生活质量包含了诸多领域,如社会、环境、经济和对健康的满意度。狭义的生活质量是指个体生理和心理的健康状况,包括疾病的治疗决策,诊断决策以及与健康相关的经济决策。与健康相关的生活质量属于狭义的范畴。在临床科研上,生活质量不是一个物质,而是个体对身体在心理幸福感、社会和感情功能、健康状况、功能表现、生活满意度、社会支持等方面的判断。在以下几种情况下考虑使用生活质量[4]。

(1) 患者病情严重或患有不可治愈的疾病,新干预方法对临床结局(例如远期存活、治愈等)只产生较小的影响,需要应用生活质量来说明其作用,这涉及很多慢性疾病(如癌症)。

(2) 新的干预方法、手段和措施效果预期与现有的干预方法、手段和措施相当,但新的干预可以改善生活质量。

(3) 试验组和对照组都取得相似的效果,而预期对生活质量的影响会有不同,这时,生活质量必须作为一个主要结局指标来观察。

(4) 试图缓解症状、提高生活质量的干预(方法、手段和措施等),通常将生活质量作为主要结局指标。

(5) 干预在近期效果上与对照组有显著差异,但是如果整体失败率很高,即需要考虑生活质量问题。

(6) 卫生经济学研究成本效益平衡时,生活质量是重要指标。

当然,生活质量的测量也有其局限性。生活质量测量是横面的,而在疾病和干预的不同时期,患者的健康状况会不断变化,而测量生活质量不能及时、有效地反映出这些变化。

4. 评价生活质量的意义　护理干预效果的判断更着重于症状的缓解,换言之,即更着重于患者的自身感受,将生活质量引入临床护理干预试验,改善临床护理干预效果评价指标的构成,更好地验证护理干预效果,是临床护理科研的切入点。生活质量的评价主要具有以下几方面的意义[5]。

(1) 以治疗为目的的临床试验需要评价生活质量。治疗疾病的重点在于治愈疾病和延长生命,生活质量是其结局指标之一。但是在治疗一些严重疾病(例如癌症、艾滋病)时,很少能够取得明显疗效;而在同时,治疗方法很可能引起严重不良反应和功能性损害。生活质量的评价可在解释临床试验结论时发挥重要作用。在有些临床试验中,生活质量是研究人员最关心的结局指标。

(2) 以缓解症状为目的的临床试验需要评价生活质量。慢性的治疗通常不能达到治愈疾病的目的,但通过治疗减轻症状或延长没有症状的时间后可以提高患者的幸福感。全面评价生活质量应该视为与评估症状的改善同等重要。药物试验侧重于减轻症状,而使用生活质量评价可以揭示其他对患者来讲更重要的问题。

(3) 康复及护理需要评价生活质量。康复疗法着重于健康的生理功能方面,生理功能指标通常由医疗工作者来评价,而患者自己的评估通常与医务工作者有显著差异。患者自己完成的生活质量评价被认为是评价康复成功与否的重要指标。由此必现的问题可以帮助修改和完善康复计划,或者指出根本没有益处的康复方法。

(4) 通过评价生活质量加强与患者沟通。生活质量评价还可以帮助发现治疗对患者产生的影响。例如有些试验的重点并不是发现试验组与对照组之间有什么不同的治疗效果,而是着眼于两组患者都会经历相似水平的生活质量。而收集到的资料将会用于日后与患者进行沟通,使他们了解疾病和预期治疗效果。

(5)治疗后很久才发现的问题需要评价生活质量。治愈的和获得长期生存的患者可以在治疗以后很长时间发现连续不断的问题。这些问题很可能被忽视,而生活质量的评价可能得到然不同的预期。

(6)医疗护理决策需要生活质量评价。生活质量是治疗成功的预测性指标。生活质量的评价结果可以预期整体生活质量、生理幸福感、情绪和疼痛等便于作出正确的医疗决策。

生活质量是一个包括生物医学和社会心理的综合概念,指一个人在社会和日常生活中。随着医学模式的形成,患者的生命质量已成为一个公认的疗效评价指标。生活质量被广泛用于评价慢性疾病的研究中,用于分析疾病的严重程度、转归、评价干预手段的效果。寻求更加灵活、实用、精确的指标和方法即生存质量指标来测评疾病对健康的影响以及医学干预措施的效果,已成为医学研究的热点。

第三节　护理干预效果评价中常用的生活质量评估量表

生活质量的定义显示出其注重个人的感受,属于临床上的软指标,其测量主要依靠患者主观的评价。因此生活质量的测量方法或是由患者自己评价,或是在面试中询问患者的看法。

生存质量测定没有金标准[6]。目前还没有一种单一的量表可以测量每一种状态的结果,量表的选择需根据研究者应用的目的和研究的人群来确定。根据使用目的、测量对象和排列方式等,可以对量表进行不同的分类。最常见的分类方法是按照测量对象划分为二类,一类是普适性量表,另一类是疾病特异性量表。我国对生存质量的研究是从上个世纪80年代中期开始的,但是对护理领域生存质量的研究还刚起步,目前还没有看到护理生存质量的专用量表,进行护理领域生命质量研究时,可参考使用以下的测评工具进行护理生活质量的研究[7]。

(一)普适性量表

普适性量表(generic scale)可以用于任何患者,测量对象是一般人群,常用于卫生服务评估、人群健康水平调查和流行病学研究。具有代表性的普适性量表有以下几种。

(1)简化36量表健康状况调查问卷(medical outcomes study short form-36,MOS SF-36):由1992年美国波士顿新英格兰医学中心健康研究所开发。该表适用于14岁以上不同年龄(不论青年、老年)、不同健康状况(不论患病与否)人群的健康调查,现已成为最常用的普适量表之一,被广泛用于临床试验研究和卫生政策评价等工作。SF-36包含11个问题或问题组,分为36个条目,归入8个维度:生理功能、社会功能、生理角色、躯体疼痛、心理健康、情感角色、活力和总体健康,评分(0~100)越高,健康状况越佳。测量时由被测对象或调查员填写,也可通过电话问询,5~10分钟即可完成。统计指标为上述8个维度的计分和总分。方积乾[8]于1999年完成了WHOQOL-100、WHOQOL-BREF及SF-36量表中文版的翻译,并被确定为我国医药卫生行业标准。

(2)世界卫生组织生存质量评定量表(world health organization quality of life-100,WHO-QOL-100)[9]:WHOQOL-100量是1995年WHO组织20多个国家和地区专家共同研制的跨

国家、跨文化的普适性量表,适用于一般人群。该量表测定的是最近两周的生活质量的情况,主要就生理、心理、独立性、社会关系、环境和精神或宗教信仰进行评价,还包括总的生活质量及健康状况。

量表包含生理、心理、独立性、社会关系、周围环境和精神信仰等6个维度,共计24个方面,每个方面分别从强度、频度、能力和评估等4个角度提出4个条目,加上总的健康状况包含的4个条目关于总体健康状况和生存质量的问题,共计100个条目(表11-1)。

表 11-1　世界卫生组织生存质量测定量表 100

领域	项目	领域	项目
生理领域	疼痛与不适 精力与疲劳 睡眠与休息	环境领域	社会安全保障、住房环境、经济来源、医疗服务和社会保障、获取途径与质量
心理领域	积极感受 思想、学习、记忆与注意力 自尊、身材与相貌、消极感受		获取新知识与信息、技能的机会休闲娱乐活动的参与机会和参与程度
独立性领域	行动能力、日常生活能力、对药物和医疗手段的依赖性、工作能力		环境条件(污染/噪声/交通/气候) 交通条件
社会关系领域	个人关系、所需社会支持的满足程度、性生活	精神支柱/宗教/个人信仰	精神支柱/宗教/个人/信仰

各个领域和方面的得分均为正向得分,即得分越高,生活质量越好。各个方面的得分是通过累加其下属的问题条目得到的,每个条目对方面得分的贡献相等。条目的记分根据其所属方面的正负方向而定。对于正向结构的方面,所有负向问题条目需反向计分。每个方面对领域得分的贡献相等,各个领域的得分通过计算其下属方面得分的平均数得到,计算公式如下:

生理领域=(24-疼痛与不适+精力与疲倦+睡眠与休息)/3;

心理领域=[积极感受+思想、学习和记忆+自尊+身体与相貌+(24-消极感受)]/5;

独立性领域=[行动能力+日常生活能力+(24-对药物及医疗的依赖性)+工作能力]/4;

社会关系领域=(个人关系+所需社会支持的满足程度+性感受)/3;

环境领域=(生活安全保障+住房环境+经济来源+医疗服务与社会保障+获取新信息+休闲娱乐活动的机会和参与程度+环境条件+交通条件)/8。

当一份问卷中有20%的数据缺失时,该份问卷作废。如果一个方面中有一个问题条目缺失,则以该方面中另外条目的平均分代替该缺失条目的得分。如果一个方面中有多于两个(包含两个)条目缺失,就不再计算该方面的得分。对于生理、心理和社会关系领域,如果有一个方面的得分缺失,可以用其他方面得分的平均值代替。对于环境领域,可以允许有两个方面的缺失,此时用其他方面得分的平均值代替缺失值。

(3)世界卫生组织生活质量简化量表(world health organization quality of life brief,WHOQOL-BREF):WHOQOL-BREF保留了量表的全面性,仅含26个问题条目,并与WHO-QOL-100高度关联,为测量生存质量提供了一种方便、快捷的工具。如在大型的流行病学研究中,如果量表比较简短、方便和准确,研究者更愿意把生活质量的测定纳入研究。鉴于此,世界卫生组织在该表的基础上制定了世界卫生组织生活质量测定量表简表。并对简表进行信度、效度等计量心理指标考核,发现简表具有较好的内部一致性、良好的区分效度和结构效度。世界卫生组织生活质量测定量表简表中问题的顺序、说明和格式原则上未改动。该量表中的问题按回答的格式而分组。使用范围和时间框架量表用于评价回答者所生活的文化和价值体系范围内的与他们的目标、期望、标准以及所关心的事情有关的生活状况。世界卫生组织生活质量测定量表简表见表 11-2。

表 11-2　世界卫生组织生存质量测定量表简表结构

领域	项目	领域	项目
生理领域	疼痛与不适、精力与疲倦、睡眠与休息、行动能力、日常生活能力、对药物及医疗手段的依赖性、工作能力积极感受、思想、学习、记忆和注意力、自尊、身材与相貌、消极感受、精神支柱	环境领域	社会安全保障、住房环境、经济来源、医疗服务和社会保障、获取途径与质量获取新知识与信息、技能的机会休闲娱乐活动的参与机会和参与程度
心理领域	行动能力、日常生活能力、对药物和医疗手段的依赖性		环境条件(污染/噪声/交通/气候)
独立性领域	工作能力		交通条件
社会关系领域	个人关系、所需社会支持的满足程度、性生活	总的健康状况与生活质量	

该量表的计分能够产生 4 个领域的得分。量表包含两个独立分析的问题条目:问题 1 询问个体关于自身生活质量的总的主观感受;问题 2　询问个体关于自身健康状况的总的主观感受。领域得分按正向记(即得分越高,生活质量越好),领域得分通过计算其所属条目的平均分再乘以 4 得到,结果与世界卫生组织生存质量测定量表 100 的得分具有可比性。还可以采用上面提出的公式将得分转换为百分制。当一份问卷中有 20% 的数据缺失时,该份问卷作废。如果一个领域中有不多于两个问题条目缺失,则以该领域中另外条目的平均分代替该缺失条目的得分。如果一个领域中有多于两个条目缺失,就不再算该领域的得分。社会关系领域只允许不多于一个问题条目缺失。

(4)生命质量综合评定问卷-74(generic quality of life inventory-74,GQOLI-74),该问卷包括躯体功能、心理功能、社会功能和物质生活状态 4 个维度 20 个因子组成,共 74 个条目。分客观指标和主观指标两类。客观指标是受试对象自身客观状态的评价,主观指标是对相应客观状态的满意度。

(5)自行编制的问卷:梁锋等应用李凌江根据 GQOLI-74 自行编制的综合生命质量问卷,对 169 名护士进行轮班制与护士生命质量的关系研究,结果表明轮班护士生命质量显著差于白班护士。

(6)多量表组合测评:能较全面地反映人群的生命质量状况,已成为目前常采用的方法。多量表组合测评是以一量表为主辅以其他量表进行测评的多量表的组合测评,如以 WHOQOL-100 或 WHOQOL-BREF 或 SF-36 为主要测评量表,配合症状自评量表、焦虑自评量表、抑郁自评量表、生活事件量表、社会支持量表等进行测评。

(7)其他:如疾病影响程度量表(Sickness Impact Profile,SIP);诺丁汉健康问卷(Nottingham Health Profile,NHP);欧洲生活质量协会制订的 EuroQol(EQ-5D)量表。

上述这些普适性量表均可用于全身健康状况的评估,特别是 SF-36,在慢性病干预效果评估研究中得到了广泛应用。

（二）疾病特异性量表

疾病特异性量表（disease-specific scale）测量对象为特定人群，可以是某种特定疾病的患者，如针对糖尿病患者生活质量评价方法，关节炎患者的关节炎影响量表（AIMS）、McMaster Toronto 关节患者残疾参照问卷（MACTAR），少年儿童健康和疾病量表（ACHIP）等。常用的有：

（1）WHO 推荐的家庭支持量表[10]：家庭支持量表共 9 个项目，每个项目 1 分，得分越高，表示家属越支持。

（2）EORTC（European Organisation for Research and Treatment of Cancer）EORTC：QLQ-C30 量表[11]，这是欧洲癌症研究治疗组织为评价癌症患者的生活质量设计的核心量表。EORTC 的 QLQ-C30 生活质量评价表共 30 个条目，包括 5 个功能领域、3 个症状量表、1 个整体生活质量量表和 6 个单项量表。除整体生活质量的原始得分为 1～7 分外，其他各个条目的原始得分为 1～4 分，通过加权平均和线性转换使其得分为 1～100 分。本研究仅选择功能领域和整体生活质量测评。得分越高表明该功能或生活质量越好。包括症状单项测量项目（6 个）：FI（经济困难）、DI（腹泻）、CO（便秘）、AP（食欲缺乏）、SL（失眠）、DY（呼吸困难）；症状量表（3 个）：NV（恶心呕吐）、PA（疼痛）、FA（疲乏）；功能量表（5 个）：SF（社会功能）、EF（情绪功能）、PF（躯体功能）、CF（认知功能）、RF（角色功能）；总体健康状况（1 个）：QL（生活治疗）。

（3）便秘患者生活质量评估量表（The Patient Assessment of Constipation Quality of Life，PAC-QOL）[12]：该量表由法国 Mapi Research Trust 机构授权使用，已存在多种语言版本。在国外已证实有较好的信、效度。在获得该机构同意后签署了使用同意书，获得了中文版 PAC-QOL。国内该量表具有较好的信度和效度[13]即 ICC 值为 0.84，CVI 值为 0.84。包括 4 个维度 28 个条目，即躯体不适（条目 1～4）、心理社会不适（条目 5～12）、担心和焦虑（条目 13～23）、满意度（条目 24～28）。调查患者近 2 周的生活质量，采用 5 级评分。各种不适按程度从"完全没有"到"极大"分别赋予 0～4 分。其中条目 18、25～28 为反向条目，各维度得分为该维度所有条目的平均分，总均分为所有条目的平分，得分越高，生活质量越低。

（4）QOLIE-89（quality of life in epilepsy）量表：用来测量癫痫患者的生活质量；PAQLQ（paediatric asthma quality of life questionnaire）量表是用来评价儿童哮喘的生活质量。

（5）BDI（beck depression inventroy）量表：评价抑郁症有天和严重程度；MPQ（mcgill pain questionnaire）是广泛应用于测量疼痛的量表之一。

（6）MFI-20（multidimensional fatigue inventory）是用来测量疲劳的量表；RQLQ（rhinoconjunctivitis quality of life questionnaire）量表用来测量鼻-结膜炎生活质量；SS（symptom score）量表用于症状评估。

（7）功能独立康复程度评估该量表：评定内容包括运动功能和认知功能两部分，共有 16 个小项。运动功能包括：吃饭、洗澡、穿上衣、穿裤子、自行排便、自行排尿、动身上床、去卫生间、上轮椅、洗衣服、控制轮椅、上下楼梯；认知功能包括：理解能力、表达能力、社会交流、记忆力。程度分为 6 级按独立完成、部分独立、需要督促、一些帮助、很大帮助、完全帮助进行评分。分数越高，表示功能独立程度越差。

（8）社会功能评估（SDSS）量表：评定内容包括 10 项：职业和工作、婚姻职能、父母职能、社会性退缩、家庭外活动、家庭内活动、家庭职能、个人生活自理、对外界的兴趣和关心、责任心和计划性。程度分4级:无缺陷、有些缺陷、严重缺陷、不合适,分别赋值1~4分。分数越高,表示社会功能越差。

(9) 脑卒中日常生活活动(activties of daily living, ADL)评定[14]①功能独立性测量(FIM):包括躯体、言语、认知和社会功能,是目前国际上最流行的功能评定方法。但由于FIM量表的使用需要经过专门的培训和支付版权费,故在国内较难推广。②日常生活能力量表:该量表由美国的Lawton和Brody于1969年制定,由躯体生活自理量表和工具性日常生活能力量表组成,共14项,评定结果可按总分、分量表评分和单项评分进行分析。③巴氏指数(BI):该量表是用来评估ADL能力最常用的方法之一,包括进食、洗澡、穿衣、修饰、大便控制、小便控制、用厕、床椅转移、平地行走、上下楼梯10项内容。该量表评定方法简单,在国际上已得到一致认可,是临床上应用最广泛、研究最多的一种ADL评定方法。④改良巴氏指数(MBI):此量表设定的评定等级比较少,需要帮助的程度分类粗糙,不能很好地反映出患者需要帮助的程度及治疗效果的变化。加拿大学者Shah等针对这些缺陷,在评定内容不变的基础上,将10个评定项目细分为5级,并根据患者需要帮助的程度制订了详细的评分细则。

普适量表和疾病特异性量表的作用表现在不同的方面,有时可以同时患者上使用。例如EORTC QLQ-C30量表用来评介综合指标,Hamilton抑郁自评量表用来评价抑郁症中的分项,在护理干预方案提高肿瘤患者生活质量的临床护理研究中,两个量表结合使用,来评价护理干预对患者产生的影响。前者适用范围大,但研究深度有限。后者针对性较强,但适用范围小,虽然都能判断相应的生活质量,但两者之间缺乏互通性,无法相互比较。

第四节　生活质量用于护理干预效果评价的实例

在目前报道的临床护理干预性试验效果评价中,常把生活质量作为结局指标进行观察,一般采用生活质量量表进行评价。病种涉及恶性肿瘤、冠心病、高血压、糖尿病、脑血管病、癫痫、阻塞性肺疾病、肾衰竭等,其中以恶性肿瘤、心脑血管病的临床试验应用的最为普遍。在临床护理干预性试验中,最常见的干预方法有如心理社会干预、护理健康教育干预、社区护理干预、饮食干预、运动干预、家庭护理干预等,以评价护理干预效果的临床护理试验使用生活质量量表的频率最高。以题名为检索项,以"护理"、"生活质量"为检索词,以"护理"且"生活质量"为检索式,检索CNKI(1979.1~2012.12)数据库,检索到以生活质量为结局指标临床护理干预性研究文献有1300篇。护理人员已经关注生存质量这一重要指标对护理工作的作用。有关研究[15]所使用的量表数由1998年的3.4%上升到2003年的30.6%,论文中所引用的量化评估工具、通过检索出的文章也可以发现,所使用的普适性量表达75.8%,说明护理人员对生存质量的评价的认知在已经加深。

一、生活质量在评价护理干预恶性肿瘤中的应用

在恶性肿瘤的护理干预中,常用的干预性措施有许多,如护理心理干预、护理健康教育干预、综合护理干预等措施实施干预,在临床护理干预领域,应用生活质量评价最多的恶性肿瘤(包括肝癌、肺癌等)的临床研究。已报道的很多护理干预恶性肿瘤的临床试验都把评价患者的生活质量作为评价护理效果的重要指标,而且大部分用国际上广泛应用的欧洲癌症研究治疗组织为评价癌症患者的生活质量设计的核心量表EORTC QLQ-C30量表、生存

质量测定量表简表(WHO QOL-BREF)、WHO 推荐的家庭支持量表、SF-36 简明健康状况调查表等。

针对特定的肿瘤患者进行有针对性的临床护理干预试验,现分述如下:

1. 肺癌 杨水秀,魏淑萍[16]针对伽马刀治疗肺癌患者后进行家庭护理干预的临床试验分组为观察组(干预组)与对照组(常规组)的研究设计,采用 WHO 推荐的家庭支持量表和欧洲癌症研究治疗组织核心问卷生活质量评价表进行生活质量评价。在入选的 60 例经体部伽玛刀治疗出院的肺癌患者中按患者按入院时间分为干预组和对照组各 30 例。两组年龄、性别、KPS 评分、肿瘤类型及分期、伽玛刀治疗方法剂量比较,差异无统计学意义(均 $P>0.05$)。研究者对两组患者使用两种不同的干预方法,对照组使用常规护理干预(出院指导),告知患者出院后经常查血常规,适当活动与休息,加强营养,保持乐观心态,此后每 3 个月来院复查。观察组(干预组)使用家庭护理干预,在此基础上,实施如下家庭护理干预计划:每个月实施 2 ~ 6 次的家庭访视、电话访视或网上咨询等形式的护理干预,干预期限至少 6 个月。研究者通过干预 6 个月后,对两组观察指标如两组家庭支持情况和生活质量评分进行了比较。评价方法是对出院后 6 个月采用 WHO 推荐的家庭支持量表和欧洲癌症研究治疗组织核心问卷生活质量评价表(EORTC QLQ-C30)进行评价。家庭支持量表共 9 个项目,每个项目 1 分,得分越高,表示家属越支持。EORTC QLQ-C30 生活质量评价表共 30 个条目,包括 5 个功能领域、3 个症状量表、1 个整体生活质量量表和 6 个单项量表。除整体生活质量的原始得分为 1 ~ 7 分外,其他各个条目的原始得分为 1 ~ 4 分,通过加权平均和线性转换使其得分为 1 ~ 100 分。本研究仅选择功能领域和整体生活质量测评。得分越高表明该功能或生活质量越好。本次研究结果显示,干预组患者家庭支持情况显著优于对照组,躯体功能、情绪功能、角色功能及认知功能评分显著高于对照组($P<0.05$,$P<0.01$)。家庭护理干预(如家庭访视、电话指导和网上咨询等)在患者和医护人员间建立了互动关系,帮助患者从生理、心理、社会适应能力等方面达到最佳状态,使患者的健康行为依从性提高,并明显提高心理应对能力。综上所述,家庭护理干预解决了患者居家遇到的各种问题,减轻经济负担,提高了患者的家庭支持度,改善了如躯体功能、情绪功能、角色功能及认知功能生活质量指标。

2. 肝癌 孙亚超等[17]探讨研究综合护理干预对原发性肝癌经皮射频消融术后患者生活质量的影响。研究者将 40 例原发性肝癌经皮射频消融术后患者随机分为观察组和对照组各 20 例。两组患者一般资料比较差异无统计学意义($P>0.05$)。对照组遵医嘱给予常规治疗和一般护理照顾。观察组进行综合护理干预由专人负责,成立护理组,各班协助,实施综合护理干预措施。用统一的指导用语指导患者填写调查问卷,文化程度低的患者,研究者给予解释但不给予提示性诱导,以保证数据的客观准确。于术后 1 周发放问卷,并于当日收回。采用 SF-36 简明健康状况调查表比较两组患者术后生活质量,SF-36 简明健康状况调查表(中文版),共有 8 个维度,11 项 36 个问题。前 4 个维度属于生理健康方面(PCS),分别是生理功能(PF)、生殖功能(RP)、机体疼痛(BP)、健康总体自评(GH);后 4 个维度属于心理健康方面(MCS),分别是活力(VT)、社会功能(SF)、情感职能(RE)、精神健康(MH)。各维度的得分为 0 ~ 100 分,生存质量总分为 100 分,得分越高,生存质量越好。结果:观察组患者术后生活质量各维度得分明显高于对照组,两组比较差异有统计学意义($P<0.01$)。结论:对实施射频消融术后的原发性肝癌患者进行综合性护理干预,能使患者获得充足的物质支持,稳定的精神支柱,使其心理压力得到缓解,提高患者生活质量。

另一个临床研究[18]是使用症状自评量表(SCL-90)和世界卫生组织生存质量测定量表简表(WHO QOL-BREF)对患者干预前后的生活质量进行评价。护理干预的方法是对肝癌患者进行常规治疗的同时给予生理、心理、社会的护理干预,具体包括:①提高患者对肝癌的正确认识;②心理干预;③饮食干预;指导肝癌患者的饮食应以高蛋白、高维生素、高热量为主,坚持多样化、均衡化、低脂化和易消化的原则,对肝功能损害、失代偿的患者应限制水、盐及蛋白质的摄入量;④睡眠干预;⑤药物治疗指导;评价方法:在对所有肝癌患者进行护理干预前和护理干预 8 周后,采用症状自评量表(SCL-90)和世界卫生组织生存质量测定量表简表(WHO QOL-BREF)对患者的生活质量进行评价。结果显示:护理干预前后肝癌患者症状自评量表(SCL-90)评价情况,症状自评量表(SCL-90)包括躯体化、强迫症状、人际关系敏感、抑郁、焦虑、敌对、恐怖、偏执、精神病性、其他(主要反映睡眠及饮食情况)10 个因子,采用 1~5 分的 5 级评分标准,得分越低表示自评越好。护理干预前后躯体化因子得分差别无统计学意义($P > 0.05$);强迫症状、人际关系敏感、抑郁、焦虑、敌对、恐怖、偏执、精神病性、其他(主要反映睡眠及饮食情况)9 个因子的得分差别均有统计学意义($P < 0.05$)。护理干预前后肝癌患者生存质量测定量表简表(WHOQOL-BREF)评价情况:生存质量测定量表简表(WHO QOL-BREF)包括躯体功能、心理功能、社会关系、客观环境 4 个维度,得分越高,表明生活质量越高。护理干预 8 周后,肝癌患者的躯体功能差别无统计学意义($P > 0.05$);肝癌患者的心理功能、社会关系、客观环境、总体生活质量得分均比干预前高,且差别均具有统计学意义($P < 0.05$)。本研究表明,对肝癌患者实施护理干预 8 周后,症状自评量表(SCL-90)中除躯体化外 9 个因子的得分均比干预前降低,生存质量测定量表简表(WHO QOL-BREF)的心理功能、社会关系、客观环境、总体生活质量得分均比干预前高,差异均有统计学意义,研究者认为实施护理干预后,肝癌患者的生活质量得到了明显的提高。

3. 膀胱癌 王卫红[19]等研究探讨全程护理干预对膀胱癌尿流改道腹壁造口患者的自我护理能力和生活质量的影响。方法是将 2008 年 1 月~2010 年 10 月,因膀胱癌(均经病理诊断证实)在本院泌尿外科住院接受膀胱全切、尿流改道、腹壁造口的患者 42 例。将 42 例患者根据手术时间先后排序,单号为对照组(21 例),双号为干预组(21 例)。分为组患者的文化程度、性别、年龄差异无显著意义。对照组给予术后常规护理和一般健康教育,如造口袋的更换、并发症的认识和预防,发放相关知识宣传小册,定期来门诊复诊。干预组从围术期开始延伸至出院以后,按制定的计划实施康复指导、健康教育等一系列全程护理干预,具体措施如下有:认知干预、情绪管理、家庭支持、实践指导、出院后指导。采用李凌江和杨德森编制的生活质量综合评定问卷,在两组患者术后 1 个月、术后 6 个月、术后 12 个月调查他们的生活质量以及并发症发生的情况,向患者说明测评目的和意义,由患者本人填写,对文化低不能理解或视力不佳者,由测量者逐条念出,让患者本人评定,测量者代为填写,测评表当场收回。结果两组患者术后生活质量指数随时间延长而增加($P < 0.05$),术后 1 个月两组的生活质量指数差异无显著意义,而术后 6 个月及术后 12 个月,干预组患者的生活质量指数均高于对照组。两组比较,干预组的自我护理能力和生活质量指数大大提高。结论:通过开展全程护理干预特别是出院后的护理干预,有利于患者早日康复,提高患者的生活质量和自我护理能力。

4. 乳腺癌 邢唯杰等[20]探讨个案管理护理实践对改善乳腺癌患者生活质量的效果。方法是收集乳腺癌改良根治术后患者 90 例,按所在病区分为试验组和对照组各 45 例,两组一般情况经统计学分析,差异无统计学意义($P > 0.05$),具有可比性。试验组接受为期 6 个月的个案管理护理实践,个案管理护理实践分为6个主要阶段①入院当日;②术前1日;③术后1日;④术后1个月;⑤术后3个月;⑥术后6个月。干预过程中,个案管理护士在工作时间保持手机畅通,接受患者的电话咨询,随时解答患者的疑问并进行记录。对照组住院期间,由其责任护士按照乳腺外科护理常规进行护理、教育与康复指导接受常规护理和随访。分别在术后第1个月、3个月和6个月进行生活质量各指标的测量,并采用重复测量方差分析和多因素方差分析,对各测量指标在半年中的变化及趋势进行统计学分析。本研究的主要观察指标为患者的生活质量,使用CARESSF测量。该量表用于评价癌症患者健康相关性生活质量,已在国外作为生活质量研究工具被广泛应用。2003年,胡雁等将其翻译为中文版并初步应用。该量表包括生理、心理社会、与医务人员的关系、婚姻关系、性功能5个维度共34个条目,各条目采用Likert5级评分,评定癌症患者在过去1个月内遭遇问题的严重程度,从"无""轻度""中度""较严重""严重"顺次给予0、1、2、3、4分。各条目得分相加计算总分,总分越高,提示患者的问题越严重,其健康相关生活质量越差。结果:两组干预前后健康相关生活质量总分比较,两组健康相关生活质量总分随时间的变化而变化,差异有统计学意义($P<0.001$);干预方法与干预时间之间存在明显的交互作用($P<0.001$),两组健康相关生活质量总分呈不同的变化趋势。根据多元方差分析进行简单效应分析,两组健康相关生活质量总分的基线值差别无统计学意义($P>0.05$),在术后1个月、3个月、6个月的差别均有统计学意义($P<0.001$),试验组在该3个时间点的评分均低于对照组。两组干预前后健康相关生活质量各维度得分比较:采用重复测量方差分析的方法,比较各维度得分的变化趋势。结果显示,干预后1个月、3个月、6个月,试验组在生理维度、心理维度、与医务人员关系维度的得分均好于对照组。生活质量各维度得分均随干预时间推移而变化;除婚姻维度外,各维度均表现出干预方法与干预时间存在交互作用,两组得分呈不同变化趋势,从均数的变化可知,试验组得分趋势显著低于对照组。这提示试验组患者生活质量好于对照组,尤其在生理、心理社会及与医务人员关系维度方面。本研究提示试验组患者生活质量总体优于对照组,除婚姻关系维度效果不显著外,两组在各维度3个时间点测量值间的差异均有统计学意义($P<0.05$)。结论个案管理护理实践能够提高乳腺癌患者的健康相关生活质量,尤其在生理、心理社会、与医务人员关系3个维度,针对乳腺癌患者应有条件地开展个案管理。

二、生活质量在评价护理干预心脑血管病中的应用

1. 心力衰竭 杨文笔[21]研究探讨综合性护理干预对慢性心力衰竭患者生活质量影响方法是将所有患者均符合慢性心力衰竭诊断标准,排除运动和语言功能有障碍的患慢性心力衰竭患者84例患者随机分为观察组和对照组。两组患者性别、年龄、病程、心功能分级、基础心脏疾病等方面比较,差异无统计学意义($P>0.05$),具有可比性。对照组患者实施慢性心力衰竭常规护理。观察组在对照组护理措施基础上实施综合性护理干预,方法有健康教育护理干预、饮食指导、运动指导、心理护理、出院指导。观察指标:采用生活治疗评定量表(SF-36)对两组患者干预前后生活质量进行评定。主要包括患者的躯体、角色、情绪、社会功能和总体生活质量方面评分。以上量表评分均由专门护理人员进行评定。结果两组患者干预前后生存质量评分情况。观察组干预后躯体功能、角色功能、情绪功能、社会功能、总体生活质量与对照组干预后比较,差异有统计学意义($P<0.05$)本文结果表明,观察组

干预后躯体功能、角色功能、情绪功能、社会功能、总体生活质量与对照组干预后比较,差异有统计学意义,说明综合性护理干预能够显著提高慢性心力衰竭患者生活质量,护理效果显著。

2. 心肌梗死　韩丽[22]探讨护理干预对急性心肌梗死(AMI)患者生活质量和应对方式的影响。方法是将112例AMI患者随机分为对照组和观察组,每组56例,两组患者年龄、病情、心功能分级、文化程度、合并慢性疾病等比较差异无统计学意义($P>0.05$),具有可比性。对照组患者给予常规护理,干预组在常规护理的基础上给予护理干预措施(包括健康教育、行为干预、心理干预、利用会谈,了解AMI患者对疾病及周围环境的应对方式,有针对性给予指导等)。效果评价包括生活质量评价,采用汉化版简明健康调查量表(SF-36),对两组患者生活质量进行评定。SF-36量表包括生理机能(PF)、生理职能(RF)、躯体疼痛(BP)、总体健康(GH)、活力(VT)、社会功能(SF)、情感职能(RE)、精神健康(HM)8个维度。应对方式评定采用医学应对方式问卷,该问卷用于调查AMI患者疾病过程中的应对情况,包括20个项目,各项目按1~4,分4级评分,分为面对、回避、屈服3个维度。得分越高,说明患者越倾向于使用该项应对方式。结果显示观察组患者护理干预后SF-36量表8个维度评分均较高于护理干预前($P<0.05$),且均高于对照组($P<0.05$)。护理干预对AMI患者应对方式的影响观察组患者面对评分高于对照组($P<0.05$),回避和屈服评分均低于对照组($P<0.05$)。提示:观察组患者多采用面对的应对方式,而对照组的患者多采用回避和屈服的应对方式。随着生物-心理-社会医学模式的形成,患者的生命质量已成为一个公认的疗效评价指标。生活质量被广泛用于评价慢性疾病的研究中,用于分析疾病的严重程度、转归、评价干预手段的效果。本研究经护理干预后,AMI患者躯体疼痛、总体健康、生理机能、生理职能、精力、社会功能、情感职能和心理健康评分均高于对照组($P<0.05$);观察组患者多采用面对的应对方式,而对照组的患者多采用回避和屈服的应对方式。表明护理干预能提高AMI患者的生活质量和应对方式,有利于患者病情恢复。

3. 脑卒中　赵雪萍等[23]探讨协同护理干预措施对脑卒中患者照顾者生活质量及照顾能力的影响。方法将105名脑卒中患者照顾者随机分为干预组(53名)和对照组(52名),干预组接受知识指导、技能指导及团体支持等形式的协同护理干预,对照组接受常规社区护理干预。评价指标①生活质量:采用Goldberg等编制的总体健康状况量表(general health questionnaire,GHQ-28)进行评价,该量表包括4个维度,分别为躯体症状、焦虑(失眠)、社会功能障碍和严重抑郁。②照顾能力:采用Clark等制定的照顾者照顾能力测量表(family caregiver task inventory,FCTI)。该量表共有25个条目,5个维度,分别是适应照顾角色、应变及提供协助、处理个人情绪、评估家人及社区资源、调整生活以满足照顾需要。按照不困难(0分)、困难(1分)、非常困难(2分)计分,总分在0~50分,分数越高,说明照顾者在照顾患者的过程中遇到的困难越多,照顾能力越低。以总体健康状况量表及照顾能力测量表,评价干预前和干预6个月时照顾者生活质量与照顾能力。结果干预前两组照顾者生活质量及照顾能力差异无统计学意义($P>0.05$);干预6个月时,干预组的照顾能力及生活质量显著优于对照组,两组差异有统计学意义($P<0.05$)。经重复测量方差分析,不同评估时间的生活质量评分差异$F=112.24$,$P<0.01$,照顾能力评分差异$F=14.55$,$P=0.01$;不同组间的生活质量评分差异$F=88.23$,$P<0.01$,照顾能力评分差异$F=36.18$,$P<0.01$。结论:协同护理干预措施能明显提高脑卒中患者照顾者的照顾能力,有效提高照顾者的生活质量。

4. 脑梗死　张慧[24]探讨了护理干预对脑梗死偏瘫患者生活质量的影响。方法是选择脑梗死偏瘫患者 64 例作为本次研究的入选对象,全部患者随机分为对照组和干预组,每组各 32 例。两组患者性别、年龄、偏瘫部位及原发基础疾病等一般资料比较,差异无统计学意义($P>0.05$),具有可比性。对照组应用常规护理,干预组在对照组的基础上从劳动能力、日常生活能力、健康状况、照顾及情绪等方面给予具体的护理干预措施。方法有心理护理干预、康复护理干预、出院健康教育。疗效评定选用生活质量指数表(QLI):2 组患者于治疗后的 3 个月采用 Spitzet-QLI 评定生活质量。QLI 主要评定患者过去一星期内的情况,包括 5 项内容,即 Spitzet-QLI 评分表从劳动能力、日常生活能力、健康状况、照顾及情绪 5 个综合评价患者各个时期的生存质量。疗效判定标准:显效:肌力增加 ≥3 级;有效:肌力增加 2 级;无效:肌力增加<2 级。研究结果显示两组治疗前后 QLI 评分比较可知,2 组治疗前 QLI 评分差异无统计学意义,治疗后 2 组 QLI 均明显提高,其干预组 QLI 评分明显高于对照组,2 组差异有统计学意义($P<0.05$)。2 组不同护理方法对肌力的影响干预组的肌力改善情况明显高于对照组,差异有统计学意义($P<0.05$)。以上说明对脑梗死偏瘫患者实施系统的护理干预措施,可显著改善患者的肢体功能。生活质量作为重要的指标已经被应用于对脑梗死偏瘫患者的康复评定,通过采取一系列的护理干预措施,消除了患者的悲观、焦虑不安情绪,树立战胜疾病的信心,使脑梗死偏瘫患者能够积极配合治疗,提高了患者的生活质量。

三、生活质量在评价护理干预其他系统疾病中的应用

1. 慢性阻塞性肺疾病　赵惠瑜[25]探讨护理干预对老年慢性阻塞性肺病稳定期患者生活质量的影响。方法:选择本院呼一区收治的老年 COPD 患者 76 例,按随机数字表法分为观察组和对照组各 38 例。两组患者年龄、性别、病情等一般资料经统计学分析,均无统计学意义($P>0.05$),具有可比性。对照组按常规护理,观察组在此基础上实施护理干预。护理干预方法包括心理护理、认知干预、氧疗干预、呼吸功能锻炼、营养干预、健康教育。生活质量评价在干预前和干预 6 个月时采用 St. George's 呼吸问卷(SGRQ)来评价 COPD 患者生活质量,SGRQ 问卷共有 35 个测评项目,包括日常生活 13 项,社会活动 7 项,抑郁症状 8 项,焦虑症状 7 项,每项行 4 级评分,从高到低依次评为 1-4 分,计算总分,分值越低,表示患者生活质量越高。结果两组干预 6 个月时 SGRQ 各项评分均比干预前有明显改善($P<0.05$),观察组改善程度优于对照组($P<0.05$)。从本研究结果可以看出,护理干预能显著提高老年 COPD 患者的生活质量,对延长患者生命、降低死亡率有重要意义,值得临床推广应用。

2. 烧伤　蔡英华[26]探讨综合康复护理对大面积烧伤患者的生活质量的影响。方法:将 2010 年 3 月~2011 年 3 月收治的 16 例大面积烧伤患者实施综合康复护理作为观察组,将 2010 年 3 月前只给予常规治疗的 16 例大面积烧伤患者作为对照组。对照组采取常规的治疗和护理,观察组在常规治疗和护理的基础上,由烧伤专科护士提供综合康复护理,即在患者住院的全过程中,运用护理程序,对患者的病情进行评估、诊断、计划、实施、评价。康复护理内容包括:协助功能锻炼、减少瘢痕增生和色素沉着、预防并发症发生、健康教育、心理护理、家庭教育、出院后随访。出院后 3 个月对患者进行生活质量问卷调查。采用烧伤健康专用量表(BSH-A),分析两组患者的生活质量。结果观察组患者的生活质量(躯体状况、理状态、社会状况、一般健康状况)的得分明显高于对照组($P<0.05$)结论综合康复护理模式可明显提高大面积烧伤患者的生活质量。

3. 类风湿关节炎　黎琴[21]等探讨护理干预对类风湿关节炎患者生活质量的影响。方

法:将 96 例类风湿关节炎患者按照干预时间分为短期干预组和长期干预组各 48 例,两组患者给予相同的药物治疗,包括消炎、止痛、理疗、中药熏蒸等。短期干预组在住院期间进行护理干预,长期干预组在住院期间及出院后共进行为期 3 个月的护理干预,干预的方法健康教育、功能锻炼指导、心理疏导、有效控制疼痛。观察 3 个月后两组患者生活质量。干预效果评价采用世界卫生组织编制的生活质量测定简表(WHO QOL-BREF)进行评价,该量表包括生理、心理、社会和环境 4 个维度共 26 个条目,得分越高,提示生活质量越高。所有患者在干预 3 个月后进行调查,采用定式问卷,统一指导语和填写方法,在调查人员的指导下由患者自己填写,确保问卷的准确性。结果 3 个月后两组患者生活质量测定简表生理领域、心理领域、环境领域及总均分比较差异有统计学意义($P<0.05$)。结论:长期护理干预为患者提供了多样化的干预方式,有助于改善患者的生活质量。

4. 精神分裂症 杨玲等[28]探讨综合护理干预对精神分裂症患者生活质量的影响。方法我院住院且均符合 CCMD2Ⅲ精神分裂症诊断标准的 80 例精神分裂症患者作为研究对象,按入院日期单双号随机分为研究组和对照组各 40 例。2 组患者性别、年龄及病程疾病类型差异无统计学意义($P>0.05$),患者至少有 1 名亲属陪同并接受干预。观察组在住院治疗期间同时予以早期社会职业技能训练、家庭支持和集体教育、心理干预等综合干预措施,对照组仅限于一般情况介绍,不实施早期综合护理干预措施。采用 PANSS 评定精神症状的有无和各症状的严重程度,该量表有阴性症状 7 项,阳性症状 7 项和一般精神病量表 16 项及 3 个评定攻击危险性的补充项目组成,每项按 1~7 级评分,得分越高,症状越严重。采用 GQOL I 评定患者的生活质量。该问卷为客观生活质量评估与主观生活满意度两个方面的自评问卷,包括躯体功能、心理功能、社会功能、物质生活态度 4 个维度和一个总体生活质量因子。然后对研究组进行综合护理干预,半年后再用 PANSS 和 GQOL I 进行评定并比较。结果 2 组患者 PANSS 评定结果显示在综合干预前 2 组患者的阴性症状、阳性症状、一般病理症状及 PANSS 总分差异无统计学意义($P>0.05$)。干预后研究组患者的阴性症状、阳性症状及 PANSS 总分明显低于对照组,差异有统计学意义($P<0.01$)。2 组患者 GQPL I 评分结果显示,在综合护理干预前 2 组患者的生活质量比较差异有统计学意义($P<0.05$),干预后研究组在躯体功能、心理功能、社会功能 3 个维度及总体生活质量因子方面评分均显著高于对照组($P<0.01$)。结论:综合护理干预有助于改善精神分裂症患者的精神症状,提高其生活质量。

5. 阿尔茨海默病 谭晓雪[29]探讨早期家庭护理干预对提高早、中期阿尔茨海默(Alzheimer's disease,AD)患者生活自理能力和生活质量的效果。方法将 52 例早、中期 AD 患者按随机数字法分为观察组和对照组,每组各 26 例。对照组患者采用常规出院指导,出院后不进行任何护理干预。观察组患者及照顾者进行 AD 疾病知识和护理技能宣教、心理护理、家居安全、康复训练等遵医行为的家庭护理干预。两组患者干预前后分别采用精神状态量表(minimental state examination,MMSE)、日常生活能力量表(activities of daily living,ADL)、健康状况调查问卷(SF236)进行评定。结果:干预后观察组患者 ADL 为(15.86 ± 3.81)分,SF236 综合评分为(578.3 ± 142.4)分,均高于对照组患者,差异有统计学意义($P<0.05$)。观察组患者 MMSE 得分为(16.12 ± 2.84)分,与对照组患者相比差异有统计学意义($P<0.01$)。干预后观察组患者在躯体健康、社会功能、躯体角色功能、躯体疼痛、心理健康、情绪角色功能、精力和总体健康 8 个维度及综合评分上与对照组患者的差异有统计学意义($P<0.05$ 或 $P<0.01$)。结论:有效的家庭护理干预可提高 AD 患者的生活自理能力和

生活质量,改善其心理调适能力,延缓了病情进展。

6. 便秘患者　宋玉磊等[30]探讨生物反馈治疗联合综合护理干预对功能性便秘患者的远期疗效,为临床护理干预的实施提供依据。方法采用问卷调查方式,对120例接受生物反馈治疗的功能性便秘患者进行回顾性分析,对患者生物反馈治疗前、后和随访时临床症状积分进行调查和比较,疗效评价:①临床症状、疗效及满意度。对FC的5个主要症状进行评分,各项评分之和为症状总积分评价生物反馈治疗的远期疗效;②生活质量。采用简明健康调查问卷(SF-36)对患者生活质量进行调查。该问卷包括36个条目,生理功能、生理职能、躯体疼痛、总体健康、活力、社会功能、情感职能、精神健康8个维度,每一维度得分在0~100分,得分越高生活质量越好。结果临床症状BF治疗后1~6年随访时,FC患者各症状评分和总积分均显著低于BF治疗前($P<0.01$),但排便困难、排便不尽感、粪便性状评分和总积分均较BF治疗后即时高($P<0.05$)。随访时,45.9%(50/109)的患者疗效很好,14.7%(16/109)的患者疗效好,10.1%(11/109)的患者疗效一般,总有效率为70.7%,总满意率为62.4%,而BF治疗后即时总有效率为93.6%(102/109),总满意率92.7%。随访时疗效、满意度较BF治疗后即时情况有所下降($P<0.01$)。生活质量状况随访时,FC患者SF-36得分除生理功能维度外,其他各维度得分均显著高于BF治疗前($P<0.01$);各维度得分较BF治疗后即时略低,但差异无统计学意义($P>0.05$)。

生物反馈治疗功能性便秘的远期疗效满意,但较即时疗效稍低。临床应用时不仅要重视治疗期间的护理干预,还应加强随访管理,鼓励坚持家庭训练,以提高远期疗效。本研究发现,家庭训练依从性是影响BF远期疗效的主要因素,BF作为一种行为疗法,其治疗过程更强调患者的主观能动性,患者是否坚持家庭训练,对于能否达到良好的治疗效果起关键作用。但由于人力、物力的限制,本组患者治疗后并未进行长期、规范的随访管理,导致患者家庭训练依从性下降,从而引起远期疗效的下降。这提示,护理工作者在FC的BF治疗中不仅要重视治疗期间的个性化护理干预,还应加强治疗后的随访管理,定期评估患者临床症状、心理状况及生活质量,疗效下降时及时给予相应指导和强化训练,以提高远期疗效。本课题组已初步研制了FC患者BF治疗的随访管理系统,进行信息化建设,为下一步长期规范的随访、远期疗效评价及护理方法的动态改进提供依据。

另一个有关功能性便秘患者生活质量研究是鲁萍[31]探讨自我管理模式的护理干预对社区老年功能性便秘患者生活质量的影响。方法:以某市76例社区老年功能性便秘患者为研究对象,采用随机数字表法分成干预组和对照组,各38例,干预组接受认知行为指导干预方法。认知行为治疗(cognitive behavioral therapy,CBT):CBT是通过改变患者对人、对己或对事的看法与态度来改善其所呈现的心理问题和系统健康教育如饮食、饮水护理;多运动,指导患者及家属多参加运动锻炼促进肠蠕动,例如:散步、上下楼梯、做体操、打太极拳等;排便指导;用药护理。对照组保持原来的生活方式不变,只接受社区常规老年人健康管理。评价工具选择便秘患者生活质量评估量表(the patient assessment of constipation quality of life,PAC-QOL)包括4个维度28个条目,即躯体不适(条目1~4)、心理社会不适(条目5~12)、担心和焦虑(条目13~23)、满意度(条目24~28)。评估时间为干预前及干预后3d内。干预前后采用便秘患者生活质量评估量表。结果老年功能性便秘患者通过社区护理干预后,干预组便秘患者生活质量评估得分低于对照组,差异具有统计学意义($P<0.01$)。干预组便秘患者干预后生活质量评估评分低于干预前,差异均具有统计学意义($P<0.01$)。对照组便秘患者干预前后生活质量评估评分比较,差异无统计学意义($P>0.05$)。社区护理干预能提高老年功能性便秘患者的生活质量结果显示,老年功能性便秘患者通过社区护理干预后,干预组患者的生活质量得分低于干预前,差异具有统计学意义($P<0.01$);对照组患者干预前后生活质量得分比较差异无统计学意义($P>0.05$)。通过社区护理干预后,干预组患者生活质量得分低于对照组,差异具有统计学意义($P<0.05$);干预前两组患者生活质量得分比较差异无统计学意义($P>0.05$)。通过护理干预缓解了便秘症状,减少了并发症的发生,加强了与患者及家属的有效沟通,得到了家庭的支持和监督,使患者感受到家庭的温暖和关心,能以积极的心态面对,削除了不良心理对疾病的影响;提高了患者的满意度,从而提高患者的生活质量。

7. 焦虑症 魏惜晨,赵艳红[32]探讨护理干预对焦虑症患者生活质量的影响。选取2009 年 9 月～2010 年 1 月本院住院患者。入组标准:符合中国精神障碍分类与诊断标准(CCMD-3)焦虑症诊断标准。共入组 62 例,采用随机的方法分为实验组 30 例、对照组 32例,两组间年龄、性别、文化程度、病程差异无统计学意义($P>0.05$),具有可比性。方法对照组给予精神科护理常规及药物治疗,口服抗抑郁剂药物治疗。实验组在对照组的基础上给予护理干预。包括心理护理、健康教育以及社会支持的指导。评定指标应用生活质量指数问卷[QL-JNDEX]进行评定。活动日常生活健康近期支持总体精神总指数。护理干预 4 周后两组患者生活质量评分比较 4 周后生活质量评分比较,实验组高于对照组,有统计学意义。影响焦虑患者生活质量的因素很多,有报道:焦虑症患病率很高,严重影响患者的生活质量,与精神知识缺乏、精神病患者受歧视、病耻感有关。本研究发现:通过护理干预可以提高患者对疾病的认识,便于护士观察病情,开展心理护理,增强患者社会支持系统,促进患者康复,达到提高生活质量的目的。

8. 老年腹膜透析 汤红玲等[33]探讨居家护理干预对出院后老年腹膜透析患者生活质量的影响。方法选择我科出院后的老年腹膜透析患者 62 例,随机分成实验组和对照组各31 例,对照组给予一般评估和常规护理干预,实验组在常规护理方法上给予定期随访、电话咨询及居家护理措施。根据国际生存质量量表(WHPQOL-BREF)中文版评价居家护理干预对老年腹膜透析患者生活质量影响。结果显示两组患者行腹膜透析前生活质量评估差异无统计学意义,透析治疗 12 个月后,除环境领域两组差异无统计学意义外,其余各领域以及生存质量主观感受、健康状况主观感受差异均有统计学意义($P<0.05$)。居家护理干预与患者生活质量密切相关,能明显改善老年腹膜透析患者的生活质量。

以上简要回顾了生活质量的测量在护理干预效果评价中的一些临床应用,但在此过程中没有讨论临床研究使用的方法质量学问题。因此在选择研究结果制定临床决策时,需要全面综合评价临床相关信息,并针对具体疾病运用严格的方法进行系统综述,再慎重作出决定。这也为在今后在科研工作中选择恰当的生活质量测量工具提供更有价值的依据。

(慈彩虹 编　李丹琳 审校)

复习参考题

1. 临床护理干预常用的文法有哪些?
2. 护理临床研究中常用的生活质量评估量表有哪些?
3. 护理临床研究中生活质量评价可以采用哪些方式?

主要参考文献

［1］万崇华．生命质量研究中的一些重要问题的商讨．中国行为医学科学,1999,8(1):66,67

［2］Elkinton JR. Medicine and the quality of life. Annals of Internal Medicine,1966,64(3):711~714

［3］WHOQOL Group. Study protocol for the World Health Organization project to develop a quality of life assessment instrument (WHOQOL). Quality of Life Research,1993,2:153~159

［4］Gotay CC,Moore TD. Assessing quality of life in head and neck cancer. Quality of Life Research,1992,1:5~17

［5］Fayers PM,Machin D. Quality of Life:The Assessing,Analysis and Interpretation of Patient-reported Outcome. England:John Wiley & Sons Ltd. 2007

［6］Rustoen T,Moum T,Wiklund L,et al. Quality of life in newly diagnosed cancer patients. J Adv Nurs,1999,29(2):490~498

［7］张茜,王玉环,张桂青．护理人员生存质量研究进展．护理研究,2009,23(20):1794

［8］方积乾．生存质量测定方法及应用．北京:北京医科大学出版社.2000.49~130

［9］刘婷婕,陈坤．生活质量量表在生活质量评价中的应用．中国临床康复,2006,10(26):114,115

［10］吕探云．健康评估．北京:人民卫生出版社.2002.173

［11］万崇华,罗家洪,杨铮,等．癌症患者生命质量测定与应用．北京:科学技术出版社.2007.228~230

［12］Marquis P,De La Loge C,Dubois D,et al. Development and validation of the patient assessment of constipation quality of life questionnaire. Scand J Gastroenterol,2005,(40):540

［13］赵贞贞,林征,林琳,等．中文版患者便秘状况评估量表在应用评价中的信度研究．中华护理杂志,2010,45(12):1124~1126

［14］王慧萍,陈京立．提高脑卒中患者日常生活活动能力的干预研究现状．中华护理杂志,2012,47(3):208~210

［15］王蓓,刘雪琴．生存质量量表在护理研究领域中的应用．护理研究,11,2005,19(11):84,85

［16］杨水秀,魏淑萍．家庭护理干预对伽马刀治疗肺癌患者生活质量的影响．护理学杂志,2012,27(9):84,85

［17］孙亚超,孟园,牛小霞．探讨综合护理干预对原发性肝癌经皮射频消融术后患者生活质量的影响．齐鲁护理杂志,2012,18:27,28

［18］肖烨．护理干预对肝癌患者生活质量的影响．中国医疗前沿,2010,5(9):82

［19］王卫红,费素定,杨金儿,等．研究探讨全程护理干预对膀胱癌尿流改道腹壁造口患者的自我护理能力和生活质量的影响．护士进修杂志,2011,26(15):1352~1354

［20］邢唯杰,黄嘉玲,陆箴琦,等．个案管理护理实践对改善乳腺癌患者生活质量的效果研究．中华护理杂志,2011,46(11):1053~1056

［21］杨文笔．探讨综合性护理干预对慢性心力衰竭患者生活质量影响．吉林医学,2012,33(5):1064~1065

［22］韩丽．护理干预对急性心肌梗死患者生活质量和应对方式的影响．全科护理,2012,10(7):626~627

［23］赵雪萍,薛小玲,苏翠红,等．协同护理干预对社区脑卒中患者照顾者生活质量及照顾能力的影响．中华护理杂志,2012,47(3):206~207

［24］张慧．护理干预对脑梗死偏瘫患者生活质量的影响．中国实用神经疾病杂志,2012,15(8):88~89

［25］赵惠瑜．护理干预对老年慢性阻塞性肺疾病患者生活质量的影响．中国医疗前沿,2012,7(1):63

［26］蔡英华．综合康复护理对大面积烧伤患者生活质量的影响．护士进修杂志,2011,26(19):1788~1789

［27］黎琴,黄如娇,于秀婷,等．护理干预对类风湿性关节炎患者生活质量的影响．护理研究,2011,25(2):431~432

［28］杨玲,李茹,郭平．综合护理干预对精神分裂症患者生活质量的影响．中国实用神经疾病杂志,2010,13(11):90~91

［29］谭晓雪．早期家庭护理干预对阿尔茨海默病患者生活质量的影响．解放军护理杂志,2010,27(24):176~179

［30］宋玉磊,林征,林琳,等．生物反馈治疗联合综合护理干预对功能性便秘患者临床症状及生活质量的影响．中华护理杂志,2012,47(6):485~487

［31］鲁萍．护理干预对社区老年功能性便秘患者生活质量的影响．护理管理杂志,2011,11(11):812~814

［32］魏惜晨,赵艳红．综合护理干预对焦虑症患者生活质量的影响．Journal of Qiqihar University of Medicine,2011,32(5):820

［33］汤红玲,朱赛香,林丽嫚,等．居家护理干预对出院后老年腹膜透析患者生活质量的影响．护理研究,2012,26(7):2011~2012

第十二章 循证护理与整体护理

学习目标

掌握 循证护理在护理程序中的应用;循证护理实践与护理程序、护理诊断实践过程。

熟悉 循证护理与整体护理、循证护理与护理程序、循证护理与护理诊断的关系。

了解 循证护理对整体护理的指导意义。

第一节 循证护理与整体护理概述

(一) 循证护理对整体护理的指导意义

循证护理(evidence-based nursing,EBN)作为一种新的临床护理观念和模式,现正渗入到护理的各个领域。随着循证护理的产生和护理专业的不断发展,EBN 的重要性越来越被卫生保健专业人员重视,对于临床护理研究和实践有着深远的意义。整体护理(holistic nursing)在我国是继功能制、责任制护理之后的一种新型的、系统的、科学的护理模式,是美国护理博士袁剑云教授根据美国护理发展经验,结合中国护理现状与需要设计提出的,是以系统理论为基础,以现代护理观为指导,以护理程序为核心,将护理临床业务和护理管理的各个环节系统化的工作模式,是新的健康观和在此基础上形成的现代护理模式最完整的实践和应用,具有较强的科学性,代表护理事业的进步和发展方向。整体护理是我国现阶段最主要和最重要适应生物-心理-社会医学发展的一种新型护理模式,其临床研究不断深入,但如何深化整体护理,循证护理实践是对传统临床护理模式和方法的挑战,是对现代护理学发展的挑战,将循证护理实践(evidence-based nursing practice,EBP)融入整体护理工作中,它不仅仅是一种理念,更是高科技时代护理顺应时代发展的必然产物,探讨循证护理对整体护理的影响,对于提高临床护理质量、促进护理事业健康发展具有重要的现实意义。

(二) 循证护理与整体护理实践原则一致性[1]

1. 人本观一致性 整体护理的中心理念就是要以患者为中心,从患者身心、社会、文化需要出发,考虑患者的健康问题及护理措施,解决患者实际需要,以人为本是整体护理最基本的内涵,这同样是循证护理的基本出发点。循证护理充分考虑患者的愿望、价值和原理,制定护理措施,其核心是以最佳证据为基础对患者开展和实施最佳护理工作,促进以人为本的整体护理开展,真正为患者提供全面、高质量的服务。

2. 整体观一致性 整体护理的内涵是把患者视为一个整体,从生理、心理、社会、文化、精神等方面考虑健康问题;护理服务应贯穿人成长与发展的各个阶段;护理对象从个体扩展到家庭和社区;护理制度、护理管理、服务质量、护士素质等是一个整体,全面考虑和提高。

循证护理的整体观体现人文性、艺术性、伦理性、社会性等因素,有生物-心理-社会整体护理理念,以患者的自觉感受与生命质量的改善为中心。循证护理整体观借助于循证医学中的系统评价,从宏观水平研究临床决策证据,更科学系统地评价患者的实际情况,对患者的个体特征,如性别、年龄、种族、健康情况、家族史以及医疗条件等进行全面考虑,根据患者所处的不同健康状态提供特定整体服务。

3. 护理原则一致性

(1)最优化原则:整体护理最终目的是根据人的生理、心理、社会、文化、精神等多方面的需要,提供适合个体的最佳优质服务,其实质是对护理对象实施高质量、全方位的护理,达到最佳的护理效果。循证护理的目的是给患者提供一个最可靠、可行的护理,最大限度地照顾患者,不管从定义、目的、核心思想、应用、要求和效果都体现了最优化原则,即以有价值的、可信的、科学的研究结果为证据,提出问题,寻找实证,对患者实施最佳护理。

(2)动态连续性原则:整体护理实践是以护理程序为基本框架,护理程序是一个综合的、动态的、连续的对护理对象进行主动、全面的达到最佳健康状态的具有决策和反馈功能的护理过程。EBP是一个动态发展过程,贯穿于护理活动始终。随着医学研究的进展,新的研究结果常常否定以前的结论,对临床问题的认识不断升华,疾病的干预措施在不断改进和完善中,证据的查询应用等都是动态和连续的过程。

(3)个体化原则:护理的个体化(individuallised patient care,简称IPC),不但对患者有利,且能提高护理工作的质量。患者有不同的社会、文化背景,根据不同患者和患者的不同特点和需要,采取因人、因病、因地的个体化护理方式,才能达到良好的护理效果。循证护理的核心是以科学为依据,制定与专家意见和患者意愿相符合的护理措施,从人群的角度了解某种治疗及护理措施的优缺点,将所获得的最好证据与患者的意愿相结合,充分体现个体化护理原则。

(4)效果评价原则:护理评价是护理程序的重要环节,护理效果(质量)评价为护理评价最重要的部分,是实施整体护理的保证。通过护理评价了解护理程序的实施效果,增强了护理人员责任心和工作的积极性、主动性,提高了护理质量。EBP要求护士在实践中做出最有价值的分析,并注重终末质量评审,通过效果评价促进整体护理有效实施。

(三)以循证护理为指导的护理模式是整体护理的深化与发展

整体护理自20世纪90年代初在国内普遍推行至今,其临床研究不断深入,在许多方面虽取得了新的进展,但怎样实施整体护理,用什么形式或手段来实现整体护理,如何深化整体护理,一直是我国护理界探索的问题。循证护理是使用可及的实证去保证临床处置的效果,其中心思想是以现有的最新、最好的证据来进行医疗和护理决策。按照循证护理的要求,了解患者的需要,并转换为可解决的问题。整体护理没有统一的标准和固定的模式,实现整体护理的途径可有多种,具体"模式"也不尽相同,南京医科大学第二附属医院将循证护理思想和方法用于指导整体护理临床实践,获得了较好的效果[2]。在循证护理思想指导下,以解决临床问题为出发点,为整体护理的有效实施发挥了重要作用。

(四)循证护理与整体护理的关系

1. 循证护理推动整体护理发展 整体观、环境、健康、护理是整体护理系统构成的基本要素,对护理实践产生着重大作用。循证护理要求考虑患者的价值、愿望和实际情况与整体护理的核心理念是一致的。循证护理是按照特定临床问题和治疗方法,全面收集所有相关的原始资料,并逐个进行严格评价与分析,从而得出结论的过程。这是一个提出问题和解决问题的过程,可作为临床护理决策的依据,运用循证护理能系统、科学地解决患者的实际问题,是对整体护理的补充和完善,随着循证护理的实施,必将推动整体护理的发展。

2. 循证护理加速医疗改革步伐 据浙江省杭州市第一人民医院国秀娣、曹晓联的调查表明:实施系统化整体护理后,患者的年平均满意度提高,医护费用并未增加。循证护理通过充分利用现有的研究资源,将证据应用于临床护理实践,避免重复研究和不必要的工作步骤及试验性治疗,减少实践中的变异性,降低低效率操作和试验干预的费用,提高护理质量和卫生资源配置的有效性,使护理实践在效率和效益方面双受益,具有较强的实用性。随着我国医疗改革步伐的加快,实施循证护理势在必行。

3. 循证护理是对传统护理的挑战 循证护理的倡导者 Nancy 说:"临床护士如果关心的是临床工作,那么必须涉及循证护理。"循证护理要求在严格的科学证据的基础上开展临床护理工作,以科学的护理方式促使经验向理论升华,为护理学的发展指明了方法论,使护理学科发展科学化。循证护理打破了传统的思维和工作模式,改变了护理人员以往按照习惯或凭借经验从事护理实践的方式。护士在循证护理实践中,将会提高临床业务技能、护理科研和评价能力及一定的统计学、文献检索、计算机等技能,提高护理人员的整体素质,对整体护理的实施、深化与发展起关键作用。

4. 循证护理实践是实现整体护理的有效途径 EBP 是依据科学证据为基础的临床实践,整合患者主、客观资料与科学研究证据为最佳状态,是一个系统的过程,需要一定的学术基础、合作氛围、协作网络、资料来源和实践验证的过程。这一过程规范了护理人员的行为方式和临床实践的思维程序,该程序由相互关联的四个连续的过程:循证问题(evidence triggered)、循证支持(evidence supported)、循证观察(evidence observed)、循证应用(evidence applied)组成,全过程呈螺旋式动态发展,最终达到持续改进护理质量的目的。循证护理要求护理人员有义务将获得的证据如实告知患者,都有哪些有效诊疗方法、不良反应及价格等,供患者根据自己的意愿和支付能力进行选择,体现和增加了对患者的尊重意识,使传统的护患关系发生了质的变化,增强患者自我意识和能力,实现有效的整体护理。

整体护理的深入发展是实施循证护理的机遇,对护理实践起着重大的作用。随着整体护理的深入,必将推动循证护理的实施,它克服了传统护理的弊端,整体护理以循证护理思想为指导,为患者提供最可靠、高质量、有价值的护理服务。循证护理要求考虑患者的价值、愿望和实际情况,补充和完善整体护理的不足。循证护理既重视护理者的个人经验、护理常规的应用,又指导护士去寻找护理文献中的证据,并评价其真实性、可靠性,以便确定最可靠的信息用于患者,与整体护理的核心理念是一致的,循证护理是整体护理的深化,是临床护理的重要组成部分,尤其对患有慢性疾病的患者更为重要。通过对大量文献、资料进行搜集和系统评价,找出有科学依据的证据,对各文献进行了证据分级,归纳分析了文献的观点,系统评价不够充分。只有全面提高护理人员整体素质,提供多个可供系统查询证据来源的数据库,才能进行全面检索,并对纳入的文献结果采用 Meta 分析等科学可靠的评价方法定量分析其实际意义,最后将科学可信的最新护理原则和护理手段应用于临床,结合个体实际情况,合理应用于每位患者身上,从而得到令人满意的疗效,证明在整体护理模式下实施循证护理的可行性、有效性,进一步阐明将二者统一的可行性。完成循证护理应建立在良好的整体护理运行中,循证护理才更具科学性、完美性,更能体现现代护理的真正内涵。循证护理与整体护理的关系,揭示循证护理对我国传统的临床护理实践及传统的护理带来的种种挑战,运用循证护理能够系统地、科学地解决患者的实际问题,是当今护理发展的新趋势,已成为 21 世纪护理实践的新标准。

第二节　循证护理与护理程序

(一) 循证护理与护理程序特点

1. 循证护理特点　在以往的护理工作中,护理者主要根据护理经验、护理常规和教科书来制定护理计划,其结果一些真正有效的护理方法因为人们了解不够而长期未被采用,而一些过时陈旧的护理方法被长期使用。循证护理是以证据为核心,指导护士去寻找护理文献中的证据,并衡量其真实性,以便确定相关性最好、质量最高的信息用于患者。循证护理既重视护理者个人临床经验、护理常规的应用,同时又强调采用现有的最好的研究证据,而这种研究证据产生于临床护理实践。护理人员在制定患者的护理计划时应将可利用的最适宜的护理研究依据;护理人员的个人技能和临床经验;患者的实际情况、价值观和愿望3 个要素有机结合起来,用现有的、最佳的研究证据去发现易被忽视、易危及患者生命的潜在的信息。同时护理人员必须有良好的专业技能和临床经验,对研究对象、研究方案、研究结果进行深入分析,并结合患者具体情况做出适当的判断和评价。对患者实施最佳护理,树立以研究指导实践、以研究带动实践的观念,促进护理学科的发展。

2. 护理程序特点　护理程序(nursing process)是指导护理人员以满足护理对象的身心需要,恢复或增进护理对象的健康为目标,运用系统方法实施计划性、连续性、全面整体护理的一种理论与实践模式。在护理程序中,主要包含着人、环境、健康、护理这四个基本概念,护理程序建立在这四个基本概念之上。在不同的护理模式(理论)中,这四个基本概念的含义注解并不一致;因而表现在护理程序执行上的一些差别。护理程序注重护理质量和护理过程的连续性,是系统化整体护理的基础和核心,是全面开展整体护理过程中所运用的一种科学思维方法。

(二) 循证护理与护理程序的根本宗旨

循证护理和护理程序根本宗旨是一致的,均体现了以人为本的原则。循证护理是在护理过程中将最新及最好的研究结果、护理人员的临床实践以及患者的选择三者结合起来考虑,制定最佳的护理方案为每例患者服务。其核心思想是谨慎、明确、理智地应用目前最佳的研究证据为每个不同健康状况的人提出护理的决策。而护理程序是一个开放系统,构成系统的要素有患者、护士、其他医务人员及医疗仪器设备、药品、资料等。这些要素既有自己的独特功能,又有通过相互作用和与环境的相互作用的特定功能,即给予护理对象计划性、系统、全面整体的护理,使其恢复或增进健康。循证护理与护理程序都提倡从患者的利益出发,为患者提供信息,让患者参与护理决策的制定,充分尊重患者的自身价值和愿望,将患者的健康放在第一位,以恢复或增进其健康为目标。

(三)"循证"概念对护理程序的指导意义

护理程序是系统化整体护理的基础,是一种以患者为中心,有计划地、系统地、科学地实施护理的程序,并且是综合的、动态的、具有决策性和反馈功能的过程,是整体护理的核心。护理程序作为系统化整体护理的基础和核心,注重护理质量和护理过程的连续性,是开展全面整体护理过程中所运用的一种科学思维方法。护理程序是将临床护理提高为专业角色的有效手段。它把整体护理理论,知识,经验和技术结合,通过科学的步骤展现护理专业的实践活动,贯穿于护理程序中,评判性思维和科学逻辑,是护理实践中重要的智力要求,是护理专业化的重要标志之一。完成循证护理应建立在良好的整体护理运行中,循证护理才更具科学性、完美性,更能体现现代护理的真正内涵。

(四) 循证护理基本程序与护理程序的关系

循证护理是验证护理有效性和提高护理科学性的一种重要的方法[3]。一个完整的循证护理程序包括:①针对患者提出护理健康问题;②检索相关的临床文献,找出可靠的证据;③评判性评价临床证据的有效性和真实性;④在临床实践中实施有用的研究结果;⑤对应用的效果进行评价。即提出问题、收集证据、评价证据、应用证据、证据的再评价。从而确认是否达到最佳成效或是否需要进一步研究。

护理程序作为整体护理的基础和核心,是全面开展整体护理过程中所运用的一种科学思维方法。其基本步骤包括评估、诊断、计划、实施、评价五个步骤。

评估是整个护理程序的基础,也是护理程序中最为关键的步骤。护理程序系统运行过程是由输入护理对象一切有关资料开始,通过系统的正确评估和决策,制定最优护理方案,经过独立的、创造性解决问题的过程,产生高质量的护理,改善护理对象的身心状况,提高其健康水平,然后对接受系统作用后的护理对象及其健康资料进行评价,最后将评价结果反馈回系统,以确定该次运行过程终止或继续。

循证护理和护理程序两者是相辅相成的关系。护理程序中"正确的评估和决策,制定最优的护理方案"。必须依赖循证护理。循证护理保证了护理程序科学高效的运行,而护理程序为循证护理的运用奠定了坚实的基础。循证护理充实了护理程序的内涵,使护理程序纳入科学、规范和有效的轨道;而护理程序为循证护理提供广泛应用平台。在护理程序中运用循证护理的思维模式是非常重要的。它可以促进护理决策的科学化;有利于护理学的发展;促进护理人员业务素质的提高,使他们紧跟科学发展水平;促进护理科学研究工作的进展;提高护理教学水平;使我国护理工作进入一个新的阶段。

(五) 循证护理在护理程序中的应用[4,5]

1. 评估及诊断阶段应重视证据的收集和评价 评估是整个护理程序的基础,包括收集资料和分析整理资料两个方面,评估也是循证护理收集证据的重要阶段。用循证护理指导我们的评估过程,可以使其更准确。循证护理要求评估过程不仅仅停留在我们已获得的评估信息,还要用"现有的、最好的研究证据"去发现易被忽视的信息。如:在与一类风湿关节炎患者交谈中发现该患者睡眠差已有半年以上,我们的评估不能只停留在这已知信息上,而要分析内在的原因,即是什么原因引起睡眠差:是家庭问题;是对自身疾病缺乏认识;是关节疼痛引起还是患者的性格所制。认识到这一点,我们就会在此基础上,通过试验研究、系统分析如对患者进行知识问卷调查、心理需求调查、个性问卷调查等,找出可靠的科学依据,提出一系列明确的、有条理的、有针对性的护理健康问题。

护理者主要通过与患者进行开放性的交谈、观察、护理体检、查阅相关的文献资料确定患者的问题,从而引出一个明确需要护理解决而且比较复杂的临床问题;进一步查找文献,采集证据;评价证据的真实性、有效性和有用性。例如,某患者,男,62 岁。因急性脑梗死入院,经护理体检发现,患者有发热这一问题(体温 37.8℃)。急性脑梗死患者合并发热会导致什么结果呢?如何解决这一问题呢?通过文献检索发现,RCT 证实,急性脑梗死合并发热(体温超过 37.5℃)的患者病死率为 11.28%,平均高于对照组(急性脑梗死体温正常组)的 3.74%;脑梗死体积明显大于对照组;生活活动能力(ADL)评分低于对照组。提示发热会使脑的缺血组织产生多种毒性因子,并使血流量异常加剧,加重损伤过程;同时影响脑细胞间的信号传导,加剧缺血性去极化,使脑梗死体积增大。另外使脑梗死患者的肢体功能障碍加重,影响患者生活质量等。因此有效的降温,使体温保持正常,会改善这一情况。该证据属于Ⅱ级证据,真实、可靠、有用。因此该患者需要解决的问题是有效降温,保持体温在正常范围。并将此信息告知患者及家属,共同商讨解决方案,并参与护理过程。

2. 在制订、实施计划阶段充分运用证据 计划是护理过程中的具体决策,是针对患者实施护理的行动指南。在制定计划中要充分运用证据,当收集到的证据并且通过评价知道其真实可靠而且具有临床意义时才能用于患者。循证护理最大的特点就是评价护理计划的有效性和安全性。如冠状动脉造影后穿刺局部出血问题的解决,是用压力绷带止血呢?还是用非压力绷带止血呢?两者效果如何?这就需要寻找证据,评价证据,再应用证据。不能盲目地决定采取哪种方法。从刘鹏等对 610 例冠状动脉造影患者进行 RCT 研究证实,有效的压力绷带应用对防止冠状动脉造影后局部出血有重要意义。根据此证据应该采取有效的压力绷带止血。

3. 评价阶段应注重应用证据的效果再评价 评价是将实施护理计划后所得到患者健康状况的信息与预定的护理目标逐一对照,按评价标准对护士执行护理程序的效果、质量做出评定的过程。这一阶段也是循证护理对应用证据的效果再评价的阶段。应用的证据是否有效,应以患者接受护理决策后的最终结果来判断。正如中国 EBM 中心刘鸣教授说:"循证医学特别强调医生在为每例患者确定医疗方案时,不仅着眼改善其症状,重要的是改善最终结局,如死亡、失能、生活质量以及患者的满意程度"等。循证护理也是如此,应以护理对象的最佳健康状态为最终目标。

第三节 循证护理与护理诊断

一、循证护理与护理诊断概述

(一)护理诊断概念的确认与发展

护理诊断是实行护理程序中的关键步骤,它起着枢纽作用,准确的护理诊断是制定护理计划、组织实施的根本保证。护理诊断一词是美国麦克纳斯(Mc-Manus)首先提出的。1973 年美国护士学会将其作为护事程序的一部分载入《护理实践的一般标准》一书,同期成立了护理诊断研究机构,并召开了第一次护理诊断会议,从 1973~1992 年北美共召开了 10 次护理诊断会议。20 世纪 50 年代护理诊断的概念是以临床诊断为依据。20 世纪 60 年代 Abdellah 等提出护理诊断是对患者所需解决的护理问题进行分析。20 世纪 70 年代 Gebbie 等认定护理诊断的焦点为患者的健康问题。20 世纪 80 年代以后比较统一的观点是"用护理方法手段解决患者部分或全部存在或潜在的健康问题"。他们认为护理诊断从结构上应包括三个部分:健康问题(problem)、病因(etiological)、症状与体征(symptom and sign)归纳为 PES 公式。1992 年北美护理诊断协会认为护理诊断是作为"对实际的或潜在健康问题/生命过程的个人、家庭和社会的反应,所作出的临床判断"。从 1973 年至今近 50 年来,护理诊断的概念由模糊变为清楚,是现代护理学向前发展的一个重要标志。1960 年,阿布德拉Abdellah 首先列出 21 项常见的护理问题作为护理诊断并在美国第一次护理诊断会议上提到承认。1980 年,护理诊断随着护理程序论由美国波士顿大学护理系李式莺教授在高级护理进修班授课时传入我国。1984 年杜益平在《中华护理杂志》上发表了《我们实行责任制护理情况介绍》,将她在临床工作中总结出来的护理问题初步归纳成 12 个方面,并列举了116 个共性问题名称。随后骨科、颅脑外科等专科护理诊断名称相继在众家"护理杂志"上刊登。1987 年护理诊断跟随微型计算机走向临床,为护理管理现代化开辟了新前景。护理诊断在落实护理程序,指导护理实践中起着重要的作用,它也成为当今护理探讨的热点。护理诊断在护理学发展中的地位十分显著,它是现代护理学发展的核心。

(二) 循证护理对护理诊断的影响

循证护理为临床护理提供了一种新的模式,它可以把临床问题进行系统的陈述、选择并严格评估科学证据,它把个人临床经验同外部所获得的最佳的证据结合起来,为临床决策和科研提供了真实有效的依据,因此循证护理从概念上属于一种决策程序和工作方法。如关于术前备皮的方式问题,目前文献报道术前备皮的方式有剃毛、剪毛、脱毛、局部皮肤清洁等,在决定采用哪种方式时应考察报道各种方式的文献科学性如何?采用各种方式的适应证如何?对术后发生伤口感染的影响如何?成本和效益之比如何?所在病房的条件适合于采用哪种方式?患者是否接受这种方式?只有经过这样的"循证"的过程,所做出的临床判断才最有利于患者的康复。

二、循证护理与护理诊断的关系

(一) 循证护理与护理诊断的区别

1. 循证护理与护理诊断二者基本理念不同 循证护理是新的医学模式下护理实践的工作模式,是伴随循证医学迅速发展起来的一种新的护理工作观念和思想方式,它为临床研究和实践提供科学的方法论,其本质是在确定护理实践中护理问题的基础上寻找解决问题的科学方法。护理诊断是实施以患者为中心的整体护理时,用科学护理程序工作方法为护理对象评估过程后的判断与决策,是护理程序的重要环节,是关于个体、家庭或社会对现存的或潜在的健康问题/生命过程反应的临床判断,其本质是通过评估确定护理诊断,是实施整体护理工作中重要方法之一。

2. 循证护理与护理诊断二者所包含的内容不同 循证护理的内容包括 3 个要素:护理研究证据;护理专业技能及临床经验;患者的价值和意愿三者的结合。通过循证护理的实施,从而取得最佳的临床护理效果。通过应用证据使最好的实践代替现有的实践,使得护理保持与最先进的技术和设备进步的一致性,保持护理学科的活力。护理诊断的内容包括3 个要素:健康问题,即护理诊断的名称;症状或体征,即健康问题有关的症状、体征;原因,又称相关因素,即导致健康问题的直接因素、促发因素、危险因素。

3. 循证护理与护理诊断二者的实践过程不同

1) 循证护理实践(evidence-based practice,EBP)过程包括 5 个步骤:①寻找临床实践中的问题,并将其特定化(focused)、结构化(structured);②根据所提出的问题进行相关文献的系统综述(systematic review),以寻找来源于研究的外部证据(external evidence from research);③对科研证据的有效性(validity)和推广性(generalizability)进行审慎评审(critical appraisal);④将所获得的科研证据与临床专门知识和经验(clinical expertise)、患者需求(patient's reference)相结合,即将科研证据转化为临床证据,并根据临床证据作出符合患者需求的护理计划;⑤实施该护理计划,并通过自评(self-reflection)、同行评议(peer、assessment)、评审(audit)等方式监测临床证据的实施效果。从临床护理问题出发,经过科学研究方法论证,提出临床护理的理论依据,通过系统评价在临床专家的指导下运用于临床护理。

　　2)护理诊断的实践过程:护理诊断即一个人生命过程中的重量、心理、社会文化、发展及精神方面所出现的反应的说明,这些健康问题的反应属于护理职责范畴,可以用护理的方法来解决。在实施整体护理运用护理程序过程中,提出并确定护理诊断,前提是建立在收集健康资料,评估健康状况的基础之上。功能性健康型态(functional health pattern)是Marjory Gordon 在 1982 年提出的一种护理诊断分类体系,它是以个体的各种功能(生理功能、心理功能、社会适应功能)是否能满足基本需要以及是否与内外环境相适应来判断个体或群体的健康状态。由于其实用和易于掌握,所以在国外临床上被广泛应用,作为护士收集、分析和整理资料以确定护理诊断的模式。在应用护理程序为患者进行整体护理时,首先要进行评估,了解对方的健康状态,判断对方有无健康问题,然后提出护理诊断。这就需要运用功能性健康型态的相关知识和护理专业基础知识,去收集资料、分析整理资料、得出结论。例如,面对一位风湿性心瓣膜病患者,首先应用功能性健康型态的模式去全面地评估患者的健康状态,发现由于心脏病的刺激,使患者的活动、运动、睡眠、休息、营养、代谢及自我概念等健康型态有健康问题。然后应重点评估其表现有健康问题的健康型态,分析其反应状态:如患者述说有日常活动后心慌、气促、胸闷及观察到患者有相应的表现,这些资料说明是患者的活动-运动型态发生了改变,根据所学的相关知识,知其处于活动无耐力的状态,从而提出护理诊断:活动无耐力,进一步收集资料知道患者的为心功能三级,根据所学专业基础知识进行分析:患者的心供血功能下降,不能满足日常活动时机体对氧及能量的需要,从而明确其相关因素为:与心功能不全导致日常活动时的能量供应不足有关。

　　护理诊断是从感性认识提高到理性认识,又经理性认识回到实践中去反复认识和完善的过程。患者从入院到出院,要经过认识疾病、治疗疾病和恢复疾病三个阶段,每个阶段有不同的问题,病情复杂,病程长者,往往护理问题比较多。护士应抓住不同阶段的主要问题,通过动态观察和效果评价及信息反馈确立新的护理诊断。护理诊断是护理程序的核心,是现代护理的专业性语言,是临床为患者实施整体护理的关键。对护理诊断的掌握和规范应用是现代护理为专业化护士提出的高层次要求。

　　(二)循证护理和护理诊断的联系

　　1. 护理宗旨一致性　循证护理和护理诊断均体现"以人为本"的护理宗旨。循证护理是在护理过程中将最新最好的研究结果、护理临床实践及患者的选择三者结合起来考虑,用最佳护理方案为患者服务。其核心思想是应用目前最佳研究证据为不同健康状况的人提出护理决策。而护理诊断程序是在对护理对象提供有计划性、有系统、全面收集患者资料和科学评估资料基础上,结合患者的身心需要对护理问题所做出的临床判断,是实践整体护理评的重要阶段。循证护理和护理诊断二者都是提倡从患者的利益出发,为患者提供信息,让患者参与护理决策的制定,充分尊重患者的自身价值和愿望,将患者的健康放在首位,以恢复和促进其健康为目标。

2. 实践模式共通性 循证护理是指护理工作者采用最佳的可获得的证据,结合自己的专业技能和经验,充分考虑患者的愿望和需求作出临床护理决策的过程。循证护理的实践程序是针对患者提出健康问题,检索相关的临床文献,找出可靠的证据,评判性的评价临床证据的有效性。在临床实践中实施有用的研究证据,再对应用的效果进行评价。

护理诊断是护士围绕如何及时发现、正确判断患者的护理问题而展开的一种临床思维活动,其过程的实施需要循证的理念和方法提供证据作为基础和支撑框架。诊断目的是解决患者的护理问题。因此,护理诊断是护士的主观意识对客观护理问题的内在规律的正确反映,它有着自己独特的思维内容和方法。护理诊断从评估护理对象一切有关资料的开始,通过系统的、正确评估和决策,制定最优护理方案,经过独立的、创造性解决问题的过程,产生高质量的护理,改善护理对象的身心状态,提高其健康水平。虽然循证护理与护理诊断实践过程不同,但从实践模式上看,循证护理与护理诊断是共通的。

3. 循证护理实践提高护理评估和护理诊断的效果 首先接触患者的是高级护士,评估通常从患者的面谈交流、体格检查、实验数据、实验结果的解释收集有的护理评估的信息,科学的证据和适当的解释来自于评估的每一步骤,循证实践模型有助于高级实践护士把评估过程整合为临床实践,使患者得到较好的护理,提高循证评估诊断的效果[6]。Free Article通过将循证实践原则应用于临床护理评估和护理诊断的研究,提出了一个有效框架结构[5]。循证护理实践使护士明确如何询问和评估有关的诊断问题,根据循证护理实践的实施,有助于提高和发展护士护理诊断能力,促进和提高护理诊断的准确性和精确性[6]。

目前我国采取的护理诊断来自北美发展护理诊断学会,很多的护理诊断不适应我国国情,护士理解、使用非常的困难。有专家提出尽快成立我国的护理诊断研究组织,从我国的实际出发,采用循证的方法,从循证护理的角度,对引进的护理诊断作出取舍和发展,使之与我国的国情和护理总体水平相适应。循证护理模型促进和改善护理诊断的准确性和精确性,因此在护理诊断实践中,运用循证护理对护理诊断实践具有重要的指导意义。

4. 循证护理提高护理诊断决策的科学性 护理实践因其复杂多变而多靠经验的积累与总结,护理人员在处理疑难问题时,往往由于缺乏足够证据,护理计划的制定与实施不免带有经验性、不确定性及变异性。循证护理强调以证据为基础,在新的医学模式影响下,护理学研究的对象已从单纯的生物人转向生物、心理和具有社会属性的人或人群,能建立专题进行系统的文献回顾、资料分析与评价、临床连续性和动态性的观察或对比研究,并结合专家经验、患者自主选择,护理人员可以制定出有效的、个性化的护理方案。同时,因为循证护理始终遵循实证的工作方法,便于发现个体疾病最新的、最佳的护理手段。

循证护理的实践既重视个人临床经验,又强调采用现有的、最好的研究证据,这就要求护理工作者在护理过程中不但要准确地掌握患者现存的不健康信息,确定护理诊断,制定护理计划,完成护理过程,而且要求护理诊断不能仅仅停留在临床上已观察到的已知信息,还应当用现有的、最好的研究证据去发现易被忽视、易危及患者生命的潜在信息。循证护理可以从真正意义上保证和维护护理决策的科学性。

三、循证护理与护理诊断实践

胡祖芬[7]通过对一高血压脑出血患者,用循证护理指导护理诊断实践,具体如下。

患者,男72岁,高血压脑出血入院,体温37.5℃,脉搏120次/分钟,呼吸30次/分钟,血压260/120mmHg,昏睡状态,呼吸道明显痰鸣。临床诊断高血压脑出血。医嘱抗感染、供氧、脱水、降压剂等。护嘱特别护理。在按医、护嘱指导下,紧急地救治过程中,在临床护理实践日记中,初拟护理诊断:①有处理方案不当/无效的危险(P),与对疾病多变因素知识缺乏有关(E);②有呼吸道不畅供氧无效的可能(P),与昏睡呼吸道分泌物阻塞、氧刺激黏膜充血分泌物增多、呕吐物清理不彻底有关(E)。结果,在救治中,患者多次出现烦躁,口唇发绀,血压170/80mmHg,脉搏120次/分钟,呼吸急促等,笔者意识到这可能与降压过快及呼吸不畅有关,经医生同意调低降压幅度,多次清理并更换给氧导管后,患者血压回升至210/100mmHg,脉搏92次/分钟,呼吸道管道通畅,呼吸频率平稳,22天痊愈出院。通过这一实践,深深地体会到,要做到科学准确的护理诊断,不仅要有扎实的临床经验,更要不断地加强学习,掌握新的科技信息。尽管国内外已有66个健康问题及128个护理诊断规范条目作依据,但都包括不了疾病不同阶段多发因素的判断难题。继往高血压脑出血,投与降压剂时,而不知道降压降到何种程度才有益于治疗。笔者对这一患者能够比较正确地初拟护理诊断,只是在循证护理学的启示下,先后翻阅了李氏报告,降压在20%~30%是最佳值,降压在20%以下,30%以上的死亡率大于对照组。在25例供氧患者中,22例(88.0%)有供氧导管阻塞,其中脑出血者最短60分钟,最长100分钟即输氧管道阻塞。也就是这一科学的证据与信息,应用于临床实践中,才改变了以往经验护理方法,取得了成功。实践经验表明,循证护理学能够使护理初拟试验,仅是护理诊断五种类型中的一种,四种陈述方法中的一种,对这些类型及陈述方法的应用,还有待于在今后的护理程序的实践中,不断加强学习,以循证护理学为指导,将护理诊断这个重要而又薄弱的环节,提高到一个新的水平。

护理诊断是护士围绕如何及时发现、正确判断患者的护理问题而展开的一种临床思维活动,其目的是解决患者的护理问题。因此,护理诊断是护士的主观意识对客观护理问题内在规律的正确反映,它有着自己独特的思维内容和方法。

(慈彩虹 编　王新田 审校)

复习参考题

1. 你是如何理解循证护理与整体护理的关系?
2. 循证护理与护理程序、循证护理与护理诊断的关系如何?
3. 如何将循证护理的方法运用于整体护理的实践环节?
4. 怎样将循证护理实践过程与护理程序、护理诊断实践过程有机结合?

主要参考文献

[1] 王新田,刘雅莉,杨克虎. 循证护理融入整体护理的理性思考. 护理学报,2010,17(2A):10~12

[2] Choi Y-J, Lee K-J. Evidence-based nursing:effects of a structured nursing program for the health promotion of Korean women with Hwa-Byung. Arch Psychiatr Nurs 2007,21:12~16

[3] Arch Psychiatr Nurs. 2007,21(1):12~16

[4] 李瑞英. 试论循证护理与护理程序. 护理学杂志,2004,19(9):17

[5] Munro N. Evidence-based assessment:no more pride or prejudice. AACNC lin Issues,2004,15(4):501~505

[6] da Cruz Dde A, de Mattos Pimenta CA. Evidence-based practice applied to diagnostic reasoning. Rev Lat Am Enfermagem, 2005,13(3):415~422

[7] Levin RF,Lunney M,Krainovich-Miller B. Improving diagnostic accuracy using an evidence-based nursing model. Int J Nurs Terminol Classif. 2004,15(4):114~122

第十三章 循证护理与护理评判性思维

循证护理为现代高级护理提供了新的思维模式,其科学性、有效性已经得到了广大护理工作者的认可和推广。临床护理工作者在实施循证护理中只有注重科学性的评判性思维(critical thinking)的应用,才能提高循证护理的科学性、有效性和安全性,促进护理学科的发展。

第一节 护理评判性思维的概述

评判性思维从 20 世纪 80 年代初评判性社会理论被引入护理,经过多年的发展,评判性思维(critical thinking,CT)已成为当今国际护理中的研究热点之一。国际护理界已通过大量研究证实评判性思维在护理教育、临床实践及护理科研中的重要意义。评判性思维是临床决策和解决问题的思维基础,是护理职业能力的重要组成部分[1]。

(一)评判性思维的概述

1. 评判性思维的由来 评判性思维(critical thinking,CT)也有学者译为批判性思维。其概念源于 20 世纪 30 年代德国法兰克福学派创立的一种评判理论,所提倡和主张的是一种科学的思维方式。早在 2400 年前,苏格拉底就曾经对评判性思维进行过解释和探究[2]。早在先秦时期,中国即开展了有关评判性思维的雏形研究,虽未正式提出这一术语,但评判性思维的理念一直融合于墨家思想,在与儒家、道家、名家及其他学派进行论辩的过程中,对各家各派的主张进行理性审查,对他们的论证进行分析和评估,形成了墨家的评判性思维[3]。"评判的"(critical)源于希腊文 kriticos(提问、理解某物的意义和有能力分析,即辨明或判断的能力)和 kriterion(标准),该词暗示发展"基于标准的有辨识能力的判断"[4];而"思维"一词则要求有分析、综合、抽象、概括和对比等具体的过程。

2. 评判性思维的概念 对目前仍有影响意义的定义主要有评判性思维作为一个技能的概念可追溯到被称为"现代评判性思维之父"的杜威(Dewey)[5]的"反省性思维",指能动、持续和细致地思考任何信念或被假定的知识形式,洞悉支持的理由以及它所指向的进一步的结论,这个定义可以作为评判性思维定义的最早雏形;1946 年,格拉泽(Glaser)[6]将评判性思维定义为"对问题进行深入思考的态度倾向性;对进行逻辑性质询和推理方法的了解,以及应用以上方法的一些技能",他认为评判性思维是态度、知识、技巧的综合体,并以此为理论框架设置了评判性思维评价工具,该观点在教育学、心理学领域得到广泛认同,也被大多数护理研究用来作为指导工具。美国评判性思维运动的开拓者恩尼斯(Ennis)[7]

早在 1962 年就开始认真探索评判性思维的概念,其新近的表述为"为决定相信什么或做什么而进行的合理的反省和思维",他的观点认为评判性思维者既要有评判能力又要有评判性人格特质,该定义至今仍被广泛使用;1990 年,美国哲学协会(American Philosophy Association,APA)在 Facione[8]的倡导下运用德尔菲(Delphi)方法,即反复询问调查+专家意见+直观结果的方法,最后得出专家一致同意的评判性思维基本定义,即评判性思维是一种有目的、自我调整的判断过程,包括阐述、分析、评价、推理及对证据、概念、方法、标准的解释说明,或对判断所依据的全部情景的考虑。至此,评判性思维的一般定义初步形成,其概念得到了一个相对全面的诠释,对评判性思维教育和评价起了很好的指导作用。

近年来,以下几个定义被护理研究者使用较多。1993 年,Paul[9]将评判性思维定义为有目的的思考,突出思维的控制性和目的性,思考者习惯性地对各种规范和学识有系统地进行思考并指导思维的建构。1994 年,Ford 和 Profetto[10]认为知识、评判性反思和行为是评判性思维的关键概念,认为评判性思维技能超过了评判性反思过程中的问题解决,假定知识和行为之间是互相作用的关系,评判性反思就是两者的中介。在此模式中,知识受到社会大环境条件的影响,包括潜在的假设和意识形态。2000 年,Chaffee[11]将评判性思维定义为"通过仔细检验思维过程来促进和清晰我们的理解,以获得对世界的感知"。2004 年,Alfaro[12]认为评判性思维技能是可以发展的思维和任何一种技能一样,可以由个体先天得到或习得,并有他们自己的风格可以由顿悟、训练、反馈和自觉实践来促进。

3. 评判性思维的特点 ①主动性:在评判性思维中,我们不是被动地等待,更不是消极地接受刺激,而是积极地参与到相应的活动中去;不是被动地听候指示,而是建设性地思考评判性思维在护理工作中的应用并做出自己的判别。②独立性:评判性思维不是人云亦云,随声附和,也不是自我思维的重新阐述,而是对自己和他人思维所作的有个性的、独立的思考,采用评判性思维进行具体分析,做出自己独立的评判,然后决定采纳或拒绝。③反思:评判性思维不像理性加工活动,它以创新为宗旨,它是对思维的再思维。我们利用评判性思维加以审查,对思维的反思,对于做出决策、明晰思维、正确推论有着十分重要的意义。④全面审查:全面审视使我们的评判性思维能经受评判。⑤有说服力的评判:评判性思维并不单单是要发表个人的看法,更主要的是必须有充分的理由和根据进行评判。

总之,评判性思维是一种自主性思维,具有不受约束的潜力,评判性思维者不被动接受别人的意见,在分析确定哪种意见权威可信后才接受,他们有自己的想法,不容易被操纵,不会盲目地被周围人引导。

(二) 护理评判性思维

1. 护理学领域的评判性思维定义[13] 虽然美国哲学协会对评判性思维已经作出具体基本统一的定义,但应用到护理这个特殊专业,还难以得到普遍的认可或难以被用于指导实践。因此,如果要使评判性思维具有护理学科的特点,就必须从护理的角度来重新定义评判性思维。Kataoko,Yahiro 等认为护理学科中的评判性思维是对护理问题解决方法的反思和推理过程。其中包括护理者的态度、技能、专业知识、经验及标准等 5 部分。1994 年,护理界 Chaffee 为评判性思维下定义为:一种积极的、有组织的、用于仔细审视自己和他人思维的认知过程。同年,Kataoko-Yahiro 和 Saylor 提出护理学科中的评判性思维是对护理问题解决方法的反思和推理过程,着重于决定相信什么或做什么,其实这就是 Ennis 理论在护理情境上的运用,目前这一定义在护理文献中被引用较多。1997 年,Oermann 将护理评判性思维定义为有效的临床问题解决和临床决策的思维过程,该定义侧重于思维的结果部分,因为护理人员在实践中必须将思维转化为行动,这才是思维的最终目的。1999 年,美国护理学者 Alfaro-LeFevre 提出护理专业的评判性思维的定义是一种有目的的、指向目标的思维能力,这种能力以科学的原理和方法作为基础,依据实际情况做出判断。2001 年,Scheffer 等[14]使用 Delphi 法进行一项研究,确认了护理评判性思维的本质。护理评判性思维是专业责任和品质护理的基本构成。护理评判性思维者实践者分析、应用标准、识别、寻求信息、逻辑推理、预知和知识转化的认知技能。此意见使评判性思维定义由概括性的定义转化为能应用于护理专业实践中,并能作为反思的期望标准的评判性思维能力的定义。2002 年,McDonald[15]将评判性思维描述为:具有专业特殊性的反思推理,它能够指导决策过程,即在特定的条件中做什么和相信什么。中国学者陈保红等认为[16]评判性思维首先是一种理性思维;评判性思维理论是一个完整体系,包括知识、经验、认知技能和态度倾向 4 个基本结构要素;反思和推理是评判性思维的实质过程;决策是护理评判性思维的核心目的;护理程序是评判性思维的应用工具。这个解释充分展现了护理评判性思维的特点。国内的大多数护理专家和学者都普遍认为:护理实践中的评判性思维应体现在整个应用护理程序的过程当中,思维的最终目的是正确地作出临床判断、护理决策和解决护理问题。

2. 护理批判性思维能力的评价方法 护理专业中应用较多的有加利福尼亚评判性思维倾向特质量表(californic critical thinking dispositions inventory. CCTDI)、评判性思维能力量表(CTDI-CV)、Watser 评判性思维评价表(walson gloser critical thinking appraial,WGCTA)和加利福尼亚评判性思维技能测量表(californic critical thinking skill test. CCTST)。

(1)加利福尼亚批判性思维特质量表[17]:批判性思维特质即个体进行批判性思维时的态度,是推动个体在知识和技能上学习的驱动力。加利福尼亚批判性思维特质(california critical thinking disposition inventory,CCTDI)量表是由 Facione 于 1992 年发表的进行批判性思维的测评。CCTDI 共分 7 个维度,分别为:开放思想(open-mindedness)、寻找真相(truth-seeking)、分析能力(analyticity)、系统化能力(systematicity)、求知欲(inquisitiveness)、自信心(self-confidence)及成熟度(maturity)。每一维度的条目 9~12 个,每个条目按 6 个等级记分(从非常赞同到极不赞同)。测试时间不得少于 20min,各维度的正向特质分数切点(cut-offindicator)为 40 分,得分少于 40 分者则显示批判性思维情感倾向较弱,得分大于 50 分者表明具有强烈的批判性思维特质;总分范围 70~420 分,280 分是问卷总得分的切点,≥280分表示具正向的批判性思维特质,≥350 分被认为批判性思维特质较强;280 分以下则认为批判性思维特质较弱,当分数低于 210 分时,则表示明显缺乏批判性思维特质。Facione 于1992 年对 164 名学生进行调查,以检测量表的内在一致性信度及结构效度。各子量表的因素负荷量为 0.387~0.528,都大于 0.3,Facione 认为虽然开放思想(0.407)与分析能力(0.387)两因素的负荷值欠佳,但与整体具有较好的内在一致性,故仍保留于量表内,总量表的 Cronbachs α 系数为 0.91,各个特质的 Cronbach's α 系数为 0.71~0.80。1994 年作者再次测试 1019 名大一学生,显示总量表的 Cronbach's α 系数为 0.90,各个特质的 Cronbach's α 系数为 0.60~0.78,与第 1 次调查结果相符,显示量表具有较好的内在一致性信度及结构效度。中文版 CCTDI 由彭美慈译出,并进行信效度检测,结果表明,中文版 CCTDI 具有良好的信效度(Cronbach's α 系数为 0.90,特质的 α 值为 0.54~0.77,内容效度 0.89)。

(2)Watson-Glaser 批判性思维评价表:Watson-Glaser 批判性思维评价量表(Watson-Glaser CT Appraisal,WGCTA)WGCTA 于 1980 年由 Watson 和 Glaser 共同编制,它测试批判

性思维认知技能,即推理、假设的认可、演绎、解释、论述评价 5 方面,量表重测信度 0.73,分半信度 0.69 ~ 0.85,内部一致性 Cronbach's α 系数为 0.74 ~ 0.81[3]。朱秀丽[12]检验了中文版 WGCTA 量表的信效度,结果显示,Cronbach's α 系数为 0.70,实证效度较理想,此量表可作为我国批判性思维能力评价的正式量表。

WGCTA 在护理领域的研究中被广泛引用,主要包括:①评价课程项目对护生思维能力的作用,Brown 等[18]以 WGCTA 量表为评价工具,比较了不同的本科项目对学生批判性思维能力的影响;②测量批判性思维与其他变量因素的相关性,如护生的临床能力、逻辑推理能力、护士认证考试的通过率;③将 WGCTA 用于教学方法效果评价的文献报道较少,但有研究者将此量表用于教学策略对批判性思维能力发展的效果分析,如教师问题水平与批判性思维的关系、学习型态与批判性思维的关系等。

(3) 加利福尼亚批判性思维技能测试量表:加利福尼亚批判性思维技能测试量表(california critical thinking skills test,CCTST)是由 Peter Facione 于 1990 年编制,用于评价批判性思维技能,测试内容覆盖 6 个核心技能,量表的内部一致性 Kuder-Richardson 值为 0.68 ~ 0.70;其内容从德尔菲批判性思维的概念范围内选取,因此有较高的内容效度。此外,据研究证实此量表得分高低与学生的平均成绩级点分数、学习能力倾向测验、WGCTA 及 CCTDI 结果呈高度相关性,具有良好的准则效度。CCTST 可应用于护理教学方法的效果评价、护理学生批判性思维能力调查、不同课程项目的结果评价。Saucier[19]将 CCTST 用于评价计算机辅助病案分析与手写病案分析两种教学方法的效果比较;Profetto-McGrath[20]将 CCTST 与 CCTDI 应用于不同年级护理学生的批判性思维能力调查;Spelic[21]以 CCTST 为评价工具,对 3 种类型的护理本科项目中的护生批判性思维能力进行了纵向调查。

(4) 评判性思维能力量表:评判性思维能力测量表(CTDI-CV)是由香港理工大学彭美慈[22]等翻译和修订的评判性思维能力测量表(CTDI-CV),其中文版本有 70 个条目,分别测试评判性思维的 7 个维度:寻找真相、开放思想、分析能力、系统化能力、评判性思维的自信心、求知欲、认知成熟度。每个亚类有 10 个条目,计分为 10 ~ 60 分。亚得分 ≤30 分,表明没有相应的评判性思维能力;各亚类有相应的评判性思维能力的最小认可分为 40 分,>50分表明相应的评判性思维能力强。CTDI-CV 总分为 70 ~ 420 分,得分>280 分表明有正性评判性思维能力;>350 分表明评判性思维能力强。评价护生实习前后评判性思维能力得分的变化。经彭美慈等研究证实,CTDI-CV 的内容效度系数为 0.90,各亚类效度系数为 0.54 ~ 0.77。与中文版 CCTDI 相比,护生可以更好地理解题项语意。此外,CTDI-CV 简化了 CCTDI 的计算得分程序,其内部一致性也较高,总内容效度为 0.89,总量表的内在一致性系数为 0.90,7 个特质的 α 值为 0.54 ~ 0.77,更能确切地反映中国学生的批判性思维能力,此后国内护理领域的批判性思维研究多采用 CTDI-CV 量表。

我国学者夏素华等在复习大量文献的基础上,基于 CCTST 和 CCTDI 的理论框架,编制了适合我国国情的测定护理专业学生的 CT 问卷,从 CT 能力、CT 倾向和专业价值观 3 个方面去测定,更符合护理专业的特点,具有较高的信度和效度。

第二节　循证护理与评判性思维

一、循证护理对评判性思维的重要意义

循证护理是应用科学思维将最新科研成果作为依据指导护理实践,并强调以患者为中

心、以证据为基础以及要求患者积极参与的科学思维和工作方法。循证护理的思维方式不同于传统临床思维模式,它以解决临床问题为出发点,提出一整套的,在临床实践中发现问题、寻找现有最好证据、评价和综合分析所得证据及正确应用结果,以指导护理决策的理论和方法。评判性思维要求护理人员在职业活动中表现出有分析评判的精神、有根据的怀疑、创造精神和对事物进行研究的态度;懂得根据从不同信息源获得的信息的能力。但通过调查发现,大部分护士在评判性思维方面,有质疑的特点,在工作中能够根据实际情况提出问题,但是在发现问题时,往往不能独立性地思考、否定权威、进行科学的求证,仍然停留于经验式地解决问题,阻碍了循证护理实践活动。循证护理强调主动学习,将机械被动学习转变为主动求索,注重循证的学习思维的培养,要求护理人员在护理实践中寻找和利用最好的科学证据,根据研究对象、研究方案、研究结果及患者的具体情况做出判断和评价,这就要求护理人员具有一定的评判性思维能力。这种思维有助于不断地产生问题,从而不断激励创新,其成果在解决问题的同时又成为新的证据,充分体现了以问题为中心的思维。正是这种思维方式,培养护理人员自主学习、评判性地接受新的研究成果,自我更新知识的能力和创新意识对评判性思维的养成起着重要的作用。

二、循证护理与评判性思维的关系[23]

(一) 循证护理对评判性思维的培养起着重要作用

循证护理是一种自我否定,不断完善,寻求实证,科学的护理观。其基本程序是针对每例患者提出健康问题,检索相关的临床文献,找出可靠的证据,评价临床证据的有效性和实用性;根据研究结果采用有效的方法付诸临床实践,并对应用效果进行评价。

1. 循证护理为护理人员提供了正确的逻辑思维方式 循证护理要求用评判的眼光去审视护理中的常规做法及理论,将科学的实验与传统理论有机地结合,积极倡导和实践一种用实证来决策的思维模式,即树立循证理念,评判性地接受新的研究成果,客观地看待权威意见,强调在临床实践中正确评估和应用各种证据,将评判建立在证据的基础上,以科学方法获得的经客观评价的临床证据为依据,对以往的观点、理论、结论、护理方法、措施等重新认识,而不是墨守成规、机械地按教科书或经验来确定护理计划和活动。应用循证护理理论可以培养学生在临床工作中理解、应用和实践循证护理的能力,是提高学生评判性思维能力的有效途径。Angel 等对 142 名护理专业学生采用以循证为基础的课程模式教学,结果表明循证模式提高了学生获取知识、临床决策及评判性思维的能力,用评判的技巧和态度分析问题、找出证据、查阅文献、经过理性思维、做出正确判断、采取最佳的护理措施。

2. 循证护理为护理实践提供了评判性思维的正确方法 这种评判性思维的正确方法就是循证护理实践的"五部曲",即高级护理实践程序:提出问题、检索文献、严格评价证据、应用最佳证据做出临床决策、评价实施结果。它充分调动了护生学习的主动性,培养了护生的自学能力、信息查询、评价与应用能力、针对问题进行推理和分析的能力,使护生学会并养成自我设疑、思考、分析问题的习惯,有助于护生评判性思维能力的提高,从而从整体上提高医疗质量和临床学术水平。

(二) 评判性思维对循证护理实践具有重要作用

评判性思维对于实践循证护理非常重要,它的发展过程能够帮助护理人员形成实践循证护理所需的技能和性格。陈向韵[8]认为,护理人员在实施循证护理时必须具有一定的评判性思维能力。合理质疑、善于发现问题、用科学的方法解决问题是实施循证护理所需要的,也正是具备评判性思维的特点之一。与循证思维相关的在护理实践中质疑和求证问题的能力其实是一种评判性思维的能力。评判性思维对护理人员实施安全的、能胜任的、熟练的临床护理实践十分重要,评判性思维应贯穿于实践循证护理的整个过程。实质上,评判性思维是循证护理每一过程不可缺少的组成部分,循证护理实践就是评判性思维的运用过程。评判性思维要求护理人员在职业活动中表现出有分析评判的精神、有根据的怀疑、创造精神和对事物进行研究的态度;懂得根据从不同信息源获得的信息的能力。但通过调查发现,大部分护士在评判性思维方面,有质疑的特点,在工作中能够根据实际情况提出问题,但是在发现问题时,往往不能独立性地思考、否定权威、进行科学的求证,仍然停留于经验式地解决问题,阻碍了循证护理实践活动。

护理决策与循证护理、评判性思维的关系,见图13-1。

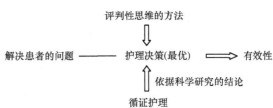

图13-1　护理决策与循证护理、评判性思维的关系图

三、循证护理实践与评判性思维

评判性思维对护理人员实施安全的、能胜任的、熟练的临床护理实践十分重要,评判性思维应贯穿于循证护理实践的整个过程。实质上,评判性思维是循证护理每一过程不可缺少的组成部分[24],循证护理实践就是评判性思维的运用过程,具体体现如下。

1. 提出问题　首先在收集护理对象健康资料的过程中必须运用评判性思维的整体观察法,能动、全面的分析疾病可能的各个方面,归纳和判断,逻辑推理后,才能发现书本与临床实践存在的疑惑,才能准确的提出问题。临床护理工作者在收集护理对象健康资料的过程中需要运用评判性思维的整体观察法,能动的、全面的分析事物的各个方面,通过归纳和判断,了解被评估者疾病的特性与特征,通过逻辑推理形成有关患者的最基本的健康概念并提出问题。

2. 检索文献,寻求实证　通过查询 MEDLINE、CINAHI 等数据库,也可查询 Cochrane 光盘以及大学的资料库,通过进行系统的文献检索以寻找最佳证据。严格评价证据。采取自主性思维模式,持疑问的态度,对各项研究的设计(如取样方法、分组方法、干预原则等)、统计方法、结果的真实性、可靠性和实用性进行严格评价。必要时还要应用循证护理的系统评价和汇总分析方法。文献的评价和筛选过程是一个评判的过程由于护理学科的不断发展,护理研究方法的不断改进及护理研究结果的不同应用范围,并非所有研究结果均能用于患者。循证护理要求护生对所获文献进行严格评价,筛选出最佳证据,在做出护理决策时,将研究结果与患者的需求结合起来。这个评判过程培养了护生的评判性思维。

3. 运用最佳证据做出护理决策　循证运用及评价是评判性思维充分综合的运用阶段,在此阶段护士需对所制定护理目标已达到的程度和护理工作已取得的效果做出客观判断,通过对评价获得的反馈信息、资料进行归纳、推理和判断,对尚未解决的问题和措施提出质疑,反复推敲,并可采用角色转换思维来进一步考虑患者所需的护理措施。护士必须根据临床经验、患者的需求来判断所获得的证据是否与患者实际情况相符合,评判性的分析所要改变的护理干预和护理行为,通过评价、反思,不断针对个体情况提出有效的应对措施,最终使患者获得全方面且效果满意的护理,做出最佳的护理计划。

4. 评价实施结果 护士需对所预期的护理目标和护理效果做出客观判断评价,然后通过对反馈信息、资料进行归纳、推理和判断,对尚未解决的问题和措施提出质疑,反复推敲,并可采用角色转换思维来进一步考虑患者所需的护理措施;通过评价、反思,不断针对个体情况提出有效的应对措施,最终使患者获得全方位且效果满意的护理。

由此可见,循证护理实践的各个环节需要评判性思维,而具有评判性思维的能力又可以更好地开展循证实践,两者相辅相成。培养护士的评判性思维,通过循证护理实践可使两者能够形成良性的循环。临床护理工作者都是循证护理的实践者,在循证护理实践的每一个环节,都需要应用评判性思维模式对资料的准确性、证据的科学性、有效性、实用性进行充分的评价,并不断反思自己和他人的思路,以期取得适合病者个体的最有效的实证。

第三节　评判性思维在护理领域中的应用

护士工作环境复杂多变,且要面对人的生命、治疗对象、服务对象的健康等都处于变化过程,在复杂的情景中,对服务对象表现出来的各种症状、体征及获得的其他资料,进行合理的推理,做出恰当的决策。评判性思维是一种抽象的、概念性很强的思维技巧,其主要组成部分是解决问题和反思性思维,护理人员能迅速进行独立判断、作出决策,为患者提供安全的护理措施,具备评判性思维是非常重要的。护理人员应将护理实践中的经验、科研结论和患者的需求以及与当时的护理环境相结合,做出最终的护理决策。

一、评判性思维在护理工作中的重要性

在美国的医院中,医生并不是24小时都在病房中,即使有值班医生,也根本无法做到对所有患者进行回顾分析,所以护士的独立判断很重要,那是作为一个护士的基本素质。所以评判性思维在今天的护理工作中显得尤为重要。例如:一名临床护士为1名老年男性、脑梗死患者、曾有前列腺肥大病史、留置导尿20d,为之更换留置导尿管。面对这个临床操作的例子,我们首先应该分析该患者针对留置导尿的高危因素:该患者为老年男性、曾有前列腺肥大病史、留置导尿20d更换尿管而不是首次置管、因患有脑梗死接受溶栓、抗凝等药物治疗。以上列举的高危因素可能会造成置管困难,尿道黏膜损伤等潜在的临床护理问题。那么结合相关理论知识和操作经验对患者可采取充分润滑导管、动作轻柔或寻求泌尿专科人员帮助等方法来避免临床问题的发生。这一过程便是在护理工作中运用理论知识与临床实践过程中的经验相结合,提高了解决问题的质量及评判性思维、临床决策的高层次临床认知能力。还有现在在临床医疗护理过程中,由于护士对于评判性思维能力的缺乏、对医生的过分依赖,在对医生的诊断和执行医嘱时对医生的用药没有应有的客观判断能力,不假思索、盲目执行造成临床的医疗事故。由此可见评判性思维在护理工作中的重要性是不容忽视的。应树立医生与护士是合作关系,而不是依附关系,合作关系是建立在日益发展完善的护理理论和护士素质不断提高的基础上,体现在护理能力的提高、完善和对医生工作的实践配合和监督补充。护士在临床实践过程中必须做到独立的判断患者的健康状况以及存在的护理问题和所要执行的相关护理措施。在护理工作中合理应用,对患者病情有更好效果的评价以及运用所获得的信息更有效地选择解决问题的方法,从而提高护士的

社交能力,提高护理工作质量,促进护理专业的发展。评判性思维无形中促进护士对自身素质的要求,主动学习相关知识及各种技术,主动关心患者、观察患者,从而更好地完成救护任务。评判性思维不仅对护理工作,而且对护士自身各个方面的发展都有重大意义,尤其对护士的素质提高有着重要意义[25]。联邦护理水平鉴定委员会[26]将评判性思维定义为缜密的非线性过程,即对那些真实可信信息的收集、解释、分析、得出结论、展现和评价的过程。在护理中,评判性思维可以由临床判断过程来证明,它包括伦理、诊断、治疗的尺度把握和调查研究。可推理评判性思维可以与护理程序有关。

二、评判性思维与护理程序

(一)评判性思维与护理程序的关系

护理程序是临床护理中使用的系统性的解决问题的方法,评判性思维与护理程序之间存在着相互关联和相互依赖的关系,两者都包含处理问题、做出决断和进行创造性思考这三种内心活动,但是它们之间并非完全相同。护理程序实质上是一种解决问题的方法,护士在运用护理程序解决问题的所有阶段都会用到评判性思维的认知技能。

(二)评判性思维在护理程序中的应用[27]

Watson 和 Glaser 于 1964 年指出,评判性思维的应用往往与护理程序相联系,贯穿于护理程序的各个环节。在护理过程的每个阶段,由评估到评价,护理人员要时时做出临床判断与推断,可以说评判性思维是带动护理程序的引擎。下面结合护理程序的每个阶段,来分析评判性思维在护理工作中的具体应用。

1. 在护理评估阶段的应用　在收集资料中,护士会发现患者可能出现的问题,由发现或识别的问题做出初步的结论就是假设推理。例如一个腹部手术术后患者的血压是 80/50mmHg。血压偏低是这个患者的主要问题,护士最初的推理可能是患者出现休克。护士的推理能力受知识、经验及价值观的影响。但是在做出决定之前,护士还要对这一资料进行进一步的证实。护理人员必须收集更多的资料来核实已有资料的准确性。核实的方法包括观察有无休克的症状与危象,比较以往的血压,重新测量血压或请另一位更有经验的护士来测量。护士在整理资料时要考虑哪些因素会影响所得的资料的准确性,主观资料与客观资料是否一致。在分析资料时,要对资料进行分类,要考虑是否受护士主观的影响,资料是否充分、全面,还要补充哪些资料才能对问题做出准确判断。在分析资料时,还要将资料与正常值或参考值及患者以往的情况作对比,为正确做出护理诊断打下基础。

2. 在护理诊断阶段的应用　护士在分析资料的基础上得出护理诊断的过程中也需要运用评判性思维。护士根据分析整理好的资料,要考虑哪些是患者现存的问题,患者存在哪些潜在的健康问题,哪些问题需要护士处理,哪些问题属医护合作处理的问题,哪些因素导致患者的问题等。如某患者,女,体温 39.4℃;皮肤干燥、潮红;小便次数减少,尿量减少。根据这些资料,护士初步的印象是这位患者可能在营养代谢功能或排泄功能上有问题。护士为了得出正确的护理诊断,还要在这两个功能性健康型态范围内继续收集资料。在继续收集的资料中,护士发现这位患者自从两天前患感冒后有呕吐的症状,饮水较少,另外触诊膀胱,没有发现肿胀情况,这些资料显示患者没有排泄功能障碍,所以护士判断尿量减少、体温升高及皮肤干燥潮红可能是由于水的摄入量不足造成的。

3. 在制定护理计划阶段的应用 护士为患者制定护理计划时,要找出能预防、控制或消除已确定的患者问题的对策或措施。这个过程可用到归纳、联想及预测等思考策略。例如,护士评估一位因脑外伤而昏迷正在使用呼吸机的患者,发现其左肺上叶有啰音。护士为此患者下的护理诊断是清理呼吸道无效,与患者的意识状态改变无法咳出痰液、气管内插管刺激致呼吸道分泌物增多及卧床不动造成痰液淤积有关。选择措施时,护士会想到吸痰、翻身等可以解决问题的方法。但是在预测可能的结果时,护士会发现,根据研究文献,这两项措施都有使颅内压增高的危险。若不采取这项措施痰液可能造成支气管堵塞及血氧过低,血氧过低亦可促使颅内压增高。为了减少这些危险性,护士在给这位患者翻身时使用滚木式的方法,并计划在吸痰前后给患者吸氧数分钟,并尽可能缩短吸痰的时间。在这个制订计划的过程中护士要考虑每项措施的依据,对患者是否安全,应用现有资源的可行性,是否符合患者的价值观或信仰,与其他治疗计划是否一致等。在制订计划时还要考虑提出的护理诊断按主次分为首优、中优、次优进行排序,分出轻重缓急。护士还要在制订计划时提出护理目标来指导护理措施,这也是评价护理措施的依据。在制定目标时要考虑目标是否合适,目标是否与治疗方案一致和目标是否现实等。

4. 在护理实施阶段的应用 护士在实施措施时,要判断患者的需求、观察患者的反应、判断是否朝着预期计划的方向进展。根据判断决定是否需要调整计划。如前面提到的例子,护士在给脑外伤的患者吸痰时,要密切观察患者的呼吸、血氧饱和度、脉搏、血压的变化,若有颅内压增高的征象,应立即停止操作,给患者吸入氧气,然后再观察患者的反应在这个过程中护士应注意的核心问题是:①实施计划措施后,患者的情况有无改变,措施是否恰当;②护士是否有足够的知识与技术来处理患者的情况;③在实施每项措施时,何时要检查患者的反应;④是否忽略安全的原则;⑤有没有按照患者的年龄、价值观及一般健康状况来调整措施。

5. 在护理评价阶段的应用 评价时护士应收集与患者相关的资料,以判断护理目标是否实现或实现的程度。此时收集资料所用的评判性思维技能与评估阶段是一样的。但所下的结论是决定护理措施有无达到预期目标,护理措施是否能终止或需修改。在护理工作中,护士不能只注重操作过程,更应精细的收集、分析相关资料,锻炼自己的思考过程。因此,在评价时,护士应该应用评判性思维进行如下思考:①所得资料是否达到预期效应,患者和家属是否也认为达到目标;②回想自己在实施整个护理措施中,有哪些还可以改进;③若患者的结果不符合预期目标,必须考虑:基础资料是否欠准确?护理诊断是否正确?预期目标是否切实可行或可测量?护理措施的选择是否正确?是否按计划实施?

评判性思维与护理程序是相互关联、相互依赖的关系,两者都包含了处理问题、作出决断和进行创造性思维3种内心活动。护士在运用护理程序解决问题时,所有阶段都会用到评判性思维的技巧和态度,评判性思维是护理程序中每一个阶段不可缺少的组成部分。评判性思维是一个抽象的、概念性很强的思维技巧。我们对评判性思维的重要性的认识正在逐步深化,评判性思维不仅是一种综合思维能力的表现,也是一种人文精神的体现。评判性思维是护士在护理程序中判断问题和决定问题的思维过程,护理管理者要重视提高护理人员的评判性思维能力,高质量的护理服务才能得以实现。

三、评判性思维在护理领域的研究现状

查阅 Pubmed 数据库,截至 2013 年 12 月 23 日,以"critical thinking"和"nursing"为关键

词,以"critical thinking"AND "nursing"检索式,并扩展相关副主题词护理、护士、临床护理、护理实践、护理管理、护理教育、护理院校、护生、护理科研、临床护理科研、社区护理进行匹配检索后发现,护理学界评判性思维相关文献数量为1230篇。其中既有探讨评判性思维的概念及价值,也有验证评判性思维对临床实践的指导效果,涉及护理教育、临床、社区、管理等各个领域,其效果已获初步认可。美国 Alaska Anchorage 大学护理学院的 Gilje 教授在2007年开展的研究中招募18名有临床心理护理或护理教育经验的护士完成了1份包括18项评判性思维标准和190项临床技能的调查问卷,受试对象对其中的项目非常同意或同意,且测试结果被广泛应用于护理教育、实践和科研中。检索 CNKI 数据库,截至2012年12月,在基本检索中以检索词为检索字段,以"评判性思维"或"批判性思维"和"护理"为检索式,共检出相关文献197篇。大部分研究集中在护理教育对评判性思维能力培养方面,而运用评判性思维对临床疾病护理研究病例较为少见,大量文献表明,国内高等护理人才的评判性思维倾向和能力与国外相比有一定的差距,对评判性思维理解认识与运用实践能力还存在局限性,检索国内数据库有限的文献中,大多集中于评判性思维的相关理论知识、培养调查。评判性思维运用临床实践护理研究数量有限,而且大多是有关个案病例讨论及经验性观察性的报告,将评判性思维用于临床护理实践研究性文献在197篇文献中只有3篇,而将评判性思维量表运用于临床护理实践研究性文献尚未见报道,提示临床护理人员对于评判性思维在临床护理实践领域研究方面尚需进一步加强研究和深入研究。

四、评判性思维在护理实践领域中的应用实例

(一)一则探讨评判性思维在老年血液透析患者护理中的应用[28]

方法是选择本院肾内科住院的尿毒症老年透析患者及门诊老年透析患者(LHD),这些患者一般每周透析2次或3次,尿量100~400ml,透析时间2个月~1年,年龄60~80岁,女15例,男25例。随机分为实验组和对照组各20例,两组一般资料比较无显著性差异($P>0.05$)。对照组不进行评判性思维的护理干预,实验组实施医院-社区-家庭全程评判性思维的护理干预。透析室的护理人员根据老年透析患者的体系方案及存在的护理问题,先查阅国内外文献和体系有关资料,共同制订 LHD 患者的护理计划,分析护理措施实施的难易程度,设计和讨论解决护理问题的方案,实施护理干预措施,反馈思考护理结果,巩固有效的护理措施,发现和证实新的护理方法。评判性思维是一种合乎逻辑的、辨证的思维方式,是在对问题发展变化充分了解的基础上多角度认识分析问题,寻找最佳解决办法。由于本血液透析室的护理人员的学历层次不同,因此要对护理小组的人员进行评判性思维的训练。将评判性思维的理念应用于 LHD 患者的护理中,认清其与开展 LHD 患者护理工作的相关性。实验组的护理方式:住院患者由经过评判性思维培训的专科护师实施整体护理;出院后因患者需要来门诊定期做透析治疗,利用透析的时间护士详细评估患者的健康状况,找出护理问题,针对问题进行具体指导。并定期对实验组的家属或照顾者进行健康教育,随时保持与患者或家属的电话联系,有利于患者及家属的咨询。观察指标:血液透析常见并发症,主要包括低血压、失衡综合征、心律失常、肌肉痉挛、穿刺处出血、电解质紊乱和 ADL。经过以上评判性思维的护理干预后,实验组干预后观察指标显示如下:低血压($P<0.02$)、失衡综合征($P<0.03$)、心律失常($P<0.02$)、肌肉痉挛($P<0.05$)、穿刺处出血($P<0.03$)、电解质紊乱($P<0.004$)、ADL($P<0.0001$),试验组与观察组比较,两组 LHD 患

者并发症的发生及 ADL 比较,差异均有统计学意义($P<0.05$)。本研究结果表明,对老年血液透析患者应用评判性思维的护理干预后,患者并发症的发生及 ADL 比较差异有统计学意义,说明运用评判性思维的方式使护士对 LHD 患者的护理由被动变为主动,针对护理问题,收集资料,提出证据,培养创新思维,结合患者特点,提出有效的处理措施,为 LHD 患者提供适合个体化的最佳护理。提示评判性思维的护理干预能够显著提高老年血液透析患者生活质量,护理效果显著。

（二）另一组研究是评判性思维用在早期老年性痴呆的护理观察[29]

方法是选择门诊和住院患者 40 例,男 28 例,女 12 例;年龄 68～85 岁。均符合美国精神疾病诊断和统计手册(SM-IV)中老年痴呆的诊断标准。随机分为观察组和对照组,每组 20 例,2 组一般情况具有可比性。对照组给予常规护理,观察组应用评判性思维进行护理。具体方法:①分析疾病特点,提出合理化问题;②处理问题有的放矢护理决断切实可行;③深入探究问题的实质,培养创造性思维。观察指标采用老年期痴呆患者生活质量量表(QOL-AD)从行为和睡眠改变、自理能力、意外、记忆力、满意度 5 个方面进行比较。结果显示两组患者经相应护理后,行为和睡眠改变、自理能力、意外、记忆力、满意度比较有显著性差异($P<0.05$)。评判性思维是指个体在复杂的情景中,能灵活运用已有的知识和经验,对问题及解决方法进行选择,识别假设,在反思的基础上进行分析、推理,作出合理判断和正确取舍的高级思维方法及形式。本研究结果表明,观察组干预后在行为和睡眠改变、自理能力、意外、记忆力、满意度比较与对照组比较,差异有统计学意义。通过临床应用评判性思维护理早期老年性痴呆患者,将老年痴呆患者的早期治疗护理和社区及家庭护理有机地结合起来,从而提高患者的生活质量,延缓疾病的进展,控制并发症,使患者得到合理科学的治疗和护理。

（三）另一则研究是运用护士评判性思维方式护理癌性腹水患者的效果观察[30]

入选取资料是将本院消化内科收治的 78 例癌性腹水患者,其中男 60 例,女 18 例;年龄 36～82 岁,平均 66.4 岁;晚期肝癌 49 例,大肠癌 19 例,胰腺癌 10 例。随机将 78 例患者分为实验组和对照组,每组 39 例。两组患者的年龄、性别、病种、病情比较差异均无统计学意义。护理方法是对照组按消化内科常规护理模式实施护理,实验组运用评判性思维方式的创新护理模式实施护理,即对护士进行评判性思维培养并将评判性思维方式运用于癌性腹水患者的病情观察、解决护理问题及创新护理服务模式。具体措施是:①评判性思维能力的培养;②将评判性思维运用于病情观察;③将评判性思维运用于解决护理问题;④运用评判性思维创新护理服务模式。评估与观察内容和指标:腹水外漏、脱管情况及满意度(患者及家属)。结果显示两组患者经相应护理后,实验组和对照组在住院期间发生腹水外漏、脱管情况比较有显著性差异($P<0.01$),实验组和对照组患者在住院期间患者及家属的满意度比较有显著性差异($P<0.01$),本研究结果表明,观察组干预后在住院期间发生腹水外漏、脱管情况、住院期间患者及家属的满意度与对照组比较,差异有统计学意义。通过临床应用评判性思维方式护理癌性腹水患者的效果观察,提高了护士的评判性思维能力和患者满意度。护士评判性思维能力的培养和提高对提高护理质量具有重要意义。

五、评判性思维在循证护理实践中的运用

循证护理的实践程序包括循证问题、循证支持、循证观察、循证运用及评价4个连续的过程,其实质就是评判性思维的运用过程。循证护理是以证据为基础的护理,指护理人员在护理实践中将科研结论与患者需求相结合,考虑当时的临床环境,根据个人经验,最终提出护理方案。它与整体护理用评判性思维寻求最佳护理行为、提供最优质服务的思想相符,并有互相促进的作用。现以静脉输液操作方法为例叙述循证护理实践的步骤。

(1)确定问题:首先在收集护理对象健康资料的过程中必须运用评判性思维的整体观察法,能动、全面的分析疾病可能的各个方面,归纳和判断,逻辑推理后,才能发现书本与临床实践存在的疑惑,才能准确的提出问题。在学习静脉输液操作方法前1周,按照教科书上的操作方法提出问题。如:穿刺前扎止血带及患者握拳的方法、传统穿刺方法与拔针方法,要求学生本着循证的原则检索相关文献,查证以上操作的新方法、新技术。

(2)检索文献,寻求实证:通过查询MEDLINE、CINAHI等数据库,也可查询Cochrane光盘以及大学的资料库,通过进行系统的文献检索以寻找最佳证据,严格评价证据。采取自主性思维模式,持疑问的态度,对各项研究的设计(如取样方法、分组方法、干预原则等)、统计方法、结果的真实性、可靠性和实用性进行严格评价。必要时还要应用循证护理的系统评价和汇总分析方法。护生从各种护理期刊及计算机数据库中获取大量相关信息。例如,静脉穿刺时,应视患者的静脉情况选择是否需要握紧拳头和扎止血带;把常规快速拔针改为先慢后快拔针法,可减轻疼痛和出血。

(3)评价及讨论,运用最佳证据做出护理决策:护士必须根据临床经验、患者的需求来判断所获得的证据是否与患者实际情况相符合,评判性的分析所要改变的护理干预和护理行为,只有这样,才能真正对患者做出最佳的护理计划,才能使研究证据跟上时代的发展。护生以小组为单位,在课堂上提供收集的实证,并从研究设计、结果准确性等方面进行评价和讨论。经过分析讨论,一致认为静脉输液时应根据患者的实际情况,如年龄、病情、静脉情况等决定是否扎止血带、是否让患者握拳以及确定进针的方法、角度和拔针的方法,临床工作中不能照搬教材内容,必须灵活运用。

由此可见,循证实践的各个环节需要评判性思维,而具有评判性思维的能力又可以更好地开展循证实践,两者相辅相成。培养护士的评判性思维,通过循证实践形成良性循环。

(慈彩虹 编　李德霞 审校)

复习参考题

1. 什么是批判性思维?护理领域的评判性思维的概念如何?
2. 护理批判性思维能力的评价方法有哪些?
3. 循证护理与评判性思维有何关系?
4. 评判性思维在护理领域中的应用方法如何?
5. 评判性思维怎样应用于循证护理实践中?
6. 完成以下循证病例:

一实习学生在实习过程中发现一昏迷患者,一侧鼻腔插着胃管;另一侧鼻腔插着吸氧导管,便问病区护士,"老师该患者两侧鼻腔都插着管子,不影响其呼吸吗?"后来学生又问带教老师,带教老师回答说,你

回去可以作为一个问题去查一下文献,去循证一下最佳答案。根据此病例,你认为该学生应该如何去循证,请为其写出循证方案和步骤。

主要参考文献

[1] 常广明,芦桂芝,王磊,等. 不同学历实习护生评判性思维能力分析. 护理学报,2009,16(11B):15~17

[2] 李惠萍,苏茜,王维利. 护理学界评判性思维研究现状与思考. 中华护理杂志,2009,44(1):69~71

[3] 关兴丽. 论儒家的评判性思维. 社会科学辑刊,2001,2(1):31~36

[4] 王维利. 思维与沟通. 合肥:中国科学技术大学出版社. 2007. 38~40

[5] Dewey J. How We Think. Boston:D. C. Heath,1910

[6] Pless BS,Clayton GM. Clarifying the concept of critical thinking in nursing. J Nurs Educ,1993,32(9):425~428

[7] Ennis R. Critical thinking:a streamlined conception. Teaching Philosophy,1991,14(1):6

[8] Facione PA. Critical Thinking:a Statement of ExpertConsensus for Purposes of Educational Assessment and Instruction(Executive Summary). In the Delphi Report. Millbrae CA:California Academic Press. 1990

[9] Paul RW. Critical Thinking:What Every Person Needs to Survive in Arapidly Changing World . Santa Ros a:Foundation for Critical Thinking,1993:21

[10] Ford JS,Profetto MJ . A model for critical thinking within the cont ext of curriculum as praxis. J Nurs Educ,1994,33 (8):341~344

[11] Chaffee J. Thinking Critically. 6th ed. Boston:Hought on Mifflin,2000:45

[12] Alfaro LR. Critical thinking and clinical judgment:A Practicalapproach. 3rd ed. Phil adelphia:W. B. Saunders, 2004:234~236

[13] 江寅芳,王薇. 护理评判性思维概念内涵的研究进展. 护理学报,2011,18(2B):1~4

[14] Scheffer BK,Rubenfeld MG. A consensus statement on critical thinking in nursing. J Nurs Educ,2000,39(8):352~359

[15] McDonald ME. Systemetic Assessment of Learning Outcomes:Developing Multiple-choice Exams. Sudbury,M A:Jones and Bart lett,2002:52

[16] 陈保红,姜安丽,李树贞 . 在高等护理教学中培养评判性思维的若干问题探讨 . 中国高等医学教育,1998,19(5):53

[17] 董文,李亚洁. 加州批判性思维特质量表的研制及其在护理领域的应用进展. 护理学报,2011,18(94):16~18

[18] Brown JM,Alverson EM,Pepa CA. The influence of abaccalaureate program on traditional,RN-BSN,and accelerated students' critical thinking abilities. Holist Nursing Practice,2001,15(3):4~8

[19] Saucier BL,Stevens KR,Williams GB. Critical thinking outcomes of computer assisted instruction versus written nursing process. Nursing and Health Care Perspectives,2000,21:240~246

[20] Profetto-McGrath J. The relationship of critical thinking skills and critical thinking dispositions of baccalaureate nursing students. Journal of Advanced Nursing,2003,43(6):569~577

[21] Spelic SS,Parsons M,Hercinger M,et al. Evaluation of critical thinking outcomes of a BSN program. Holistic Nursing Practice,2001,15(3):27~34

[22] 彭美慈,汪国成,陈基乐,等. 批判性思维能力测量表的信效度测试研究. 中华护理杂志,2004,39(9):644~647

[23] 王文文,李春芳. 循证护理与评判性思维. 全科护理,2011,9(2):345~347

[24] Callister LC,Matsumura G,Lookinland S,et al . Inquiry in baccalaureate nursing education:fostering evidence-based practice. Journal of Nursing Education,2005,44(2):59~64

[25] 董蓓. 评判性思维在护理工作中的重要性. 护理研究,2010:192

[26] Brunt BA. Critical thinking in nursing:an integrated review. J Cont Educ Nurs,2005,36(2):60~67

[27] 姜秀荣,周淑琴,自凤杰,等. 评判性思维在心内科临床护理程序中的应用. 中国自然医学杂志,2010,12(2):141,142

[28] 李运梅,范喜英,陈运香,等. 评判性思维在老年血液透析患者护理中的应用.齐鲁护理杂志,2010,16(3):89~90

[29] 郑桂芳,阮琳琳. 评判性思维用于早期老年性痴呆的护理观察. 现代中西医结合杂志,2010,19(29):3978

[30] 宋爱军,赵春兰 . 运用评判性思维方式护理癌性腹水病人的效果观察. 护理研究,2010,24(10A):2580~2582

第十四章 循证护理与护理健康教育

开展循证护理是为了寻找最好的证据用于护理实践。健康教育与健康促进同样要遵循循证思维的方法开展护理工作。其核心就是运用适合健康教育与健康促进主、客体特征的高质量证据,开展健康教育和健康促进活动,使健康教育和健康促进向以科学为依据,有据可循的方向发展。

第一节 健康教育与护理健康教育

一、健康教育概述

1. 健康教育的概念 随着对健康教育途径与过程,尤其对其终极目标认识的不断深化,研究认为[1],健康教育是通过有计划、有组织、有系统的信息传播和行为干预,促使个人或群体自觉地采纳有益于健康的行为和生活方式,以消除或减轻影响健康的危险因素,预防疾病、促进健康和提高生活质量的活动或过程。

2. 健康教育的目的 通过健康教育,能帮助人们了解哪些行为是影响健康的,并能自觉地选择有益于健康的行为生活方式。其核心是通过信息传播和行为干预,教育人们树立健康意识,改变不健康的行为,养成良好的生活方式,以降低或消除影响健康的危险因素,提高人们的健康水平。

3. 有损健康的生活方式 吸烟、酗酒、不良饮食习惯、不良卫生习惯、不良不规律作息习惯、缺乏体育锻炼、缺乏良好心理状态、心胸狭窄、不节制的性生活、性乱交等。

4. 有害健康的生活行为 ①吸烟;②饮酒过量;③不恰当的服药;④缺乏经常的体育锻炼,或突然运动量过大;⑤热量过高或多盐饮食、饮食无节制;⑥不接受科学合理的医疗保健;⑦对社会压力产生适应不良的反应;⑧破坏身体生物节奏的生活方式。

5. 健康生活方式

(1)多C生活方式:世界卫生组织对影响健康的因素进行过如下总结:健康=60%生活方式+15%遗传因素+10%社会因素+8%医疗因素+7%气候因素。健康生活方式核心是养成良好的生活习惯。随着移动互联网的兴起,健康生活方式也随之有了改变。一系列的移动互联网健康管理工具为人们提供了不少便利,使得生活方式的养成更有趣,人们也更有动力。多C就是这样的一个移动互联网生活方式管理工具,它也是国内第一个以"健康生活方式"的发现、分享、实现为目标的健康社区,它通过简单的"一键跟随订阅+定时/即时推送提醒+待完成列表"的创新结合方式,完成个性化的健康生活方式管理。

（2）刷牙时间：饭后三分钟是漱口、刷牙的最佳时间。这时候口腔里的食物开始分解食物残渣，产生的酸性物质容易腐蚀牙釉质，使牙齿受到损害。夜晚刷牙比清晨刷牙好。因为，白天吃东西，有的东西会堵塞在牙缝里，如果睡前不刷牙，食物经过一夜发酵腐烂，细菌大量繁殖，产生的乳酸会严重腐蚀牙龈，引起龋齿病（即虫牙）或牙周炎。所以夜晚刷牙好。

（3）牛奶时间：牛奶含有丰富的钙。睡觉前饮用，可补偿夜间血钙的低落状态，保护骨骼。同时，牛奶有催眠的作用。

（4）水果时间：吃水果的最佳时间是饭前一小时。水果属于生食，最好吃生食后再吃熟食。注意，是饭前一小时左右，而不是吃完水果紧接着吃正餐哦！

（5）喝茶时间：喝茶的最佳时间是用餐后一小时后。饭后马上喝热茶，并不是很科学。因为茶中的鞣酸可与食物中的铁结合，变成不溶性的铁盐，干扰人体对铁的吸收。

（6）散步时间：饭后45分钟至一个小时，散步20分钟，热量消耗最大。如果在饭后两小时再散步，效果会更好。注意，最好不要刚吃完就立刻散步。

（7）洗澡时间：每天晚上睡觉前，冲一个温水澡，能使全身的肌肉放松，减轻疲劳，也能减轻压力。

（8）睡眠时间：午睡最好在中午11点到下午13点之间，晚上，则以22点至23点上床为佳，因为人的深睡时间在半夜24点至次日凌晨3点，而人在睡后一个半小时就能进入深睡状态。

（9）锻炼时间：傍晚锻炼最为有益，原因是：人类的体力发挥或身体的适应能力，都以下午或接近黄昏时分为最佳。此时，人的味觉、视觉、听觉等感觉最敏感，全身协调能力最强，尤其是心率与血压都较平稳，最适宜锻炼。

6. 健康教育与卫生宣传　在学科发展的初期，健康教育的主要任务是普及卫生知识，所以曾被称为卫生教育或卫生宣传。随着医学模式的转变，健康概念的变迁，人们对健康教育本质和目的的认识也不断深化，健康教育与卫生宣传的界限才逐渐清晰起来。健康教育与卫生宣传本质区别在于健康教育强调通过信息传播实现健康行为的形成，而卫生宣传通常是强调卫生知识的传播，是知识的单向传播，接受对象比较泛化，且不注重信息反馈和效果评价。

二、护理健康教育概述

随着护理学科的发展，护理健康教育正在经历着一个迅速发展和崛起的阶段，已经成为护理学专业最受瞩目的学科之一，也是促进护理健康教育发展的重要因素。护理健康教育作为整体护理的重要组成部分而列入护理计划之中。整个20世纪，护理学走过了从单纯"护病"到全面"护人"的历史阶段。当护理界有识之士倡导开展以患者为中心的整体护理的时候，护理健康教育便提到了学科发展的日程。因为，没有健康教育的护理，不能称其为整体护理。护士掌握开展健康教育的基本理论和方法，将犹如掌握注射、穿刺、换药等基本护理操作技术一样娴熟和得心应手。

（一）护理健康教育的概念

护理健康教育是指在护理工作中，对护理对象进行健康教育，健康指导的工作。它是健康教育大系统中的一个分支，主要由护士进行的，针对患者或健康人群所开展的具有护理特色的健康教育活动,是实行整体护理的重要措施,是护理工作的重要组成部分。

(二) 对护理健康教育认识与理解

1. 对健康的认识与理解 健康是一个动态的概念。随着社会经济、科学技术以及人们生活水平的发展和提高,人类对健康的认识在不断深化。在 21 世纪 50 年代以前,人们通常认为健康等于没有疾病。1948 年世界卫生组织(WHO)在其《宪章》中提出了人类健康的"三维观",即"健康不仅是没有疾病和不虚弱,而是身体的、精神的健康和社会适应性良好的完满状态"。这一定义,肯定了传统健康观中没有疾病和不虚弱的观点,同时把心理健康和社会适应性良好纳入了健康定义。这是人类对自身健康认识的一个飞跃,也是医学发展的重要成果。人类对健康的研究和认识仍在继续。近年来,有人主张把"道德健康"列入健康范畴,即从道德的观念出发,每个人不仅对个人健康负有责任,同时也应对社会健康承担义务,如减少吸烟、保护环境、协助社会克服危害健康的行为和因素等。对健康内涵的全面理解有助于指导和促进健康教育的实践活动。

2. 对教育的认识与理解 21 世纪对护士的一个最大挑战,就是一个护士不但要成为称职的操作者,而且要成为称职的教育者。要能够像打针、输液那样娴熟地开展患者健康教育工作,使患者在就医过程中不但获得身体的康复,还要获得知识上的增加,护士只有完成了对患者的科学的、系统的健康教育工作,才可以说实现了对患者的整体护理。

3. 对护理的认识与理解 科学的进步几乎把"护理"的概念引入了任何社会领域。当你在一个比较有名的 Internet 网站,以"护理"为关键词进行检索时,就会发现:护理的范围是多么广泛,诸如:疾病护理、生活护理、家庭护理、自我护理,还有美容护理、家具护理以及汽车护理等,大约有数万个条目。如此众多的护理领域缘于人们对护理的广泛认识和理解。在此情形下,护士没有任何理由不把自己的学科领域进一步扩大。护士只有掌握了更多的知识和技能,只有以更加全面的技术和手段为人类健康服务,才能获得社会应有的重视和理解。

(三) 护理健康教育的方法

护理健康教育是护理与教育的有机结合。应用教育学的基本方法是开展护理健康教育的有效途径。不同的教育方法具有不同的教育效果,而丰富多彩的教育方法为我们有针对性地开展护理健康教育提供了最佳的教育手段。常用的护理健康教育方法归纳为以下20 种:讲授法、谈话法、演示法、读书指导法、参观法、实验法、实习作业法、技术操作法、咨询法、小组法、座谈法、劝服法、传单法、展览法、标语法、墙报法、美术摄影法、广播录音法、幻灯投影法、影视法。

(四) 护理健康教育的方式

健康教育是一种"以患者的健康为中心"的新型护理模式,对患者实施健康教育是护理工作的重要组成部分。医院的健康教育对象是患者及其家属,由于患者病情的轻重程度不一,因而健康教育方式包括正式的、有计划的教育活动以及非正式的教育活动。

1. 非正式的健康教育 非正式的健康教育活动更多地用于刚入院或病情较重的患者,这时患者及其家属都处于焦虑的、恐惧的状况,难以接受正式的健康教育,护理人员可以通过日常护理活动,随时向患者及其家属解释一些必要的健康知识,如给患者铺床、喂饭时,结合病情和急需患者配合的问题,或者患者和家属迫切需要了解的问题进行教育,也可以在危重患者抢救时对急需患者配合的问题进行教育,如大咯血患者,急需要得到的指导是轻轻咯出气管内的积血,而不应用力咳嗽;再如在服某些药物之前为什么必须测脉搏,在放射检查中应如何配合等,这时护理人员只能作简短的说明和指导,因此,非正式健康教育活动以语言教育方法为主。尽管非正式的健康教育内容是点滴的、不系统的,但能对患者当时的心理需要做出应答,可使患者得到心理支持,并可促进积极的护患关系,保证实施高质量的护理。

2. 正式健康教育　正式健康教育活动是护理人员有目的、有计划地安排时间,必要时是应用适当的工具对患者及其家属进行专题的健康教育。应用护理程序开展健康教育使健康教育工作有别于以往的卫生知识宣教,从而使健康教育不仅作为一种宣传手段,而且也成为一种护理和治疗手段。而这一目标的实现,正是由于应用了护理程序。与应用护理程序开展临床护理一样,护理健康教育程序也包括了以下5个基本步骤。

(1)评估:健康教育需要护理人员掌握患者的感觉和期望,因此应在患者入院后,收集患者的身心、文化、社会以及经济等各方面的资料,特别是那些与健康教育密切相关的资料如患者对自己的健康状况了解到什么程度,还需要了解些什么,患者对防治效果的信心如何,实现基本需要的能力和日常活动的能力如何,其精神和体力是否允许健康教育等。从收集的资料中获得患者需要哪些健康指导,最急需的内容是什么,患者的健康愿望是什么等信息。由于病情是发展的,思维是动态的,患者对健康教育的需求会有相应的变化,所以评估也应是动态的。护士要有意识地、连续不断地进行评估,时刻了解患者对疾病的认识以及对治疗、护理、检查、操作、手术、用药的态度与反应,及时地收集相应的资料以确定健康教育的具体内容。

(2)计划:计划是进行健康教育的决策过程,护士应结合评估资料制订健康教育计划。计划的内容主要包括:

1)确定健康教育的内容和重点:健康教育的内容包括获取知识、学习操作技术、改变个人心理和情感状态等三大范畴,应根据患者的具体情况确定健康教育的具体内容。在具体内容的选择上还应有所侧重,如糖尿病患者应注意饮食控制教育及尿糖检测训练;对患肺气肿的吸烟者,应加强吸烟有害健康的教育等。

2)确定健康教育的目标:目标是患者通过健康教育后思想、感情和行为改变的表现。在制定目标时,应限定患者达到目标的时间,如一位慢性阻塞性肺气肿的患者,需要进行呼吸运动再训练,即作呼吸体操,其目标制订是:"患者在8天内熟练地作呼吸体操。"为实现这一目标,还必须制订各阶段的短期目标。

第一阶段:患者2天内能叙述其肺气肿的简单病因及发病机理,能叙述呼吸体操对改善呼吸功能的重要性。

第二阶段:患者5天内在护理人员示范下一起作呼吸体操。

第三阶段:患者在8天后独立作呼吸体操。

至于具体的训练日期和时间应与患者共同讨论决定,而不是由护理人员单方面指定。

3)选择健康教育方法:健康教育的方法主要有口头讲解、图文宣传、视听材料播放和示范训练等。其中口头讲解是最基本也是最主要的教育方法,该方法可分为三种形式,即主动、被动和沟通。主动形式指护士根据标准教育的内容主动向患者宣传;被动形式是患者提出问题,护士针对性地作解释;沟通是指护士与患者在交谈中涉及健康教育的内容。图文相册采取宣传栏、宣传卡片、图文相册等书面形式,将教育内容交给患者自己阅读,该方法适合于有一定文化程度的患者。视听材料播放利用电视、幻灯、投影及广播等进行健康教育,适合于宣传带有共性的健康教育内容。示范训练用于与操作、姿势和自护技能有关的教育内容等方面。教育方法的选择应根据患者的年龄、文化程度、职业特点、信念和价值观以及护理人员的业务水平和医院具备的资源条件等因素综合考虑后决定。在教育形式上,可灵活开展个人宣教、小组式宣教和患者座谈会等形式,以达到预期效果的目的。

(3)实施护士在实施健康教育前,应首先了解患者接受健康教育的心理准备,人在患病后的心理适应过程一般要经过四个阶段,即:①不相信现实→②走向醒悟→③再组合→④承认自己的变化。在第三阶段即再组合阶段,患者开始逐渐增加对别人的依赖性,如果家庭无法接受这种依赖性,则增加对医护人员的依赖性;进入第四阶段即承认自己的变化阶段,患者对自己的疾病或机能丧失已经明确,并开始寻求那些和自己患同样疾病的人的支持。一般在第三、第四阶段进行健康教育较为合适。实施健康教育的过程是计划得以实现的过程,按照已经制订的计划,有条不紊、有的放矢地开展健康教育活动,最终达到预定的教育目标。在实施过程中,护理人员起着主导作用,患者则起着主体作用。护理人员的主导作用受专业水平、表达能力、应变能力、观察能力、决策能力、沟通技巧和社会信誉等因素的影响;患者的主体作用主要受兴趣、态度和文化背景等的制约。通常主导作用与主体作用又会相互影响,而主导作用对主体作用的影响更大,例如患者的兴趣可因护理人员的适当技巧得以激发。因此,护理人员的主导作用是保证计划得以实施的关键,同时还必须重视充分发挥患者的主体作用。实施了健康教育,应立即作完整、准确的文字记录。

(4)评价:在实施健康教育后,应对计划的目标进行检验。通常包括两部分的内容。

1)目标是否实现:从患者的言语及行为的表现中可反映出健康教育的内容是否被接受和掌握,教育目标是否实现。教育效果可分为三级,即完全掌握、部分掌握、未掌握,据此衡量教育目标的实现程度。应指出的,临床护理的预定健康教育目标需要一段时间才能达到,对住院患者健康教育的效果评价有一定的难度。如对肺气肿患者制订的教育目标是:"患者一个月内停止吸烟",而患者住院半个月出院时,只是减少了吸烟量,这也是健康教育的效果,尽管尚未达到预定的目标,由于预定时间未到,故难以评定。

2)重审教育计划:对部分掌握和未掌握的患者要分析其原因,如宣教的效果是否有碍于治疗、护理与康复,目标是否定得过高,方式是否妥当,一次宣教内容是否过多,重点是否突出等。针对分析出的原因,进行讲解或重新进入宣教过程的再循环直至达到目标。要强调护士不能只管实施,而不管实施的效果。通过重审教育计划,可以从中吸取经验教训,把将来的宣教工作做得更好。

第二节 循证健康教育

1. 我国循证健康教育的起源 以卫生知识的单向传播为工作内容的卫生宣教是我国健康教育的雏形。随着对健康教育途径与过程,尤其对其终极目标认识的不断深化,现多公认"健康教育是一种通过信息传播和行为干预,帮助个体和群体掌握健康保健知识,树立健康观念,自愿采纳有利于健康的行为和生活方式的教育活动与过程"。20世纪80年代前,我国医学实践主要以经验医学模式为主;80 年代以后,逐步强调实践的依据,并发展了循证医学;1997 年建立了中国循证医学中心;2000 年 12 月,我国卫生部和世界卫生组织、中国预防科学院联合召开的健康促进研讨会,第一次对循证健康教育相关研究论文进行了交流。2001 年 5 月,第 54 届世界卫生大会通过的健康促进(WHA54/8 号)文件提出,进一步支持发展以证据为基础的健康促进活动,把健康促进列为世界卫生组织的最优先重点之一,这些意见和决定对于我们开展健康教育工作具有非常重要的指导意义[2]。我国卫生部副部长彭玉指出,支持发展以证据为基础的健康促进活动,把健康促进列为世界卫生组织的最优先重点之一。在这次会议上,卫生部健康教育处李新华处长也倡导开展循证健康教育。要求作为健康教育主要提供者的广大护理人员必须转变观念:健康教育不是简单的卫生宣教,而是遵循证据、将信息传播与行为干预相结合、强调教育目标人群自愿参与和目标人群行为改变的一种教育活动与过程。2001 年 6 月,在全国健康教育工作座谈会上,卫生部领导要求进一步"支持发展以证据为基础的健康促进活动",倡导开展循证健康;2002 年 12 月教科书《健康教育学》(第 3 版)首次编入循证医学、循证管理的有关内容;在全国的多次循证医学理论培训班上,循证健康教育已成为培训的必备内容,引起广大健康教育工作者的广泛关注[3]。全国各地已有不少健康教育工作者正在学习、探索之中,一些最新的证据也在应用之中。如许多人认为头痛咳嗽去医院不用抗生素等于没认真治疗,而科学研究表明,大多数情况下使用生素治疗感冒收效甚微。应用最新、最佳的证据来开展健康教育工作将从根本上改变以往以经验为主的思维方法。循证健康教育虽然在我国仍属起步阶段,但随着循证医学的发展,必将成为 21 世纪健康促进活动的新模式。

2. 循证健康教育的概念 循证健康教育(evidence-based health education,EBHE)是遵循证据的健康教育,是运用适合健康教育活动主、客体特征的高质量证据开展健康教育活动的方法[4]。是循证实践模式与健康教育模式结合的产物,是循证医学和健康教育的理论和实践发展的必然,是循证思想在健康教育工作中的集中体现[5]。

循证健康教育本身是一种人性化的实践方法,需要优先考虑健康教育对象的价值取向和意愿,对目标人群进行健康教育时,应充分尊重他们的意愿,让他们主动参与到健康教育中来,这样就能最大限度地得到目标人群的认同和参与,也充分体现了"以人为本"的工作理念。实践已经表明,开展循证健康教育有利于提高健康教育的效果,有利于提高资源有效利用率,有利于健康教育和健康促进的发展。

3. 开展循证健康教育的意义

(1)开展循证健康教育可以提高健康教育效果:开展健康教育活动,在活动中传播哪些信息,用什么方法传播,怎样进行行为干预等,都必须有一定的依据。例如开展控烟活动,必须掌握传播对象是否有关于控烟的需求;所传播的信息能否引导传播对象的潜在需求,能否被传播对象接受;传播对象接受了这些知识以后是否能产生新的行为的动机,是否会产生新的行为;会有哪些因素干扰新的行为产生,减少或消除干扰新行为产生可以用哪些方法;运用这些方法有哪些依据(证据),这些证据的质量如何等。遵循证据对健康教育活动过程的问题进行判断、决策,必然会提高决策的质量,保证工作的针对性和有效性,从而提高健康教育效果。

(2)有利于提高资源有效利用率:循证医学之所以能够迅速发展,原因之一是社会对提高卫生资源有效利用的要求。循证健康教育依据科学的证据开展,可以避免健康教育活动的盲目性,从而使健康教育资源能充分发挥其作用,避免了无效活动和低效的活动,提高了健康教育资源的利用率。

（3）有利于健康教育发展：开展循证健康教育活动的过程，是收集有关证据，并进行分析、研究、实践的过程，其中包含了学习、借鉴、研究他人成果的活动，以及结合自身活动对象的具体情况，对证据进行创造性的思考、实践、研究、总结的过程，这些都必然丰富健康教育理论研究和实践成果，而促进健康教育发展。

4. 循证健康教育的特征　依据循证医学的基本理论，循证健康教育主要特征是：证据、健康教育主体特征、健康教育对象特征的统一[6]。可以理解为：循证健康教育是最佳证据、护士经验与患者需求三者的有机结合。与传统健康教育方法比较，循证健康教育蕴涵新、正确、参与的健康教育内涵[4,7]。证据、健康教育主体特征、健康教育对象特征是循证健康教育必须要素，三者缺一不可，没有主次之分。

（1）新的健康教育

1）观念更新的健康教育：以卫生知识的单向传播为工作内容的卫生宣教是我国健康教育的雏形。随着对健康教育途径与过程，尤其对其终极目标认识的不断深化。早在 2001 年5 月世界卫生大会就提出，开展以证据为基础的健康促进活动。我国卫生部副部长彭玉指出，支持发展以证据为基础的健康促进活动，把健康促进列为世界卫生组织的最优先重点之一。在这次会议上，卫生部健康教育处李新华处长也倡导开展循证健康教育。要求作为健康教育主要提供者的广大护理人员必须转变观念：健康教育不是简单的卫生宣教，而是遵循证据、将信息传播与行为干预相结合、强调教育目标人群自愿参与和目标人群行为改变的一种教育活动与过程。

2）证据求新的健康教育：循证医学强调，最好的证据来自以患者为中心的临床研究。循证健康教育要求护士所依据的证据必须是当前最佳的。护士在查找证据时应高度重视查新的问题，不仅要准确掌握查询途径，同时还要正确判断各途径所提供证据的新颖性。此外，对各种途径证据的来源，也应事先对其更新周期有所了解，如 *Clinical Evidence* 的更新周期为 6 个月。证据的"新"同时还应体现在查找策略上，在检索文献时检索年限应包含至目前最新。

（2）正确的健康教育：Phillips 等[8]把循证医学不同的证据按照质量和可靠程度分为 5级：1 级为收集所有可靠的随机对照试验后的系统评价或 Meta-分析，2 级为单个的随机对照试验结果，3 级为设有对照组但未用随机方法分组的研究，4 级为无对照的系列病历观察，5级为专家意见。循证健康教育依据的是证据，这就要求健康教育主体：为达到切实改变健康教育对象知、信、行的目的，该如何正确选择健康教育的内容、时间、地点与教学方法，该如何合理利用健康教育的各种资源？在对这些要素进行审慎思考与抉择中，就自然地使健康教育活动蕴涵着正确的内涵。

（3）参与的健康教育[9]：Guyatt 认为，循证健康教育是一种人性化的实践方法，需要优先考虑健康教育对象的价值取向和意愿。因此，护士对目标人群进行健康教育时，应充分尊重他们的意愿，让其主动参与到健康教育中来。不仅参与健康教育计划的讨论，同时也参与健康教育的决策过程。必要时，参与者还应包括其他相关人员，如其他健康专业人员、家属等。如在艾滋病教育中，将同伴纳入其中（同伴教育）是被证实的行之有效的方法。护士在其中扮演策划者、组织者与协调者的角色，他们可能只是提供相关信息或只是咨询者或方案的推荐者，而目标对象的价值取向和意愿被放在首位。这样，健康教育就以目标人群为中心，能最大限度地得到目标人群的认同与参与，充分体现护理"以人为本"的护理理念,有利于健康教育的顺利开展。

参与的第二层含义在于提高参与的程度。除了所选健康教育项目与目标人群切身利益相关,是目标人群迫切需要解决的问题外,护理人员还有必要了解有关健康行为的相关理论,充分认识促进与阻碍健康相关行为的各种因素,使提出的健康干预措施更有针对性,更能调动目标人群的积极性,提高参与度。这就要求教育主体即护士,不断学习新知识和新技能,积累临床经验,把最佳的护理措施实施患者身上。目前采用较多的健康行为相关理论有知信行(KABP)模式,价值期望理论、自我效能理论、健康信念模式(HBM)等,近年又发展了保护动机理论。这些理论各有特点与侧重,但缺乏针对各理论适用性与有效性的评价,具体选择时,护士可以查阅有关文献,看看相同或相似的项目使用的是哪一理论,以此作为借鉴,或者征询有关专家意见并结合经验进行选择。

5. 循证健康教育方法

(1)确定教育对象,并收集研究相关资料:根据健康教育工作任务,确定要开展的健康教育活动的具体对象。收集的资料内容主要包括健康教育需求和资源两方面。与健康教育需求和资源相关的资料主要包括相关流行病学、行为学、社会学、教育学资料等。

(2)确定健康教育活动的内容:即确定健康教育优先项目。可依据健康问题的重要性,健康教育干预的有效性和可行性三方面进行综合分析确定。

(3)寻找并研究相关证据,确定健康教育计划:通过检索医学文献和进行严格的文献评价,优选出本次活动的方法,并且充分了解、掌握运用这些方法的证据的质量及其相关问题。证据的评价包括两个要素:证据的论证强度和证据是否为当前最新。对证据的论证强度,可参照 Phillips 等对证据的五级分级标准。如进行口腔卫生健康教育时,应如何在发放书面教育材料、单个面对面口头指导和放录像带三种不同教育,干预方式间进行选择呢?查询有关数据库如 EBM reviews cochrane central register of controlled trials 等发现,该项目尚无系统评价或 Meta 分析的证据,但有随机对照试验表明,全面口头指导结合书面材料比单纯发放书面教育资料或单纯让患者看录像更为有效。按照证据论证强度分级标准,随机对照试验的论证强度仅次于系统评价,这时口头指导加提供书面学习材料的方法便成为首选。需要说明的是,最正确的证据不一定是健康教育最后决策的依据,还应结合现实情况与具体条件综合考虑,比如患者对这三种方式的喜好、教育资源以及成本等,最后再做出经济、高效、可行的抉择。此外,对最正确的证据的关注也不等于忽略护士的临床经验,健康教育决策应是最佳证据、护士经验与患者需求三者的有机结合。对确定运用的证据、活动主体和对象进行综合研究,制订本次活动计划/规划。

(4)按照计划/规划开展健康教育活动:并且在活动中,运用确定的证据对活动实践进行比照、评价,根据评价结果,及时修正计划/规划。

(5)对健康教育活动进行效果评价:在活动结束时或结束后,对活动效果以及证据应用效果进行评价、研究。应当说明的是,这种评价,必须建立在科学的基础上,建立在尽可能增强资源利用效益的基础上,不要为了评价降低资源有效利用率。

6. 循证健康教育评价 循证护理健康教育评价的依据是三者的结合。护士实施了健康教育,该如何进行评价呢?Keith[10] 在 Health Education:Evidence of Effectiveness 一文中提出以下参考标准有 9 个方面:①有相关的理论做指导;②健康教育建立在对健康相关行为社会、心理、环境各种决定因素的综合评价与诊断的基础上;③健康教育关注的焦点在于知识、信念、行为的转变;④评估促进健康行为采纳的各因素并进行合理干预;⑤对阻碍健康行为采纳与维持的各因素有明确界定和合理干预;⑥合理使用教育资源,做到经济有效;⑦目标人群最大限度的参与;⑧使用恰当的教育手段;⑨健康教育结束后目标人群能获得"支持性的环境",健康价值观与健康行为改善。在上述标准中,②、③、⑨条标准与新的健康教育观有关,而第①、⑦条体现了循证健康教育"参与"的内涵,其余各条则与正确证据的寻找相关。"新"、"正确"、"参与"三者的有机整合情况,成为健康教育有效性评价的重要参考依据。

第三节 循证护理与健康教育

随着循证护理在护理实践领域研究的不断深入,它作为一种观念模式和思维模式渗入到现代护理的很多领域,也包括护理健康教育领域,由此产生了将护理健康教育与循证护理观念结合的产物,即循证护理健康教育。所以要明确循证护理健康教育的实质,首先应该明确循证护理与健康教育的关系。

一、循证护理与健康教育的关系

1. 循证护理和健康教育的根本宗旨具有一致性[11] 循证护理和健康教育都体现了以人为本的宗旨。循证护理针对在护理实践中发现的每位患者不同的问题,通过收集实证资料、兼顾患者的愿望、寻找最佳的护理方案、经临床实施和评价,达到持续改进护理质量的目的。健康教育的核心是通过卫生知识的传播和行为干预,帮助人们预防疾病、促进健康和提高生活质量。两者都提倡从患者的利益出发,为患者提供信息,让患者参与护理决策的制定,并充分尊重患者的价值和愿望,将患者的健康放在第一位,以恢复或增进其健康为目标。

2. 二者具有相似的实践模式 循证护理和健康教育具有相似的实践模式和步骤。循证护理基本可以分为提出问题、收集证据、评价证据、应用证据、证据的再评价等五个步骤,而健康教育是由系统地评估患者需求、确定具体教育目标、制订最优教育计划、实施教育计划、评价等步骤组成的。从实践模式来看,循证护理和健康教育两者具有一致性,尤其是健康教育中要正确及系统评估需求、制订最优教育计划等必须依赖循证护理。两者的方法论一致性来源于其观念模式的相似性,在这种相似的方法论指导下,循证护理为健康教育提供了实践的依据,而健康教育为循证护理提供了实践的平台。

3. 循证护理促进健康教育的发展

(1) 循证护理提高健康教育的科学性:长期以来,护理实践活动多靠经验的积累和总结。健康教育也往往按照护士的临床经验和书本的理论知识来进行,不免带有一些不确定性和经验性,有时也导致一些真正有效的护理方法因为人们了解不够而未被采用,而一些陈旧的护理方法却被长期使用,如患者骨隆突处受压发红时,护士常常亲自或指导家属按摩局部以促进血液循环,这种治疗当时很普遍,但随着研究进展,按摩发红的局部实际上是损伤组织,是不正确的,这就是循证护理科学研究的结果。循证护理要求针对健康教育中的疑难问题,建立专题进行系统的文献查找,应用当前所能获得最好、有价值的研究证据,通过分析与评鉴,结合专家经验和患者的意愿,拿出最科学的健康教育方案。所以,循证护理改变了健康教育凭借经验和书本知识的习惯,能有效提高其科学性。

（2）循证护理提高健康教育对象的参与性：在医疗市场竞争日益激烈及医学模式转变的今天，医护人员必须转变观念，医疗护理要以患者为中心，了解并满足患者的潜在需求。循证护理提倡的是个性化、从患者利益出发，进行更符合患者实际需要的护理，主张在护理决策过程中充分考虑患者的实际情况、意愿和价值观。因此，护士在健康教育过程中应鼓励教育对象主动参与到健康教育中来，优先考虑患者的健康教育需求，让教育对象不仅参与健康教育计划的讨论，同时也参与健康教育的决策过程，使健康教育既具有针对性、又具有个性化的特点，真正体现以人为本的中心。必须强调的是健康教育对象不仅包括患者，也包括患者的家属，如在糖尿病患者的健康教育中，要了解和抓住每位患者及其家属最想知道的问题，给予详细、透彻的解释，贴近患者生活，分析患者的家庭状况，鼓励家庭成员互相关心、互相支持，督促和鼓励患者养成良好的行为习惯，是糖尿病健康教育的关键。

（3）循证护理提高健康教育的有效性：健康教育的教育主体是护士，而护士的个人经验是千差万别的，每个患者的需求也有着明显的差异的，如果没有循证支持，不具备丰富的专业知识和精湛的护理技术的护士是不能给每个患者提供最佳健康教育的。通过循证护理实践，有效地将研究证据、患者意愿以及护士经验三者有机结合，而这三要素的有机结合是健康教育有效性的重要保证。与此同时，教育者即护士也在不断反思该如何正确地选择教育的内容、对象和方法。这使新的知识和信息逐渐转化为护士的临床经验，而这种经验又更加具有科学性，形成了良性循环的经验更新过程，使健康教育的开展效果更佳。

（4）循证护理促进护士自觉进行知识更新：在循证护理实践过程中，能调动护士学习新知识和新技能的积极性，使护士充分利用最新的信息资源，对患者进行健康教育，同时提高发现、解决及处理患者实际存在健康问题的能力，并更新自身的知识体系和素质结构。

二、循证护理健康教育概述

1. 循证护理健康教育概念　循证护理健康教育专指由护理人员实施的针对患者及其家属的健康教育，是以证据为基础，以循证医学模式为步骤的循证健康教育，也是循证护理与健康教育发展的必然结果和本质要求。循证护理健康教育是依据循证护理理念，将患者的健康需求与科学的证据以及护士的临床经验有机结合在一起，经过分析整理，确定最新、最好的护理健康教育决策，应用于临床护理健康教育工作，是循证护理模式与健康教育模式结合的产物，是循证护理和健康教育的理论和实践发展的必然，是循证护理思想在护理工作中的集中体现。借鉴循证护理理念，开展循证健康教育，成为护士实践健康教育的新模式。

2. 循证护理健康教育内涵　依据循证护理的基本理论，循证护理健康教育主要特征是：证据、护理健康教育主体特征、护理健康教育对象特征的统一。可以理解为循证护理健康教育是最佳证据、护士经验与患者健康教育需求三者的有机结合。与传统护理健康教育比较，循证护理健康教育同样蕴涵着新、正确、参与的循证健康教育的内涵。随着临床护理模式由经验护理向循证护理的转变，为解决这一难题提供了新的思路：在循证护理理念指导下的健康教育，才能使健康教育经济高效。"依据当前最好的证据为患者实施最好的护理"是循证护理的核心，循证护理决策应立足于"最新"、最"正确"和患者"参与"的护理证据，循证护理健康教育成为护士实践健康教育的新思路[12]。

（1）"新"的健康教育：①观念更新的健康教育：要求作为健康教育主要提供者的广大护理人员必须转变观念，健康教育不是简单的卫生宣教，而是遵循证据、将信息传播与行为干预相结合、强调教育目标人群自愿参与和目标人群行为改变的一种教育活动与过程。②证据求新的健康教育：循证护理要求护士健康教育所依据的证据必须是当前最佳的。护士在查找证据时应高度重视查新的问题，不仅要准确掌握查询途径，同时还要正确判断各途径所提供证据的新颖性。

（2）证据正确的健康教育：循证护理对证据"止于至善"的不懈追求以及"关注实践结果"的态度使护士健康教育实践者开始反思：为达到切实改变健康教育目标人群知、信、行的目的，该如何正确选择健康教育的内容、时间、地点与教学方法，该如何合理利用健康教育的各种资源？以当前最佳的证据为基础，对这些要素进行审慎思考与抉择即为"正确"的健康教育的含义。

（3）患者参与的健康教育[13]：循证健康教育是一种人性化的实践方法，需要优先考虑健康教育对象的价值取向和意愿。因此，护士对目标人群进行健康教育时，应充分尊重他们的意愿，首先让他们主动参与到健康教育中来。不仅参与健康教育计划的讨论，同时也参与健康教育的决策过程。必要时，参与者还应包括其他相关人员，如其他健康专业人员、家属等。如在艾滋病教育中，将同伴纳入其中（同伴教育）是被证实的行之有效的方法。护士在其中扮演策划者、组织者与协调者的角色，他们可能只是提供相关信息、或只是咨询者或方案的推荐者，而目标对象的价值取向和意愿被放在首位。这样，健康教育就以目标人群为中心，能最大限度地得到目标人群的认同与参与，充分体现以人为本的护理理念，有利于健康教育的顺利开展。其次是提高他们参与的程度。除了所选健康教育项目与目标人群切身利益相关，是目标人群迫切需要解决的问题外，护理人员还有必要了解有关健康行为的相关理论，充分认识促进与阻碍健康相关行为的各种因素，使提出的健康干预措施更有针对性，更能调动目标人群的积极性，提高参与度。

第四节　循证健康教育在护理实践中的应用

一、"循证"概念在护理健康教育中的应用[9]

1. 护理健康教育的评估　护理健康教育是护理人员与教育对象即患者双方的互动过程。评估是为了了解患者的学习需要、学习准备状态及学习能力及学习资源。用循证护理指导我们的评估过程，可以使其更准确。循证护理要求评估过程不仅仅停留在我们已获得的评估信息，还要用"现有的、最好的研究证据"去发现易被忽视的信息。例如：在与一类风湿关节炎患者交谈中发现该患者睡眠差已有半年以上，我们的评估不能只停留在这一已知信息上，而要分析内在的原因，即是什么原因引起睡眠差：是家庭问题；是对自身疾病缺乏认识；是关节疼痛引起还是患者的性格所制。认识到这一点，我们就会在此基础上，通过试验研究、系统分析如对患者进行知识问卷调查，心理需求调查、个性问卷调查等，找出可靠的科学依据，提出一系列明确的、有条理的、有针对性的健康教育问题。

2. 护理健康教育目标的设立　设立教育目标是健康教育中的一项重要内容，它是指通过护理干预，护士期望患者达到的行为上的改变或达到的自护能力水平，也是以后评价健康教育效果的依据。循证护理要求我们根据护理人员所提出的健康教育问题，收集与问题相关的研究文献作为证据，设立出具体、明确，切合患者需要的近期和远期目标。目标的设立注重发挥学习者对制订目标时的参与性，注重把目标具体量化，为以后系统评价教育效果做好充分的准备。

3. 健康教育计划的拟定 护理健康教育计划是向护理人员转达护理对象的特定健康教育问题,并对如何解决存在的健康教育问题做出决策。在拟定教育计划时,我们要考虑教学方法、内容、时间、地点及合理利用教学环境和教育资源的问题。循证护理要求针对这些问题进行实证文献检索,得到与"临床-经济-决策-制订"相关的证据。强调了护理人员在制订患者健康教育计划即决策时应将循证护理三要素,即:最好的研究证据;护理人员的个人技能和临床经验;患者的价值、愿望与实际情况有机结合,缺一不可。如果忽视护理人员的个人专业技能和临床经验,那么临床护理实践将有被外在证据左右的危险,因为再好的证据也不一定适用于某个具体患者,我们应对研究对象,研究结果进行深入分析,并结合患者具体情况做出适当的判断和评价。例如:从有关文献中得知;护患之间进行健康教育最适宜的时间是入院后 2 ~ 3 天,而对于某些正处于紧张的抢救治疗之中的危重患者而言此期并非最佳教育时间,这就需运用我们的个人技能和临床经验,选择出适宜的时间列入计划中。同样,如果没有适时使用当前最好的研究证据,临床经验就会显得弊大于利,过于盲从和随意。因此,在护理健康教育过程中,决策和计划应基于充分的研究证据、临床经验,并根据患者愿望等实际情况综合做出。

4. 实施护理健康教育计划 护理健康教育计划的实施是为了实现健康教育目标,将健康教育计划付诸行动的过程,是护士针对患者的健康教育需要而进行的有计划的系列教育步骤和活动。用循证护理指导具体实施过程,更应以科学的态度体现"教育计划的设计,实施和监测评价"这一原则。为此我们建立相应的健康教育监督机制,并及时通过调查研究了解患者对教育成果的满意程度,以便及时调整教育方法,进一步完善健康教育计划,更好地完成健康教育过程。

5. 护理健康教育的评价 护理健康教育评价是健康教育程序的最后阶段,是对整个教育效果的鉴定。循证护理的要求是以"系统评价为核心,以临床试验研究为依据"。所谓系统评价(systematic review,SR)是循证护理中最常见的一种临床研究方法,它是按照特定临床问题和治疗方法,全面收集所有相关的原始研究搜集整理,并逐个进行严格评价与分析,必要时进行定量合成的统计学处理,从而得出综合可靠结论的过程。因此,要进一步提高护理健康教育实际的水平,我们在评价过程中继续开展试验研究,分析疾病、社会、人的心理、性格等诸方面的关系,找出科学依据,提出更好的护理健康教育方法。例如:危重患者最适宜的健康教育时间选择;患者的自护实践是否比理论知识的传授更重要等,都可以通过试验研究,进行系统评价,筛选出有效的健康教育方法,从而做到因人施教,指导下一轮的健康教育工作。将循证护理概念运用于护理健康教育工作,改变了过去卫生宣教和出入院指导占主导地位的教育方式,而使护理人员展现更多的理性思考,以科学的研究依据来完成护理健康教育工作。

二、循证健康教育在护理实践中的应用研究实例

在目前报道的循证健康教育在护理健康教育实践中的应用研究现状,以题名为检索项,以"循证护理"、"健康教育"为检索词,以"循证护理"且"健康教育"为检索式,检索CNKI(至 2013 年 12 月 23 日)数据库,检索到循证健康教育在临床护理健康教育实践中的应用研究文献有 60 篇。说明护理人员已经关注循证健康教育对临床护理工作的影响与作用。从检索到的循证健康教育在临床疾病护理应用研究现状分析,在临床护理干预性试验

效果评价中循证护理在临床疾病健康教育领域实践应用已经被临床护理人员所重视,病种涉及老年慢性病的健康教育研究,以恶性肿瘤、冠心病、高血压、糖尿病、脑血管病、肾脏疾病等疾病研究为主,而有关于其他领域疾病循证护理在健康教育干预性应用研究方面的文献较为少见,建议临床护理人员在以后的护理健康教育研究上加大循证健康教育对临床护理实践影响的研究力度。现以上述有关循证健康教育在护理健康教育实践中的应用研究实例作简要介绍,以进一步明确循证健康教育在护理实践中的应用步骤和方法学特征。

1. 循证健康教育在癌症疼痛患者护理中的应用[14]　钱文茹,陈璐等为了探讨癌性疼痛患者实施循证健康教育的效果,对80例癌性疼痛患者应用循证方法对患者的健康教育效果进行评价与分析。

(1) 确定教育对象,并收集研究相关资料。选择本院癌性疼痛患者80例,男51例,女29例;年龄20~65岁;所有患者均经病理组织学或临床检查证实为恶性肿瘤病例,并伴有中、重度疼痛。其中肺癌40例,食管癌13例,肝癌12例,乳腺癌8例,胰腺癌5例,胃癌2例;入院疼痛评估:中度疼痛者34例,重度疼痛者46例。本组患者无精神异常和感觉障碍,均能够正确理解和回答问题。

(2) 根据病情,找出护理问题。患者入院后,由经过循证健康教育培训的专业护理人员,通过调查评估患者的一般情况、心理活动、文化社会背景、生活方式等与健康教育相关的问题,同时确定患者的健康需求,确定护理问题。

(3) 检索查证,分析评价。根据确定的护理问题,查阅资料,检索有关文献,按照关键词循证护理、健康教育、肿瘤疼痛、护理等,在万方数据库、中国科技期刊数据库检索出相关文献56篇作分析评价。对收集到的文献,我们应用科学的评价方法,并与以往的疼痛护理知识、经验以及患者的实际情况相结合,最后通过对所选18篇文章的分析评价得到了真实可靠的证据来指导临床工作。

(4) 按照计划/规划,开展健康教育活动。针对患者存在的护理问题以及分析出的证据,制订出具体健康教育目标和个体化健康教育计划,进行健康教育。①教育形式以健康教育卡片形式发放给患者,采用集中教育、个案教育、随机教育相结合的方式并引导家属积极参与;②教育内容包括药物止痛教育、非药物止痛方法教育包括物理止痛法,转移止痛法:如听音乐、看书、分散注意力、调整心境等;心理健康教育其他有关癌症基本知识:如饮食、休息、癌症治疗等。

(5) 对健康教育活动进行效果评价。效果评价指标:①疼痛程度评价:采用数字分级法(VAS)评定;②知识掌握评价:分别在开展循证健康教育前与健康教育1周后由专职护士采用自行设计的问卷了解患者的知识掌握情况,问卷包括癌症基本知识、疼痛评估方法、止痛药物知识、止痛方法及心理状态等以评价健康教育效果。对80例肿瘤患者在健康教育前及教育后1周对疼痛知识掌握情况如疼痛评估方法、止痛方法、药物知识、癌症有关知识均有统计学差异($P<0.01$);循证健康教育前后疼痛治疗效果比较(%),疼痛治疗缓解率为81.5%。通过观察发现,患者在健康教育前后对疼痛知识的掌握有明显差异;疼痛治疗效果明显增加。效果评价结论:循证健康教育能提高健康教育的效果和有效的缓解疼痛。

(6) 讨论与体会。①应用循证健康教育提高了健康教育的效果;②循证健康教育明显提高了患者的相关知识水平;③应用循证健康教育可以提高护士对癌性疼痛的护理水平。

2. 循证健康教育在糖尿病老年患者中的应用[15]　郭玉娜对100例糖尿病患者实施循证健康教育的效果进行了探讨。方法是对本院住院的100例糖尿病患者随机分为观察组

(循证健康教育组)和对照组(常规护理组),观察组采用循证护理原则进行循证健康教育方式,对照组采用常规健康教育方式,循证实施健康教育过程及效果评价分析如下。

(1) 确定教育对象,并收集研究相关资料。选取本院住院糖尿病的患者 100 例,其中男 48 例,女 52 例;年龄 60～82(平均 67.8)岁,均符合 WHO 糖尿病诊断标准,无神经系统疾病和认知障碍,并除外合并严重心、脑、肾器官功能障碍以及明确精神病史者。将上述患者随机分成实验组(循证健康教育组)和对照组(常规护理)。两组一般资料比较差异均无统计学意义,具有可比性。

(2) 根据病情,确定护理问题。遵循循证原则,首先对入组病例的一般情况和健康需求进行调查分析,在征得患者同意的情况下,采用自行设计的问卷进行相关问题的调查,确定不同患者的健康需求。

(3) 寻找、选取最佳证据。对确定的问题,在因特网和相关期刊进行检索,对检索的相关文献,进行真实性和可靠性评价,选取最有力的证据,结合护理人员的临床经验和患者个体化的调查结果,制订出具体的健康教育计划。

(4) 按照计划/规划,开展健康教育活动。①方式:采用集体教学和个别指导相结合,通过发放健康手册、面对面的个别指导、护患交流、示范宣教及观看有关 DM 的挂图、专题的录像带等方式;②宣教对象:患者本人、家属及其照顾者普及更多的知识;③健康教育内容:向患者详细介绍主治医生和责任护士情况,了解患者心理状态及家庭状况;糖尿病的基本知识(定义、分型、诊断、临床表现等);糖尿病的饮食、药物、运动原则及注意事项等;可能会出现的急慢性并发症的临床表现及护理;糖尿病的家庭护理自我保健方法(如使患者建立自己的血糖自我监测日记)。

(5) 对健康教育活动进行效果评价。评价方法:①患者健康教育知识掌握情况的评价:应用自行设计的问卷了解知识掌握情况,主要包括:糖尿病的定义、分型、诊断、临床表现,饮食,运动的方法和并发症的预防与日常保健等;②治疗依从性的评价:采用观察与询问相结合的方法对依从性进行评定。结果观察组与对照组在健康教育知识的掌握方面有统计学意义($P<0.05$)遵医行为以及并发症的发生进行比较有统计学意义。结论:循证健康教育可有效地提高健康教育效果、提高糖尿病患者的依从性、减少并发症的发生。

3. 循证健康教育在脑出血患者中应用[16]　张凤英,刘敏探讨对脑出血患者实施循证健康教育的效果。方法是将 2009 年 6 月～2010 年 12 月在笔者所在医院住院的脑出血患者 100 例随机分为观察组(循证健康教育组)和对照组(常规护理组),观察组采用循证护理原则进行循证健康教育方式,对照组采用常规护理。实施循证健康教育过程及效果评价分析如下。

(1) 确定教育对象,并收集相关研究资料。一般资料选择 2009 年 6 月～2010 年 12 月住院治疗的脑出血患者 100 例,其中男 68 例,女 32 例;年龄 42～73 岁,平均 58 岁,均为突然起病并有头痛、呕吐伴(或不伴)不同程度的意识障碍。发生脑出血后均经 CT 检查确诊,其中 CT 示:内囊(基底节)出血 61 例,脑桥出血 24 例,小脑出血 15 例,出血量为 30～60ml;住院时间 5～40 天,平均住院 18 天;将上述患者随机分成观察组(循证健康教育组)和对照组(常规护理)。两组患者一般资料比较差异无统计学意义,具有可比性。

(2) 根据病情,确定护理问题。遵循循证原则,首先对入组病例的一般情况和健康需求进行调查分析,因患者家庭环境、文化程度、病情、年龄的不同,对相关知识的了解与需求也不同,因此征得患者同意的情况下,采用自行设计的问卷进行相关问题的调查,确定不同患者的健康需求。

（3）寻找、选取最佳证据。对确定的问题,在因特网和相关期刊进行检索,对检索的相关文献,进行真实性和可靠性评价,选取最有力的证据。

（4）按照计划/规划,开展健康教育活动。结合护理人员的临床经验和患者个体化的调查结果,制订出具体的健康教育计划。①时间和方式:时间分为急性期、恢复期、康复锻炼期;②方式:发放健康手册、面对面的个别指导、护患交流、示范宣教等方式;③宣教对象:患者本人、家属及其照顾者普及更多的知识;④健康教育内容:向患者详细介绍主治医生和责任护士情况,了解患者心理状态及家庭状况;脑出血的相关知识(病因,饮食,预后等);可能会出现的并发症及如何预防;脑卒中康复的原则及康复锻炼的方法;预防脑出血及家庭护理方法。

（5）对健康教育活动进行效果评价。次宣教后及时总结评价健康教育知识的掌握情况,掌握好的给予鼓励和肯定,将存在的问题进行总结,及时修改教育计划。对照组采用常规健康教育。①评价方法:应用自行设计的问卷了解知识掌握情况,主要包括:脑出血的病因,并发症的预防,康复锻炼的方法。②评价指标:知识掌握情况;治疗依从性;住院天数。结果观察组与对照组在健康教育知识的掌握方面比较差异有统计学意义($P<0.05$),两组遵医行为及并发症的发生进行比较差异有统计学意义($P<0.05$)。结论循证健康教育可有效提高健康教育效果,提高脑出血患者的依从性,减少并发症的发生,提高治愈率。

4. 循证健康教育在产褥期抑郁初产妇中的应用[17]　　冯志兰探讨了循证健康教育在产褥期抑郁初产妇中的应用效果。方法:是把分娩后有产褥期抑郁症状的 200 例初产妇随机分为两组,实验组采取循证健康教育,对照组采取传统的"说教式"健康教育,实施循证健康教育过程及效果评价分析如下。

（1）确定教育对象,并收集研究相关资料对象。研究对象收集 2008 年 8 月 ~2009 年 12 月,孕 37 ~42 周河北省荣誉军人康复医院分娩的初产妇 500 例,由专人采用 Zung 抑郁自评量表(SDS)进行单盲评定[1],SDS 评分≥51 分视为存在抑郁状态,共 200 例,平均孕周(39.0±3.0)周,年龄 21 ~31 岁,平均年龄(25.0±0.2)岁,文化程度:大专及以上学历 53 例,初中至高中 88 例,小学文化 52 例,文盲 7 例。按随机数字表法随机分为观察组(循证健康教育组)和对照组(一般说教式健康教育组)。

（2）根据病情,确定护理问题。确定问题:遵循循证原则,首先对入组病例的一般情况和健康需求进行调查分析,因产妇家庭环境、文化程度、年龄的不同,对相关知识的了解与需求也不同,因此在征得产妇同意的情况下,采用自行设计的问卷进行相关问题的调查,确定产褥期产妇的健康需求。

（3）寻找、选取最佳证据。对确定的问题,在网络和相关期刊进行检索,对检索的相关文献进行真实性和可靠性评价,选取最有力的证据,结合护理人员的临床经验和孕产妇个体化的调查。

（4）按照计划/规划,开展健康教育活动。制订出具体的健康教育计划。①健康教育方式的调查对上述 200 例围生期抑郁患者采用自行设计健康教育需求调查表进行调查。主要包括两部分内容:健康教育方式的问卷调查、健康教育内容的需求调查。②时间和方式:产褥期抑郁初产妇由专职人员负责,根据产妇的意愿及其接受能力采取不同方式进行有关知识的健康宣教,主要包括:提供个别指导、示范宣教、放映录像等方式。③宣教对象:把宣教对象从初产妇本人扩展到丈夫及其照顾者,普及知识则为初产妇争取广泛的心理支持。

④健康教育内容:产褥期自我护理知识,新生儿观察及护理知识,母乳喂养知识及技巧,产后饮食与营养;产后保健知识,根据产妇丈夫及直接照护者的文化程度及接受能力介绍产褥期及新生儿照护的有关知识。⑤总结和评价:每次宣教后及时总结评价产妇健康教育知识的掌握情况,将存在的问题进行总结,及时修改健康教育计划。对照组采用一般说教式健康教育,进行常规问题的知识宣教。

(5) 对健康教育活动进行效果评价。评定方法:①初产妇知识掌握情况的评价:宣教的第 3 天应用自行设计的问卷了解知识掌握情况,主要包括产褥期自我护理知识、母乳喂养知识以及婴儿护理知识。②抑郁情绪改善情况:采用 Zung 抑郁自评量表(SDS)进行再次评定。结果:观察组产妇的健康知识掌握程度及产妇满意度高于对照组,SDS 评分≤51 分的产妇明显多于对照组。结论:应用循证护理理念对产褥期抑郁初产妇实施健康教育,可提高初产妇的认知水平和自我保健能力,促进产褥期康复,提高产妇的满意度,同时也提高了医务人员的整体素质和服务质量。

以上简要列举了几个循证健康教育在护理实践中的应用研究实例,但在此过程中没有讨论临床研究使用的方法质量学问题,因此在选择研究结果,制定临床决策时,需要全面综合评价临床相关信息,并针对具体疾病运用严格的方法进行系统综述,再慎重做出决定,为今后循证健康教育在护理科研中的应用效果评价提供更有价值的依据。

临床护理模式由经验护理向循证护理的转变,为做好健康教育提供了新的思路,在健康教育中借鉴循证护理理念,使用循证护理方法,依据高质量的证据开展护理健康教育工作,成为护士实践健康教育的新模式。广大护理人员在开展循证健康教育中,在观念上应保持新,转变对健康教育的错误认识;在寻找证据时追求最佳,努力使各决策要素的组合最正确;并在决策与实践过程中重视健康教育对象的自觉与广泛参与。由此可见,用循证护理这种护理学科的新概念指导护理健康教育工作,寻求更多的科学证据支持,从事更多的循证研究或进行更多的循证实践活动,对于护理健康教育工作的进一步发展具有十分重要的意义。

三、循证护理在健康教育中的应用应注意的问题[18]

1. 循证护理必须以患者为中心 以患者为中心就是要求护士们必须充分考虑患者的价值、愿望和实际情况,寻找健康教育中需要解决的健康问题。循证护理的前提是有效地对患者进行评估,找出问题。护理工作的对象是人,是一个既具有生物属性,又具有社会属性的人。疾病在患者机体上除了引起生理反应外,还引起复杂的心理反应。无论在患者发病初期,还是在疾病恢复阶段,不同的患者、不同的疾病、不同的阶段将带来各种各样的健康问题。护理工作只有紧紧围绕这"三个不同",采取针对性的护理,才能提高护理质量和效果,否则,只能是低质量的护理,既过多地消耗了护士的精力,又浪费了护理资源,对患者也没有太多效果。这不符合当今时代要求,也无法满足患者的需求,不利于医患关系的进一步协调。因此,笔者通过循证护理,一切以患者为中心,一切以事实为依据,一切以康复为最终目标,进行针对性的健康教育,使护理各个阶段走向透明,在知、懂、会上做文章,解决护理是单向的错误认识,从而克服护理只护不理的状况。目前,临床大多数科室的健康教育多为条文式施教,使健康问题程序化、规范化、无针对性。很多护士把健康教育作为护士长布置的一项工作来完成,仅仅停留在卫生知识的单向传播上,仅仅满足于发一本健康教育手册或照本宣科,凭老经验进行教育,各种疾病、各种患者的教育内容雷同单一,健康教育流于形式。还有少数护士作教育时,急于求成,指导不详细,既无操作性,语言又贫乏,患者接受时常常当做耳旁风或产生抵触情绪,使得在改变患者及家属的知识结构、态度,建立健康行为上没有起到应有的效果。爱因斯坦曾说过:"提出问题往往比解决问题更重要,因为解决一个问题也许仅是一个教学上或实践上的技能而已,而提出新问题、新的可能性,从新的角度看旧的问题,却常需要创造性的想象力,而且标志着科学的真正进步。"这就要求护士们在健康教育护理工作中,细心观察,克服习惯思维,如对患者进行饮食指导,医嘱为"低盐低脂",如何让患者理解并付诸行动? 低盐,低到何种程度? 对于患者必须采取简单易懂、可操作的教育指导,才易被接受。临床上当遇到患者诉说输液局部或整个手臂疼痛时,护士常常向患者解释"因为液体里加了氯化钾"或"因为这种药物对血管有刺激性",泛泛教育患者自行克服,而不是考虑是否能从护理上探讨减轻疼痛的方法。没有发现健康教育中的问题,就无从谈循证护理的实施。

2. 循证护理必须以实用为根本 这就要求护士们根据健康教育中提出的问题,进行系统的文献查询,以寻找来源于研究领域的实证。实践循证护理,需要有科学可靠的证据。循证护理中,研究证据按其科学性和可靠程度分为5级:1级,强有力的证据,来自于设计严谨的随机对照试验(RCT)的系统评价;2级,强有力的证据,来自于适当样本量的合理设计RCT;3级,证据来自于非随机但设计严谨的试验;4级,证据来自于多中心或研究小组设计的非实验性研究;5级,专家意见。由此可见,传统经验式护理中,专家意见作为证据的级别最低。健康教育中,护理人员应该不断接触新知识,查询相关文献、数据库,运用资料、实验、以往经验来进行循证护理,学以致用,将科研结果与患者需求相结合。如低盐饮食,查询发现:轻度水肿,血压略高者可用低盐,其全日氯化钠摄入量应小于3g,要求患者一般早晨饮食不用盐,中晚各用1g盐,1g盐相当于中华牙膏盖子容量,为增加患者食欲,有时可用酱油进行烹调,增加食品感观,一般1g盐相当于5mL酱油,由此笔者在对患者进行健康教育时,就有了可操作性、生动性,患者易记,容易理解。再如,在治疗中,指导患者记出入量,可事先指导患者确定某一固定茶杯喝水,为其计量的毫升数,通过查阅资料可得知体温上升1℃失水约3～5mL/kg,微汗每日失水500mL,出汗衣湿失水可多达1000mL,这样就可正确指导人进行摄入水分,将健康教育内容融入治疗中,并且有了科学依据。对于一些无法查阅的问题,在进行健康教育时可以听取专家意见,应用以往经验,这样在健康教育时不但使护理人员更新了知识,提高了解决问题的能力,而且督促护理人员不断学习,在患者与护理人员之间产生了工作的互动性,护理人员的交流能力得以提高,俗话说"肚里有货才能说得出来,否则都是胡编乱造"。这样健康教育才真正落到实处,有依据可言。

3. 循证护理必须以事实为依据 这就要求护士们,必须慎重、准确、明智地应用当前所获得的最好依据实施健康教育。健康教育是基于查询依据、临床经验、根据患者愿望及经济实力等实际情况来实施的。不可能要求一位经济拮据的患者去自购血压计测血压,同时,如果忽视护理人员个人的专业技能及临床经验,其所做的健康教育将有被外有证据左右的危险。因为再好的证据不一定适用于某一个具体患者,从而犯了教条主义的毛病;而如果没有适时使用当前最好的证据,临床实践将有陈旧过时、弊大于利,乃至危及患者生命的危险,从而犯了主观主义的毛病。健康教育的交流技巧,护士本身对健康教育的认识,护士在何时何地使用何种方法教育什么健康问题,这都与护士本身的素质有关,在提高护士健康教育素质、理论、技术水平的同时,遵循科学证据,选择经济、实用、有效的护理,不但节省时间,而且会带给患者高质量的健康教育,从而为患者提供最好、最省的优质服务。比如,便秘是患者常出现的问题,这与患者生活方式改变、进食少、长期卧床等因素有关,在进行健康教育时,必须给予便秘膳食指导,查资料有食香蕉、山芋、麻油、蜂蜜等,但是通过临床观察,患者在家排便正常,1次/d,此次因住院后,环境改变,医嘱予卧床休息,而造成不习惯床上排便,因此在给予便秘膳食指导的同时,还要训练其床上排便,从这不难发现,仅仅从某一个方面考虑问题,往往失之偏颇,必须综合各种因素,问题才能得到妥善解决。

综上所述,用循证护理指导健康教育,可促进直接、间接知识在教育中的综合应用,丰富健康教育的内容,在实践过程中不但能激发团队精神和协作气氛,同时还能有效提高护理人员整体知识水平,节约卫生资源,解决健康教育中存在的一些深层次问题,值得护士们去探讨和实践。

(慈彩虹 编　葛秀洁 审校)

复习参考题

1. 解释健康教育、护理健康教育、循证健康教育的概念。
2. 阐述护理健康教育的方式和方法。
3. 循证健康教育的步骤和方法有哪些?
4. 你是如何理解循证护理与健康教育的关系的?

主要参考文献

[1] 李树贞. 现代护理学. 北京:人民军医出版社. 2000.54~57
[2] 彭玉. 深化医药卫生体制改革进一步加强健康教育工作. 中国健康教育,2001,117(7):3891
[3] 卢亮. 循证健康教育-健康教育的一场革命. 护理实践与研究,2005,2(6):40
[4] 吕姿之. 健康教育与健康促进. 第2版. 北京:北京医科大学出版社. 2002.3
[5] 刘建平. 循证护理学方法与实践. 北京:科学出版社. 2007.214
[6] 祖光怀. 循证医学与循证健康教育. 中国健康教育,2002,18(4):260~262
[7] 王磊,蒋晓莲. 借鉴循证护理,开展健康教育. 中国循证医学杂志,2004,14(12):892~894
[8] Phillips B,Ball C,Sackett D. Levels of evidence and grades of recommendation [EB/OL]. 1998. Available from:http://www.cebm.net/levels_of_eviden ce.asp
[9] 罗红,黄冰. 循证健康教育模式探析. 护理实践与研究. 2011,8(11):119,120
[10] Keith T. Health education:evidence of effect iveness. Arch D is Child,1997,77(3):189~191
[11] 李群,童岚,乔灿华. 循证护理与健康教育. 护理实践与研究,2008,5(7):88~89
[12] 王磊,蒋晓莲. 借鉴循证护理,开展健康教育. 中国循证医学杂志,2004,4(12):893
[13] 王泓,冯迎儿. 浅谈"循证"概念在护理健康教育中的应用. 医学理论与实践,2003,16(2):216~217
[14] 钱文茹,陈璐,钱满芹,等. 循证健康教育在癌性疼痛患者护理的应用初探. 中国健康心理学杂志,2009,17(10):1183~1184
[15] 郭玉娜. 循证健康教育在糖尿病老年患者中的应用. 中国误诊学杂志,2012,12(9):2008
[16] 张风英,刘敏. 循证健康教育在脑出血患者中应用. 中外医学研究,2011,9(21):195~196
[17] 冯志兰. 循证健康教育在产褥期抑郁初产妇中的应用. 中国妇幼保健,2012,27(30):4673
[18] 张曙,何莉云. 循证护理在健康教育中的应用应把握三个环节. 医学理论与实践,2004,17(3):361~362

第十五章 循证护理与社区护理

第一节 社区护理概述

一、社区和社区护理的概念

1. 社区的概念[1] 社区一词首先来源于德文 gemeinschaft,意为以一定地理区域为基础的社会群体。1887 年,德国社会学家腾尼斯(F. Tonnies)在《共同体与社会》一书中首先提出了社区的概念,他认为社区是以家庭为基础的历史共同体、血缘共同体及地缘共同体的结合。20 世纪 20 年代,美国社会学界芝加哥学派在英语社会首先使用 community 一词,作为社区的专门术语,并指出社区是"占据一块或多或少明确限定了地域的人群的汇集"。英文 community 一词同时也含有公社、团体、社会、公众、共同体及共同性等多种含义。因此有些学者在团体或非地域共同体这种意义上也使用 community 一词。在我国城市,社区主要指街道、居民委员会;在农村指乡、镇、村。社区领导对本地区或本单位的人群健康负责,是开展社区卫生服务的基本组织保障体系,也是开展社区卫生服务的领导者与组织者。

2. 社区护理的概念 社区护理(community health nursing)一词源于英文,也可称为社区卫生护理或社区保健护理。根据美国护理协会的定义,社区护理是将公共卫生学及护理学理论相结合,用以促进和维护社区人群健康的一门综合学科。社区护理是应用公共卫生与护理学理论与技术,借助有组织的社会力量,以社区为基础、以健康为中心,以社区人群为对象,对个人、家庭、社区提供在社区范围内开展以促进和维护社区人群健康为目标,向个体、家庭以及人群的集预防、保健、医疗、康复、健康教育和计划生育技术指导为一体的系统化整体护理服务。

二、社区护理的发展过程

追溯社区护理发展的历史,可将其发展过程划分为四个阶段,即:家庭护理阶段、地段护理阶段、公共卫生护理阶段和社区卫生护理阶段。

1. 家庭护理阶段 家庭护理阶段——早在 19 世纪中期以前,由于卫生服务资源的匮乏、医疗水平的局限及护理专业的空白,护理是由家庭主妇看护、照顾。既没有文化,也没有训练,只能给予患者一些基本的生活照顾。这种简单、基础的家庭护理为早期护理和社区护理的诞生奠定了基础。

2. 地段护理阶段　地段护理阶段——在 19 世纪中期到 19 世纪末期的 50 年间,英国、美国陆续开设了地段护理(district nursing)服务。主要侧重于对居家贫困患者的护理,包括指导家属对患者进行护理。从事地段护理的人员多数为志愿者,少数为护士。

3. 公共卫生护理阶段　公共卫生护理阶段——自 19 世纪末期起,地段护理在其服务对象和服务内容上逐步拓宽,其服务对象由贫困患者,扩大至地段居民;其服务内容也由单纯的医疗护理,扩展至预防保健服务。在从事公共卫生护理人员中,绝大多数为公共卫生护士,少数为志愿者。

4. 社区卫生护理阶段　社区护理阶段——进入 20 世纪 70 年代后,世界各国越来越多的护士以社区为范围,以健康促进、疾病防治为目标,提供医疗护理和公共卫生护理服务。于是,从 20 世纪 70 年代中期开始,美国护理协会将这种融医疗护理和公共卫生护理为一体服务称之为社区护理,将从事社区护理的人员称之为社区护士。

三、社区护理的对象、特点及方式

1. 社区护理的对象[2]　从理论上分析社区护理的对象为整个社区以及生活在社区的个人及家庭,但在目前的实际工作中,不少护士发现如果为某个人或某个家庭在社区提供护理,社区护士会得到极大地认同。而如果社区护士只实施以社区为整体的卫生保健,很难得到社区居民的响应。因此在社区护理中,社区护士应不断明确社区是护理的场所还是护理对象。如果将社区作为护理的场所,社区护士将重点关注社区的个人及家庭。如果以社区为对象,社区护士将以社区为重点,并关注社区中的个人及家庭。

以社区为场所,社区为居住在同一地域的一群人,社区中的个人、家庭、团体或社区人口作为一个群体都受许多相同环境条件的制约或影响。因此,护理的目标应该为保障、维护或促进社区的整体健康。例如,社区的环境污染可能会影响每个人的健康,只有改善环境卫生才能保证每个人、每个家庭的健康。同时,许多健康问题并不能单纯依靠个人才能解决,例如戒烟,如果不从社区的环境要求、文化风俗及价值观等多方面采取措施,依靠个人的努力很难戒烟。

随着社区卫生工作的不断深入,社区居民对社区卫生的不断了解,社区护理的对象将包括个人、家庭、团体、不同的人群、组织及社区六个层次,见表 15-1。

表 15-1　社区护士的服务对象

服务对象	特点	健康评估	护理参与	案例
个人	个人不同的健康需求	个人的健康评估:包括个人实力、问题及需求	护士与服务对象之间的互动	李先生
家庭	以家庭系统为基础的小团体的健康需求	个体与家庭实力、问题及需求	家访中护士与家庭成员之间的互动	李先生一家五口
团体	团体的公共利益,问题及需求	团体动力、效率及目标,团体能否满足成员的需求	社区护士作为小组成员、领导者	李先生所参加的戒酒小组
人口群体	由相同问题和需求的一群人的聚集(Aggregate)	公共问题、需求和主要的生命统计资料	针对该人口群体的明确需求采用护理措施	李先生属于老年人口(个人特点),或属于低保户(经济特点)

续表

服务对象	特点	健康评估	护理参与	案例
组织	有共同地点、目标的组织	组织的健康评估,包括组织的目标、结构、交流和组织形式与该组织实力、问题及需求的关系	护士作为此组织的顾问或雇员,应用护理程序发现健康问题及需求,采取护理措施	李先生的工厂
社区	一群居住在同一区域的人	社区的健康评估,包括分析系统、实力、特点、问题和需求	护士作为社区健康领导者、参与者和保健提供者	李先生所居住的工厂宿舍区

按照社区人群的健康程度将社区护理对象分为健康人群、亚健康人群、重点人群、高危人群、患病人群及临终患者。健康人群的护理目标是养成良好的卫生习惯,保健及促进健康。对亚健康人群的护理服务主要为疾病预防及健康促进。对社区中的妇女、儿童、老年人的重点人群是根据不同的人群特点提供预防保健服务。对一些有明显危害健康行为的个人、家庭或团体等高危人群提供预防疾病、疾病筛查及其他保健服务。对患病人群需要提供在社区的护理服务、转诊服务、康复服务等。对临终患者需要在家中或社区卫生服务中心提供临终护理服务。

2. 社区护理的特点

(1)宣教指导性及预防保健性:社区护理的特点随着社区卫生所的特点不同而有所区别,但一般而言,都提供卫生防疫、传染病管制、促进健康、维持健康等服务。其服务宗旨为预防保健为主,医疗为辅,对辖区所有民众提供健康服务。它运用公共卫生及护理的专业知识、理论、技术、方法及评价方法来开展工作。

(2)服务对象为社区整体,以家庭及社区为基本的服务单位:社区护理的工作就是要收集和分析人群的健康状况,然后解决这个人群中的主要健康问题,而不是单纯只照顾一个人或一个家庭。

(3)住地分散性及长期复杂性:社区护理的服务对象居住相对比较分散;护理对象中,慢性患者、残疾人、老年人、妇幼等多是长期护理的对象,这些服务对象不仅病情复杂,而且人际关系比医院要复杂得多。

(4)以社区居民的健康为中心,为各种社区人群提供护理:包括健康与疾病、残障或临终的人、家庭、团体、各年龄阶段及各社会阶层的人群。

(5)采用综合性的护理方法:包括促进健康、维护健康、预防疾病、提供连续性的护理,卫生管理及对民众进行团体及个人,或家庭性的有关预防、保健方面的普及性教育等。

(6)提供具有就近性、连续性、方便性、主动性、政策性、综合性、独立性及初级医疗卫生保健性服务。

(7)具有较高的自主性与独立性:社区护士的工作范围广,而且要运用流行病学的方法来发现人群中容易出现健康问题的高危人群,同时社区护士有时需要单独解决所遇到的健康问题。因此,社区护士较医院护士有较高的独立性,并需要具有一定的认识问题、解决问题的能力。

(8)与各方面的合作较多:社区护士除了与各种医疗保健人员密切配合,又要与社区的行政、福利、教育、厂矿、机关等各种机构的人员合作,才能完成工作。同时,也需要利用各种社区的组织力量,如家政学习班、社区事业促进委员会、准父母学习班等,加上公众的参与来开展工作。

3. 社区护理方式

（1）综合性的社区护理方式

1）方法：综合性的（generalized）社区护理方式由社区护士负责该地段与健康有关的一切问题。包括应用护理程序对社区进行护理需要或潜在的、现存的健康问题的评估，并在此基础上进行诊断、计划、实施及评价。其服务对象则包括各年龄阶段及各社会阶层的人口群体。

2）优点：①社区护士容易与家庭建立专业性的人际关系，并取得各个家庭成员的信任；②由于对该地段或社区有较深入的了解，因此，能较早地发现社区居民所存在的问题，所提供的服务也能满足民众的健康需求；③可减少对社区及家庭的干扰；④可减少护理人力资源的浪费；⑤社区护士一般能以家庭或社区为中心来考虑健康问题。

3）缺点：护士不可能样样精通，因此，当遇到无法解决的问题时，必须寻求其他社会或专业资源的帮助，并进行有关的转介。

（2）分科的社区护理方式

1）方法：分科的（specialized）社区护理方式以护理工作的特性来分配工作，每位社区护士均担任相关科室的护理服务工作，如：妇儿护理、计划生育及结核病防治等。

2）优点：社区护士能在某一方面提供详细而周到的专业护理；同时社区护士容易对所负责的业务精通而成为专家。

3）缺点：无法提供完全综合的社区护理。

四、社区护理的模式、内容和措施

1. 社区护理的模式
社区护理模式，见图15-1。

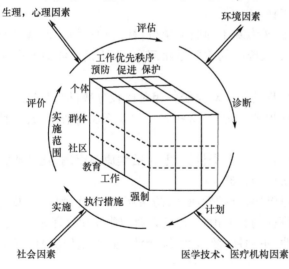

图15-1　社区护理工作模式图

2. 社区护理工作的主要内容　社区护理工作主要包括预防，保护和促进三方面的内容：①预防是指防止疾病和伤害的发生；②保护是指保护居民免受环境中有害物质的侵袭；③安排一些活动促进社区居民健康。

3. 社区护理工作的常用措施　社区护理工作的常用措施主要有三种：一是采取教育措施。教育是给居民提供信息，鼓励他们自愿改变其生活方式，向健康发展。二是采取策划措施。通过一些护理活动来减少环境中导致危险的因素。三是采取强制措施。社区护理要用这三种措施来保护居民，防止疾病及伤残，促进健康。

五、社区护理工作的特殊性

1. 社区护理客体方面的特殊性

（1）社区护理的对象是社区的每一户、每个人以及一些公共场所。因此，社区医护人员要深入到社会基层，直接面向社区居民群众的。

（2）社区服务对象关系多样年龄结构和健康状况不同,其护理需求也不一样。

（3）社区护理服务区别一般,应突出重点老年人、妇女、儿童、残疾人、特困户以及一些重点关护患者对象。

（4）预防保健,扩大了社区护理服务的内涵社区护理不仅是医疗护理,而是将医疗护理、预防、康复、保健和健康教育有机结合,将个体保健和群体保健融为一体的卫生护理服务。

2. 社区护理主体方面的特殊性

（1）以健康为中心,要求社区护理机构具有"多功能"社区护理的主要职责是直接对社区内个体、家庭和群体提供协调、连续的护理,使居民达到健康。

（2）以群体为主,要求社区护理人员成为"全科护士"社区护士的工作任务是从一个患者扩展到照顾整个人群。一个合格的社区护士应当能充当照顾、教育、咨询、组织、管理、协调、合作、观察、研究等多种角色。

（3）以独立为主,要求社区护理人员具有自主性社区护理人员应具有较强的"独立性"和"自主性"。

（4）"以人为本",要求社区护理人员提高人际交往和沟通能力。一名社区护理人员不仅要有临床护理理论知识和一定的社区工作经验,还必须要具备强烈的人文感情和执著的敬业精神。

六、社区护士的素质要求

社区护理的工作范围、社区护士的职责角色对社区护士的能力提出了更高的要求,要求社区护士不仅仅要具备一般护士所应具备的护理基本能力,而且还要必备以下七种能力。

（1）人际交往、沟通能力:社区护理的对象则是社区的全体居民,如患者、家属、健康人群。面对这些具有不同的年龄、家庭、文化及社会背景的合作者和护理对象,社区护士必须具有社会学、心理学及人际沟通技巧方面的知识,从而才能更好地开展工作。

（2）综合护理能力:社区护士即是全科护士,将面对各种患者和残障,如外科术后的患者、脑卒中恢复期的患者、精神病患者或临终患者等。在工作中,必须具备各专科护理技能及中西医结合的护理技能,才能满足社区人群的需求。

（3）独立判断、解决问题能力:社区护士不同于医院护士,常常处于独立工作状态。无论是社区的服务站还是患者的家里,其护理条件及设备与医疗机构均有差距,这就要求社区护士具备较高的解决问题或应变的能力。

（4）预见能力:社区护士有责任向患者或残疾人、家庭及健康人群提供预防性指导和服务。在护理患者或残疾人时,社区护士应有能力预见治疗、护理中可出现的变化以提前采取措施,预防性服务是社区护士的主要职责之一。

（5）组织、管理能力:社区护士一方面要向社区居民提供直接的护理服务;另一方面还要调动充分利用社区的各种资源大力开展各种形式的健康促进活动。需要一定的组织、管理能力。

（6）调研、科研能力:社区护士不仅担负着向社区居民提供社区护理服务的职责,同时也肩负着发展社区护理、完善护理学科的重任。社区护士首先应不断地充实理论知识,提高业务水平。其次,社区护士应具备科研的基本知识,能独立或与他人共同进行社区护理科研活动。在社区护理实践中,善于总结经验提出新的观点,探索适合我国国情的社区护理模式,推动我国社区护理事业的发展。

(7) 自我防护能力:社区护士的自我防护能力主要包括两个方面,即法律的自我防护及人身的自我防护。首先,社区护士应加强法律意识,不仅要完整记录患者病情,还要在提供一些医疗护理服务前与患者或家属签订有关协议书,以作为法律依据。其次,社区护士在非医疗机构场所提供护理服务时,应避免携带贵重物品,并注意自身的防护。

目前,我国的社区护理仍处于萌芽阶段,只有加强社区护士的能力培养,提高社区护理队伍的整体素质,才能保证社区护理的质量,才能保证我国的社区护理事业健康蓬勃地发展下去并圆满地达到我国发展社区护理的目的。

第二节　循证护理与社区护理

一、循证护理对社区护理的影响[3]

随着循证护理(EBN)的发展,为社区护理的发展带来了新的生机,并越来越显示出其重要性。EBN 不仅是一种新的护理理念,而且是指导护理人员通过循证进行临床判断的思维方式。目前,EBN 已成为护理领域发展的主流,其实质是使护士在客观、明确、明智地应用最新科学证据的基础上开展护理工作。由于我国社区护理尚处于初步发展阶段,社区护理的模式还处于探索之中,现阶段的社区护理工作,仍然是借鉴现有临床护理的模式,随着人们对健康的要求日益提高,对社区护理服务的要求日益增加,现有的社区护理服务远远不能满足人们的需求。因此,探索将 EBN 引入社区护理服务中,将极大地促进社区护理的不断发展。

1. 循证护理对传统社区护理的挑战　EBN 是要在严格的科学证据的基础上开展护理工作,它是个人经验和临床研究的统一,是护理专业技能、临床经验及患者价值和愿望三者之间的有机结合,在现阶段的护理实践中,在循证思想指导下制订出的护理计划,更具有其科学性、合理性、实用性。而传统的护理模式是凭经验和直觉为患者提供护理,护士在制订护理计划时往往缺乏可靠的实证证据,使护理质量达不到最佳效果。例如,在社区慢性病的管理中,社区护士通常只注重经验及个人技能,而忽略了研究证据及患者的实际情况,使很多慢性病患者依从性差,自我保健意识及能力不强,社区护士不能获得患者及家属的最大支持等。而循证护理思想打破了传统的思维和工作模式,克服了传统护理的弊端,以EBN 思想为指导的社区护理,能为患者提供最可靠、高质量、有价值的社区护理服务。因此,社区护士必须掌握 EBN 的基本内涵及思维方式,尽快适应这一新的护理模式,仅凭经验进行护理已成为历史。在科技迅速发展,护理急需改革的今天,现有的社区护理模式已不能适应社区护理发展的需求,将 EBN 引入社区护理是对传统护理的新挑战。

2. 循证护理是社区护理顺应时代的必然要求　目前,我国社区护理存在需求增加,社区护理服务模式滞后,公众对社区护理的认识不足等因素。随着医学模式的改变,人口老龄化的加剧以及保健科学的发展,社区护理不仅仅是满足于针对某种疾病的护理,更应体现其科学性及对患者个人价值和愿望的高度重视,予患者以高水平的护理服务。要从真正意义上实现这一目标,社区护士在护理实践中,必须转变观念,开阔视野、拓展知识面,结合社区护理的工作特点,才能为社区居民提供全方位、高质量的护理服务。EBN 的出现无疑给社区护理注入了新的生机,带来了新的理念和决策方式,它不仅能使患者受益,护理人员被肯定,而且能极大地提升社区护理质量,使患者满意,家属放心。因此,社区护士必须站在护理发展的最前沿,尽快掌握和适应这一新的护理理念和思维方式,在社区护理实践中,探索出更适应社区护理的模式,才能为社区居民提供更加优质的护理服务,体现出社区护理应有的价值,以得到社区居民的认可。由此可见,在 EBN 思想指导下开展社区护理工作,是当今社区护理顺应时代的必然要求。

3. 循证护理对社区护理的推动作用　社区护理不仅是病区护理的延续,而且解决了患者的实际困难,使社会越来越多地意识到社区护理的价值。EBN 的出现,确立了新形势下社区护理质量的内涵,对社区护士提出了更高的要求,如何将 EEBN 引入社区护理实践中,是社区护士面临的新的问题。目前,EBN 思想被不少护士所接受,EBN 实践在不断地被尝试。EBN 的特征是在确定治疗、护理方案时不仅注重经验,更要遵循科学证据。它把护士的个人经验与患者的具体情况和需求与遵循证据完美结合,为护理决策提供了真实,有效的证据,护士运用 EBN 能够系统地、科学地解决患者的实际问题,它既能使社区慢性病患者运用正确的保健知识,建立健康的生活方式,提高生存质量,又能使患者感受到被尊重,从而增强患者的自我意识和能力,使传统的护患关系发生了质的变化。因此,将 EBN 引入社区护理是当今护理发展的新趋势,随着 EBN 的实施,必将推动社区护理的发展。

随着社区护理的不断发展,现有的社区护理模式已经不能适应现代化护理发展的需求。EBN 的产生和发展,使社区护理面临着一个崭新的时代,EBN 使护士以最新、最科学的方法实施治疗方案,加强了护理的科学性、合理性、实用性、先进性,更能有效地指导护理实践,提高社区护理水平,充分体现社区护理的实质,满足社区健康需求。EBN 对社区护理的影响,必将成为推进社区护理的重要手段和方法。

二、循证护理在社区护理工作中的研究现状

1. 国外循证护理研究在社区护理中的应用现状　就循证护理而言,在社区护理中的应用在国外的发展十分迅速,特别是社区卫生服务(或初级卫生保健)等发展较快的国家和地区,其在社区运用循证护理的能力也较强。在《循证护理》期刊网站(ebn. bmj. com)用"community nursing"检索词截至 2013 年 12 月 23 日,检索到相关文献 1618 篇。以"evidence-based nursing"和"community nursing"为检索词,以"evidence-based nursing"[All Fields] OR "community nursing"[All Fields]为检索式检索了 PubMed 数据库,截至 2013 年 12 月 23 日,就检索到相关文献 5187 篇。检索到的文献涉及社区护理管理、教育、和社区健康教育、家庭个体护理、重点人群保健、慢性患者管理等各个方面,如涉及老年护理占的最多,如老年常见的各种慢性病、脑卒中后康复、骨折、老年常见病的管理(如尿失禁和便失禁)等预防和康复;社区护理管理如人力资源、社区护士岗位培训、卫生经济等;社区心理卫生如短期的心理导、认知训练方法等;社区健康教育如控烟、饮食、运动等健康行为方面健康教育有有效性。

2. 循证护理在国内社区护理工作中的研究现状　随着中国社会的进步,经济的发展,人们对以健康教育、预防保健为重心的初级卫生保健需求日益增长。社区护理是随着社区居民对健康需求、社区卫生服务需要而逐步发展起来的。社区护理工作的服务范围非常广泛,社区护理越来越被社区居民所接受。临床护士开展社区护理实践工作逐年增多。检索 CNKI 数据库近 10 年(2002 年~2012 年 12 月),以"社区护理"为检索词,检索到相关文献 2451 篇,检索到的文献涉及护理的各个领域,说明我国社区护理的实施与实践已经初步形成并达到一定的规模。

循证护理在我国尚处于起步阶段,近年来,随着护理人员对循证护理的认识和理解,循证护理逐步被护理人员所接受,循证护理实践逐渐在临床护理工作中开展,如检索 CNKI 数据库(1979 年~2012 年 12 月),以"循证护理"为检索主题词,检索到相关文献 4308 篇,说

明循证护理理念在临床实践中已得到广泛应用。以"社区护理"和"循证护理"为主题词,以"社区护理"且"循证护理"为检索式,检索(1979年~2012年12月)有关循证护理在社区护理中的应用,检索到相关文献64篇。从检索的中文文献看,国内循证护理在社区护理中的应用还非常有限,阅读全文去重和剔除与非循证护理在社区护理应用不相关文献,涉及教育方面的文献有3篇,分别是"《社区护理》课程教学中循证护理技能培养探讨"、"循证护理应用于社区护理实践教学的探讨"和"循证理念在《社区护理学》教学中的实践与效果分析";涉及社区健康教育4篇,有"谈社区健康教育循证护理干预"、"循证护理在社区截瘫患者健康教育中的应用"、"社区儿童周健康循证口腔护理效果分析"和"循证健康教育在社区医院颈椎病患者治疗中的应用";涉及居家护理有3篇如"循证护理在居家脑卒中患者留置胃管中的应用"、"循证医学指导家庭护理实践"、"循证护理在产后抑郁症家庭护理干预中的应用";涉及临床护理方面的有6篇:"循证护理对社区老年人生活质量的影响"、"引入循证方法对社区流动人口结核病患者的护理干预"、"循证护理在社区老年前列腺增生患者中的应用"、"循证护理在社区高血压一级预防中的应用"、"循证护理在社区高血压三级预防中的应用"和"循证护理在社区围产期抑郁症三级预防中的应用与研究"。涉及管理方面的文献有2篇"循证护理引入社区护理的思考与展望"和"循证医学在社区卫生工作流程建设中的应用研究"。

社区护理虽然在我国已经实施多年,但仅在少数发达地区和省份得到开展,其运作形式仍以疾病护理为主,健康教育、预防保健等为辅。某些社区卫生服务机构的表现形式为医院门诊部,开展一些简易的医疗活动,并没有真正从医院服务转向家庭服务,社区护理流于形式,对社区护理的实施处于摸索与发展阶段。循证护理临床实践近年来虽然已经开展,护理工作中也存在着很多阻碍循证护理发展的因素,如护理人员的循证认知不足,缺乏循证能力,人力资源分配不均,没有开展循证护理的环境,国内护理人员广泛科研水平不高,护理研究质量偏低等因素,这些都阻碍了循证护理在我国的广泛推广与发展。解决这些问题的基础在于开展循证护理教育,并在整个医疗行业大环境中营造循证氛围,使循证的思想渗透到护理工作的各个方面,给护理工作者提供循证支持环境。开展循证护理在社区护理实践中的应用,应从循证社区护理教育抓起,加大和重视社区在职人员循证护理继续教育培养力度,推动我国社区护理模式向科学化、标准化和规范化的方向发展,真正做到社区护理有证可依、科学护理任重而道远。

第三节　循证护理在我国社区护理中的应用实例

社区护理所涉及的领域非常丰富,目前循证护理在我国社区护理工作中的应用还非常有限,从上述的检索结果看,在有限发表的文章中,质量还存在着多方面问题和不足,为了推动社区护理科学化进程,从现有循证护理在社区护理领域应用研究实例予以介绍和分析,更好帮助社区护士理解循证护理在社区护理中应用价值和完善证据的使用方法。

一、经检索后阅读全文纳入研究实例如下

案例15-1　循证护理在社区高血压三级预防中的应用[4]

目的:运用循证护理(EBN)方式,遵循科学的原则和依据,使社区高血压患者及高血压高危个体运用正确的保健知识,建立健康的生活方式,提高生存质量。

选择对象:社区高血压高危个体及由医疗机构确诊的高血压患者共 176 例。其中男 81 例,女 95 例,年龄 37～78 岁,平均年龄(48.21±5.21)岁;文化程度:本科及以上 19 例,专科 39 例,高中 51 例,初中及以下 67 例,干部 61 例,工人 115 例。

方法:

(1) 深入社区,采用问卷调查方式,发放问卷调查表 800 份,回收 791 份,回收率 98%、87%,从中筛检出高血压高危个体及经医疗机构确诊的高血压患者 176 例,评估其需求,了解其家庭史,饮食习惯及不适症状,根据高血压行为危险因素中的无法改变因素(年龄、种族)和可以改变因素(高脂、高热量、高盐饮食、吸烟、酗酒、肥胖、体重、长期精神紧张、不按时服药等),提出问题,查询求证相关资料,制定预防措施,有针对性地进行健康行为干预,避免或推迟高血压及高血压并发症的发生。

(2) 运用循证护理(EBN)方式,遵循科学的原则和依据,使社区高血压患者及高血压高危个体运用正确的保健知识,建立健康的生活方式,提高生存质量。循证过程文献查询,寻找护理实证,提出问题,评估患者的需求,与患者一起寻找对血压产生影响的不良行为和生活方式,包括不合理饮食、肥胖、缺乏运动、饮酒、吸烟、压力等,根据上述问题进行相关文献检索。

(3) 利用上述文献研究证据,有针对性地进行健康行为干预,以改善患者的高危因素,达到高血压三级预防的最佳效果。

(4) 对实证的有效性、实用性和优缺点进行评审,结合临床经验及患者的愿望,制定预防措施并实施。①做好健康教育,采用口头、书面教育形式,讲解高血压的成因、危害、防治原则,非药物治疗的可行性及重要性;②定时和随时监测血压,教会患者正确使用血压计,发现异常,及时就诊,预防并发症发生;③建立健康档案,定期随访,不断进行评估,收集资料采取干预措施;④运动及饮食指导,保证充足睡眠,生活规律,适当户外活动,科学饮食,进低盐、低脂、低热量食物,多吃含钾丰富的水果及蔬菜;⑤戒烟、酒,指导患者家属进行督促及协助;⑥进行生物反馈及放松训练,如:听轻音乐,保持心情稳定;⑦服药指导,向患者讲解正规用药的重要性及必要性,遵医嘱用药的益处及擅自停药的危害,指导其按医嘱服药。

观察指标:①低盐饮食;②合理营养,平衡膳食;③适量运动;④戒除烟酒;⑤生活规律,充足睡眠;⑥心情稳定;⑦自我监测血压;⑧血压异常及时就诊;⑨服药依从性好。

结果:通过深入社区,采用问卷调查方式,筛检出高血压高危个体及经医疗机构确认的高血压患者 176 例,评估患者的需求,了解其家族史,饮食习惯及不适症状,针对存在的问题,查询求证相关的资料,制定预防措施,有针对性地进行健康行为干预,改变行为危险因素;达到高血压三级预防的最佳效果。健康行为干预后患者能自觉改变不良饮食习惯及行为危险因素,超重人员明显减少,依从性较干预前明显提高,均 $P<0.01$,差异有统计学意义。

结论:开展循证护理有助于增强患者的意识及能力,达到最佳的预防效果。

文献质量评价

案例 15-2　循证护理对社区老年人生活质量的影响[5]

目的:探讨了循证护理对社区老年人生活质量的影响

一般资料:参加本课题的研究人员均在 2008 年 8 月至 2009 年 10 月期间担任社区护士,职称为中级以上。由社区护士负责对研究对象提供针对性的 EBN 及研究测评。首先对社区老年人口进行普查登记,调查石家庄市某社区 103 位老人,其中男性 57 位,女性 46 位。年龄 60～89 岁,平均 74.1 岁。入组的老年人均能生活自理,无急性病情,文化程度、经济状况不限。由社区护士在 24h 内完成对其负责的老年人生活质量的测评。体检显示 78% 的老年人患有一种甚至多种不同种类的慢性疾病,排位前十种的疾病为:冠心病 63 例,高血压 54 例,糖尿病 50 例,高脂血症 46 例,慢性支气管炎 40 例,关节炎 34 例,前列腺增生 32 例,慢性胃炎 24 例,颈椎病 19 例,白内障 11 例。然后遵循 EBN 理念,针对性的设计日常卫生保健指导计划,与其负责的老年人进行充分沟通,提供循证护理实践(EBNP)服务。3 个月后再次对社区老年人群的生活质量进行测评。评价工具采用 Zung 焦虑自评量表(SAS)、Zung 抑郁自评量表(SDS)SAS 用于评估焦虑患者的主观感受,共含 20 个条目,每个条目按 1～4 分 4 级评分,其中第 5、9、13、17、19 条共 5 个条目为反序计分。SDS 用于衡量抑郁状态的轻重程度及其在治疗中的变化,共含 20 个条目,每个条目按 1～4 分 4 级评分,其中第 2、5、6、11、12、14、16、17、18、20 条共 10 个条目为反序计分。以 SAS 及 SDS 评分 51 分为界,即 SAS、SDS≥51 分者界定为焦虑、抑郁。世界卫生组织生存质量量表简表(WHOQOL-BREF)共有 4 个条目,分别测定生理状态、心理因素、社会关系和环境领域和总的生活质量及总的健康状况,四个方面每个方面标准分为 0～100,得分高表示生活质量良好,总的生活质量与总的健康状况各分为 5 个等级:很差、差、一般、好、很好。

循证护理过程与方法(EBN):老年人常存在的循证问题为身体健康状况较差,社会因素变迁导致老年人心理障碍,社会支持体系的稳定程度不够。根据每位老年人的情况,通过查询相关数据库寻找改善老年人负性情绪、提高生活质量方面的护理文献,对资料的实用性进行分析,并将获得的证据和需要实施的护理专业技能、临床经验及老年人的需求相结合,制订并实施日常保健指导计划。

具体的循证护理实践方法包括:

(1)加强健康教育倡导健康的生活方式和生活习惯,戒烟限酒,努力营造安全舒适的生活环境。饮食应遵循三餐规律、温热适宜,易消化吸收的粗细搭配的多样化的膳食原则。

(2)倡导参与社区各种有益的活动。

(3)日常用药指导由于老年人的生理特点,用药期间更容易发生药物的不良反应(ADR)。因此,应利用各种机会向社区老年人提供药物相关信息并进行指导,加强老年人的自我药物管理,提高其安全用药意识和安全用药行为,减少因用药不当造成的伤害,使老年人成为自身卫生保健的积极参与者。

(4)强调安全教育与合理适宜家居环境的重要性。

结果:老年人群 EBNP 前后 SAS 和 SDS 评分比较 P 值均<0.01。老年人群行 EBNP 前后生活质量比较干预前和干预后 P 值均<0.05。在生理状态、心理因素、社会关系、环境领域干预前与干预后 P 值均<0.05。老年人群行 EBNP 后,负性情绪改善程度、生活质量及生理状态、心理因素、社会关系和环境领域情况改善明显。

结论:本研究表明,运用 EBN 理念,有目的地对老年人群进行健康宣教、社区交流以及心理护理、用药咨询、生活安全等日常卫生保健指导,可改善 SAS 和 SDS 评分、总的生活质量以及生理状态、心理因素、社会关系和环境领域的积分。说明 EBNP 能够减轻老年人群的负性情绪,提升总的生活质量和健康状况。

案例 15-3 引入循证方法对社区流动人口结核病患者的护理干预[6]

目的:通过循证的方法为社区流动人口中结核病患者提供科学的护理干预,使管治效果达到常住人口水平。

临床资料 2010 年 8 月～2010 年 11 月在胸科医院第二门诊部登记管理痰菌阳性的全部患

者,将流动人口 100 例纳入为循证护理组,符合疗效评价指标共 88 例(完成治疗方案)。

循证护理方法:确定护理问题为社区流动人口结核病患者管治问题,在中国期刊全文数据库中进行检索,以"流动人口/外来人口、结核、心理、健康教育"为关键词,检索到文献137 篇。对试验进行评价、提取,分析干预措施的差异,计算结果。在获得访谈对象知情同意后进行问卷调查、现场访谈。

(1) 成立循证护理小组:循证护理小组由 10 人组成,定期组织。

(2) 提出问题:根据问卷调查、访谈及家访,在患者和家属反馈的情况中把对患者健康影响问题作为研究题目,确定护理问题 为社区流动人口结核病患者管治问题。

(3) 循证检索:检索包括计算机检索和手工检索:我们以"流动(外来)人口"、"肺结核"、"健康教育"、"治疗管理"、"依从性"、"发现就诊"等为检索词,电子检索了中国生物医学期刊论文、CHKD 期刊全文数据库、中国生物医学学位论文及会议论文数据库、报纸论文数据库;手工检索相关的杂志和参考文献等。纳入 1998 ~ 2010 年发表的关于流动人口结核病治疗、管理、护理干预的文献共 207 篇。

(4) 系统评价:按照文献纳入标准随机或半随机对照试验,良好的非随机对照试验,大样本无对照临床试验,排除不科学、不严谨及重复的文献最后共获取到符合纳入标准的已发表文献 137 篇,通过查看全文,最后评价为 1 级证据 9 篇,2 ~ 3 级 15 篇,4 ~ 5 级 113 篇。评价者参照 Cochrane 系统评价员手册所表述的质量评价标准,评价纳入研究文献的质量,对资料进行了提取,分析各试验干预措施的差异,当资料允许时计算出合并结果。其主要的护理干预证据包括:①流动人口的健康促进,社区参与实施对患者结核病知识、态度及行为干预,高危人群的强化干预。②提供激励机制,落实第五轮全球基金结核项目在提供常规免费诊疗的护理nursing 基础上,对流动人口额外提供交通费补助和营养费补助,以改善患者的经济条件,提高患者诊疗的依从性。③跨区域转诊追踪,强化了患者与转入地的沟通和追踪。

(5) 干预措施的效果评价:纳入的 24 篇文献报告,采取不同干预措施后流动人口结核患者的生存质量、结核病知识知晓率、结核病发现率、治疗依从性、治愈率均有所提高,可达到与常住人口同样的治疗效果,城市结核病 DOTS 策略得到完善和扩展。

(6) 应用过程:根据证据的观点及系统评价的结果,结合调查问卷情况,家庭访视及患者一般情况测定,按照患者的特点划分成各种类别进行针对性护理干预。与患者所在社区的结防医护人员加强联系,使其协同参与流动人口的督导管理。

结果:循证护理组的患者经过 6 ~9 个月的循证护理干预,100% 患者接受治疗、91.00% 患者能按医嘱规律治疗、90.00% 患者按时复查,初治涂阳肺结核患者的 2、3 月末痰菌阴转率达到了 93.00%、治愈率达到了 89.77%,对照第五轮中国全球基金结核病项目的要求流动人口达到或接近了户籍人口的管治疗效水平。有效的管理措施包括健康促进、提供激励机制、跨区域转诊追踪、对患者实行 DOTS 管理等,均取得一定的效果。但流动人口文化程度低,健康观念差,经济收入低,居无定所,无法坚持治疗。循证护理过程中,注意结合患者的个体差异实施循证护理,取得了良好效果,治愈率达 89.77%,达到户籍人口的管治疗效水平。

结论:通过引入循证证据对流动人口结核病患者的护理提供指导,能提高患者应对方式与服药依从性,从而提高临床疗效。

案例 15-4　循证护理在社区老年前列腺增生患者中的应用[7]

张翰茹等通过循证护理的方法对社区老年前列腺增生患者由于前列腺增生所引起的排尿障碍、心理功能障碍及急性尿潴留并发症提供用药、饮食、运动和行为等方面的指导,改善了前列腺增生症状并提高了患者的生活质量,表 15-2。

临床资料:选取 2 个社区内符合以下条件:年龄>60 岁,具有下尿路梗阻的症状,经直肠指诊、B 型超声等检查初步诊断良性前列腺增生及除外前列腺癌;除外糖尿病、腰椎外伤、脑血管疾病等引起的神经源性膀胱及其他原因引起的尿路梗阻性疾病;无前列腺手术、尿道、膀胱手术及盆腔手术的患者;除外严重的心、肺、脑血管等器质性疾病的老年良性前列腺增生患者 82 例,平均年龄 68.5 岁。

方法:①成立循证护理小组,由 6 位具有护理本科学历,工作经验丰富、具有写作能力、信息搜索能力,掌握循证护理基本知识和方法的主管护师组成。②确定问题。每周至少 1 次保健咨询,发现问题。把对患者健康影响较大的问题和难题作为研究题目。③查阅资料,寻找循证支持。根据提出问题确定检索关键词,检索相关文献,对证据的真实性、可靠性及临床使用性做出评价,确定结论及实施方法。

表 15-2 循证护理的实施内容

	排尿障碍	心理功能障碍	急性尿潴留
提出问题与依据	循证护理小组根据文献的检索和临床观察,提出社区老年前列腺增生患者以排尿困难为主要临床特征,其主要改变是膀胱出口梗阻	循证护理小组根据文献的检索和临床观察,提出社区老年前列腺增生患者在心理上有较重的焦虑和抑郁情绪。焦虑抑郁情绪会加重下尿路症状,严重影响着治疗疗效、临床过程及转归	
循证的依据	良性前列腺增生症是常见的、多发的男性老年病之一,是尿道周围前列腺腺体进行性增生肿大,引起前列腺尿道狭窄。普通症状包括尿流细、排尿时憋尿、尿频、尿急、尿失禁等,可并发泌尿系感染甚至肾盂积水和尿毒症。据统计,50 岁以上的男子 50% 以上有前列腺增生,年过 70 岁者,发病率增至 75%	文献的检索和临床观察发现:因为患者为老年人,多行动不便。由于尿频、排尿困难、尿失禁而产生自卑、羞涩心理,加之夜间尿多影响睡眠,休息不好而至患者心理压力大,易产生焦虑抑郁情绪	急性尿潴留是前列腺增生症的常见并发症,多发生于前列腺增生症的中晚期,文献报道约有 50% ~ 60% 的前列腺增生症患者发生急性尿潴留
护理干预	循证护理小组针对尿道周围前列腺腺体进行性增生肿大采取以下措施:①用药指导。②饮食指导。制定合理的饮食种类,建立良好的饮食习惯。禁忌吸烟大量饮酒。少量饮酒。少食辛辣之品,少饮咖啡。③运动指导。有规律地收缩肛门,有如对前列腺进行很好的按摩。④行为习惯指导。夜间适当减少饮水,以免膀胱过度充盈,白天多饮水。⑤性生活指导	根据系文献回顾和实证查询,推荐的做法是:心理干预有利于老年前列腺增生患者焦虑抑郁情绪的缓解。相应护理对策:护士和家属要经常与患者沟通,安慰、关心他们,针对具体原因采取不同措施,做好心理护理。保证良好的睡眠环境和充足的睡眠。让他们了解该病的相关知识和预后,尊重他们的意见,减轻患者的心理负担,增加治疗疾病的信心,积极配合随访和治疗	①指导患者自行采用:热敷法、按摩法、敷脐疗法、暗示疗法、导尿法 ②导尿法:导尿法一般应在无菌条件下进行,由医护人员操作,目前国外对于尿潴留患者,提倡自家导尿
护理评价	循证护理 6 个月后国际前列腺增生症状(IP-SS)评分 15.6±0.14,改善率 52.4%,生活质量(QOL)评分 4.2±0.19,改善率 57.3%	护理干预后患者家庭氛围良好,治病信心增强,对待疾病的态度更加理智	82 例患者 1 年来发生急性尿潴留 10 人次,自行采取措施后 8 例自行排尿,2 例到医院采取导尿术

案例15-5 循证护理在社区围产期抑郁症三级预防中的应用与研究[8]

目的:探讨循证护理在社区围产期抑郁症三级预防中的临床应用效果,总结其临床价值。

一般资料:选取我镇多个社区150例孕产妇作为研究对象,所有患者既往均无精神疾病病史,无脑部疾患。将患者按照产检的先后顺序随机分为两组,每组75例。两组患者年龄、文化程度、孕次等比较无统计学意义($P>0.05$),具有可比性。

护理方法:将上述选取的150例孕产妇随机分为观察组和对照组各75例,观察组在围产期抑郁症三级预防中采取循证心理护理,对照组采取一般心理护理。

循证问题:①患者发生围产期抑郁的相关因素,如患者对分娩及育婴知识的缺乏、内分泌因素、医护因素等;②如何对发生抑郁的产妇进行有针对性的心理护理。

循证支持:以产后抑郁、围生期、抑郁症心理等作为关键词,在万方、知网等资料库中进行文献检索。对检索出的文章进行科学评价,包括证据的真实性、实用性和可靠性。确定临床工作中最真实可靠的证据,根据此采取临床心理护理方法。

循证观察:孕产妇发生抑郁症的因素较多。现在普遍认同的包括:神经内分泌因素的改变,包括孕酮(黄体酮)升高、孕激素下降缓慢;生理因素,如孕期末的不适、分娩疼痛等;心理因素,如患者分娩时的恐惧,高度紧张;社会因素。

循证应用:①加强围产期健康保健工作;②加强对孕产妇的管理;③针对性的护理工作。

结果:观察组围产期抑郁发生率为1.33%,对照组围生期抑郁发生率为8.00%,差异有统计学意义。

结论:循证护理应用于社区孕产妇围产期抑郁症的三级预防中,可显著降低围产期抑郁症的发生率。

案例15-6 循证健康教育在社区医院颈椎病患者治疗中的应用[9]

目的:探讨在社区医院对颈椎病患者实施循证健康教育的效果。

一般资料:选取2011年1~8月在我院痛症科治疗的颈椎病患者102例,入选患者均根据《实用临床疼痛学》中颈椎病的诊断标准确诊。各临床分型患者按治疗顺序单双号排列,取双号为观察,单号为对照组。观察组50例。两组患者的临床分型、性别构成、平均年龄、病程间有均衡性。

方法:对照组患者给予常规治疗护理及常规健康教育;观察组在常规治疗护理基础上应用循证健康教育方法,通过人员培训、确定问题、查询并评价文献、护理实践、及时评价与反馈,探讨循证健康教育的应用效果。

循证健康教育方法

1. 成立循证小组 由痛症科主任、医生、护士长、副主任护师、护师、护士等8人组成循证小组。由科主任和护士长统筹管理,组织学习循证护理和健康教育相关知识,由护士长和副主任护师根据《实用临床疼痛学》自行设计调查问卷,编写教材,制作小册子,统一健康教育方法。

2. 提出相关护理问题 通过沟通和评估,归纳出患者的健康问题主要是:①缺乏颈椎病的知识;②对颈椎病治疗过程产生忧虑心理;③需要得到饮食指导;④需要得到行为改善的医疗体育疗法等健康教育知识。

3. 循证支持与健康教育 根据确定的护理问题,按照关键词"循证健康教育、颈椎病、护理"等在中国知网期刊全文数据库、中国科技期刊数据库中检索相关文献,筛选出符合临床应用的文献 36 篇,针对上述 4 类问题制定相应的健康教育计划。

1)健康教育方法:专职护士采用面对面一对一交流沟通、随机教育、个案教育、同伴教育、宣传栏、家属参与等方式,根据患者的知识水平进行相关知识指导。

2)健康教育内容包括:①讲解颈椎病的知识。②饮食指导:指导患者饮食要合理,以含钙高、优质蛋白质以及多种维生素的饮食为主,肥腻、油炸、辛辣等食品少吃,烟酒等刺激物尽量不要食用。只有加强和平衡各种营养,才能有利于康复和维持身体健康。③心理疏导:我科对颈椎病的治疗方法有中频、电针、牵引、推拿等,患者不了解治疗的方法如针灸疗法带来的疼痛产生恐惧,护理人员向其解释政府的医疗保险政策及治疗过程中可能出现的状况,使患者消除了对针灸治疗疼痛的顾虑,提高了疼痛阈值,缓解了焦虑与不安。④行为改善的医疗体育疗法——颈椎保健操。带领并手把手教会患者颈椎病保健操。⑤常规健康教育方法患者治疗的第 1 天发放健康教育手册,口头告知颈椎病知识、饮食知识及治疗注意事项,示范颈椎病保健操。

4. 效果评价方法

①患者知识掌握评估。护理人员对两组患者治疗的第 6 天再次进行问卷调查,问卷内容包括疾病知识、饮食知识、对治疗的心理承受能力、对医疗体育疗法的保健操的掌握程度等。②两组患者遵医治疗的依从性评估。③两组患者治疗效果评估。④两组健康教育满意度评估。

结果:两组患者知识掌握情况比较治疗前观察组和对照组患者知识掌握情况间差异无统计学意义($P>0.05$);而治疗后两组患者疾病知识、饮食知识、心理疏导、行为改善方面比较,差异均有统计学意义($P<0.01$)。治疗依从性、治疗效果和满意度比较两组患者治疗依从性、疗效及健康教育满意度比较,差异有统计学意义($P<0.05$)。

结论:循证健康教育能提高社区医院患者的健康知识水平、治疗依从性、治疗效果以及健康教育满意度。

二、纳入研究实例的基本特征和质量学评价

见表 15-3。

循证护理在社区护理领域的应用虽然近年来出现了循证护理方面的文章,但是存在很多问题,主要表现在以下方面:

1. 在我国社区护理循证护理实践文章较少 在中国学术期刊全文数据库(CNKI),以"社区护理"且"循证护理"为检索式,检索(1979 年 ~ 2013 年 3 月 1 日)有关循证护理在社区护理中的应用,检索到相关文献 64 篇,阅读全文去重和剔除与非循证护理在社区护理应用不相关文献,还有不能提取数字等,符合能够纳入研究实例的文献只有 6 篇,数量罕少。

2. 社区护理循证实践证据强度和质量不高 在纳入实例的 6 篇研究文章中,结论尽管在社区护理领域循证护理干预均显示出较好的护理效果,但经质量学评价详见表 15-3,显示社区护理领域循证实践证据强度和质量不高,表现在:

(1)对循证护理实践五步骤的应用方法大多数叙述不明确,没有规范按照循证护理实践基本步骤严格实施,整体文章对循证护理过程全无统一,说明对循证护理实践基本步骤和方法概念不清。

表 15-3 纳入研究的基本特征和质量学评价

研究	研究题目	例数	研究设计类型	证据推荐级别	随机分组	分配隐藏	盲法	失访	ITT 分析	其他偏倚	观察指标
例1	循证护理在社区高血压三级预防中的应用	176	自身前后对照	C	无	无	无	无	无	无	健康行为、超重人数、依从性
例2	循证护理对社区老年人生活质量的影响	103	自身前后对照	C	无	无	无	无	无	无	SAS 和 SDS 评分、生活质量：生理状态、心理因素、社会关系、环境领域
例3	引入循证方法对社区流动人口结核病患者的护理干预	88	自身前后对照	C	无	无	无	无	无	无	治愈率
例4	循证护理在社区老年前列腺增生患者中的应用	82	自身前后对照	C	无	无	无	无	无	无	前列腺增生症（IP-SS）评分、改善率、生活质量（QOL）评分
例5	循证护理在社区围产期抑郁症三级预防中的应用与研究	150	随机对照试验	A	产检的先后顺序	不清楚	不清楚	不清楚	不清楚	不清楚	抑郁发生率
例6	循证健康教育在社区医院颈椎病患者治疗中的应用	102	随机对照试验	A	按治疗顺序单双号	不清楚	不清楚	不清楚	不清楚	不清楚	健康知识水平、治疗依从性、治疗效果以及健康教育满意度

（2）在提出临床问题时没有一篇使用规范的"PICO"格式,说明社区护士对循证问题的提出,缺乏清晰的概念认识。

（3）检索证据时,只有二篇提及检索词和检索数据库,其他尚未涉及,说明证据来源不明。有的提及检索数据库,但数据库检索不全,存在明显的选择性偏倚。有的只提到"进行了文献检索",但没有详细的检索过程。

（4）在所有纳入研究实例中,没有一篇对使用的证据质量评价过程做一介绍,说明对使用的证据质量不明确,在纳入的 6 篇文献中没有一篇提及对所使用的证据级别及证据的评价标准,也没有介绍是否结合了研究者的临床实践及患者的实际情况。

（5）在科研设计上,四篇是自身前后对照,没设有对照组。证据级别属于 C 级。有两篇是随机对照试验,证据级别是虽属于 A 级,但在随机方法上属于不完全随机,其他均不清楚,存在各种偏倚的风险性较高,质量评估尚需高质量研究支持。

鉴于上述不足,在今后的研究中,还需要设计更多更严谨的高质量、大样本、双盲以上随机对照实验予以进一步验证。随机对照试验尤其要按照 CONSORT 标准[10] 来报告,以提高研究质量,统一临床方法和标准化报告数据进行效果评价,为指导临床工作提供科学证据。

（慈彩虹 编　邱玉梅 审校）

复习参考题

1. 什么是社区护理？叙述社区护理的工作模式、服务对象及工作范围。
2. 社区护理的工作内容和措施包括哪些？
3. 循证护理对社区护理的影响如何？
4. 循证护理在社区护理工作中的研究现状？

主要参考文献

[1] 李小妹. 社区护理. 护士进修杂志,2012,27(10):867

[2] 李小妹. 社区护理. 护士进修杂志,2012,27(28):1827~1828

[3] 谭宁红. 思考与展望. 中国冶金工业医学杂志,2011,28(5):526

[4] 杨惠娟,刘江红,田雪燕. 循证护理在社区高血压三级预防中的应用. 当代护士,8:41,42

[5] 张玉英,马杏云,赵伟. 循证护理对社区老年人生活质量的影响. 中国老年学杂志,2012,32(15):3316

[6] 李佩竹,谭守勇,陶曙,等. 引入循证方法对社区流动人口结核病患者的护理干预. 当代医学,2011,17(20):120,121

[7] 张翰茹,角桂玲. 循证护理在社区老年前列腺增生患者中的应用. 河北医药,2010,32(2):243

[8] 胡艳红,肖震萍,周春柳. 循证护理在社区围产期抑郁症三级预防中的应用与研究. 全科护理,2011,9(7):1913

[9] 李冰娜. 循证健康教育在社区医院颈椎病患者治疗中的应用. Chinese General Practice,2012,65(5C):2095~2097

[10] Begg C,Cho M,Eastwood S,et al. Improving the quality of reporting of randomized controlled trials: the CONSORT statement. JAMA,1996,276(8):637~639